骨科疾病临床分类与 ICD 编码实操指引

（CHS-DRG 2.0/DIP 2.0）

主　编　李　飞　严晓波　丁　滨

组织策划　北京中卫云医疗数据分析与应用技术研究院

U0397403

东南大学出版社
SOUTHEAST UNIVERSITY PRESS

·南京·

图书在版编目（CIP）数据

骨科疾病临床分类与ICD编码实操指引：CHS-DRG2.0/
DIP2.0 / 李飞，严晓波，丁滨主编. -- 南京 ： 东南大
学出版社，2024. 11. -- ISBN 978-7-5766-1663-7

Ⅰ. R68

中国国家版本馆CIP数据核字第2024AH1820号

责任编辑：张　慧　　责任校对：张万莹　　封面设计：王　玥　　责任印制：周荣虎

骨科疾病临床分类与 ICD 编码实操指引 (CHS-DRG 2. 0/DIP 2. 0)

Guke Jibing Linchuang Fenlei Yu ICD Bianma Shicao Zhiyin(CHS-DRG 2. 0/DIP 2. 0)

主　　编：李　飞　严晓波　丁　滨
出版发行：东南大学出版社
社　　址：南京四牌楼 2 号　邮编：210096
出 版 人：白云飞
网　　址：http://www. seupress. com
经　　销：江苏省新华书店
印　　刷：南京迅驰彩色印刷有限公司
开　　本：787 mm×1092 mm　1/16
印　　张：25
字　　数：640 千字
版　　次：2024 年 11 月第 1 版
印　　次：2024 年 11 月第 1 次印刷
书　　号：ISBN 978 - 7 - 5766 - 1663 - 7
定　　价：168. 00 元

东大版图书若有印装质量问题,请直接与营销部联系。电话(传真):025－83791830

编 委 会

王　静　宜昌市第二人民医院
王　琼　皖南医学院第一附属医院弋矶山医院
王仁群　丹寨县人民医院
王卫卫　河北省人民医院
王　欣　武汉大学中南医院
王学军　青海红十字医院
王忠安　兴义市人民医院（贵州医科大学附属兴义医院）
吴浩波　浙江大学医学院附属第二医院
谢仲凯　麦博（上海）健康科技有限公司
徐庆安　天津港口医院
杨萨萨　宜昌市中心人民医院
张红敏　河北省人民医院
张思源　西安红会医院
张　怡　麦博（上海）健康科技有限公司
赵　翔　浙江大学医学院附属第二医院
赵正慧　荆州市中心医院
郑慧玲　宜昌市中心人民医院
周建丽　乐山老年病专科医院
钟兴巧　眉山市中医医院
朱季香　遂宁市第一人民医院
祝　豫　哈尔滨医科大学附属第二医院
左　煌　西安交通大学附属第一医院

序 一

"请教老师：我们编码工具书 ICD-10 对陈旧性骨折的定义是急性损伤后一年或更长时间仍然存在的那些情况，也就是后遗症；而临床教材给出的是新鲜骨折后三周即为陈旧性骨折。这两者时间段不同，编码如何处理？"

这是日常工作或者各个病案编码讨论群里十分常见的疑问。

当疾病分类与临床诊断定义不一致时怎么办？当病案编码员与临床医师沟通时各执己见怎么办？当疾病分类编码名称与临床诊断名称不同怎么办？当 DRG/DIP 支付标准低于临床实际诊疗费用怎么办？在我一遍遍给临床医师和编码员解释这类问题后，又一次次地问自己，这类问题从什么时候开始变成"问题"了，产生这类问题的原因是什么？作为病案从业者又该如何帮助老师们去解决这类问题呢？

这类问题是什么时候产生的？回溯过往，我初涉病案工作时，此类问题并未凸显，临床医师与病案编码员之间相安无事。马克思、恩格斯在《德意志意识形态》中对生产力与生产关系的辩证关系进行了深刻论述，认为社会生产力决定着社会关系和社会形态的重大变革。大数据的建立从上层建筑到基层应用已经深入我国各行各业，诸如政府公共管理、零售业、制造业、服务业等领域，并产生了巨大的社会价值。当下，医疗行业有了医疗大数据这个生产力的改变，临床医师与病案编码员的沟通交流日益加深，卫生健康事业的决策与发展也必须有准确与真实的大数据支撑。

通过 DRG/DIP 付费对医院诊疗行为进行精细化、规范化管理，一定是建立在准确、真实的病案数据基础上的，因此对病案数据质量的要求提升到前所未有的高度。当初临床和病案在实际工作中是割裂的，如今如何把二者紧密地结合起来，如何能正确地从诊断到编目，如何通过病案这门学科真实还原临床专业医疗过程，提升临床疾病诊断与手术操作填写水平，是摆在我们面前亟待解决的问题，也是本书编写的初衷之一。

俗话说，基础不牢，地动山摇。DRG/DIP 的基础就是病历书写与病案首页数据。病案首页数据是患者住院期间诊疗信息精练汇总形成的病例数据摘要，可以说病案首页浓缩了病案的精华。如果说病案首页是医疗健康大数据的核心，那么疾病分类与手术分类这门学科更是核心中的核心。

客观来说，我国现阶段病案首页中主要诊断、主要手术的选择正确性以及疾病、手术的分类准确性并未达到数据质量要求的理想状态,产生这种现象的原因不是单一的。临床诊断与疾病分类无差别混用是数据准确性差的重要原因之一。从临床诊断命名与疾病分类的逻辑与目的来说,二者必然是不可相互取代的两个独立学科。

临床诊断命名要求是特异的、不含糊的、尽可能自我描述的、尽可能简单的,而且(只要可行的话)是基于病因的。而疾病分类目的是根据疾病的病因、解剖部位、临床表现和病理等特性,进行排列分组,形成有序的组合,其最大的特性表现在"聚类性"三字上。这是二者无法兼容的根本原因。要求临床医师使用疾病编码库代替临床诊断,必产生词不达意的问题;或为了满足临床需要把疾病编码库无限扩展,又会产生疾病分类逻辑性问题,影响疾病编码库的稳定。于是想解决但又不知如何下手成了真正的问题。当然必须承认,这件事大家都在做,很努力地在做,方法不一,效果自然也就大相径庭。

我在思考这些问题时首先想的是为何产生临床诊断与疾病分类不一致,继而如何能最大程度使二者融合(注意:是融合,而不是替代)。临床与病案之间专业性的不同,导致二者产生割裂,而消弭割裂的方法就是理解。让临床懂点病案,让病案懂点临床;临床对疾病的理解更深,病案对疾病的了解更广;挖掘各自专业优势,发挥各自专业所长。因此,对病案从业人员的建议是"三不盲目"原则:不盲目独自揣测、不盲目依赖临床、不盲目迷信他人。

本书首创将临床与病案两个独立专业融合,从临床疾病概念、临床表现、辅助检查和治疗方法出发,结合病案疾病分类与手术操作编码要点,辅以 DRG/DIP 入组分析,全方位、系统、立体、融合式地梳理与解析案例,力求打通临床病案任督二脉,架起直通桥梁。我们力求在最小化干扰临床工作的前提下,提升病案首页数据的准确性,为医院管理、医疗服务绩效评价及医保支付等核心问题提供坚实的数据支撑。

一旦构思萌生(其优劣尚不得而知,稍作迟疑,便将"好的"这一修饰词轻轻抹去),紧接着便是将之付诸实践。我首先明确了这将是一套由各专业独立成册构成的系列丛书,随之而来的第一个问题便是:应当从哪个专业着手。幸运的是,我的专业是病案管理,对于分类轴心的把握有几分心得。因此,我为首册的专业选择设定了三项标准:一是疾病分类极具挑战性;二是日常工作问题频发;三是编码对 DRG/DIP 入组的影响极为敏感。若将这三点归结为一词,那便是"痛点"。

思维的火花闪现,几个专业名称迅速浮现在脑海——肿瘤、产科、骨科。最终,我选择了骨科,因其疾病及手术操作的复杂性、专业性强,同一临床诊断常有不同的含义,需要甄别病情赋予不同的 ICD 编码;手术方式多,植入材料种类多,编码规则繁杂;而且患者常需重复住院治疗,根据入院目的的不同,主要诊断编码也不尽相同。它无疑是编码领域的公认难题。我们在撰写过程中,更是给本书赋予了一个昵称——"硬骨头"。

　　基于上述理念,我们组织全国约 30 家机构的 30 余位病案专家、临床专家、信息专家、管理专家,经多次讨论,精练骨科专业的常见病种和疑难病种,在书中将日常工作中的临床诊疗经验与疾病分类理论通过案例紧密结合,无私呈献给读者。这是本书区别于其他相关书籍的特点所在,更是希望能为医师、病案人员、医院管理人员提供一种新的管理思路与启示。

　　由于本书主编和参编人员水平有限,又时逢 DRG/DIP 2.0 分组方案刚刚出台,本书编写过程中尚存不足与瑕疵,欢迎专家与同道指正。

李飞

2024 年 8 月于武汉

序 二

近年来，随着医疗体制改革的深入，按疾病诊断相关分组（Diagnosis-Related Groups，DRG）在医保支付、医院管理和临床实践中逐步发挥着越来越重要的作用。作为一种根据疾病、治疗过程和资源消耗情况将患者分组的管理工具，DRG 有效地规范了医疗服务的标准，优化了医院资源的分配。

关联医疗服务和 DRG 支付的桥梁是临床诊断、治疗方式、康复等的疾病分类编码。骨科作为医疗系统中的一个重要分支，因其疾病谱复杂、手术种类繁多、治疗方案个性化程度高，在 DRG 体系中的标准化和个性化之间的选择充满了挑战。普遍存在的现象是：临床医师和病案编码员缺乏相对统一的认识来融合。

在新的医保支付方式改革的背景下，临床医师做好自我转型是适应时代发展需求的必要条件。临床医师不仅仅需要对临床知识有所领悟，同时要对当前医保管理体系有所认识。新时期的医保管理体系要求医师从患者的收治即开始规划治疗的过程，规范治疗的手段，提高治疗的质量。因此，从一名骨科医师的角度来理解、正确认识并合理应用 DRG 编码原则，不仅能够帮助我们在医疗资源日益紧张的环境中提高效率，还能够促进临床合理化治疗和个体化治疗的统一。通过 DRG 的标准化分组，我们能够更好地与管理层沟通，优化临床路径，促进学科的发展。而这一切，离不开对疾病分类编码的理解和掌握，对临床治疗的认识和解读，并将两者在服从临床准则的基础上做到统一。

《骨科疾病临床分类与 ICD 编码实操指引（CHS-DRG 2.0/DIP 2.0）》正是在这样一个背景下应运而生的。作为一本专注于骨科领域的专业书籍，希望临床医师能从中了解 DRG 编码的规则和规律，也希望编码员能从中了解临床医师的思维、行为和结果。

本书通过丰富的临床案例分析，详细阐述 DRG 在骨科手术、康复、并发症管理等方面的实际操作与经验。希望本书能够通过近年来我们对医疗体制改革的理解，结合自身在临床工作中的经验以及发现的问题，帮助广大骨科同仁和病案编码员在临床实践中更好地理解和应用 DRG。在本书病种、术种遴选和案例选择上，我们不但考虑到临床常见的手术和疾病，也包括了一些罕见、少见疾病，同时还纳入了一些新的手术技术，为临床医师和编码人员的日常工作提供有益的借鉴。

随着医学的不断进步和医疗卫生体制改革的深入推进，DRG 管理体系将成为未来医院管理与临床工作中不可或缺的重要内容。通过本书的学习，广大骨科医师能够更好地应对未来医疗改革中的挑战，在兼顾患者利益和医疗效率的同时，为推动骨科事业的发展贡献力量。

我相信，本书不仅是骨科医师的重要参考资料，也是未来医疗改革中不可多得的指导性工具书。当然，本书也不可避免存在一些疏漏与不足，欢迎骨科领域的前辈和同道不吝指正。

2024 年 9 月于杭州

序 三

从 2022 年初冬，到 2024 年初冬，《DRG/DIP 临床专科编码手册：骨科疾病临床分类与 ICD 编码实操指引》终于要面世了。

这是一本跨学科的专业图书，不仅将疾病分类学与骨科学的精华进行巧妙融汇，而且是第一本纳入了 CHS-DRG 细分组方案 2.0/DIP 目录库 2.0 的专著。

作为一个有着近 30 年从业经历的医学编辑，我以北京中卫云医疗数据分析与应用技术研究院（以下简称中卫云研究院）项目负责人的角色，亲历了这块"硬骨头"被病案编码员、骨科医师、信息专家"啃"下来的全过程：从每一个病种和手术的遴选，到每一个编码的核实，再到每一个疾病入组的推敲，严谨求实。

2023 年，国家医保局不断释放的信号提示：新的 CHS-DRG 细分组方案/DIP 目录即将公布。在全书初稿完成后，编委会主要成员达成共识：等待新的国家医保分组方案出台，使用新版分组方案。国家医保局于 2024 年 7 月 23 日发布了 CHS-DRG 细分组方案 2.0/DIP 目录库 2.0，编委会随即组织编委对本书所有疾病、手术的 DRG/DIP 分组进行了更新修正，仲秋时节，这本 65 万字的书稿，交付到东南大学出版社。

近年来，东南大学出版社深耕医保支付改革主题赛道，出版了一系列精品图书，其中有中卫云研究院组织策划出版的《DRG 入组错误百例详解》（2020 年）、《DRG/DIP 医院实施指南》（2022 年）、《DRG/DIP 实操百例百问》（2023 年），分别针对医院不同细分读者对象。本书是该系列的第四本，也是"DRG/DIP 临床专科编码手册丛书"的第一册。随着医保支付改革的不断深化，我们期望在 DRG/DIP 这个选题方向继续纵深延展，为医疗机构提供更有实际帮助的专业图书。

新质生产力赋能医院高质量发展，离不开人工智能技术在医院管理领域与临床诊疗体系的应用。医学和人工智能正处于快速融合阶段，人工智能机器人技术和人工智能技术是目前医疗领域发展最快的方向之一，也逐渐渗入骨科和病案管理、医学信息等领域，为行业带来深刻变革。新技术的应用，也为临床医师正确书写病历、编码员准确合理编码提出了新的要求，为此，本书增加了骨科机器人援助手术、AI 编码员辅助编码等代表前沿技术的相关内容，以顺应学科发展新趋势。

编撰本书的意义，李飞主任、严晓波主任分别从病案专家、骨科专家的角度做了详尽阐述。我相信，这本形式新颖、内容丰富、实操性强的图书，对医院管理者、骨科医师、病案编码人员、医保管理人员、信息技术人员来说，都是一本很有指导价值的工具书。

本书付印之前,感谢编委会所有专家对本书所做出的贡献!感谢浙江大学医学院附属第二医院叶招明教授、北京中卫云医疗数据分析与应用技术研究院陈晓红院长对本书的学术指导!感谢东南大学出版社医学分社张慧社长团队为本书出版提供的特别支持!

尽管本书做了精细编校,反复推敲,但难免有疏漏和错误,不足之处,敬请各位同道不吝指正!

丁浩

2024 年 11 月

目　　录

第一篇　概论

第二篇　骨科疾病 ICD-10 实操

第三篇　骨科手术与操作 ICD-9-CM-3 实操

第一篇　概　论

第一章　骨科疾病《医疗保障基金结算清单填写规范》主要诊断填写要点

第一节　主要诊断填写一般原则

医疗保障基金结算清单（以下简称"医保结算清单"）是参保患者就诊后定点医疗机构向医保经办部门申请医保费用结算时所提交的数据清单，是开展医保大数据统计分析的重要工具。其设计思路遵循"适用性、一致性、规范性"原则，由医院信息系统集成，共190项信息，包括基本信息32项＋门诊慢特病信息6项＋住院诊疗信息57项＋医疗收费信息95项。疾病分类编码和手术操作编码使用《国家医疗保障疾病诊断分类编码ICD-10（医保2.0版）》与《国家医疗保障手术操作分类代码ICD-9-CM-3（医保2.0版）》（以下简称医保版2.0编码库）。

一、主要诊断的定义

根据国家医疗保障局《医疗保障基金结算清单填写规范》，主要诊断是经医疗机构诊治确定的导致患者本次住院就医主要原因的疾病（或健康状况）。

例　患者因右侧肩关节疼痛、活动障碍入院，予以温针灸、功能锻炼、消炎镇痛等对症治疗后好转出院。

主要诊断：M75.001 肩周炎

案例分析：患者因右侧肩周炎入院并予以对症治疗，故主要诊断应选 M75.001 肩周炎。

二、主要诊断的一般原则

根据国家医疗保障局《医疗保障基金结算清单填写规范》，主要诊断一般应该是患者本次住院消耗医疗资源最多、对患者健康危害最大、影响住院时间最长的疾病。相较于住院患者病案首页主要诊断选择原则，医保结算清单的主要诊断选择更突出资源消耗和医疗安全。

例　患者因外伤致右侧胸部疼痛不适2小时入院。胸部CT检查示：右侧第3～8

肋骨骨折、右肺上叶占位性病变,予以右侧第3～8肋骨骨折切开复位内固定术＋右肺活检术。术后病理诊断:鳞状细胞癌。术后予以对症治疗,切口愈合后出院,待转肿瘤医院治疗。

主要诊断:S22.400x041 四根以上肋骨骨折不伴第一肋骨骨折

其他诊断:C34.100x004 右肺上叶恶性肿瘤

案例分析:右肺上叶恶性肿瘤对于患者健康危害更大,但由于本次住院诊疗"右侧第3～8肋骨骨折"消耗医疗资源最多。结合医疗保障基金结算清单主要诊断选择一般原则中,更突出医疗资源消耗,故主要诊断应选择 S22.400x041 四根以上肋骨骨折不伴第一肋骨骨折,其他诊断的首位选择 C34.100x004 右肺上叶恶性肿瘤。

第二节　不同情况下骨科疾病的诊断填写要点

一、入院病情为"4"时不能作为主要诊断

根据国家医疗保障局《医疗保障基金结算清单填写规范》,除下列规则中特殊约定的要求外,原则上"入院病情"为"4"的诊断不应作为主要诊断。

例　患者因慢性阻塞性肺病伴有急性下呼吸道感染入院,治疗期间发生了坠床事件,导致右侧股骨颈头下型骨折后转入骨科进行治疗,行右侧人工股骨头置换术。

主要诊断:J44.000 慢性阻塞性肺病伴有急性下呼吸道感染

其他诊断:S72.000x031 股骨颈头下骨折

案例分析:入院病情指对患者入院时的病情评估情况;入院病情"4.无"表示住院期间新发生的疾病,即"入院时没有"。此类医院获得性问题无论其医疗资源消耗多大,在医保结算清单中也不能作为主要诊断,除非该医院获得性问题通过临床循证医学证明是难以避免的。该患者虽然右侧股骨颈头下型骨折消耗医疗资源更多,但坠床属于医院获得性问题,因此骨折不能作为主要诊断。故主要诊断应选择 J44.000 慢性阻塞性肺病伴有急性下呼吸道感染,其他诊断选择 S72.000x031 股骨颈头下骨折。

二、一般情况下有手术治疗患者的主要诊断

一般情况下,有手术治疗的患者的主要诊断要与主要手术治疗的疾病相一致。

例　患者因右腕部腱鞘囊肿、右侧股骨头无菌性坏死入院,择期行右腕部腱鞘囊肿切除术,术后予以对症治疗后好转出院。

主要诊断:M67.400x031 腕腱鞘囊肿

其他诊断:M87.002 股骨头无菌性坏死

案例分析:患者本次住院主要是针对右腕部腱鞘囊肿进行手术治疗,而右侧股骨头无菌性坏死仅予以对症支持治疗。故主要诊断应选择 M67.400x031 腕腱鞘囊肿,其他

诊断选择 M87.002 股骨头无菌性坏死。

三、术后出现并发症时诊断选择

（一）急诊手术后出现的并发症

急诊手术后出现的并发症,应视具体情况根据原则 2 正确选择主要诊断。

例　患者因右侧踝关节离断伤入院,急诊予以右侧小腿截肢术,术后发生急性前壁心肌梗死,予以冠状动脉支架置入术。

主要诊断：I21.001 急性前壁心肌梗死

其他诊断：S98.000x001 踝部切断

案例分析：患者因右侧踝关节离断伤行急诊手术治疗,术后突发急性前壁心肌梗死进行手术治疗。此时应根据原则 2,在右侧踝关节离断伤与急性前壁心肌梗死选择医疗资源消耗较多的作为主要诊断。若集采后支架费用降低导致急性前壁心肌梗死的整体医疗资源消耗低于右侧踝关节离断伤,则选择 S98.000x001 踝部切断作为主要诊断。

（二）择期手术后出现的并发症

择期手术后出现的并发症,应作为其他诊断填写。

例　患者因左侧股骨下端骨折入院,完善相关术前检查后择期行左侧股骨骨折切开复位髓内钉内固定术,术后发生左侧胫后静脉血栓形成,行经皮下肢静脉取栓术。

主要诊断：S72.400 股骨下端骨折

其他诊断：I80.207 下肢深静脉血栓形成

案例分析：择期手术是指可根据病情选择最适宜时机进行的手术。择期手术术后出现并发症,无论医疗资源消耗情况如何,都不可作为主要诊断。患者术前有充分的时间进行术前准备和术前评估,仍然出现术后并发症,即使下肢深静脉血栓的医疗资源消耗更多,也不能将其作为主要诊断。故主要诊断应选择 S72.400 股骨下端骨折,其他诊断选择 I80.207 下肢深静脉血栓形成。

（三）择期手术前出现的并发症

择期手术前出现的并发症,应视具体情况根据原则 2 正确选择主要诊断。

例　患者因右侧腘窝囊肿入院,拟行右侧腘窝囊肿切除术。术前患者出现心悸、胸闷,急查心肌损伤指标提示急性前壁心肌梗死,遂转心血管内科行 PCI 治疗,手术顺利,患者术后无胸闷等不适,择期行右侧腘窝囊肿切除术,术后患者病情平稳,出院。

主要诊断：I21.001 急性前壁心肌梗死

其他诊断：M71.200x001 腘窝囊肿

案例分析：患者因腘窝囊肿择期行手术治疗,但术前出现更严重的急性前壁心肌梗死并行 PCI 治疗。根据原则 2,本例主要诊断应选择医疗资源消耗更多的 I21.001 急性前壁心肌梗死,其他诊断选择 M71.200x001 腘窝囊肿。

四、当住院治疗手术和其他并发症时主要诊断的选择

当住院是为了治疗手术和其他治疗的并发症时,该并发症作为主要诊断。当该并发症被编在 T80—T88 系列时,由于编码在描述并发症方面缺少必要的特性,需要另编码对该并发症进行说明。

> **例** 患者 2 个月前于务农后出现右下肢疼痛不适,进行性加重半月入院。患者 5 年前曾于当地医院行右侧股骨头置换术。入院后完善医技检查发现髋关节术后假体位置欠佳,于腰硬联合麻醉下行右髋关节翻修术,术后恢复尚可,嘱患者出院后适度功能锻炼。

主要诊断:T84.002 髋关节假体松动

其他诊断:Z98.800x608 人工关节术后

案例分析:患者主要为治疗既往手术后出现的并发症入院,并行相关手术治疗。故主要诊断应选择 T84.002 髋关节假体松动,另编码 Z98.800x608 人工关节术后。需注意的要点:医保结算清单无"损伤、中毒外部原因"的数据上传项,病案首页应附加损伤原因编码 Y79.200 与有害事件有关的矫形外科假体和其他植入物、材料和附件装置。

五、出院时诊断仍不确定时主要诊断的选择

(一)诊断不清时

当诊断不清时,主要诊断可以是疾病、损伤、中毒、体征、症状、异常发现,或者其他影响健康状态的因素。

> **例** 患者腰背部疼痛不适 3 小时入院。入院后予以对症镇痛治疗后疼痛明显缓解,患者及家属强烈要求出院,予以办理出院手续。

主要诊断:M54.503 腰背痛

案例分析:患者入院仅针对腰背疼痛进行对症镇痛治疗,且未能明确导致腰背痛的病因,故主要诊断应选择 M54.503 腰背痛。

(二)当症状、体征和不确定情况有相关的明确诊断

当症状、体征和不确定情况有相关的明确诊断时,该诊断应作为主要诊断。而 ICD-10 第十八章中的症状、体征和不确定情况则不能作为主要诊断。

> **例** 患者因发现骶尾部肿物 2 年余入院,轻压痛,无皮肤破溃及渗液,入院后完善相关医技检查,于局麻下行骶尾部肿物切除术,病理诊断为藏毛囊肿。术后予以换药、镇痛等对症治疗,切口愈合后出院。出院诊断:骶尾部肿物。

主要诊断:L05.900 藏毛囊肿不伴有脓肿

案例分析:患者因骶尾部肿物入院,手术切除后病理检查明确藏毛囊肿。当肿物性质明确时,不能使用第十八章 R 编码(R22.206 骶尾部肿物)作为主要诊断,而应选择

L05.900 藏毛囊肿不伴有脓肿作为主要诊断。

（三）疑似诊断时

当有明确的临床症状和相关的疑似诊断时，优先选择明确的临床症状作为主要诊断。疑似的诊断作为其他诊断。

例 患者因右足第一趾跖关节处疼痛不适 3 小时入院，入院后予以对症镇痛治疗后好转出院。出院诊断：右足第一趾跖关节疼痛：痛风？

主要诊断：M25.500 关节痛

其他诊断：M10.900 痛风

案例分析：患者因右足第一趾跖关节处疼痛不适入院，虽出院诊断书写为疑似诊断痛风，但诊疗未围绕痛风进行，只是针对疼痛进行对症治疗。故主要诊断应选择 M25.500 关节痛。

如果以某个疑似的诊断住院，出院时诊断仍为"疑似"的不确定诊断，选择该疑似诊断作为主要诊断，编码时应按照确定的诊断进行编码。

例 患者因右足第一趾跖痛风性关节炎？入院。入院后予以消炎镇痛、抑制尿酸生成、促进尿酸排泄等对症治疗后好转出院。

主要诊断：M10.002 痛风性关节炎

案例分析：患者因疑似诊断右足第一趾跖痛风性关节炎入院予以针对性诊疗。故主要诊断应选择 M10.002 痛风性关节炎。需要注意的是：疑似诊断必须进行针对性诊疗；恶性肿瘤类疑似诊断原则上不能按确诊编码；疑似诊断必须要有充分的临床诊断依据。

极少情况下，会有 2 个或 2 个以上疑似诊断的情况，如："……不除外，或……"（或类似名称），如果诊断都可能存在，且无法确定哪个是更主要的情况下，选其中任一疑似诊断作为主要诊断，将其他疑似诊断作为其他诊断。

例 患者因无明显诱因出现右侧肘关节疼痛不适 2 月余入院。入院后予以消炎镇痛、营养关节软骨、电针、温针灸、红外线等对症治疗后好转出院。出院诊断：右侧肘关节骨关节炎？右侧肱骨外上髁炎？

主要诊断：M19.001 原发性关节病

其他诊断：M77.101 肱骨外上髁炎

案例分析：患者因疑似诊断右侧肱骨外上髁炎、右侧肘关节骨关节炎入院并均予以针对性诊疗。故应选择 M19.001 原发性关节病、M77.101 肱骨外上髁炎两者中的任一个作为主要诊断。

六、有 2 个或 2 个以上诊断符合主要诊断标准时

如果确定有 2 个或 2 个以上诊断同样符合主要诊断标准，在编码指南无法提供参考的情况下，应视具体情况根据原则 2 正确选择主要诊断。

例 患者因右侧腘窝囊肿、右侧膝关节骨关节炎入院。入院后择期行右侧腘窝囊肿切除术＋关节镜下右侧膝关节清理术,术后予以对症治疗后好转出院。

主要诊断: M17.101 原发性单侧膝关节病

其他诊断: M71.200x001 腘窝囊肿

案例分析: 患者因右侧腘窝囊肿、右侧膝关节骨关节炎入院,均予以相应的手术治疗,两者在医疗资源消耗、健康危害、住院时间长短上均无明显差异,均可作为主要诊断。故主要诊断应选择 M17.101 原发性单侧膝关节病、M71.200x001 腘窝囊肿两者中的任一个。需要注意的要点:临床医师原则上应根据临床实际情况选择一个更适合的主要诊断;主要诊断与主要手术操作保持一致。

七、原诊疗计划未执行时主要诊断的选择

由于各种原因导致原诊疗计划未执行时主要诊断的选择依具体情况而异。未做其他诊疗情况下出院的,仍选择拟诊疗的疾病为主要诊断,并将影响患者原计划未执行的原因写入其他诊断。

例 患者因右膝关节疼痛 1 月余入院。外院 MRI 提示:右侧膝关节内侧半月板后角撕裂(Ⅲ级),现为手术治疗入我院。完善术前检查后,患者要求保守治疗,告知患者保守治疗相关风险,签字后办理出院。

主要诊断: M23.302 内侧半月板后角损伤

其他诊断: Z53.200x001 因患者原因未进行操作

案例分析: 患者为行手术治疗入院,完善相关术前检查后,患者因自身原因拒绝手术要求保守治疗,导致原诊疗计划未执行,且患者住院期间未针对其他情况进行诊疗,所以主要诊断选择 M23.302 内侧半月板后角损伤,其他诊断补充原计划未执行原因 Z53.200x001 因患者原因未进行操作。

当针对某种导致原诊疗计划未执行的疾病(或情况)做了相应的诊疗时,选择该疾病(或情况)作为主要诊断,拟诊疗的疾病为作为其他诊断。

例 患者因右侧髋原发性骨关节炎入院行右侧髋关节置换术。入院后完善相关检查,提示患者血糖偏高,且口服药物治疗降糖效果不佳,血糖波动较大,遂转入内分泌科,诊断考虑 2 型糖尿病血糖控制不佳,调整降糖方案后出院,嘱患者血糖控制稳定后再入院行髋关节置换术。

主要诊断: E11.600x051 2 型糖尿病伴血糖控制不佳

其他诊断: M16.101 原发性单侧髋关节病

案例分析: 患者为行髋关节置换术入院,术前检查发现血糖控制不佳,遂转入内分泌科进行专科治疗,导致原诊疗计划未能执行。故选择 E11.600x051 2 型糖尿病伴血糖控制不佳作为主要诊断,M16.101 原发性单侧髋关节病作为其他诊断。

八、在门急诊治疗后入院时主要诊断的选择

从急诊留观室留观后入院的，当患者因为某个疾病（或情况）被急诊留观，且随后因为同一疾病（或情况）在同一家医院住院，选择导致急诊留观的疾病（或情况）为主要诊断。

例　患者 5 小时前因外伤致右手第一、二、三、四指脱落，仅剩少量皮肤相连，急诊 X 线提示：右手毁损伤，第一至四掌骨骨皮质不连续，骨折线可见。急诊行断指再植＋肌腱血管神经吻合＋骨折克氏针内固定术，术后转入骨科病房，予以抗感染、镇痛、制动等治疗，切口愈合后出院。

主要诊断：S68.201 多手指完全切断

案例分析：患者因手外伤行急诊手术，术后转入病房继续后续抗感染等治疗，急诊与住院治疗疾病均围绕该手外伤，因此主要诊断选择本次住院期间主要治疗疾病 S68.201 多手指完全切断。

当患者在门诊手术室接受手术，并且继而入住同一家医院变为住院患者时，要遵从下列原则选择主要诊断：

1. 如果因并发症入院，选择该并发症为主要诊断。

例　患者因腕部腱鞘囊肿于门诊行腱鞘囊肿切除术，因伤口护理及换药不到位，造成伤口出血，遂入院行止血等治疗。

主要诊断：T81.022 手术后伤口出血

案例分析：患者于门诊接受治疗，因术后出血入院故该案例应选择 T81.022 手术后伤口出血作为主要诊断。

2. 如果住院的原因是与门诊手术无关的另外原因，选择这个另外原因为主要诊断。

例　患者既往确诊肩周炎 2 年，因肩关节疼痛加重至门诊行肩周注射和针刀治疗，在查体中发现患者颈部皮下包块，遂入院行颈部肿物病损切除术，术后病检提示为皮脂腺囊肿。

主要诊断：L72.100x005 颈部皮脂腺囊肿

案例分析：患者因肩周炎门诊治疗，后因发现颈部包块入院治疗，入院原因与门诊治疗的疾病无关，故选择 L72.100x005 颈部皮脂腺囊肿作为主要诊断。

九、损伤主要诊断的选择

多部位损伤，选择明确的最严重损伤和（或）主要治疗的疾病诊断为主要诊断。

例　患者因车祸致头部外伤后 1 小时余入院，头颅 CT 示颅内多发挫伤及出血、胫骨骨折，体格检查见臀部、前臂多处挫伤，予膝关节石膏托固定、伤口处理后入神经外科行止血、营养神经等对症治疗，患者硬膜下血肿较前大部吸收，后患者胫骨平台骨折移

位,关节面塌陷,具备手术指征,遂转骨科行胫骨平台骨折切开复位内固定治疗。

主要诊断:S82.100x012 胫骨平台骨折

其他诊断:S06.500x004 急性创伤性硬脑膜下血肿

S50.101 前臂挫伤

S30.003 臀部挫伤

案例分析:多部位损伤是指身体同一器官或者脏器多处损伤或一个以上器官不同部位同时受到损伤。患者因车祸致颅脑、胫骨及多处皮肤受损,入院后颅脑损伤主要予内科治疗,针对胫骨平台骨折行手术治疗,消耗资源最多且住院时间最长,因此选择 S82.100x012 胫骨平台骨折作为主要诊断,颅内及皮肤损伤作为其他诊断补充。

十、孕产妇发生骨科疾病时主要诊断的选择

产科的主要诊断是指产科的主要并发症或合并疾病。没有任何并发症或合并疾病分娩的情况下,选择 O80 或 O84 为主要诊断。孕产妇发生骨科疾病时主要诊断选择亦遵循上述原则。

例 孕妇停经 15$^+$ 周,2 小时前乘电动车摔伤致胫骨平台骨折,遂入骨科行胫骨平台骨折切开复位内固定治疗。

主要诊断:S82.100x012 胫骨平台骨折

其他诊断:Z33.x00x001 妊娠状态

案例分析:国际疾病分类的第十五章"妊娠、分娩和产褥期(O00—O99)"是强烈优先分类章,表示孕妇不管伴随有任何其他疾病时,只要有产科参与,就要分类到本章中。但同时也注明损伤相关情况仍编码于第十九章"损伤、中毒和外因的某些其他后果(S00—S98)"。故该案例主要诊断应选择 S82.100x012 胫骨平台骨折,同时附加 Z33.x00x001 妊娠状态。该孕妇若摔伤伴流产症状,有产科参与,主要诊断则应分类于第十五章"妊娠、分娩和产褥期(O00—O99)"。

十一、骨科疾病患者康复治疗住院时主要诊断的选择

当患者住院的目的是进行康复,选择患者需要康复治疗的问题作为主要诊断;如果患者入院进行康复治疗的原发疾病已经不存在了,选择相应的后续治疗作为主要诊断。

例 患者 2 月前因摔伤致股骨转子间骨折,行股骨骨折切开复位髓内针内固定术,现患者髋关节僵硬,活动受限,偶伴疼痛不适,为进一步康复治疗收治入院。入院检查提示患者骨折尚未完全愈合,入院后予关节松动、激光、中频等物理因子治疗,患者肢体僵硬情况较前改善,病情缓解出院。

主要诊断:M25.606 髋关节僵硬

其他诊断:Z54.000x022 骨折术后恢复期

案例分析:该患者为康复医疗入院,应选择本次住院接受康复治疗的问题作为主要

诊断,恢复期相关诊断可作为其他诊断补充。故该案例主要诊断选择 M25.606 髋关节僵硬,其他诊断补充 Z54.000x022 骨折术后恢复期。

十二、肿瘤的主要诊断选择

《医疗保障基金结算清单填写规范》对肿瘤的主要诊断选择共有 9 条一般原则,骨肿瘤患者主要诊断选择应遵循本原则。

1. 当住院治疗是针对恶性肿瘤时,恶性肿瘤才有可能成为主要诊断。

2. 当对恶性肿瘤进行外科手术切除(包括原发部位或继发部位),即使做了术前和(或)术后放疗或化疗时,选择恶性肿瘤为主要诊断。

3. 即使患者做了放疗或化疗,但是住院的目的是明确肿瘤诊断(如恶性程度、肿瘤范围),或是为了确诊肿瘤进行某些操作(如穿刺活检等),主要诊断仍选择原发(或继发)部位的恶性肿瘤。

4. 如果患者本次专门为恶性肿瘤进行化疗、放疗、免疫治疗而住院时,选择恶性肿瘤化疗(编码 Z51.1)、放疗(编码 Z51.0)或免疫治疗(编码 Z51.8)为主要诊断,恶性肿瘤作为其他诊断。如果患者在一次住院中接受了不止一项的上述治疗,则可以使用超过一个的编码,应视具体情况根据原则 2 正确选择主要诊断。

5. 当治疗是针对继发部位的恶性肿瘤时,以继发部位的恶性肿瘤为主要诊断。如果原发肿瘤依然存在,原发肿瘤作为其他诊断。如果原发恶性肿瘤在先前已被切除或根除,恶性肿瘤个人史作为其他诊断,用来指明恶性肿瘤的原发部位。

6. 当只是针对恶性肿瘤和(或)为治疗恶性肿瘤所造成的并发症进行治疗时,选择该并发症作为主要诊断,恶性肿瘤作为其他诊断首选。如果同时有多个恶性肿瘤,按照肿瘤恶性程度的高低顺序书写。

(1)恶性肿瘤引起的贫血,如果患者为治疗恶性肿瘤相关的贫血而入院,且仅对贫血进行了治疗,应选肿瘤疾病引起的贫血作为主要诊断(D63.0* 肿瘤引起的贫血),恶性肿瘤作为其他诊断。

(2)化疗、放疗和免疫治疗引起的贫血,当患者为了治疗因化疗、放疗和免疫治疗引起的贫血而住院时,且仅对贫血进行了治疗,选择贫血作为主要诊断,相关的肿瘤诊断作为其他诊断。

(3)当患者为了接受化疗、放疗和免疫治疗而入院,治疗中产生了并发症,如难以控制的恶心、呕吐或脱水,仍选择化疗、放疗和免疫治疗为主要诊断,并发症作为其他诊断。

(4)当患者因为恶性肿瘤引起的并发症住院治疗时(如脱水),且仅对该并发症(如脱水)进行了治疗(如静脉补液),选择该并发症(如脱水)作为主要诊断,相关的肿瘤诊断作为其他诊断。

7. 未特指部位的广泛转移恶性肿瘤:未特指部位的广泛转移恶性肿瘤使用编码 C80,该诊断只有在患者有了转移病灶且不知道原发和继发部位时使用。当有已知继发部位肿瘤的诊断时,应分别逐一诊断。

8. 妊娠期间的恶性肿瘤:当妊娠者患有恶性肿瘤,选择妊娠、分娩及产褥期并发恶性肿瘤(O99.8)作为主要诊断,ICD -10 第二章中的适当编码作为其他诊断,用来明确肿瘤的类型。

9. 肿瘤患者住院死亡时,应根据上述要求,视本次住院的具体情况正确选择主要诊断。

(李 飞 郑 彬)

第二章　信息技术与 ICD 编码

第一节　信息技术在病案编码工作中的应用溯源

20 世纪 90 年代起，随着医院信息技术的发展，病案编码工作也在医院信息化建设推进的浪潮中不断获益。当今时代，病案编码工作已离不开医院信息化系统，且随着人工智能技术的飞速发展，已有 AI 病案编码机器人逐步在医院应用，进一步助力病案编码的准确性和工作效率提升，提高医院病案首页数据质量。

一、20 世纪末的病案编码信息化

20 世纪末，信息技术在病案编码中的应用开始逐渐兴起并不断发展，主要体现在以下两个方面。

1. 数据库技术的初步应用：一些医疗机构开始利用简单的数据库软件来存储病案信息，相较于传统的纸质病案管理，这是一个重要的进步。通过数据库，可以实现病案信息的数字化存储，便于查询和检索，为病案编码工作提供了一定的便利。例如，医院可以将患者的基本信息、疾病诊断、治疗过程等数据录入数据库，编码人员在进行编码时能够快速获取相关信息，提高编码效率。

2. 编码系统的出现：随着信息技术的发展，专门的病案编码系统开始崭露头角。这些系统通常包含疾病分类编码库和手术操作编码库等，编码人员可以在系统中根据病案内容进行编码的查询和选择。编码系统的应用使得编码过程更加规范化和标准化，减少了人为错误的发生概率。同时，系统还可以提供编码的提示和建议，帮助编码人员更准确地进行编码工作。

二、21 世纪初的病案编码信息化

2000 年至 2015 年，信息技术在病案编码领域的应用日益广泛和深入，主要呈现在以下几方面。

1. 电子病案系统的初步应用：部分医院开始引入电子病案系统，取代传统的纸质病案记录方式。这使得病案信息的存储和管理更加便捷，为后续信息技术在病案编码中的应用奠定了基础。也有一些大型综合医院逐步建立起自己的电子病案管理系统，实现了

病案的数字化存储。

2. 编码软件的出现：这一时期，专门的病案编码软件开始问世并在医院应用。编码软件能够根据输入的病案信息，自动提示相关的编码选项，减少了人工查找和判断的时间。编码软件起到了辅助编码人员进行疾病和手术操作编码的工作，较以往提高了工作效率和编码准确性。

3. 信息技术与编码规则的结合：随着信息技术的发展，编码软件不断升级，能够更好地结合国际疾病分类（ICD）等编码规则，确保编码的准确性和规范性。例如，软件可以根据最新的 ICD 版本更新编码库，提醒编码人员注意规则的变化。

4. 数据共享与交互：医院内部各科室之间以及医院与外部机构（如医保管理部门）之间开始尝试通过信息技术实现病案数据的共享和交互。一些地区的医保管理部门要求医院通过信息系统上传病案编码等数据，以便进行审核和结算。这有助于提高病案编码的一致性，减少因信息不畅通导致的编码错误。

三、近年病案编码信息技术的发展

1. 人工智能与机器学习的应用：2016 年以来，随着信息化技术飞速发展，人工智能和机器学习技术逐渐应用于病案编码领域。通过对大量病案数据的学习和分析，智能编码系统能够自动识别病案中的关键信息，并给出较为准确的编码建议，进一步提高了编码的效率和准确性。例如，某些智能编码系统可以对病历文本进行自然语言处理，提取疾病诊断和手术操作的关键信息，然后自动生成相应的编码。

2. 编码质量控制的加强：近年来，信息技术被广泛应用于编码质量控制。通过建立编码质量监测系统，可以实时监控编码的准确性和完整性，及时发现和纠正编码错误。同时，利用大数据分析技术，还可以对编码数据进行深度分析，找出编码中存在的共性问题和潜在风险，为改进编码工作提供依据。

四、深化医改与医保改革给病案编码工作带来新挑战

1. 病案编码工作重要性日益显现：2021 年 11 月 19 日，国家医保局印发《DRG/DIP 支付方式改革三年行动计划》（以下简称：三年行动计划），随着我国医疗卫生体制改革不断深入，公立医院高质量发展，公立医院绩效考核常态化，以数据评价为主的新等级医院评审的实施，把医院数据尤其是病案首页数据的重要性提升到重要地位。

国考、新等评、医保支付方式改革的推进，无一例外都需要"从数据中求真相"。医院数据填报的工作量陡然增加。任何一个方面兼顾不到，医院都可能在激烈的变革中面临掉队的风险。这就要求医院的工作中，具备多种复合型能力。

随着医院病案首页数据重要性的凸显，病案编码工作也从幕后走到台前。同时也大大推进了医院信息化技术的发展。为顺应国家政策和医院需求，原有的信息化企业加快原有病案编码系统的更迭，也有新兴的信息化企业推出了一些病案编码软件系统，技术路线主要集中于"标准术语集＋知识库＋关键字联想"，在编码员业务能力较强的情况

下,可在一定程度上节约编码查询时间,有的系统则提供了医师工作端直接置入 ICD 编码的功能,从而在一定程度上提高了工作效率。

2. 当前医院病案编码工作尚存瓶颈:医院在面对当下多元数据考核时,需要医师和编码员在熟悉各自领域的专业知识外,还需要具备交叉型复合型的知识体系,比如临床医师需要在一定程度上了解编码知识,编码员需要具备较为全面的临床知识,同时还需要熟悉医保政策,紧跟地方分组器的调整。

但现实工作中,几乎没有医院的医师和编码员能够达到上述要求。第一,医保政策不透明,受制于分组器服务商能力,分组器变化调整缺乏规律以医保统筹区医疗大数据为基础的分组器建立,加之由于医疗大数据技术发展尚处于起步阶段,分组器合理性未达到理想状态。第二,编码员不可能熟悉临床医学的所有专科,大多专攻某专科方向的编码。第三,医院病案编码员队伍人数和业务能力,与医院病案管理工作的差距颇大,一个编码员每天处理上百份病案,通读一份病案的时间往往只有几分钟,做不到完整、详细通读病历,很难实现完整、准确、规范编码。

在"人工编码＋智能质控"这种工作方式下,医院想通过自身努力做好所有工作,几无可能。笔者在对数十家大型三甲医院的调研中,应用传统病案软件的医院几乎都遇到类似困难。而二级医院面临的困难更为明显,二级医院普遍编码员配备不足,甚至很多医院没有设置病案室。

国家医保局 2018 年成立以来,不断强化医保基金监管,呈现出法制化、常态化、协同化、智能化四大趋势。2023 年 9 月,国家医保局《关于进一步深入推进医疗保障基金智能审核和监控工作的通知》提出:"应用人工智能加大数据技术全面赋能基金监管。到 2025 年前全部统筹地区上线医保基金智能监管子系统"。医保基金智能监管体系的不断完善,给医院病案编码工作的准确性、合理性也提出了更为严苛的要求。

综上所述,当前医疗机构遇到的普遍性问题,基于"人工编码＋智能质控"传统技术路线的病案编码系统可能已经不能适应国家政策和医院发展的需求,或需采取全新的工作方式和新一代病案编码解决方案,以适应政策面的快速调整。

第二节　AI 技术在病案编码中的应用与发展趋势

人工智能技术的发展,已经从第一代基于知识和经验的推理模型的符号主义,第二代深度学习的链接主义,即通过深度神经网络的模型模拟人类的感知,发展至第三代融合知识、数据、算法和算力四个要素的 AI 技术认知智能阶段,能够更加有效地解决专业而复杂的知识应用问题。这也是医学领域人工智能技术发展及应用的必由之路。

随着人工智能技术的发展,大数据模型在医院场景应用方面也逐步呈现,很多信息化企业都在尝试将 AI 技术应用于病案编码领域,虽然取得确定性成果的产品并不多,但已在许多医院有所应用。AI 编码,顾名思义,是根据相关部门管理要求的编码规则,自动、完整、准确地实现病案首页和医保结算清单的编码。

一、AI 编码的底层技术

1. 医学知识图谱:AI 编码技术需要大数据模型的医学知识图谱,目前比较成熟的 AI 编码机器人包含当下医疗诊疗环境的 10 万余实体和 200 余万医学知识概念,支持对 UMLS、ICD、SNOMED CT、Loinc、MeSH、ATC 等近 10 种主流医学术语的映射。已经建立起符合循证医学要求的,对接国际国内主流标准的,可计算的医学知识表示体系。

2. 医学自然语言模型:医学自然语言模型的构建可让 AI 像专业医学人士一样有效处理医学知识,包括读懂文献、看懂病历、提取数据、提炼信息、总结知识。包含分词、实体识别、Chunking、Conjunction Analysis、Syntactic Parsing、Semantic Parsing、Entity Normalization 等全部自然语言处理(NLP)套件(见图 2-2-1)。

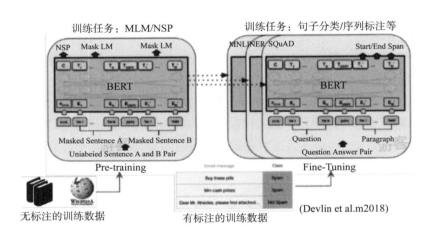

图 2-2-1 医学自然语言模型示意图

二、ICD 编码规则机器人在医院的应用

自动编码机器人(AI"编码员")可以高度模拟病案专业人员解读病历并运用病案专业知识完成病案管理工作的行为,从电子病历文本中识别病理、病因、解剖部位、临床表现、检验检查等疾病诊断相关特征,以及手术操作、药品、耗材等疾病治疗相关特征,同时结合病案管理专业要求,在保证病案首页信息与电子病历信息一致的基础上高效实现病案自动编码。

AI"编码员"能够基本准确地实现主要诊断选择规则、主要手术与主要诊断对应性规则、诊断遗漏校验、怀疑诊断规则、诊断与性别/年龄符合性规则、编码冲突规则、诊断与入院病情符合性规则、主诊与离院方式符合性规则、合并编码规则、手术操作另编码、手术与性别符合性规则、不包括规则等编码规则,以及肿瘤、孕产、损伤等特殊编码规则。

病案编码员的主要工作从编码填报逐步转换到编码审核,从而大大提高工作效率(见图2-2-2)。

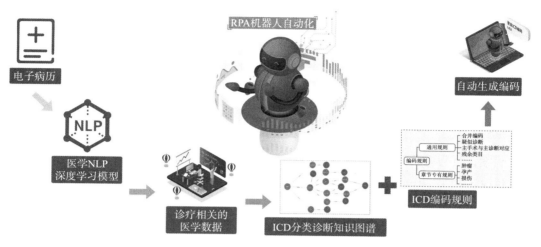

图 2-2-2 AI"编码员"工作流程示意图

根据"2023 年度中国医疗人工智能实践典型案例"报道,AI"编码员"可将医院病案首页和医保结算清单的主要诊断编码正确率由 74.66% 提升到 94.19%,主要手术操作编码正确率由 86.69% 提升到 96.25%;入院病情、入院途径、离院方式、抢救次数等易错字段的填写正确率也都得到显著提高,病案首页评分可提升到 99.7 分。

三、AI 编码在骨科疾病编码中的应用

骨科是医院的重点科室,组均费用高,病种繁多,病程复杂,且随着技术发展,各种新型耗材层出不穷,关节镜辅助技术、骨科机器人辅助手术等新手术在临床的应用,给骨科疾病的编码带来很大的挑战。编码员需要通读病历,详细区别病历中部位、病变、术式、耗材等众多复杂信息,极易出现错编漏编,会影响科室和医院在国考、DRG/DIP 付费、新等级医院评审、临床专科能力评估等数据统计,进而影响医院和专科的运营质量。

AI"编码员"可在一定程度上提高骨科疾病编码的准确性、完整性和规范性。解决了编码员没有充裕时间详细研读病历的矛盾,系统可深入挖掘 HIS 系统中的有效信息,包括诊断编码、手术编码、病理编码、外因编码,防止漏编、错编,所有编码有出处、有依据。与此同时,医保监管的重点是发现病案与医保结算清单编码的逻辑矛盾和逻辑链缺失,AI 编码可以发现病历中不同材料之间逻辑问题,实现逻辑自洽。

四、AI 编码在 DRG/DIP 和医保基金监管的应用

随着 DRG/DIP 的全面覆盖,控费与提质增效成为临床专科运营面临的新挑战。如何找到临床合理诊疗与医保合理控费的平衡点,是医院和临床专科今后一个时期追求的目标。传统的临床决策支持系统(CDSS)大多数只考虑诊疗合理性,没有考虑到 DRG/

DIP 付费下资源消耗问题。

AI"编码员"可以通过分析入院记录和临床医师交互，自动生成诊断预编码和手术操作编码，通过对当地分组器的拟合，形成实时入组预案，并计算出可靠的费用预算。在这个过程中可以根据病情变化，自动调整费用方案，可以提升医院正常倍率的入组比例，减少高低倍率比例，真正做到合理地过程控费。过程中，还会自动校验病历中的逻辑漏洞，提示医师修正提升病案书写质量。AI 编码并不是帮助医院把错误隐藏起来，把违规的表述为合规，而是主动帮助临床医师，合理配置医疗资源，防止违规行为的发生。

五、AI 在病案管理领域的展望

病案首页数据质量是医院高质量发展的基础。目前，AI 编码的技术主要应用于医保支付改革相关工作，有待进一步赋能医院公立医院绩效考核、临床专科能力评价、等级医院评审等领域，进一步助力医院突破管理瓶颈。

在医学人工智能领域，第三代人工智能技术已经可以实现基于深度学习框架的医学文本识别模型、医学文本生成模型、诊断与手术操作编码模型，以及图像特征框架的疾病推理与药品推荐算法，从而进行复杂性医学决策。医学人工智能技术的飞速发展，催生了医院管理新模式，从智能病案管理、智能临床辅助决策支持、智能护理管理，到智能药事管理等等，人工智能技术已经渐渐融入医院管理的各个环节。

（张　怡　谢仲凯）

第二篇　骨科疾病 ICD-10 实操

第三章　骨病篇

第一节　椎间盘突出

一、概述

椎间盘突出症是临床上较为常见的脊柱疾病之一。主要是因为椎间盘各组成部分（髓核、纤维环、软骨板），尤其是髓核，发生不同程度的退行性病变后，在外界因素的作用下，椎间盘的纤维环破裂，髓核组织从破裂处突出或脱出于后（侧）方或椎管内，从而导致相邻的组织如脊神经根和脊髓等受到刺激或压迫，产生颈、肩、腰腿疼痛或麻木等一系列临床症状的疾病。

（一）病因

椎间盘突出症多发于中老年人或体力劳动者，在农村、基层地区发病率较高，发病年龄多在 30～50 岁，男性多于女性，约（6～8）：1。在我国腰腿痛门诊中大约 10%～15% 的患者被诊断为腰椎间盘突出症，因腰腿痛收治住院患者中诊断该病的病例大约占 25%～40%。而且，随着生活方式的改变，腰椎间盘突出症的发病率正在逐年增加，椎间盘突出已不单单是中老年人的问题，越来越多的年轻人被冠以颈椎病、腰椎间盘突出的"帽子"。随着电子产品的普及，各种不良生活习惯，如长时间低头看手机、躺在沙发上、床上看手机、看电视，长时间坐着看电脑，长时间伏案工作如 IT 工程师、公务员、医师、司机等，以及体力劳动、体育运动等造成的积累性损伤都是椎间盘突出的高发原因。在年龄退变的基础上，再加上这些不良的生活方式，出现颈部疼痛、腰腿痛。另外，遗传因素、妊娠、肥胖、糖尿病、高脂血症、吸烟、感染等也是发生椎间盘突出症的危险因素，这些病因对明确诊断会有所帮助。

（二）分类

椎间盘突出按突出部位、突出程度及影像学特征、髓核突出类型分类。

1. 按椎间盘突出部位分型

（1）颈椎间盘突出症：是在颈椎间盘退变的基础上，因轻微外力或无明确诱因导致的椎间盘突出而致脊髓和神经根受压的一组症候群。

（2）胸椎间盘突出症：是指胸椎间盘退变、损伤等因素造成突出、压迫脊髓而引起的一系列症状、体征的症候群。根据椎间盘突出部位不同,压迫的脊髓部位也不相同,所产生的症状、体征也有差异,但最常见的表现为下肢无力和麻木、疼痛,大小便障碍也很常见。胸椎间盘突出症在临床上少见,仅占所有椎间盘突出症的 0.25%～0.75%。

(3)腰椎间盘突出症:是指腰椎间盘发生退行性改变以后,在外力作用下,纤维环部分或全部破裂,单独或者连同髓核、软骨终板向外突出,刺激或压迫窦椎神经和神经根引起的以腰腿痛为主要症状的一种病变。腰椎间盘突出症是骨科的常见病和多发病,是引起腰腿痛的最常见原因。

2. 根据突出程度及影像学特征分型

(1)膨出型:纤维环有部分破裂,但表层完整,此时髓核因压力向椎管内局限性隆起,但表面光滑。此型保守治疗大多可缓解或治愈。

(2)突出型:纤维环完全破裂,髓核突向椎管,但后纵韧带仍然完整。此型常需手术治疗。

(3)脱出型:髓核穿破后纵韧带,形同"菜花"状,但其根部仍然在椎间隙内。此型需手术治疗。

(4)游离型:大块髓核组织穿破纤维环和后纵韧带,完全突入椎管,与原间盘脱离。此型需手术治疗。

(5)Schmorl 结节及经骨突出型:前者指髓核经上下软骨板的发育性或后天性裂隙突入椎体松质骨内;后者是髓核沿椎体软骨终板和椎体之间的血管通道向前纵韧带方向突出,形成椎体前缘的游离骨块。这两型临床上无神经症状,无需手术治疗。

3. 按照髓核突出位置分型

(1)中央型:中央型椎间盘突出即髓核突出到椎管中央的位置,一般会压迫硬膜囊或者马尾神经,导致疼痛以及大小便障碍。

(2)旁侧型:旁侧型椎间盘突出即髓核突出位于椎间盘后外侧,仅压迫该侧神经根,引起根性放射性疼痛。多数为单侧突出,也有少数呈双侧突出。

(3)极外侧型:极外侧型椎间盘突出指脱出或突出的椎间盘组织位于椎间孔内或孔外,从而导致同节段的脊神经根在腰椎间孔内或孔外受到脱出或突出椎间盘组织的直接机械性压迫或炎性刺激,造成同节段神经根支配区剧烈的下肢放射性疼痛伴腰骶部疼痛,同时伴有受损神经根支配区不同程度的皮肤感觉或运动功能损伤。

4. 按临床表现分型

(1)颈椎间盘突出伴有神经根病:颈椎间盘突出压迫神经根可出现上肢放射性疼痛,部分患者还会伴有麻木和肌力感觉减退等临床表现。

(2)颈椎间盘突出伴脊髓病:当颈椎间盘组织压迫脊髓时,患者表现为四肢不同程度的感觉、运动障碍或括约肌功能障碍,会出现步态不稳、脚下有"踩棉花"感的症状,也可表现为截瘫、四肢瘫或 Brown-Sequard 综合征等。

(3)胸椎间盘突出伴脊髓病:胸椎间盘突出压迫脊髓主要表现为下肢无力、步态不稳以及双下肢发软,严重时出现大小便功能障碍,躯干可以有明显的束带感。

（4）腰椎间盘突出伴神经根病：髓核突出刺激或压迫神经根、马尾神经所引起的一种综合征，主要表现为腰痛、坐骨神经痛、下肢麻木及马尾综合征等症状体征。

二、诊断依据

（一）病史

临床医师需要首先从病史中了解情况，再结合体检、影像学检查等全面分析，阅读病历掌握病史应该主要抓住两个方面的问题：疼痛情况（有无放射痛）、功能障碍（运动障碍、感觉障碍、大小便障碍等），才能及时地做出较正确的诊断。

（二）临床表现

1. 颈椎间盘突出症：主要表现为颈部疼痛，屈伸及扭转活动时加重。查体有颈椎棘突间压痛，并伴有上肢放射性疼痛、麻木，可能有上肢过电感、蚁行感等异常感觉。进行颈椎牵引时疼痛症状可能有所缓解，施加颈椎轴向应力时，疼痛症状可能会加重。此外，还有可能出现上肢肌力减退，Hoffmann 征（＋）、肱二头肌腱反射、肱三头肌腱反射及桡骨骨膜反射亢进，步态不稳，有下肢"踩棉花"感等。

2. 胸椎间盘突出：胸壁疼痛为最常见的症状，伴有一侧或双侧下肢疼痛，受凉、劳累加重，休息后减轻。典型表现是咳嗽时候有自上向下的放射性疼痛，稍高位置的胸椎间盘突出表现为腹股沟或睾丸部位疼痛，最高位置的胸椎间盘突出可表现为上肢疼痛、麻木，与突出椎间盘压迫的神经支配区域一致。表现为下肢肌力下降，步态不稳。部分患者表现为大小便功能障碍。

3. 腰椎间盘突出：超过 90％的患者有腰痛，也是腰椎间盘突出最早出现的症状，疼痛范围主要在下腰部及腰骶部，多为持久性钝痛。一侧下肢坐骨神经区域放射痛是本病的主要症状，多为刺痛。典型表现为从下腰部向臀部、大腿后方、小腿外侧直至足部的放射痛，伴麻木感。腰椎间盘突出多在一侧，故患者多表现为单侧疼痛。中央型腰椎间盘突出症可有双侧坐骨神经痛。咳嗽、打喷嚏时，因腹压增高，疼痛加剧。当突出的髓核或脱垂的椎间盘组织压迫马尾神经，出现马尾综合征，表现为鞍区感觉迟钝、大小便功能障碍。

腰椎间盘突出的体征：①腰椎侧凸：这是患者为减轻疼痛的姿势性代偿畸形，具有辅助诊断价值。②腰部活动受限：几乎所有患者都有不同程度的腰部活动受限，其中以前屈受限最明显，是由于前屈位时进一步促使髓核向后移位并增加对受压神经根的牵张之故。③压痛及骶棘肌痉挛：大部分患者在病变间隙的棘突间有压痛，按压椎旁 1 cm 处有沿坐骨神经的放射痛。约 1/3 患者有腰部骶棘肌痉挛，使腰部固定于强迫体位。④直腿抬高试验（Lasegue 征）及加强试验（Bragard 征）阳性，屈髋伸膝试验（Kernig 征）阳性。股神经牵拉试验阳性提示腰 2/3 及腰 3/4 椎间盘突出。

腰椎间盘突出的神经系统表现：①感觉异常：多数患者有感觉异常，腰神经根受累者有小腿外侧和足背痛、触觉减退。②肌力下降：若神经受压严重或时间较长，患者可有肌力下降。③反射异常：根据受累神经不同，患者常出现相应的反射异常。踝反射减弱或消失表示骶 1 神经根受累;骶 3—骶 5 马尾神经受压则表现为肛门括约肌张力下降及肛门反射减弱或消失。

(四) 医技检查

影像学检查系诊断椎间盘突出症的重要手段,常见检查方式有如下几种。

1. 腰椎正侧位 X 线片:能直接反映腰部有无侧突、椎间隙有无狭窄等,若怀疑腰椎弓峡部不连者,需摄腰椎左右斜位片。

2. CT 检查:可清楚地显示椎间盘突出的部位、大小、形态和神经根、硬脊膜囊受压移位的影像,同时可显示椎板及黄韧带肥厚、小关节增生肥大、椎管及侧隐窝狭窄等情况,在 CT 影像上椎间盘突出表现为向椎管内呈丘状突起,或为软组织肿块影(如突出钙化,则可显示异常钙化影),以及神经根鞘和硬膜囊受突出物挤压移位等。

3. MRI 检查:MRI 三维显像可清晰分辨软组织的关系,在脊柱脊髓疾病诊断方面有很大优越性。椎间盘突出时可显示椎间盘信号改变、椎间盘突出类型以及进入椎管髓核碎块移动后的位置,还可以显示硬膜受压的部位和程度。全脊椎 MRI 检查可一次检查显示多节段病变,如颈腰综合征、颈胸腰综合征或胸腰综合征,包括椎间盘突出和椎间管狭窄。

4. X 线造影检查:是一种侵入性检查,一般不作为常规检查。可分为脊髓造影、椎间盘造影、硬膜外造影、椎静脉造影和腰骶神经根造影,由于有一定的风险,临床极少应用。

在进行椎间盘突出病案编码时,编码员除查阅 X 线检查、CT 检查、MRI 检查报告单的诊断意见或影像表现,还要查阅病案中具体的临床表现,必要时应与临床医师进一步沟通,明确临床表现,以准确编码。

三、常见并发症与合并症

(一) 颈椎间盘突出

颈椎间盘向后突入椎管可以导致颈部脊髓受压,由此可产生双侧或者单侧的颈部脊髓压迫症,可以出现四肢的运动、感觉障碍,双下肢不灵活、肢体无力,步态不稳,行走"踩棉花"感等。另外,头晕、眼花、头痛、视物不清、上肢肌力感觉减退、食管压迫等也是颈椎间盘突出的并发症。

典型案例

患者自诉 1 年前无明显诱因下出现左上肢麻木不适来诊。询问病史,无左上肢乏力、放射性疼痛,无"踩棉花"感,无头痛、头晕、胸闷、气促、意识障碍、恶心、呕吐等不适。门诊以"左上肢麻木原因待查"收入院。入院后查体:颈椎未见明显畸形,纵叩痛阴性,局部压痛未及,颈椎活动稍受限,左侧侧方牵拉试验阳性,左上肢肌力 V 级,触觉稍减退,深感觉存在,末梢活动可。

CT 检查示:颈 5/6 椎间隙变窄;颈 4/5、腰 5/6、腰 6/7 椎间盘突出,硬脊膜囊稍受压;骨性椎管稍窄,椎体邻近软组织未见异常。

入院诊断：颈 4/5、腰 5/6、腰 6/7 椎间盘突出症。完善术前检查后，择期行颈椎前路颈 5 椎体次全切除减压植骨融合内固定术，术后病情好转出院。

本例临床思维路径见图 3-1-1。

临床表现		要点提炼	
主诉	左上肢麻木不适一年	系统	神经系统慢性疾病
查体	神经牵拉阳性，触觉稍减退	分型	神经根型
影像检查	颈 4/5、5/6、6/7 椎间盘突出	临床诊断	颈椎间盘突出伴有神经根病
		主要诊断	颈椎间盘突出伴有神经根病
		疾病编码	M50.101† G55.1*
治疗	椎体次全切除减压植骨融合内固定术	主要手术操作	前入路颈椎融合术
		手术操作编码	81.0200x001
CHS-DRG 2.0 入组		IB29 脊柱 2 节段及以下脊柱融合术	
DIP 2.0 病种		M50.1 颈椎间盘疾患伴有神经根病：[手术综合组] 前入路颈椎融合术 81.0200x001	

图 3-1-1　颈椎间盘突出伴有神经根病临床思维路径示意图

（二）胸椎间盘突出

胸椎间盘突出症仅占所有椎间盘突出症的 0.25%～0.75%，一旦出现胸椎间盘突出，多伴随进行性脊髓功能障碍。

典型案例

患者，男，64 岁。因背部疼痛 20 天，急性加重 36 小时入院。患者 20 天前无明显原因及诱因出现背部疼痛不适，劳累后加重，休息可缓解，无行走不稳，无夜间痛及静息痛，曾行保守治疗，以上症状间断反复出现并进行性加重，36 小时前上述症状突然加剧，伴双下肢感觉丧失不能活动，不能自行大小便，略腹胀，无其他不适。平车推入院，被动卧位。CT 检查示：胸 9/10 椎间盘突出，相应水平椎管明显狭窄，黄韧带未见明显肥厚，硬膜囊显著受压。入院诊断：胸 9/10 椎间盘突出。急诊行后入路胸椎管减压＋胸椎间盘切除＋胸椎融合术。术后患者症状缓解出院。

主要诊断：M51.001† G99.2* 胸椎间盘突出伴脊髓病

主要手术操作：81.0501 胸椎融合术，后入路

CHS-DRG 2.0 入组：IB29 脊柱 2 节段及以下脊柱融合术

DIP 2.0 病种：M51.0† G99.2* 腰和其他椎间盘疾患伴有骨髓病

〔手术综合组〕81.0501,胸椎融合术,后入路

(三)腰椎间盘突出

腰椎间盘突出常可伴有腰椎滑脱、腰椎管狭窄、腰椎侧凸、马尾综合征等。

典型案例

患者,男,54 岁。因反复左下肢疼痛 10 年余,加重伴间歇性跛行 6 个月就诊。门诊腰椎 MRI 检查示:腰 4 椎体滑脱Ⅲ度,腰 4/5 间盘突出并椎管狭窄。以"腰椎管狭窄症"收住入院。入院诊断:腰椎管狭窄症;腰 4 椎体滑脱Ⅲ度;腰 4/5 椎间盘突出症。择期行腰 4/5 椎体间融合术,术后症状缓解出院。

主要诊断: M43.006 腰椎滑脱

其他诊断: S42.300 肱骨干骨折

主要手术操作: 81.0801 腰椎椎体间融合术,后入路

CHS-DRG 2.0 入组: IB29 脊柱 2 节段及以下脊柱融合术

DIP 2.0 病种: 脊椎骨脱离 M43.0

〔主要手术〕81.0801 腰椎椎体间融合术,后入路

〔相关手术〕84.5100x005 塑胶脊椎融合物置入术

四、主要外科治疗

手术是椎间盘突出症的主要治疗手段,应根据椎间盘位置和脊柱的稳定性选择手术类型:①椎板切除术和髓核摘除术:可以通过开放手术或者微创通道手术的方式,切除 1 个或多个椎板、骨赘,摘除突出的髓核,减轻神经受压。②椎间盘切除术:将椎间盘部分切除以减轻临床症状,适用于非手术治疗无效的隆起型病例,不合并椎管狭窄者,可通过微创方式完成。③脊柱融合术:对于经椎板切除和髓核摘除术后存在脊柱不稳定患者可行此术式,通过在椎体间插入椎体间融合器以稳定脊柱,手术入路主要有前路、后路两类术式。

五、编码要点

在临床诊断中侧重于体现椎间盘突出症的突出程度、突出位置和突出部位及临床表现,这些对于手术部位、手术时机以及具体手术类型、治疗方案尤为关键。

在 ICD-10 中某发病部位的椎间盘突出症的疾病分类轴心是临床表现,编码时需要仔细阅读病历,首先关注是否伴有脊髓病或神经根病的情况。其次关注点才是椎间盘突出位置、突出程度,这与临床诊断的侧重点不同。而椎间盘突出症突出位置在 ICD-10 分类及医保版 2.0 编码库中并未具体体现。编码要点见表 3-1-1。

表 3 - 1 - 1　椎间盘突出 ICD-10 编码要点一览表

部　　位	临床表现	ICD 编码及名称	备　　注
颈椎间盘突出（含颈 7—胸 1 椎间盘）	伴有脊髓病	M50.0† 颈椎间盘疾患伴有脊髓病(G99.2*)	M50.0 在 ICD-10 中为剑号编码,在医保版 2.0 编码库中不能单独使用。该编码应与 G99.2* 的亚目组合一起使用于颈椎间盘突出伴有脊髓病
	伴有神经根病	M50.1 颈椎间盘疾患伴有神经根病	M50.1 在 ICD-10 中不是剑号编码,但在医保版 2.0 编码库中,该编码与 G55.1* 的亚目组合一起使用于颈椎间盘突出伴有神经根病,但不包括:M54.1 臂神经根炎 NOS
	不伴有以上临床表现时	M50.2 其他的颈椎间盘移位	颈椎间盘突出和颈椎间盘脱出在医保版 2.0 编码库中分类于 M50.2 其他的颈椎间盘移位,并用后缀码区分二者
胸椎间盘突出（含胸 12—腰 1 椎间盘）	伴有脊髓病	M51.0† 腰和其他椎间盘疾患伴有脊髓病(G99.2*)	胸椎间盘突出伴有脊髓病是分类到 M51.0 剑号编码,与 G99.2* 的亚目组合一起使用
	不伴有以上临床表现时	M50.2 其他的颈椎间盘移位	当胸椎间盘突出与颈椎间盘突出同时存在时,ICD-10 分类在 M50.2
		M51.2 其他特指的椎间盘移位	胸椎间盘突出与胸椎间盘脱出在医保版 2.0 编码库中分类于 M51.2 其他特指的椎间盘移位,并用后缀码区分二者。当胸椎间盘突出与腰椎椎间盘突出同时存在时,ICD-10 分类在 M51.2
腰椎间盘突出（含腰 5—骶 1 椎间盘）	伴有脊髓病	M51.0† 腰和其他椎间盘疾患伴有脊髓病(G99.2*)	M51.0 在 ICD-10 中为剑号编码,在医保版 2.0 编码库中不能单独使用。该编码理应与 G99.2* 的亚目组合一起使用于腰椎间盘突出伴脊髓病
	伴有神经根病	M51.1† 腰和其他椎间盘疾患伴有神经根病(G55.1*)	M51.1 在 ICD-10 中为剑号编码,在医保版 2.0 编码库中不能单独使用。该编码理应与 G55.1* 的亚目组合一起使用于腰椎间盘突出伴神经根病。不包括:M54.1 腰神经根炎 NOS
	不伴有以上临床表现时	M51.2 其他特指的椎间盘移位	腰骶椎间盘突出、脱出与腰椎间盘突出在医保版 2.0 编码库中分类于 M51.2 其他特指的椎间盘移位,并用后缀码区分三者
Schmorl 结节		M51.4 施莫尔结	Schmorl 结节,髓核可突入椎体内,在影像学上呈结节样改变。Schmorl 结节不再区分发病部位,均分类于 M51.4 施莫尔结

六、临床诊断与疾病编码易错点与难点

1. 易错点及解析

临床医师在进行临床诊断时,往往不描述某椎间盘突出伴随的临床表现,习惯性只书写"××椎间盘突出症",而忽略了伴随的临床表现,但病历内多会记录相关的病史、临床症状、影像学检查及查体的情况,这些都可以支持某椎间盘突出伴随的表现。编码员临床知识有限时,容易遗漏某椎间盘突出伴随的临床表现,直接使用 ICD-10 编码库的编码至"某椎间盘突出",导致疾病分类错误。

典型案例

患者,男,58 岁。因双手麻木、握力弱、双下肢乏力 3 个月,加重 1 周入院。3 个月前患者出现双手麻木、握力弱。1 周前上述症状加重,双手笨拙,不能完成持筷、系扣等动作,双下肢乏力,易跌倒,有束胸感、走路"踩棉花"感。大小便正常。查体:颈椎后伸明显受限,双前臂尺侧感觉减弱,左手示指、小指、中指尺侧及右手尺侧 1 个半手指感觉减弱,胸 6/7 节段感觉减弱,双手握力减弱,双下肢肌张力明显增高,四肢肌腱反射亢进,双侧 Hoffmann 征、双侧 Babinski 征阳性。肌电图报告:双手内在肌(尺神经支配)和右尺侧腕伸肌失神经改变。颈椎 MRI 报告:颈 5/6 椎间盘突出明显,压迫脊髓。临床诊断:颈椎间盘突出。保守治疗后症状缓解出院。

编码要点:临床医师书写临床诊断没有描述伴随的临床表现,编码员没有仔细阅读病历或专业知识水平缺乏,在编码"椎间盘突出"时容易直接按照临床诊断名称进行编码,错误编码至 M50.201 颈椎间盘突出。本例中,临床医师在病历内已详细记录了临床表现,如双手笨拙,持筷、系扣不能,双下肢乏力,易跌倒,束胸感,走路似"踩棉花"感等;亦详细记录了颈椎 MRI 报告的异常影像。编码质控人员与临床医师沟通确定后,修正编码于 M50.001† G99.2* 颈椎间盘突出伴脊髓病。本例质控前后编码及 CHS-DRG 2.0 入组与 DIP 2.0 病种情况见表 3-1-2。

表 3-1-2　颈椎间盘突出伴脊髓病质控前后 ICD 编码与 CHS-DRG 2.0 入组/DIP 2.0 病种

项　目	质控前	质控后
主要诊断与编码	M50.201 颈椎间盘突出	M50.001† G99.2* 颈椎间盘突出伴脊髓病
其他诊断与编码	—	—
主要手术操作与编码	—	—
其他手术操作与编码	—	—
DRG 组	IU29 颈腰背疾病	IU29 颈腰背疾病
DIP 病种	M50.2 其他的颈椎间盘移位	M50.0 颈椎间盘疾患伴有脊髓病(G99.2*)

七、CHS-DRG 2.0 主要分组

(一) CHS-DRG 2.0 主要分组

表 3 - 1 - 3　CHS-DRG 2.0 椎间盘突出主要分组

类型	ADRG	DRG 组	DRG 组名称
内科组	IU2	IU29	颈腰背疾病
	IZ1	IZ13	肌肉骨骼系统植入物/假体的康复照护伴合并症或并发症
		IZ15	肌肉骨骼系统植入物/假体的康复照护不伴合并症或并发症
	BY2	BY21	脊髓伤病及功能障碍,伴严重合并症或并发症
		BY23	脊髓伤病及功能障碍,伴一般合并症或并发症
		BY25	脊髓伤病及功能障碍,不伴合并症或并发症
非手术室操作组	—	—	—
外科组	IB1	IB19	复杂脊柱疾患或 3 节段及以上脊柱融合手术或翻修手术
	IB2	IB29	脊柱 2 节段及以下脊柱融合术
	IB3	IB31	与脊柱有关的其他手术,伴严重合并症或并发症
		IB35	与脊柱有关的其他手术,不伴严重合并症或并发症

(二) 常见并发症 CC 表

椎间盘突出常见并发症影响 DRG 入组,CHS-DRG 2.0 并发症列表中最常见的并发症有：M48.002 颈椎椎管狭窄；M48.005 腰椎椎管狭窄,并发症标识均为 CC。

八、DIP 2.0 主要核心病种

表 3 - 1 - 4　DIP 2.0 椎间盘突出主要核心病种

主要诊断编码	主要诊断名称	主要手术操作编码	主要手术操作名称	相关手术操作编码	相关手术操作名称
M50.1	颈椎间盘疾患伴有神经根病	03.9102	脊神经根阻滞术		
		80.5900x001	椎间盘射频消融术		
		83.9105	针刀松解术		
M50.2	其他的颈椎间盘移位	81.0200x001	前入路颈椎融合术	78.0000x003	同种异体骨植骨术
M51.1	腰和其他椎间盘疾患伴有神经根病(G55.1*)	03.9200x001	椎管内注射封闭		

主要诊断编码	主要诊断名称	主要手术操作编码	主要手术操作名称	相关手术操作编码	相关手术操作名称
M51.1	腰和其他椎间盘疾患伴有神经根病（G55.1*）	80.5100x013	后入路腰椎间盘切除术		
M51.1	腰和其他椎间盘疾患伴有神经根病（G55.1*）	81.0801	腰椎椎体间融合术，后入路	84.5100x005	塑胶脊椎融合物置入术
M51.1	腰和其他椎间盘疾患伴有神经根病（G55.1*）	80.5111	内镜下腰椎髓核切除术	03.0900x010	椎管减压术
				03.0909	椎管扩大成形术，单开门
				03.0914	椎间盘镜下椎管减压术
M51.1	腰和其他椎间盘疾患伴有神经根病（G55.1*）	80.5200	椎间盘化学溶解术		

（李艳娟　李恒元　李　飞　严晓波）

第二节　椎体滑脱

一、概述

椎体滑脱(Spondylolisthesis)是一个椎体在相邻椎体上方部分或完全的向前滑移，滑动椎体下方的椎间盘常受累。有时椎体也可向后滑移，被称为后滑；也可向侧方滑移，称为侧滑。因好发于腰 4/5 以及腰 5 到骶椎之间，造成马尾神经压迫或神经根牵拉而产生腰痛或坐骨神经痛的症状，故常以腰椎滑脱(Lumbar spondylolisthesis, LDS)为代表。

（一）按病因分类

1. Witlse 分类

（1）发育不良性（先天性）滑脱：约占 33%，由于骶椎骨上部或腰 5 椎弓不连续或缺损，缺乏足够的力量阻止椎体前移的倾向，使其向前滑脱。子女与父母同患的病例显示其可能有遗传性。

（2）峡部裂性滑脱：约占 15%，由关节突间部的应力性骨折或者关节突间部延长所致，可发生于儿童或青少年，但并非先天性原因。又可分为两型：①峡部分离：可能因峡部疲劳性骨折,多见于竞技运动员者和重体力搬运工,如体操运动员或足球前锋在运动时频繁过伸脊柱所致。②峡部病变拉长而没有断裂,仍保持连续性。

(3)退变性滑脱:约占40%～45%,一般发生于50岁或以上人群,女性发病率是男性的4倍。主要由于椎间盘变性、长时间腰椎不稳或应力增加,使相应小关节磨损,关节突呈水平变化,失去绞锁作用所致。当两侧小关节退变程度不一,可能出现小关节旋转半脱位。退行性滑脱有潜在椎体不稳定及中心椎管狭窄的可能性,但没有峡部的缺陷,不同于峡部裂性滑脱。

(4)创伤性滑脱:严重的急性椎体损伤尤其是后伸性外伤产生急性骨折,不仅限于峡部骨折,骨折可发生在椎弓根、椎板或小关节。

(5)病理性滑脱:由于全身或局部病变(肿瘤或代谢性骨病)影响椎体峡部上下关节突,使椎体稳定性丧失,发生椎体滑脱。

(6)医源性(手术后)滑脱:通常发生于下列两种情况:一是发生在椎体减压术后最初数月至数年,原因是手术切除过多脊椎后方结构导致节段性不稳,如切除50%以上椎间小关节。二是发生在腰椎融合术后几年,脊椎相邻节段小关节及黄韧带增生肥厚引起腰椎动态不稳。

2. Marchetti和Bartolozzi分类:Marchetti和Bartolozzi对椎体滑脱进行了新的分类,将椎体滑脱分为发育性和获得性两类。该分类将Wiltse分类中的发育不良性及峡部裂性椎体滑脱划分到发育性一类里,又进一步分为高度及低度发育不良两个亚类。低度发育不良椎体滑脱仅有椎体的滑移,高度发育不良椎体滑脱则同时伴有明显的节段性后凸。获得性椎体滑脱的病因分类与其余Wiltse分类相似(见表3-2-1)。

表3-2-1 腰椎滑脱的Marchetti和Bartolozzi分类

分 类	病 因
发育性滑脱	高度发育不良
	低度发育不良
获得性(创伤性)滑脱	急性骨折
	应力骨折
手术后滑脱	直接手术
	间接手术
病理性滑脱	局部病变
	全身性疾病
退行性滑脱	原发
	继发

(二)按发生滑脱部位分类

1. 颈椎滑脱:主要发生于颈椎,多合并头颈部损伤。

2. 胸椎滑脱:胸椎椎间盘厚度小,与胸廓相连稳定性强、活动度小,有独特血供支配,椎管矢径与脊髓相当,几乎无缓冲间隙,这些独特的解剖结构特点决定了胸椎滑脱通常是遭受强大外力后、椎体和附件结构损伤严重,常伴不可逆脊髓损伤及头胸部其他系统器官损伤,后者往往可能直接影响脊柱脊髓的治疗。

3. 腰椎滑脱:最常累及腰 4/5 及骶 1,因为这几个椎体的小关节近似水平(冠状)方向。大部分腰椎滑脱的椎体相对位移百分比<25%。常出现神经根受压、马尾神经受牵拉的临床表现。

4. 骶椎滑脱:腰骶角是倾斜的,若无椎间盘及腰骶后部关节的阻挡,其倾斜度越大,向前滑动的趋势越大。

(三) 按椎体滑脱的程度分类

临床最常见的椎体滑脱程度分类系统是 Meyerding 在 1947 年提出的,一般根据椎体前后相对位移的百分比将滑脱严重程度分为 5 个等级:一级滑脱相对位移比<25%;二级滑脱相对位移比 25%～50%;三级滑脱相对位移比 51%～75%;四级滑脱相对位移比 76%～99%;五级滑脱相对位移比≥100%,脊椎脱离。

通过椎体侧位 X 线片测量滑移角度、骶骨倾斜角度、矢状面旋转角度也可用于评估椎体滑脱程度。一些骨科医师用改良 Newman 法测量腰 5 椎体沿骶骨终板滑移的程度,将骶 1 的上终板及其前缘各分为 10 个相同的等份,滑移的评分则基于滑移的程度及腰 5 椎体倾斜的程度。

二、诊断依据

(一) 病史

除先天性滑脱外,多数学者认为椎体滑脱的发生主要由外伤和劳损引起。临床医师和编码员需要首先从病史中了解患者年龄及病程、有无受伤情况,再结合查体、X 线检查、CT 或 MRI 检查等全面分析,才能做出较准确的诊断和编码。

病案编码员阅读病案时应该重点抓住两个方面的问题:①病因病程:先天性还是后天性,创伤性还是退变性;②部位:病变发生在颈、胸、腰、骶哪个节段,是单一还是复合节段受损;③伴随的功能障碍:是否有后方结构受损、脊髓受压等神经刺激症状和感觉运动功能异常。

(二) 临床表现

与椎体滑脱部位和程度、椎管内脊髓是否受压、椎体后方结构(如关节突、神经根和血管、韧带等)是否受到影响、患者年龄、性别等因素有关。滑脱部位不同、程度不同,症状也不一样。大多数退变性滑脱早期没有症状,这与脊柱周围结构的代偿能力有关。患者可能常表述为颈腰背部的钝性疼痛(椎旁肌的保护性收缩引起肌肉劳损)、肢体麻木无力等受累节段水平的神经刺激症状和感觉异常。滑脱较重的患者可能会出现脊柱局部凹陷或前凸,甚至躯干缩短、走路时 Thalen-Dixon 征阳性出现摇摆式鸭步,卡压神经致间歇性跛行,脊髓受累时可能出现截瘫、大小便异常。

多节段创伤以及退行性病变(可延伸到椎体滑脱相邻的多个椎体)也可导致多平面

畸形。以颈椎滑脱为例,可出现一系列症状:局部症状如颈部疼痛不适和僵硬感;椎动脉受压症状如发作性眩晕、复视、眼颤、恶心、呕吐、耳鸣等;脊髓神经受压症状如一侧或双侧上肢麻木无力、胀痛、沉重感、胸腹或下肢异常束缚感;交感神经受压症状如头晕、心悸、血压变化、食欲不振、消化不良等。查体时触摸患者的脊椎棘突,会有阶梯状的移位现象及压痛。

腰椎滑脱另一特点是,尽管存在下背痛,令患者直立弯腰时其双手指尖仍能很容易触及地面,但以足跟走路却常有困难。直腿抬高试验阳性者提示坐骨神经受压,部分患者小腿外侧痛觉减退。

(二) 医技检查

椎体滑脱需行 X 线检查以确立分离部位及滑移程度。另辅以 CT 检查、MRI 检查、脊髓造影或增强扫描、神经电生理检查等进一步明确椎体滑移程度、各关节及椎间盘的变化,脊髓神经根受压迫程度,检查结果的判断直接影响治疗决策以及对治疗成效的预测。

1. X 线检查:脊柱 X 线侧位片可判断是否有椎体滑脱或滑脱的部位和程度。有时拍摄脊柱前屈及后伸的动力位片有助于进一步了解腰椎矢状位不稳定的程度,双斜位 X 线片能明确显示椎弓根、峡部断裂,或因退化而肥厚松脱的小面关节。

2. CT 检查:CT 的软组织窗和骨窗可以显示脊柱、椎间盘、椎间小关节及韧带、硬膜囊。在 CT 的椎间盘横断面上,椎间盘密度低于椎体,高于硬膜囊,CT 值 $50 \sim 100$ HU。应用 CT 三维重建技术可以做冠状面、矢状面或任意斜面(经关节突、经椎弓根等)甚至曲面重建,进行多方向、多层面的观察,判断有无脱位、半脱位、隐匿性骨折及椎管内情况。

3. MRI 检查:CT 是评价骨折性质和程度、骨折碎片移位的最佳方法,但 MRI 的不同脉冲序列(SE、GE、STIR)可以提供更多脊髓、椎间盘状况及脊柱韧带完整性的评价信息。如 T1 加权像优先显示脂肪、亚急性血肿或富含蛋白质的液体,表现为高信号(短 T1);含细胞外液的组织(脑脊液、囊肿和坏死组织)在 T2 加权像表现为明亮的高信号;脂肪抑制序列有助于对 T2 加权像上液体和血肿的鉴别,区分水肿和出血,有助于脊髓损伤患者的愈后评价。在脊椎退变性病变,MRI 更常用于了解髓核突出的大小、形态和突出物的精确位置及其对神经结构的影响。由于有时椎体滑脱与椎间盘退变和椎间盘突出并存,MRI 检查有助于确定根性症状是由椎间盘突出导致,还是由骨性狭窄导致。对于出现椎体不稳者,MRI 还可以显示与椎体不稳定相关的韧带或关节囊中断。

4. 椎管脊髓造影和 CT/MRI 增强扫描:椎管脊髓造影通过腰椎穿刺或小脑延髓池穿刺将造影剂注入脊髓蛛网膜下腔并显影,可直观评价椎管狭窄的程度和范围,也可评估各种体位下椎管容积的变化,提供应力方面的信息。当椎体前滑脱时,椎间盘退变导致的椎间孔狭窄会加重,此时通过静脉注射显影剂(如 Gd-DTPA)进行 CT/MRI 增强扫描可以显示静脉通道、神经根鞘和后根神经节来诊断椎间孔病变。

5. 神经电生理检查:主要用于确定周围神经肌肉系统和中枢神经系统的功能状态,是功能学检查的有效工具。能对神经和肌肉病变进行定位、定性和定量诊断,对神经肌肉功能及治疗效果进行评价,也可用于脊柱外科术中脊髓神经诱发电位监护。

编码员在进行椎体滑脱病案编码时,可查阅现病史、X 线、CT、MRI 检查报告单的诊断意见或影像表现,进行准确的部位和病因编码。对于椎骨肿瘤、合并骨折、脱位、脊髓或神经根受压的病例,应结合诊断费用和主要治疗手段等原则来确立主要诊断,需注意不要遗漏其他诊断。

三、常见并发症

椎体滑脱常见并发症有椎管狭窄、椎体不稳(动态性狭窄)、椎间盘脱出/移位(可与滑脱在同一平面,也可能高于或低于滑脱的间隙)、峡部/椎弓骨折、关节突骨折/脱位/半脱位、脊髓/神经根/马尾损害、腰背肌劳损/筋膜炎、脊柱畸形等。

典型案例

患者,女,60 岁。因双下肢无力 2 个月,双下肢疼痛、麻木 10 余天入院。腰椎 MRI示:腰 2/3、腰 3/4、腰 4/5 椎间盘膨出,椎间孔狭窄。腰 4 椎体向前滑脱(Ⅲ度)。腰背部软组织水肿。入院诊断为"腰椎滑脱症、腰椎间盘突出",在静吸复合全麻下行腰椎后路全椎板切除减压腰 4/5 椎间盘摘除椎间植骨钉棒系统内固定术。术后病情好转出院。

主要诊断:M43.100x061 腰椎前移

其他诊断:M51.202 腰椎间盘突出

主要手术操作:81.0801 腰椎椎体间融合术,后入路

CHS-DRG 2.0 版入组:IB29 脊柱 2 节段及以下脊柱融合术

DIP 2.0 病种:M43.1 脊椎前移

[手术综合组]81.0801 腰椎椎体间融合术,后入路

四、主要治疗

(一)非手术治疗

1. 佩戴支具:按部位可分为颈椎、胸腰椎、腰骶椎支具;按治疗目的分为减负荷支具、固定支具、支持支具、矫形支具等。临床会根据力学强度要求、外观及功能能否达到治疗目的来选择支具,通常需严格把握适应证与禁忌证,多用于轻度胸椎滑脱、腰椎滑脱。

2. 手法复位或针刀松解:主要在中医骨科开展,采取理筋正骨复位手法或针刀松解粘连,改善血运和肌肉疼痛,促进组织修复以恢复力学平衡。适用于病史短、症状轻、Ⅱ度以内的椎体滑脱及不能耐受手术者。

3. 穿刺注射技术:常用方法有局部注射(关节突、韧带附着点注射、骶管内封闭等)糖皮质激素＋局麻药,以减轻炎症反应、缓解疼痛,促进患者功能改善。亦有具有诊断性穿刺和治疗性目的的神经根造影及阻滞术等。

(二)手术治疗

椎体滑脱手术治疗的目的旨在恢复脊柱正常生理序列,解除脊髓神经等的压迫,重

建脊柱稳定性。手术方案通常为经椎弓根螺钉内固定,椎板切除或扩大开窗神经根减压,后外侧横突间植骨、椎间自体骨或人造骨植骨或椎间融合器(fusion cage)融合。滑脱椎体的融合是手术治疗的最终目的,医师通常会结合相关影像学检查和临床症状来制定手术方案,在复位内固定、减压、融合这几个手术步骤中各有所侧重。

1. 复位:采用手术结合器械的方式将滑脱的椎体尽可能恢复到原来的位置,切除部分附件和椎间盘可使复位更容易。

2. 减压:主要目的是减轻脊髓、神经根及马尾神经的压迫以缓解症状。减压范围包括黄韧带、椎间盘、增生的关节突、侧隐窝,一般采用椎间孔扩张、单侧或双侧椎板开窗、半椎板或全椎板切除等方法来达到减压的目的。

3. 内固定:采用椎弓根螺钉等适当内固定方法,使已复位的椎体维持正常的位置,防止椎体滑脱复发或椎体不稳定。内固定只能提供术后短时间的稳定性,脊柱长期的稳定性最终需要依靠植骨融合来实现。

4. 植骨融合:融合滑脱椎体与邻近椎体,重建脊椎的稳定性,避免更严重的滑脱发生或影响邻近椎节椎间盘的退化,这是保证手术长远效果的重要步骤,可以进行椎体间植骨融合或横突间植骨融合。自融合器(cage)在临床应用以来,发展很快,形状从开始的螺纹圆柱体变为方形、盒型,材料从钛合金变为碳纤维和生物相容性更好的塑胶(PEEK)材料。随着通道或内镜技术、特殊导航设备或机器人、3D打印等技术的引入,椎体滑脱的治疗已进入微创脊柱外科时代。

五、编码要点

在临床诊断中,医师侧重于体现椎体滑脱的部位是单节段还是多节段,其次为滑移的程度和椎体后方结构的受累程度,这些对于手术部位、手术方式及切口入路的选择尤为关键。ICD-10 中,椎体滑脱以滑脱程度、部位、病因作为多分类轴心。椎体滑脱编码要点见表 3-2-2。

表 3-2-2 椎体滑脱 ICD-10 编码要点一览表

病因	程度与性质	部位	ICD 编码及名称	备 注
后天性	M43.0 脊椎骨脱离	枕寰枢	M43.001 枕寰枢椎滑脱	使用编码的第6位数表明累及部位分类:1表示枕寰枢部;2表示颈部;3表示颈胸部;4表示胸部;5表示胸腰部;6表示腰部;7表示腰骶部;8表示骶和骶尾部;9表示未特指
		下颈椎	M43.002 颈椎滑脱	
		颈胸部	M43.003 颈椎胸椎滑脱	
		胸椎	M43.004 胸椎滑脱	
		胸腰部	M43.005 胸椎腰椎滑脱	
		腰椎	M43.006 腰椎滑脱	
		腰骶部	M43.007 腰骶部脊椎滑脱	
		骶尾椎	M43.008 骶尾部滑脱	

病因	程度与性质	部位	ICD 编码及名称	备注
后天性	M43.1 脊椎前移	寰枢椎	M43.100x011 后天性寰枢椎滑脱	编码的第9位数仍遵守上述部位亚目分类,有删减;M43.1 包括创伤性(陈旧性)、变性性脊椎前移
		腰椎	M43.100x062 后天性腰椎滑脱	
		未特指	M43.100x091 后天性脊椎滑脱	
创伤性(急性)	脊椎前移	S33.1 腰部/腰骶部	S33.100x011 腰椎脱位 L1/L2 S33.100x021 腰椎脱位 L2/L3 S33.100x031 腰椎脱位 L3/L4 S33.100x041 腰椎脱位 L4/L5 S33.100x051 腰骶椎脱位 L5/S1	亚目内涵:腰椎和骨盆关节和韧带脱位、扭伤和劳损。 主导词:脱位
		S13.1 颈部（单部位）	S13.100x021 颈椎半脱位 C2/C3 S13.100x022 颈椎脱位 C2/C3 S13.100x031 颈椎半脱位 C3/C4 S13.100x032 颈椎脱位 C3/C4 S13.100x041 颈椎半脱位 C4/C5 S13.100x042 颈椎脱位 C4/C5 S13.100x051 颈椎半脱位 C5/C6 S13.100x052 颈椎脱位 C5/C6 S13.100x061 颈椎半脱位 C6/C7 S13.100x062 颈椎脱位 C6/C7 S13.100x071 颈胸椎半脱位 C7/T1 S13.100x072 颈胸椎脱位 C7/T1 S13.100x081 寰枕关节半脱位 S13.100x082 寰枕关节脱位 S13.101 颈椎半脱位 S13.102 寰枢椎半脱位 S13.103 寰枢椎脱位 S13.104 枢椎脱位	S13.1 仅包含颈椎单一关节的脱位/半脱位,颈椎部位的骨折分类于他处。 亚目内涵:颈水平的关节和韧带脱位、扭伤和劳损。 主导词:脱位
		S13.3 颈部（多部位）	S13.300 颈部多发性脱位	
		S23.1 胸部（单部位）	S23.100x011 胸椎脱位 T1/T2 S23.100x012 胸椎脱位 T2/T3 S23.100x021 胸椎脱位 T3/T4 S23.100x022 胸椎脱位 T4/T5 S23.100x031 胸椎脱位 T5/T6 S23.100x032 胸椎脱位 T6/T7 S23.100x041 胸椎脱位 T7/T8 S23.100x042 胸椎脱位 T8/T9 S23.100x051 胸椎脱位 T9/T10 S23.100x052 胸椎脱位 T10/T11 S23.100x061 胸椎脱位 T11/T12 S23.100x071 胸腰椎脱位 T12/L1	亚目内涵:胸部关节和韧带脱位、扭伤和劳损。 主导词:脱位
		S22.1 胸部（多部位）	S22.100 胸椎多处骨折 S22.110 开放性多发性胸椎骨折	

病因	程度与性质	部位	ICD 编码及名称	备 注
先天性	Q76.2 脊柱滑脱和前移	腰椎	Q76.200x013 先天性腰椎体滑脱	主导词:脊椎滑脱、脊椎前移症
		其他	Q76.202 先天性脊椎滑脱	
	Q76.4 畸形,与脊柱侧弯无关	寰枢 颈 胸	Q76.400x301 先天性寰枢椎脱位 Q76.400x302 先天性颈椎脱位 Q76.416 先天性胸椎脱位	先天畸形:半椎体
病理性	M24.3 关节病理性脱位,NEC	寰枢椎	M24.301 自发性寰枢椎脱位 M24.302 自发性寰枢椎半脱位	主导词:脱位(关节)—病理性 NEC/自发性
	M53.2 脊柱不稳定性疾患	脊柱	M53.201 多发性脊柱不稳定 M53.202 枕寰枢椎不稳定 M53.203 颈椎不稳定 M53.204 颈胸椎不稳定 M53.205 胸椎不稳定 M53.206 胸腰椎不稳定 M53.207 腰椎不稳定 M53.208 腰骶关节不稳定 M53.209 骶髂关节不稳定 M53.212 病理性脊柱关节脱位	主导词:不稳定—脊柱 NEC; 脱位(关节)—病理性—脊柱
复合性不全性	M99.1 生物力学损害,NEC	脊柱	M99.100x001 枕颈椎骨不全脱位 M99.100x002 颈胸椎骨不全脱位 M99.100x003 胸腰椎骨不全脱位 M99.100x004 腰骶椎骨不全脱位 M99.100x005 骶尾椎骨不全脱位 M99.100x006 骶髂椎骨不全脱位	主导词:不完全性脱位
复发性不全性	M43.4 其他的复发性不完全性脱位	寰枢	M43.4 复发性寰枢不完全性脱位,其他的	主导词:不完全性脱位—寰枢,复发性
	M43.5 其他的复发性不完全性脱位	椎骨,含寰枢以外颈椎	M43.501 复发性颈椎不完全性脱位 M43.502 复发性颈椎胸椎不完全性脱位 M43.503 复发性胸椎不完全性脱位 M43.504 复发性胸椎腰椎不完全性脱位 M43.505 复发性腰椎不完全性脱位	主导词:不完全性脱位—椎骨,复发性 NEC

对于孕产妇腰骶部脊椎滑脱或前移造成的并发症,如胎盆不称、引起梗阻性分娩、影响到胎儿或新生儿的情况,ICD-10 给予了如下考虑(表 3 - 2 - 3)。

表 3 - 2 - 3 孕产妇腰骶部脊椎滑脱或前移造成的并发症 ICD-10 编码

腰椎滑脱类型	并发症名称	ICD-10 编码
腰骶部脊椎滑脱	伴胎盆不称	O33.0
	胎盆不称引起梗阻性分娩	O65.8

续表

腰椎滑脱类型	并发症名称	ICD-10 编码
腰骶部脊椎前移症	伴胎盆不称	O33.0
	胎盆不称引起梗阻性分娩	O65.0

由于椎体滑移大多时候程度轻、没有症状,常常作为椎管狭窄、椎间盘退变性疾病等的并发症或合并症出现;即使有症状的患者有时症状也并非由椎体滑脱导致。在编码时需多与临床医师探讨,是否应该使用椎体滑脱作为主要诊断,在尊重医师诊断的基础上,结合临床表现、影像学结果、编码规则进行正确、完整的编码,尤其不要遗漏并发症合并症的编码。

六、临床诊断及疾病编码主要易错点与难点

(一)椎体脱离和椎体前移

1. 易错点及解析

临床医师在填写病案首页诊断时,容易在信息系统的疾病编码库中直接根据部位和名称来选择相应编码,不区分先天性(Q)和非先天性(M)或椎体完全脱离和部分前移。如果编码员专业知识水平有限,也容易直接将 M43.1 脊椎(部分)前移编码至 M43.0 脊椎骨(完全)脱离。

发生上述错误的根本是忽视椎体滑脱程度对编码亚目的影响。临床上椎体相对于下位椎体发生移位的百分比达到 100%,即 V 级滑脱,称为脊椎脱离,分类至 M43.0。未达到 V 级的椎体滑移宜分类至 M43.1。也就是说,先峡部裂,后逐渐移位/滑脱,最后脱离。在进行椎体滑脱编码时应根据临床实际情况结合 ICD 编码分类原则准确编码。

2. 典型案例

患者,男,50 岁。因间断腰背部疼痛 30 余年,进行性加重伴右下肢放射痛 4 个月入院。查体:四肢感觉正常,肌力、肌张力正常,病理征阴性。CT 检查示:腰椎侧弯、退行性变,腰 3 椎体滑脱,腰 3/4 椎间盘突出伴右侧椎间孔变窄。MRI 检查示:腰椎脊柱左侧侧弯,腰 3 椎体左前滑脱,腰 3/4 椎间隙变窄,腰 3/4、腰 4/5、腰 5/骶 1 椎间盘稍后突,硬膜囊前缘受压,腰 3/4、腰 4/5、小关节突可见增生肥大,椎管有效前后径在正常范围内,椎管内未见异常密度影。予以择期行腰部后正中入路腰 3/4 椎间盘切除及腰 2—腰 5 侧弯矫正内固定植骨融合术,术后患者恢复顺利,腰痛缓解出院。

临床诊断:腰椎间盘突出;腰椎滑脱(L3);脊柱侧弯

手术操作:腰部后正中入路腰 3/4 椎间盘切除

腰 2—腰 5 侧弯矫正内固定植骨融合术

塑胶脊椎融合物置入术

编码要点:本例存在多节段腰椎间盘突出和腰椎管狭窄的症状和影像特征,同时合并轻度退变性侧弯。手术记录描述:选择狭窄最重的腰 3/4 椎间盘切除充分减压后置入

融合器植骨,利用椎弓根螺钉—钛棒系统将左侧腰 2/3、腰 3/4 椎间隙撑开,关节突间植骨。这样做既抬高椎间隙间接实现了神经根减压,又平衡了椎间隙高度,且纠正了左侧退变性侧弯。本例尚有腰 3 椎体向左前滑脱,结合影像学检查评估相对滑移程度＜25％,临床诊断"腰椎滑脱(腰 3)"表达的是腰 3 椎体轻度左前方滑移,而在医保版 2.0 编码库的"M43.006 腰椎滑脱"表达的是完全滑脱、腰椎骨脱离,虽然名称相近但内涵不同。此时应按照滑脱程度及部位编码至 M43.100x062 后天性腰椎滑脱。本例质控前后编码及 CHS-DRG 2.0 入组与 DIP 2.0 病种情况见表 3-2-4。

表 3-2-4 腰椎间盘突出伴神经根病质控前后 ICD 编码与 CHS-DRG 2.0 入组/DIP 2.0 病种

项 目	质控前	质控后
主要诊断编码	M51.202 腰椎间盘突出	M51.100x002† G55.1* 腰椎间盘突出伴神经根病
其他诊断编码	M43.006 腰椎滑脱 M41.900 脊柱侧弯	M43.100x062 后天性腰椎滑脱 M41.900x061 腰椎侧弯
主要手术操作编码	81.0801 腰椎椎体间融合术,后入路	81.0801 腰椎椎体间融合术,后入路
其他手术操作编码	80.5100x013 后入路腰椎间盘切除术 81.6200 2—3 个椎骨融合或再融合 84.5100x005 塑胶脊椎融合物置入术	80.5100x013 后入路腰椎间盘切除术 81.6200 2—3 个椎骨融合或再融合 84.5100x005 塑胶脊椎融合物置入术
DRG 组	IB29 脊柱 2 节段及以下脊柱融合术	IB29 脊柱 2 节段及以下脊柱融合术
DIP 病种	M51.2 其他特指的椎间盘移位: [主要手术]81.0801 腰椎椎体间融合术,后入路 [相关手术]84.5100x005 塑胶脊椎融合物置入术	M51.1 腰和其他椎间盘疾患伴有神经根病(G55.1*): [主要手术]81.0801 腰椎椎体间融合术,后入路 [相关手术]84.5100x005 塑胶脊椎融合物置入术

(二) 椎体不稳和椎体脱位

1. 难点及解析

正常情况下,脊椎的稳定依靠脊椎骨与关节、椎间盘、韧带及椎旁肌肉,胸椎还依靠胸廓的骨性框架来维持脊柱的稳定。脊椎不稳定是力学概念,指在正常生理负荷下即可出现异常活动、过度活动、应变及变形。通常是姿势、力矩或功能活动等因素打破了脊柱稳定因素与负荷的动态平衡(失稳),机体随即产生的代偿反应不能重建和维持新的动态平衡(代偿性维稳失能),这种失稳持续存在或加重,引起相应关节、韧带、神经损害的失稳症状。因此 ICD-10 将脊椎不稳定分类于 M53.2 脊柱不稳定性疾患。编码员常常难以区分椎体不稳、椎体脱位/半脱位与椎体滑脱的区别及联系,在编码库中输入脱位、滑脱、不稳定来查找编码而不使用工具书核码,易导致编码错误。

在康复医学领域,不稳并不单纯指骨骼间的错位,包括累及肌肉动力系统的不稳(简称动力性不稳),以及累及深层肌肉、韧带、椎间盘和骨关节的静力系统的不稳(简称静力性不稳)。静态不稳定之后才会导致骨与骨之间的不稳定,表现为夹角增大超过 11°、前后移位超过 3 mm、旋转不稳等多种稳定性失衡。

2. 典型案例

例 1 患者,女,47 岁。因左侧腰痛 1 月余入院。疼痛无明显诱因,性质为酸痛,休息后缓解,坐站转换、久坐久站、弯腰后疼痛加重,半夜起床伴疼痛。查体:体态骨盆前倾,腰椎前凸,触诊腰 4 棘突、腰 5 棘突、双侧腰方肌、左侧腰髂肋肌均有压痛。俯卧不稳试验(+),左髋内旋疼痛。选择性功能动作评估(SFMA):坐位体前屈 DN(详见备注);主被动直腿上抬 DN;稳定直腿上抬 DN;核心 SMCD(稳定/运动控制障碍):仰卧膝触胸DN;腘绳肌 TED;跪卧测试 DP;左右胸椎伸展/旋转 JMD;改良托马斯测试 DN;股直肌TED。DR 及 MRI 示:腰 4 椎体不稳、腰椎轻度增生;腰 4/5、腰 5/骶 1 椎间盘突出伴椎管狭窄;骶 1 椎体软骨终板炎。经三阶段手法推拿、关节松动等康复训练后症状缓解,功能改善,病情缓解出院。

临床诊断:腰 4 椎体不稳

      腰椎间盘突出(腰 4/5、腰 5/骶 1)伴椎管狭窄

手术与操作:腰椎间盘突出手法推拿

      运动训练

备注:DN 为功能障碍无疼痛;DP 为功能障碍伴疼痛;TED 与 JMD 均为 MD(灵活性受限)。

例 2 患者,男,36 岁。因篮球击中头部后头颈左偏、颈痛并旋转受限 1 小时入院。查体:颈部向左侧偏斜 20°并轻度屈曲,头颈旋转受限,枕部麻木、压痛。颈椎正侧位 X 线检查无明显异常。寰枢椎开口正位 X 线片示:枢椎齿状突两侧缘与寰椎两侧缘的间隙不对称,相差 4 mm,且寰枢椎关节两侧上下椎间隙宽度不等。经枕颈带牵引复位、颈圈外固定治疗 2 个月后康复。

临床诊断:寰枢关节旋转半脱位

手术与操作:枕颈带牵引复位

      颈圈外固定

3. 编码要点

上述两个案例分别围绕"不稳"和"半脱位"进行了临床特征描述,希望有助于编码员理解"不稳定—半脱位/脱位—滑脱"之间掺杂渗透、从动态平衡到失衡的过渡关系,同时了解常规 X 线摄片与功能位、动力位摄片的互补性与必要性。不行功能位、动力位摄片检查是临床常见漏诊、误诊原因。这种失衡通常以非手术疗法为主,极少数顽固性或陈旧性病变经康复治疗无效者,才考虑手术治疗。

当然,在 CHS-DRG 2.0 分组方案里,诸如关节/肌肉的运动训练等康复医疗手段不再被纳入分组方案考量,使得在 DRG 支付模式下康复医疗专业的病案首页主诊断填写就显得尤为重要。需注意的是,进入"XR2 神经、骨骼及肌肉康复"ADRG 组的多为后遗症、陈旧性骨/关节疾病(劳损/骨折/脱位)粘连等情况);若主要诊断使用未指明康复操作手段/方式的 Z50.900x001 康复医疗,ADRG 组则只能进入名称上并不十分合适的

XR1 精神心理康复,而看似较为合适的 XR3 功能障碍康复组也不考虑神经、骨骼及肌肉疾病所需要的运动功能障碍的康复,因为这些未被纳入 XR2 组、XR3 组的主诊断列表的疾病,都基本罗列在 IU2 颈腰背疾患组的主诊断列表中。

七、CHS-DRG 2.0 主要分组

(一) CHS-DRG 2.0 主要分组

表 3-2-5　CHS-DRG 2.0 椎体滑脱主要分组

类型	ADRG 组	DRG 组	DRG 组名称
内科组	IU2	IU29	颈腰背疾病
非手术室操作	—	—	
外科组	IH1	IH13	肌肉、肌腱手术,伴合并症或并发症
	IH1	IH15	肌肉、肌腱手术,不伴合并症或并发症
	IB1	IB19	复杂脊柱疾患或 3 节段及以上脊柱融合手术或翻修手术
	IB2	IB29	脊柱 2 节段及以下脊柱融合术
	IB3	IB31	与脊柱有关的其他手术,伴严重合并症或并发症
	IB3	IB35	与脊柱有关的其他手术,不伴严重合并症或并发症

创伤性椎体滑脱患者发生两处(头颈部创伤、胸部创伤、腹部创伤、泌尿系统创伤、生殖系统创伤、躯干/脊柱创伤、上肢创伤、下肢创伤、骨盆创伤)及以上严重创伤会优先进入 MDCZ 多发严重创伤,但通常会以严重创伤作为主要诊断,参考第一章内容。

(二) 常见并发症 CC 表

椎体滑脱常见并发症影响 DRG 入组,最常见的并发症为 R57.101 失血性休克,在 CHS-DRG 2.0 并发症列表中标识为 MCC。

八、DIP 2.0 主要核心病种

表 3-2-6　DIP 2.0 椎体滑脱主要核心病种

主要诊断编码	主要诊断名称	主要操作代码	主要手术操作名称	相关手术操作编码	相关手术操作名称
M43.0	脊椎骨脱离	80.5108	腰椎间盘切除伴椎管减压术		
M43.0	脊椎骨脱离	81.0801	腰椎椎体间融合术,后入路	84.5100x006	钛合金脊椎融合物置入术
M43.1	脊椎前移				

续表

主要诊断编码	主要诊断名称	主要操作代码	主要手术操作名称	相关手术操作编码	相关手术操作名称
M53.2	脊柱不稳定性疾患	81.0801	腰椎椎体间融合术,后入路		

(朱季香　李　飞　严晓波)

第三节　强直性脊柱炎

一、概述

强直性脊柱炎(AS)是一种慢性炎症性疾病,其病因不明,主要累及中轴骨,但四肢骨骼也可受累。其病变主要发生于骶髂关节、脊柱棘突、脊柱旁软组织及外周关节的滑膜关节、软骨关节以及肌腱和韧带的骨骼附着点,并可伴发关节外表现。临床主要表现为腰、背、颈、臀、髋部疼痛以及关节肿痛,严重者可脊柱畸形和强直。

二、诊断依据

(一)病史

起病隐袭,进展缓慢,男性强直性脊柱炎的发病率大约是女性的 3 倍,发病最常见于 20~40 岁。该病病因不清楚,但有家族聚集倾向,说明遗传因素发挥了一定作用。在有父母或兄弟姐妹患病的人群中,强直性脊柱炎的发病率提高至 10~20 倍。

(二)临床表现

发病缓慢,初起时多表现为不明原因的下腰痛及腰部僵硬感,并伴有食欲减退、乏力、低热、消瘦、贫血等全身症状,逐步发展可出现背部痛或伴有束带样胸痛,颈部疼痛及活动受限,严重者可整个脊柱发生强直,合并屈曲畸形,颏部抵于胸骨,影响张口,站立和行走时,眼不能平视,仅能看到自己足前小块地面。发作与缓解交替进行,病程可达数年或数十年,活动期以疼痛和发僵为主,病变部完全强直后,疼痛消失,后遗严重畸形,偶可累及髋膝关节。偶尔有食欲下降、体重减轻、异常疲劳、贫血,也可伴随后脊痛等症状。如累及连接肋骨的关节发炎,产生的疼痛可限制扩胸和深呼吸运动。偶尔疼痛也会出现在髋、膝、肩等大关节。三分之一的患者可出现复发性疼痛。可发生轻度葡萄膜炎,如果治疗及时,通常不会损伤视力。少数患者可出现心脏瓣膜炎,导致瓣膜永久性受损,或出现其他心脏或主动脉病变。极少数情况下可累及肺部,出现咳嗽、咯血和呼吸困难。也可出现跟腱炎、足底筋膜炎和髌骨肌腱炎、指/趾炎,香肠样指/趾是比较特征性改变,即手指或脚趾疼痛肿胀。

（三）医技检查

1. 影像学检查：X线片主要表现为骶髂关节处关节软骨下骨缘模糊、骨质糜烂、关节间隙模糊、骨密度增高及关节融合。骨盆X线片亦可见耻骨联合、坐骨结节的骨质糜烂（附着点炎），伴有邻近骨质的反应性硬化及绒毛状改变，可出现新骨形成。脊柱X线片表现有椎体骨质疏松和方形变，脊椎小关节模糊，椎旁韧带钙化及骨桥形成。晚期表现有广泛而严重的对称性骨性骨桥，称为"竹节样脊柱"。

CT比X线片更清晰显示骶髂关节的结构性改变，如侵蚀、硬化和强直。骶髂关节MRI可显示急性炎性改变和结构损伤改变，从而更早发现骶髂关节病变。MRI评估骶髂关节活动性病变主要选择水敏感序列，包括短时反转恢复序列（STIR）或T加权脂肪抑制序列（T2FS），判断是否有骨髓水肿、滑囊炎、肌腱末端炎和关节间隙液。对结构性改变的评估需要关注T1WI序列，判断是否有骨侵蚀、脂肪浸润、回填现象、硬化、骨芽和强直。脂肪浸润对诊断强直性脊柱炎有一定的特异性，脂肪浸润与骨侵蚀或骨髓水肿同时存在可提高诊断的准确性。

2. 实验室检查：血小板升高、贫血、红细胞沉降率增快和C反应蛋白升高都可能提示强直性脊柱炎病情活动，不过临床上尚有一部分强直性脊柱炎患者腰背痛等症状较明显但上述指标正常。类风湿因子一般阴性，免疫球蛋白可轻度升高。HLA-B27检测对于诊断强直性脊柱炎有辅助诊断作用，但人体可能有HLA-B27基因，而不发生脊柱炎。

（四）诊断标准

近年来强直性脊柱炎有不同标准，但国际上目前多采用1984年修订的纽约标准。或参考欧洲脊柱关节病初步诊断标准。

修订的纽约标准（1984年）：①下腰背痛的病程至少持续3个月，疼痛随活动改善，但休息不减轻；②腰椎在前后和侧屈方向活动受限；③胸廓扩展范围小于同年龄和性别的正常值；④双侧骶髂关节炎Ⅱ～Ⅳ级，或单侧骶髂关节炎Ⅲ～Ⅳ级。如果患者具备④并分别附加①～③条中的任何1条可确诊为强直性脊柱炎。

三、常见并发症

强直性脊柱炎常见并发症有葡萄膜炎、急性结膜炎、肺间质纤维化、足趾炎、肾功能不全、马尾综合征、升主动脉根和主动脉瓣病变、肺炎、胸膜炎等。

四、主要外科治疗

对于椎管狭窄者可行椎管减压术，对严重脊柱畸形者可施行脊柱截骨矫形融合内固定术，对关节功能受限者可行关节置换手术。

五、编码要点

在ICD-10中，对于强直性脊柱炎不区分血清反应结果、器官系统是否受累，而是根据强直性脊柱炎的临床分型是否为幼年型进行分类（见表3-3-1）。

表 3-3-1   强直性脊柱炎 ICD-10 编码要点一览表

分型	血清反应	累及器官	ICD 编码及名称
幼年型	不区分	不区分	M08.1 幼年型关节强硬性脊椎炎
其他	不区分	不区分	M45 强直性脊柱炎

六、CHS-DRG 2.0 主要分组

(一) CHS-DRG 2.0 主要分组

强直性脊柱炎在 CHS-DRG 中分组与类风湿性关节炎相同,见表 3-3-2。

表 3-3-2   CHS-DRG 2.0 强直性脊柱炎主要分组

类型	ADRG 代码	DRG 组代码	DRG 组名称
内科组	IU1	IU13	骨病及其他关节病,伴合并症或并发症
		IU15	骨病及其他关节病,不伴合并症或并发症
非手术室操作组	—	—	—
外科组	IE6	IE69	手外科手术
	IH1	IH13	肌肉、肌腱手术,伴合并症或并发症
		IH15	肌肉、肌腱手术,不伴合并症或并发症
	IC3	IC39	除置换/翻修外的髋、肩、膝、肘、踝和足部关节的修复、重建手术
	IJ1	IJ13	骨骼肌肉系统的其他手术,伴合并症或并发症
		IJ15	骨骼肌肉系统的其他手术,不伴合并症或并发症
	IC1	IC19	髋、肩、膝、肘和踝关节假体翻修/修正手术

七、DIP 2.0 主要核心病种

表 3-3-3   DIP 2.0 强直性脊柱炎主要核心病种

主要诊断编码	主要诊断名称	主要手术操作编码	主要手术操作名称	相关手术操作编码	相关手术操作名称
M45.x	强直性脊柱炎	81.9201	关节治疗性物质注射		

(黄艳红　李恒元　李 飞　严晓波)

第四节　关节炎

一、概述

关节炎是指一个或多个关节的炎症,可累及肌肉和结缔组织。常见症状包括疼痛、僵硬、活动受限等。其病因及分类如下:

1. 感染性关节炎

(1)化脓性关节炎:化脓性细菌引起的关节内感染。儿童较多见。最常见受累的部位为膝关节、髋关节,其次为肘关节、肩关节和踝关节。

(2)非化脓性关节炎:由非化脓性致病菌引起的关节炎,常见的有结核分枝杆菌所致的关节炎,通常继发于肺结核,表现为缓慢进展的单关节炎,好发于髋关节、膝关节、肩关节、肘关节及踝关节等部位。

2. 非感染性关节炎

(1)骨关节炎:一种以关节软骨退行性变和继发性骨质增生为特征的慢性关节疾病,也称骨关节病、退行性关节炎、增生性关节炎、老年性关节炎等。

(2)类风湿性关节炎:一种病因尚未明了的以关节病变为主的非特异性炎症,以慢性、对称性、多滑膜关节炎和关节外病变为主要临床表现,属于自身免疫性疾病。多见于青壮年,起病缓慢,常发生于手足小关节及骶髂部,并逐渐累及全身关节。

(3)风湿性关节炎:为风湿热的表现之一,多见于成年人,常发生于膝、肩、肘、腕等大关节,发病多在上呼吸道感染之后。

(4)外伤性关节炎:多因外伤或持续慢性劳损引起的关节软骨发生退行性变或形成骨刺,表现为患病关节肿痛、运动障碍,易发生在持重关节,如肩、膝、踝等关节,运动员及青壮年中多见。

(5)强直性脊柱炎:脊椎的慢性进行性炎症,以骶髂关节和脊柱附着点炎症为主要病变的疾病,属血清阴性反应的结缔组织疾病。

(6)痛风性关节炎:痛风是嘌呤代谢紊乱和(或)血尿酸升高引起的一组综合征,临床表现为关节的急慢性炎症、痛风石、泌尿系结石及痛风性肾病。反复发作的急性痛风性关节炎为大多数痛风患者的最初临床表现。

(7)其他病因所致的关节炎:如血友病、银屑病、溃疡性结肠炎、克罗恩病以及某些代谢性疾病等均可有关节炎表现。

痛风、类风湿关节炎和强直性脊柱炎在其他章节介绍,本节重点讲解化脓性关节炎和骨关节炎。

二、诊断依据

(一) 病史

化脓性关节炎多见于儿童,好发于髋关节、膝关节。常为败血症的并发症,也可因手术感染、关节外伤性感染、关节火器伤等所致。关节内注射糖皮质激素等药物,无菌操作不严易发生感染。原发化脓性病灶表现可轻可重,甚至全无,一般都有外伤诱发病史。

原发性骨关节炎多见于中老年人,无明确病因;继发性骨关节炎可发生于青壮年,可有创伤、炎症、关节不稳定、慢性反复的积累性劳损或先天性疾病等病史。

编码员在病案编码中需通过阅读病史,了解化脓性关节炎、骨关节炎的诱发因素,有助于区分骨关节炎的原发和继发。

(二) 临床表现

化脓性关节炎常发生于髋关节,主要症状为局部红、肿、热、痛及功能障碍,以及高热等全身症状。如不能及早诊治,有可能导致永久性关节功能障碍甚至致残。

骨关节炎患病率随着年龄而增加,女性比男性多发。骨关节炎以手的远端和近端指间关节、膝关节常见,肘关节、肩关节以及脊柱关节也容易受累,腕关节、踝关节则较少发病。骨关节炎由组织变性及积累性劳损引起,多见于肥胖的中老年人,最常见的症状为关节疼痛、僵硬(经轻微活动后会觉疼痛减轻),严重者可出现关节肿胀、肌肉萎缩等。

(三) 医技检查

化脓性关节炎通常血常规可有中性粒细胞增高、红细胞沉降率加快、C 反应蛋白增高。由结核分枝杆菌引起的关节炎可有外周血结核感染 T 细胞检测(IGRA)水平增高。关节穿刺关节液检查对早期诊断很有价值,是确定化脓性关节炎诊断和选择治疗方法的重要依据。关节液应行细胞计数与分类,涂片革兰染色查找病原菌,并行细菌培养和药物敏感试验。

对非感染性关节炎,影像学检查是主要诊断手段。骨关节炎 X 线表现为非对称性关节间隙变窄,软骨下骨硬化和囊性变,关节边缘增生和骨赘形成或伴有不同程度的关节积液,部分关节内可见游离体。严重者出现关节畸形,如膝内翻。

三、常见并发症

(一) 化脓性关节炎并发症

1. 股骨头缺血性坏死:因化脓性关节炎破坏股骨头处滋养血管,导致股骨头血供变差,出现股骨头缺血性坏死。一旦明确股骨头坏死,应及早治疗,对于儿童可行髋关节"人"字石膏固定,对成年人严重的股骨头坏死可行股骨头置换手术治疗。

2. 关节畸形:因化脓性关节炎治疗不及时,导致关节损伤严重,出现关节畸形,如髋关节内翻、膝关节内翻等,需要及时进行手术矫正治疗。

3. 关节脱位:因化脓性关节炎导致关节囊损伤、关节周围韧带损伤等,使关节的稳定性下降,在活动时出现关节脱位。需要在关节化脓性炎症控制后,行手术治疗,修复损伤的关节囊或韧带。

4. 双下肢不等长：由于化脓性关节炎损伤骨骺，影响患儿的生长发育导致，出现此类症状后应该行下肢延长矫形手术治疗。

（二）骨关节炎并发症

成年人的骨关节炎并发症主要有因疼痛或活动受限而导致体重增加；骨坏死；韧带和肌腱的侵蚀应力骨折；关节积血或关节附近出血；心理并发症，如功能丧失带来的焦虑和抑郁情绪等。

四、主要外科治疗

1. 化脓性关节炎：保守治疗主要是制动，应用石膏、夹板或牵引等限制患肢活动。其次可行关节穿刺，抽吸出渗出液，用生理盐水冲洗后注入抗生素。必要时行关节切开引流术，切开关节，用大量生理盐水冲洗，去除脓液、纤维块及坏死脱落组织，注入抗生素。

2. 骨关节炎：一般可行关节镜下关节清理术清除关节内机械性刺激物。必要时行截骨术改善关节力线平衡。骨关节破坏较多，疼痛严重的老年患者需行关节置换术。

五、编码要点

化脓性关节炎（M00）的分类轴心是病原体，临床医师在书写病历时应明确感染部位及具体病原体（如葡萄球菌、肺炎球菌、链球菌等）。只有在未明确感染病原体时才能编码 M00.9 化脓性关节炎，未特指。

在 ICD-10 中，骨关节炎和关节病或骨关节病是同义词，分类于 M15—M19。以髋关节骨关节炎为例，临床医师在书写病历时应明确病因（原发、发育异常、创伤后等）及部位（单、双侧）。一旦明确病原体，编码应分类至具体病原体所致的感染性关节炎（见表 3-4-1）。

如果为双侧髋关节骨关节炎，即使本次住院只对一侧进行手术治疗，主要诊断仍选择双侧髋关节病；再次住院行另外一侧手术时，主要诊断为单侧髋关节病，可附加编码 Z96.6（具有矫形外科关节植入物）。

表 3-4-1 关节炎 ICD-10 编码要点一览表

章 节	类 目	编码要点
感染性关节病（M00—M03）	M00 化脓性关节炎	注意区分感染病原体，如葡萄球菌（M00.0）、肺炎球菌（M00.1）、其他链球菌（M00.2）等
	M01* 分类于他处的传染病和寄生虫病引起的关节的直接感染	亚目分类轴心为病因，如脑膜炎球菌性（M01.0*）、结核性（M01.1*）、莱姆病性（M01.2*）等
	M02 反应性关节炎	包括肠旁路术后关节病（M02.0）、痢疾后关节病（M02.1）等
	M03* 分类于他处的疾病引起的感染后和反应性关节病	包括脑膜炎球菌感染后（M03.0*）、梅毒感染后（M03.1*）等

章　节	类　目	编码要点
炎性多关节病 （M05—M14）	M05 血清反应阳性的类风湿性关节炎	包括费尔蒂综合征（M05.0）、类风湿性肺病（M05.1†J99.0*）、类风湿性脉管炎（M05.2）以及累及其他器官和系统的类风湿性关节炎（M05.3*）等
	M06 其他类风湿性关节炎	包括血清反应阴性的类风湿性关节炎（M06.0）、成年型斯蒂尔病（M06.1）、未特指的类风湿性关节炎（M06.9）等
	M07 牛皮癣性和肠病性关节病	注意区分病因，包括牛皮癣性（M07.0*—M07.3*）、克罗恩病引起（M07.4*）、溃疡性结肠炎引起（M07.5*）等
	M08 幼年型关节炎	注意区分具体类型，如幼年型类风湿性关节炎（M08.0）、幼年型关节强硬性脊椎炎（M08.1）等
	M09* 分类于他处的疾病引起的幼年型关节炎	亚目分类轴心为病因，包括牛皮癣性（M09.0*）、克罗恩病引起（M09.1*）等
	M10 痛风	注意区分痛风的病因，如特发性痛风（M10.0）、铅性痛风（M10.1）、药物性痛风（M10.2）等
	M11 其他晶体性关节病	包括羟磷灰石沉着病（M11.0）、家族性软骨钙沉着（M11.1）等
	M12 其他特指的关节病	包括慢性风湿病后关节病（M12.0）、卡斯钦-贝克病（M12.1）等
	M13 其他关节炎	包括未特指的多关节炎（M13.0）、不可归类在他处的单关节炎（M13.1）、其他特指的关节炎（M13.8）以及未特指的关节炎（M13.9）
	M14* 分类于他处的其他疾病引起的关节病	亚目分类轴心为病因，如由于酶缺乏和其他遗传疾患引起的痛风性关节病（M14.0*）、其他代谢疾患引起的结晶性关节病（M14.1*）等
关节病 （M15—M19）	M15 多关节病	一个以上部位的关节病，如原发性全身性（骨）关节病、赫伯登结节（伴有关节病）等
	M16 髋关节病	区分原发性/继发性以及单/双侧
	M17 膝关节病	区分原发性/继发性以及单/双侧
	M18 第一腕掌关节的关节病	区分原发性/继发性以及单/双侧
	M19 其他关节病	其他关节的原发、继发及其他特指的关节病

六、常见临床诊断与疾病编码易错点与难点

（一）化脓性关节炎

1. 易错点及解析

化脓性关节炎致病菌多为金黄色葡萄球菌，其次为溶血性链球菌、肺炎双球菌和大

肠埃希菌等。关节穿刺和关节液检查对早期诊断很有价值。若涂片检查可发现大量白细胞和细菌,即可确诊,细菌培养可鉴别菌种以便选择敏感的抗生素。临床医师在进行临床诊断时,容易忽略病原体,而直接诊断为化脓性关节炎。编码员如果不认真阅读病历,容易直接根据临床医师的诊断编码为 M00.9 化脓性关节炎,未特指。

编码员在阅读病历时,如果发现病历中有细菌培养阳性结果,而临床医师未将该结果写入诊断中,应与临床医师沟通,在临床医师修订诊断后给予更为明确的编码。需注意,只有在临床无法明确感染病原体时才能编码为 M00.9。

2. 典型案例

患者,男,12 岁。因发热伴左膝关节红、肿、疼痛 1 天入院。实验室检查示白细胞、中性粒细胞、红细胞沉降率及 C 反应蛋白升高。X 线片示膝关节呈化脓性关节炎表现。予患肢持续牵引,静脉输注抗生素治疗。关节穿刺见穿刺液混浊呈脓性,细菌培养有金黄色葡萄球菌生长。予每日 1 次关节穿刺抽取积液并关节腔注射抗生素。3 天后患者体温恢复正常,膝关节疼痛缓解。

临床诊断: 化脓性关节炎

手术操作: 关节抽吸术

编码要点: 化脓性关节炎案例中,临床医师在填写病案首页或医保结算清单时,容易忽略感染病原体以及诊断和治疗性操作。编码员应仔细阅读病历,若病历中有细菌培养阳性结果,应及时与临床医师沟通。在临床医师认可该检查结果并将其纳入诊断后,编码员根据编码规则选择明确的编码。本例质控前后的编码及 CHS-DRG 2.0 入组与 DIP 2.0 病种情况见表 3-4-2。

表 3-4-2　葡萄球菌性膝关节炎质控前后 ICD 编码与 CHS-DRG 2.0 入组/DIP 2.0 病种

项　目	质控前	质控后
主要诊断编码	M00.900 化脓性关节炎	M00.005 葡萄球菌性膝关节炎
其他诊断编码	—	—
主要手术操作编码	—	81.9101 关节抽吸术
其他手术操作编码	—	81.9201 关节治疗性物质注射
DRG 组	IT35 感染性关节炎,不伴合并症或并发症	IJ15 骨骼肌肉系统的其他手术,不伴合并症或并发症
DIP 病种	M00.9 未特指的化脓性关节炎	M00.0 葡萄球菌性关节炎和多关节炎:[手术综合组] 81.9101 关节抽吸术

(二) 骨关节炎

1. 易错点及解析

骨关节炎分为原发性和继发性两类。原发性骨关节炎病因不明,无明确的全身或局部诱因,多见于 50 岁以上的中老年人。继发性骨关节炎可发生于青壮年,可继发于创伤、炎症或先天性疾病等。注意区分"创伤性"和"创伤后"关节病,创伤性关节病指即时损伤引起的关节病;而创伤后关节病是之前有损伤,手术时关节打开后没有出血,但是有大量炎性、滑膜组织。M12.5 创伤性关节病,归属炎性多关节病;M15—M19 各类目下的创伤后关节病。临床医师在进行临床诊断时,容易忽略病因或单双侧病变,而直接诊断为骨关节炎,如髋关节骨关节炎或膝关节骨关节炎。编码员如果不认真阅读病历,容易根据临床医师的诊断直接编码 M16.900 髋关节病或 M17.900 膝关节病。

编码员在阅读病历时,如果发现临床医师未明确骨关节炎的病因和(或)部位,应与临床医师沟通,在临床医师修订诊断后给予更为明确的编码。

2. 典型案例

例 1 患者,女,55 岁。因左膝疼痛 10 余年,加重 1 年入院。X 线片示:左膝关节退行性变,内翻畸形,关节间隙变窄。患者入院后完善术前检查,无手术禁忌证,予腰麻下行左膝人工关节置换术。术后予镇痛、抗凝、抗感染等对症治疗,伤口愈合良好,无红肿渗出,予出院。

临床诊断:膝关节骨关节炎

手术诊断:左膝人工关节置换术

编码要点:骨关节炎案例中,临床医师在填写首页时,容易忽略病因和(或)单双侧。编码员应仔细阅读病历并及时与临床医师沟通。在临床医师完善诊断后,根据编码规则选择更为明确的编码。本例质控前后编码及 CHS-DRG 2.0 入组与 DIP 2.0 病种情况见表 3-4-3。

表 3-4-3 原发性单侧膝关节病质控前后 ICD 编码与 CHS-DRG 2.0 入组/DIP 2.0 病种

项 目	质控前	质控后
主要诊断编码	M17.900 膝关节病	M17.101 原发性单侧膝关节病
其他诊断编码	—	—
主要手术操作编码	81.5400 全部膝关节置换术	81.5400 全部膝关节置换术
其他手术操作编码	—	—
DRG 组	IC29 髋、肩、肘和踝关节置换术	IC29 髋、肩、膝、肘和踝关节置换术
DIP 病种	M17.9 未特指的膝关节病:81.5400 全部膝关节置换	M17.1 其他的原发性膝关节病:81.5400 全部膝关节置换

例 2 患者,女,62 岁。因双膝疼痛 10 余年,加重 1 年入院。X 线片示:双侧膝关节退行性变。患者入院后完善术前检查,无手术禁忌,予腰麻下行左膝人工关节置换术。术后予镇痛、抗凝、抗感染等对症治疗,伤口愈合良好,无红肿渗出,予出院,拟择期行右侧膝关节置换术。

临床诊断:左膝原发性骨关节炎

手术操作:左膝人工关节置换术

编码要点:患者为双侧膝关节骨关节炎,即使本次住院只对一侧进行了手术治疗,主要诊断仍应选择双侧膝关节病;再次住院行另外一侧手术时,主要诊断为单侧膝关节病,可附加编码Z96.6(具有矫形外科关节植入物)。编码员应与临床医师沟通,在临床医师完善诊断后,根据编码规则选择双侧膝关节病编码。本例质控前后的编码及CHS-DRG 2.0入组与DIP 2.0病种情况见表3-4-4。

表3-4-4　原发性双侧膝关节病质控前后ICD编码与CHS-DRG 2.0入组/DIP 2.0病种

项　目	质控前	质控后
主要诊断编码	M17.101 原发性单侧膝关节病	M17.000 原发性双侧膝关节病
其他诊断编码	—	—
主要手术操作编码	81.5400 全部膝关节置换术	81.5400 全部膝关节置换术
其他手术操作编码	—	—
DRG组	IC29 髋、肩、膝、肘和踝关节置换术	IC29 髋、肩、膝、肘和踝关节置换术
DIP病种	M17.1 其他的原发性膝关节病: 81.5400 全部膝关节置换	M17.0 原发性双侧膝关节病: 81.5400 全部膝关节置换

七、CHS-DRG 2.0 主要分组

表3-4-5　CHS-DRG 2.0化脓性关节炎主要分组

类型	ADRG代码	DRG组代码	DRG组名称
内科组	IT3	IT33	感染性关节炎,伴合并症或并发症
		IT35	感染性关节炎,不伴合并症或并发症
外科组	IJ1	IJ13	骨骼肌肉系统的其他手术,伴并发症或合并症
		IJ15	骨骼肌肉系统的其他手术,不伴并发症或合并症
	IC4	IC49	除置换/翻修外的髋、肩、膝、肘、踝和足部关节其他手术

表3-4-6　CHS-DRG 2.0骨关节炎主要分组

类型	ADRG代码	DRG组代码	DRG组名称
内科组	IU1	IU13	骨病及其他关节病,伴并发症或合并症
		IU15	骨病及其他关节病,不伴并发症或合并症
外科组	IC2	IC29	髋、肩、膝、肘和踝关节置换术
	IC3	IC39	除置换/翻修外的髋、肩、膝、肘、踝和足部关节的修复、重建手术
	IC4	IC49	除置换/翻修外的髋、肩、膝、肘、踝和足部关节其他手术

八、DIP 2.0 主要核心病种

（一）化脓性关节炎

表 3－4－7　DIP 2.0 化脓性关节炎主要核心病种

主要诊断编码	主要诊断名称	主要手术操作编码	主要手术操作名称	相关手术操作编码	相关手术操作名称
M00.0	葡萄球菌性关节炎和多关节炎				
M00.2	其他链球菌性关节炎和多关节炎				
M00.8	其他特指的细菌性病原体引起的关节炎和多关节炎				
M00.9	未特指的化脓性关节炎	81.9101	关节抽吸术		

（二）骨关节炎

表 3－4－8　DIP 2.0 骨关节炎主要核心病种

主要诊断编码	主要诊断名称	主要手术操作编码	主要手术操作名称	相关手术操作编码	相关手术操作名称
M16.0	原发性双侧髋关节病	81.5100	全髋关节置换		
M16.9	未特指的髋关节病	80.4501	髋关节松解术		
M16.9	未特指的髋关节病	81.5100	全髋关节置换		
M17.0	原发性双侧膝关节病	77.2700x003	胫骨截骨术		
M17.0	原发性双侧膝关节病	80.7601	关节镜膝关节滑膜切除术		
M17.0	原发性双侧膝关节病	81.5400	全部膝关节置换		
M17.0	原发性双侧膝关节病	81.5401	部分膝关节置换术		
M17.1	其他的原发性膝关节病	81.4700x005	膝关节镜下半月板成形术	80.7601	关节镜膝关节滑膜切除术
M17.1	其他的原发性膝关节病	81.9101	关节抽吸术	81.9201	关节治疗性物质注射
M17.1	其他的原发性膝关节病	80.1604	关节镜膝关节游离体取出术		
M17.1	其他的原发性膝关节病	80.8602	关节镜膝关节病损切除术		

续表

主要诊断 编码	主要诊断名称	主要手术 操作编码	主要手术 操作名称	相关手术 操作编码	相关手术 操作名称
M17.1	其他的原发性 膝关节病	81.5400	全部膝关节置换		
M17.1	其他的原发性 膝关节病	81.5401	部分膝关节置换术		

（徐庆安 李 飞 严晓波）

第五节 类风湿性关节炎

一、概述

类风湿性关节炎是一种病因尚未明了的以关节病变为主的非特异性炎症,以慢性、对称性、多滑膜关节炎和关节外病变为主要临床表现,属于自身免疫性疾病。

类风湿性关节炎按起病的方式分为3种:①隐匿型:病程较长,缓慢起病,占类风湿性关节炎的60%~70%。②急性型:临床症状快速出现并进展,占类风湿性关节炎的8%~15%。③中间型:介于隐匿型和急性型之间,占类风湿性关节炎的15%~20%。

二、诊断依据

(一) 病史

发病可急可缓,但多数患者为缓慢发病,病变发作与缓解交替出现,病程可长达数年至数十年。起病诱因主要见于受凉、劳累、妊娠、分娩、感染及精神因素等。多发生在20~45岁,女性多见。最初受累的关节多为近端指间关节、掌指关节或腕关节,膝、踝和趾关节首先发病者也比较常见,其他为肘关节、颞颌关节及胸锁关节等,常表现为对称性关节肿痛、晨僵、关节功能障碍和畸形。病案编码员阅读病历掌握病史应该主要抓住三个方面的问题:起病方式、起病诱因、关节表现。

(二) 临床表现

本病好发于手、腕、足等小关节,尤其是近侧指间关节、掌指及跖趾关节,其次为腕、肘、膝关节等,最初仅累及1个或2个小关节,呈游走性,以后发展为多发性和对称性关节炎。关节疼痛、肿胀、活动受限,多关节受累,最后关节活动度受损,甚至发生半脱位、畸形或强直。同时伴有不规则发热、体重减轻、脉搏增快、贫血、红细胞沉降率增快、外周血白细胞数增高等全身表现。手足小关节或受累关节对称性肿胀、畸形或强直、关节功能受限。可伴有"晨僵"现象,即晨起时受累关节僵硬、全身发紧,活动后缓解。

(三) 医技检查

1. 实验室检查:患者多有轻度的贫血,白细胞计数及分类多正常,但淋巴细胞计数增加,少数患者白细胞计数降低。若类风湿性关节炎患者存在脾大和白细胞计数低,这种情况称为 Felty 综合征。C 反应蛋白(CPR)通常都偏高,如 CPR 显著升高提示疾病处于活动期。90%的活动性类风湿性关节炎患者红细胞沉降率(ESR)增快。ESR、CPR 在许多其他疾病中也会出现异常,诊断特异性不高,主要用于判断疾病是否处于活动期。70%以上的患者类风湿因子(RF)和抗环瓜氨酸肽抗体(抗 CCP 抗体)阳性。

2. 关节液检查:可行关节穿刺关节液检查。关节液混浊,黏稠度降低,黏蛋白凝固力差,糖含量降低,细菌培养阴性,白细胞数增多,中性粒细胞占 50%~70%,关节液中 RF 比较高。

3. 影像学检查:X 线片可显示由类风湿性关节炎导致的特征性关节改变,早期仅见软组织肿胀、关节间隙增宽。随着病程进展,可出现骨质疏松、关节间隙变窄、关节面边缘侵蚀及骨质内小囊状破坏,可发生关节畸形或骨性强直。CT 和 MRI 是影像学补充检查,可检测早期关节异常,但通常临床不常用。

(四) 诊断标准

根据实验室指标,结合患者临床表现,对病情进行综合评估,根据类风湿性关节炎诊断评分标准,诊断即可成立。2010 年类风湿性关节炎分类标准(2010 ACR/EULAR classification criteria for RA)中"确诊 RA"的标准是:至少 1 个关节有滑膜炎,排除其他更能解释滑膜炎的疾病,且 4 项得分相加≥6 分(最高 10 分)。应取各项的最高得分计算总分,项目及其赋分见表 3-5-1。

表 3-5-1 2010 年类风湿性关节炎分类标准评分表

评估项目	评估细目	得分
关节受累	1 个大关节	0
	2~10 个大关节	1
	1~3 个小关节(伴或不伴大关节受累)	2
	4~10 个小关节(伴或不伴大关节受累)	3
	>10 个关节(至少 1 个小关节受累)	5
血清学(至少需满足 1 项)	RF 和 ACPA 均阴性	0
	RF 和(或)ACPA 低效价阳性	2
	RF 和(或)ACPA 高效价阳性	3
急性时相反应物(至少需满足 1 项)	CRP 和 ESR 正常	0
	CRP 和 ESR 异常	1
症状持续时间	<6 周	0
	≥6 周	1

上述标准最适合新发疾病的患者,此外,以下患者也可归为 RA:具有 RA 的典型侵蚀性病变,且病史显示患者既往满足上述标准;病程长,包括当下无疾病活动(治疗或不治疗)但回顾相关资料后发现,患者之前满足上述标准。

三、常见并发症

关节疼痛、贫血、肾小球肾炎、白细胞数减少、血小板减少、低氧血症、干燥综合征、巩膜炎、肺间质纤维化、胸腔积液、关节畸形、肢体功能丧失、坏死性脉管炎、心包炎、骨质疏松、骨关节炎、感染等。

典型案例

患者,女,46 岁。因全身关节疼痛伴活动受限 2 月余,心悸、气短 2 天入院。既往有类风湿性关节炎病史 5 年。入院后超声检查提示心包积液,ESR、CPR、RF、抗 CCP 抗体等提示类风湿性关节炎活动期。入院诊断为"类风湿性关节炎伴心包炎",予以口服抗炎镇痛、抗风湿病治疗、强心等药物治疗,电针刺治疗缓解关节症状等,症状好转出院。

主要诊断:M05.305†I32.8* 类风湿性关节炎伴心包炎

主要手术操作:99.9200x016 电针治疗

CHS-DRG 2.0 入组:FT45 心包疾病,不伴合并症或并发症

DIP 2.0 病种:M05.3 类风湿性关节炎,累及其他器官和系统

[治疗性操作综合组]99.9200x016 电针治疗

四、主要外科治疗

1. 滑膜切除术:滑膜切除术是一项古老的手术,却有很多的争议,因此很难说出一个公认的手术指征。近年来,开放式滑膜切除术逐渐减少,关节镜下行滑膜切除日渐增多。

2. 关节成形术:类风湿性关节炎后期关节畸形时,可行关节成形术。主要术式:①跖骨头切除术:常与足部软组织松解一起实施,用于类风湿性关节炎足;②桡骨头切除术:常与滑膜切除术一起实施,可以改善前臂旋转功能;③股骨头切除术:用于髋关节手术失败的病例,特别是全髋置换术失败后不能翻修的病例。

3. 人工关节置换术:根据病情可行全关节置换术,如髋、膝、肘、肩、指间关节置换等;或部分关节置换术,如人工股骨头置换、人工肱骨头置换等。

五、编码要点

在临床诊断中侧重于类风湿性关节炎的病情急缓、受累部位,这些对于手术部位、手术时机以及具体治疗方案尤为关键。在 ICD-10 对于类风湿性关节炎的分类中,需要根据临床分型、实验室检查血清反应阳性还是阴性、器官系统是否受累等情况准确编码。编码要点见表 3-5-2。

表 3-5-2　类风湿性关节炎 ICD-10 编码要点一览表

分型	血清反应	累及器官系统	ICD 编码及名称
幼年型	不区分	不区分	M08.0 幼年型类风湿性关节炎
其他	阳性	脾、淋巴结肿大和白细胞减少	M05.0 费尔蒂综合征
		肺	M05.1† 类风湿性肺病(J99.0*)
		脉管炎	M05.2 类风湿性脉管炎
		脾、淋巴结肿大和白细胞减少,肺、脉管炎以外的器官和系统	M05.3† 类风湿性关节炎,累及其他器官和系统
		其他	M05.8 其他血清反应阳性的类风湿性关节炎
		不明确	M05.9 未特指的血清反应阳性的类风湿性关节炎
	阴性	不区分	M06.0 血清反应阴性的类风湿性关节炎
	不明确	高热、关节炎或关节痛、一过性皮疹、白细胞升高,肝、脾、淋巴结肿大	M06.1 成年型斯蒂尔病
		滑囊炎	M06.2 类风湿性滑囊炎
		无痛性结节	M06.3 类风湿性结节
		多关节	M06.4 炎性多关节病
		其他	M06.8 其他特指的类风湿性关节炎
		不明确	M06.9 未特指的类风湿性关节炎

六、常见临床诊断与疾病编码易错点与难点

1. 易错点及解析

临床医师诊断了类风湿性关节炎后,恰好编码库里又能找到与临床诊断完全一致的 ICD-10 编码名称。编码员受限于专业知识水平,未仔细阅读病历或查看检验报告,未了解患者是否行血清学检查,血清反应是阳性还是阴性,容易直接编码至 M06.900 类风湿性关节炎。

在 ICD-10 中,根据血清反应情况,将血清反应阳性的类风湿性关节炎主要分类于 M05,血清反应阴性的类风湿性关节炎分类于 M06.0,血清反应不明确的类风湿性关节炎又根据器官系统受累情况分类于 M06.2—M06.8。

"M06.900 类风湿性关节炎"归类于"M06.9 未特指的类风湿性关节炎",即血清反应及器官系统受累情况均不明确。所以,在编码类风湿性关节炎时不能直接使用临床诊断名称,应根据临床实验室检查情况并结合 ICD 编码分类准确编码。

2. 典型案例

例1　患者,女,40岁。因右侧膝关节疼痛8个月入院。查体:右侧膝关节肿胀、疼痛、功能障碍、活动受限。实验室检查:RF 61.8 U/ml,超敏C反应蛋白12.4 mg/L。临床诊断为类风湿性关节炎,于全麻下行右膝关节镜松解及关节清理术,术后予右膝关节特殊物理降温、负压动态干扰电、电针等治疗,给予改善微循环、营养关节软骨、镇痛等药物对症治疗,病情缓解好转出院。

临床诊断:类风湿性膝关节病

手术名称:关节镜膝关节松解术＋关节清理术

编码要点:本例应根据血清检查结果编码至M05.900血清反应阳性的类风湿性关节炎。本例质控前后的编码及CHS-DRG 2.0入组与DIP 2.0病种情况见表3-5-3。

表3-5-3　血清反应阳性的类风湿性关节炎质控前后ICD编码与
CHS-DRG 2.0入组/DIP 2.0病种

项　目	质控前	质控后
主要诊断编码	M06.900 类风湿性关节炎	M05.900 血清反应阳性的类风湿性关节炎
其他诊断编码	—	—
主要手术操作编码	80.4603 关节镜膝关节松解术	80.4603 关节镜膝关节松解术
其他手术操作编码	80.8602 关节镜膝关节病损切除术	80.8602 关节镜膝关节病损切除术
DRG 组	IC49 除置换/翻修外的髋、肩、膝、肘、踝和足部关节其他手术	IC49 除置换/翻修外的髋、肩、膝、肘、踝和足部关节其他手术
DIP 病种	M06.9 其他类风湿性关节炎:[手术综合组] 80.4603 关节镜膝关节松解术	M05.9 血清反应阳性的类风湿性关节炎:[手术综合组] 80.4603 关节镜膝关节松解术

例2　患者,男,45岁。因左侧膝关节疼痛、运动障碍1年余入院。查体:左侧膝关节肿胀、疼痛、功能障碍、畸形。实验室检查:RF 88.3 U/ml,超敏C反应蛋白15 mg/L。临床诊断为类风湿性关节炎,于全麻下行全膝关节置换术,术后予以对症治疗后,病情好转出院。

临床诊断:类风湿性关节炎

手术名称:全膝关节置换

编码要点:本例临床诊断类风湿性关节炎,血清学检查阳性,正确编码应为M05.900血清反应阳性的类风湿性关节炎。本例质控前后的编码及CHS-DRG 2.0入组与DIP 2.0病种情况见表3-5-4。

表 3－5－4　血清阳性的类风湿性关节炎质控前后 ICD 编码与

CHS-DRG 2.0 入组/DIP 2.0 病种

项　目	质控前	质控后
主要诊断编码	M17.501 继发性单侧膝关节病	M05.900 血清反应阳性的类风湿性关节炎
其他诊断编码	—	—
主要手术操作编码	81.5400 全部膝关节置换	81.5400 全部膝关节置换
其他手术操作编码	00.7400 髋轴面,金属与聚乙烯	00.7400 髋轴面,金属与聚乙烯
DRG 组	IC29 髋、肩、膝、肘和踝关节置换术	IC29 髋、肩、膝、肘和踝关节置换术
DIP 病种	M17.5 其他的继发性膝关节病:[手术综合组] 81.5400 全部膝关节置换	M05.9 未特指的血清反应阳性的类风湿性关节炎:[手术综合组] 81.5400 全部膝关节置换

上述 2 例因膝关节病变入院,类风湿因子阳性,分别行膝关节松解＋病变组织清理手术、膝关节置换术,出院临床诊断分别为类风湿性膝关节病、类风湿性关节炎,编码员易认为是属于继发性膝关节病,直接编码于 M17.501 继发性单侧膝关节病。

血清反应阳性的类风湿性关节炎是属于继发性关节炎的一种,但本病是继发于类风湿这种全身性、系统性的疾病,通常是先有风湿,然后才有关节的破坏,主要累及小关节,大关节如膝关节、髋关节也可以累及。实验室检查类风湿因子明显增高,关节有明显的骨质破坏。

继发性膝关节炎通常是指由于膝关节的退行性病变,或者是膝关节在创伤之后导致的继发性膝关节炎。它可以表现为膝关节疼痛、肿胀以及活动受限,严重者会有关节畸形、关节间隙变窄、骨赘形成。类风湿因子一般阴性,关节破坏以骨质增生为主。

在 ICD-10 中,血清反应阳性的类风湿性关节炎分类于 M05,而继发性单侧膝关节炎分类于 M17。所以,编码时应了解血清阳性的类风湿性关节炎和继发性膝关节炎的区别,根据患者临床表现、实验室检查和国际疾病分类规则正确编码。

七、CHS-DRG 2.0 主要分组

(一) CHS-DRG 2.0 主要分组

表 3－5－5　CHS-DRG 2.0 类风湿性关节炎主要分组

类型	ADRG 代码	DRG 组代码	DRG 组名称
内科组	IU1	IU13	骨病及其他关节病,伴合并症或并发症
		IU15	骨病及其他关节病,不伴合并症或并发症
非手术室操作组	—	—	

类型	ADRG 代码	DRG 组代码	DRG 组名称
外科组	IE6	IE69	手外科手术
	IH1	IH13	肌肉、肌腱手术,伴合并症或并发症
		IH15	肌肉、肌腱手术,不伴合并症或并发症
	IC3	IC39	除置换/翻修外的髋、肩、膝、肘、踝和足部关节的修复、重建手术
	IJ1	IJ13	骨骼肌肉系统的其他手术,伴合并症或并发症
		IJ15	骨骼肌肉系统的其他手术,不伴合并症或并发症
	IC1	IC19	髋、肩、膝、肘和踝关节假体翻修/修正手术

(二)常见并发症 CC 表

表 3 - 5 - 6 类风湿性关节炎及强直性脊柱炎常见并发症表

疾病名称	CC 标识	疾病名称	CC 标识
坏死性脉管炎	CC	葡萄膜炎	CC
心包炎	CC	肾小球肾炎	CC
骨质疏松伴病理性骨折,其他的	CC	肺间质纤维化	CC
膝关节挛缩	CC	干燥综合征	CC

八、DIP 2.0 主要核心病种

表 3 - 5 - 7 DIP 2.0 类风湿性关节炎主要核心病种

主要诊断编码	主要诊断名称	主要手术操作编码	主要手术操作名称	相关手术操作编码	相关手术操作名称
M05.9	未特指的血清反应阳性的类风湿性关节炎	81.9201	关节治疗性物质注射		
M05.1	类风湿性肺病(J99.0*)				
M05.3	类风湿性关节炎,累及其他器官和系统	81.9201	关节治疗性物质注射		
M06.0	血清反应阴性的类风湿性关节炎				
M06.1	成年型斯蒂尔病				
M06.9	未特指的类风湿性关节炎	81.9101	关节抽吸术	81.9201	关节治疗性物质注射
		99.9900x011	口服免疫抑制剂治疗		

主要诊断编码	主要诊断名称	主要手术操作编码	主要手术操作名称	相关手术操作编码	相关手术操作名称
M45.x	强直性脊柱炎	81.9201	关节治疗性物质注射		

（黄艳红　李恒元　李　飞　严晓波）

第六节　骨与关节结核

一、概述

结核菌通过循环系统侵入骨或关节内而造成一系列的病理变化，产生临床症状，称为骨与关节结核，绝大多数继发于肺结核，始于肺部下叶或中叶，结核分枝杆菌易通过淋巴结扩散，并通过血流侵犯其他任何器官。本病按临床过程分三类。

1. 单纯骨结核：结核分枝杆菌侵犯关节部位的骨组织引起骨破坏，根据骨破坏的部位可分为边缘型和中心型松质骨结核，中心型骨结核由于距离周围软组织较远、血运较差，表现为浸润及坏死为主的病变。而边缘型由于一侧接近软组织，局部血运好，多无死骨形成。

2. 单纯滑膜结核：结核分枝杆菌侵入滑膜形成结核性滑膜炎，尚未侵及关节软骨面。滑膜因结核刺激致使充血、肿胀，并产生炎性浆液渗出。

3. 全关节结核：由单纯的骨、滑膜结核发展而来，结核病变突破原来的初发部位（骨及滑膜），进入关节腔，侵入关节软骨，同时累及关节的三大组成部分，使关节功能受到破坏，而发生全关节结核。

二、诊断依据

（一）病史

骨与关节结核多见于青壮年，主要有乏力、低热、食欲减退、消瘦、面色苍白等全身症状，以及关节肿胀、疼痛甚至关节功能障碍等局部症状。骨与关节结核50%的患者好发于脊柱，其中以腰椎最为多见，其次是颈椎、胸椎等；还有30%的患者好发于膝关节、髋关节等大关节；20%的患者好发于其他小关节。本病本身不具有传染性，但若患者肺结核处于传染期，则可通过飞沫传播。病变活动期 ESR 增快，白细胞分类淋巴细胞增高；影像学检查可见骨质疏松及骨质破坏，椎间隙或关节间隙狭窄及脓肿阴影。

（二）临床表现

1. 全身症状：一般为慢性发病过程，多为低热、消瘦症状，如果合并感染，可有高热及病变部位红、肿、热、痛等症状。

2. 局部症状:关节病变发展缓慢,早期多为偶然的关节疼痛,逐渐加重并转为经常疼痛,活动时疼痛加重,有压痛,疼痛可放射至其他部位,如髋关节结核疼痛常放射至膝关节。患者主诉膝关节疼痛时应注意检查髋关节。因活动时疼痛而有肌痉挛,致使关节的主动和被动活动受限,持久性肌痉挛可引起关节挛缩或变形,患肢肌肉出现废用性萎缩。在晚期因骨质破坏或骨髓生长影响导致关节畸形、病理性脱位或肢体短缩等。脊柱结核多呈放射性疼痛,脊柱僵直、畸形,或出现脊柱压迫征。局部压痛或叩击痛,拾物试验阳性有诊断意义。髋、膝关节结核可见跛行,间歇性下肢痛或关节肿胀,活动受限。

(三) 医技检查

1. 实验室检查

(1) 一般检查:血白细胞计数一般正常,约 10% 患者有升高,有混合感染时也升高。结核活动期、复发时,ESR 增快,ESR 是检测结核病变是否静止、有无复发的重要指标。CPR 水平变化与疾病的炎症反应程度密切相关。

(2) 病原学检查:寒性脓肿的脓液结核分枝杆菌培养阳性率 70%,普通窦道中脓液阳性率极低,且费时。目前多采用 PCR 检测方法,可更高效地检出脓液中的结核分枝杆菌。结核感染 T 细胞检测(T-SPOT. TB)是目前检测结核感染的金标准,T-SPOT. TB 是一种 γ-干扰素释放分析,用酶联免疫斑点技术检测对 6 kD 早期分泌靶向抗原和 10 kD 培养滤过蛋白肽段库反应的 T 细胞以诊断结核感染,对结核分枝杆菌的确诊准确率超过 90%,相对于传统的 PPD 试验、痰涂片和培养,T-SPOT. TB 可以避免疫苗接种和绝大多数环境分枝杆菌影响造成的假阳性。此外,病变部位穿刺活检及手术后病理组织学检查也是确诊的重要方法。

2. 影像学检查:X 线检查对骨与关节结核的诊断十分重要,但一般在起病 6~8 周后方有改变,故不能用于早期诊断。其特征性表现为区域性骨质疏松、周围少量钙化的骨质破坏、周围软组织阴影。晚期可见边界清晰的囊性变、明显硬化反应、骨膜反应、死骨、病理性骨折等。CT 影像可清晰显示寒性脓肿、死骨与病骨,可在 CT 引导下穿刺抽脓和活检。MRI 有助于早期诊断,显示炎性阶段异常信号和脊髓受压情况。

三、常见并发症

1. 混合感染:骨与关节结核所形成的脓液,起初汇集在病灶周围,后期由于压力增大致使脓液沿着孔道或肌间隙向远方流注,逐渐形成流注脓肿。发展到后期可向空腔脏器或体外穿破,造成混合感染。

2. 骨与关节畸形:发生结核的关节部位由于骨骺发育障碍、骨端破坏或肌肉保护性痉挛,容易引发关节畸形。此外,在脊柱部位由于椎体遭到破坏,影响脊柱力学稳定性,容易引起脊柱侧凸或后凸畸形。

3. 截瘫:椎体结核所产生的坏死组织椎间盘组织、坏死小骨片、肉芽、脓液容易对脊髓造成压迫,诱发不同程度的神经功能障碍,甚至截瘫。

典型案例

患者因反复腰痛 2 年,右下肢放射痛、麻木 1 个月入院。入院后完善检查,临床诊断为脊椎结核并椎旁脓肿,予以手术治疗,术后给予抗感染、营养神经、镇痛、消肿、止血等治疗,病情好转出院。

主要诊断: A18.000x018† M49.0* 脊椎结核并椎旁脓肿

主要手术操作: 81.0800x016 后外侧入路腰椎融合术

CHS-DRG 2.0 入组: IB29 脊柱 2 节段及以下脊柱融合术

DIP 2.0 病种: A18.0 骨和关节的结核

[手术综合组] 81.0800x016 后外侧入路腰椎融合术

四、主要外科治疗

骨与关节结核主要外科治疗手术有:①滑膜切除术:通过手术切除肥厚滑膜,防止病变进一步发展,恢复关节功能或缓解疼痛,促进病变愈合。②脊髓减压融合内固定术:解除脊髓的压迫和恢复脊柱的稳定性,矫正脊柱畸形。③关节融合术:适用于关节不稳定者。通过内固定或者外固定装置将活动的关节变为固定的关节,并使两个相邻的骨发生融合。④人工关节置换术:根据病变情况酌情行髋、膝、肘、肩、指间关节等全关节置换术;人工股骨头置换、人工肱骨头置换等部分关节置换术。

五、编码要点

在临床诊断中侧重于骨与关节结核病情的缓急、受累的部位,结合影像学检查、实验室检查等,这些对于决定手术部位、手术时机以及具体治疗方案尤为关键。在 ICD-10 中,骨与关节结核根据累及部位进行分类,见表 3-6-1。

表 3-6-1 骨与关节结核 ICD-10 编码要点一览表

累及部位	ICD 编码及名称
髋关节、膝关节	A18.0† M01.1* 髋关节结核
	A18.0† M01.1* 膝关节结核
脊柱	A18.0† M49.0* 脊柱结核
关节	A18.0† M01.1* 结核性关节炎
乳突	A18.0† H75.0* 结核性乳突炎
骨	A18.0† M90.0* 结核性骨坏死
	A18.0† M90.0* 结核性骨炎
	A18.0† M90.0* 结核性骨髓炎

续表

累及部位	ICD 编码及名称
滑膜、腱鞘	A18.0† M68.0* 结核性滑膜炎
	A18.0† M68.0* 结核性腱鞘炎

六、常见临床诊断与疾病编码易错点与难点

1. 易错点及解析

临床医师诊断为"骨与关节结核"后,恰好编码库里又能找到与临床诊断完全一致的 ICD-10 编码名称,编码员受限于专业知识水平,未仔细阅读病历分辨结核累及的部位,容易直接编码至 A18.000 骨与关节的结核。

在 ICD-10 中,骨与关节的结核采用双重分类,即同时使用星剑号编码表达。例如髋关节结核,以 A18.0† 骨和关节的结核表明病因,M01.1* 结核性关节炎表明临床表现。

A18.000 相应编码名称为"骨与关节的结核",是分类亚目名称。其在医保版 2.0 编码库中属于"灰码",如果将其作为主要诊断编码,将会导致该病例不能入组。因此,应根据结核累及的具体部位和分期,并结合国际疾病分类规则准确编码。

2. 典型案例

例 患者,女,58 岁。因颌面部肿胀、疼痛入院,完善相关检查后,临床诊断为"颌骨结核",患者拒绝手术治疗,予以异烟肼、利福平、吡嗪酰胺抗结核药物治疗后出院。

临床诊断:骨与关节结核

编码要点:本例临床诊断"骨与关节结核",编码员如果没有阅读病历、与临床医师沟通,未注意查看结核累及的具体部位,很容易编码为 A18.000 骨与关节的结核。本例质控前后的编码及 CHS-DRG 2.0 入组与 DIP 2.0 病种情况见表 3-6-2。

表 3-6-2 颌骨结核质控前后 ICD 编码与 CHS-DRG 2.0 入组/DIP 2.0 病种

项 目	质控前	质控后
主要诊断编码	A18.000 骨与关节结核	A18.000x003† M90.0* 颌骨结核
其他诊断编码	—	—
主要手术操作编码	—	—
DRG 组	无法入组	DZ15 其他头、颈、耳、鼻、咽、口疾病,不伴合并症或并发症
DIP 病种	A18.0 骨和关节的结核	A18.0 骨和关节的结核

七、CHS-DRG 2.0 主要分组

（一）CHS-DRG 2.0 主要分组

表 3-6-3　CHS-DRG 2.0 骨与关节结核主要分组

类型	ADRG 代码	DRG 组代码	DRG 组名称
内科组	DZ1	DZ13	其他头、颈、耳、鼻、咽、口疾病，伴合并症或并发症
		DZ15	其他头、颈、耳、鼻、咽、口疾病，不伴合并症或并发症
	IT2	IT21	慢性炎症性肌肉骨骼结缔组织疾病，伴严重合并症或并发症
		IT23	慢性炎症性肌肉骨骼结缔组织疾病，伴一般合并症或并发症
		IT25	慢性炎症性肌肉骨骼结缔组织疾病，不伴合并症或并发症
	IU2	IU29	颈腰背疾病
非手术室操作组	—	—	—
外科组	DH3	DH39	颞下颌关节手术
	IJ1	IJ13	骨骼肌肉系统的其他手术，伴合并症或并发症
		IJ15	骨骼肌肉系统的其他手术，不伴合并症或并发症
	IB2	IB29	脊柱 2 节段及以下脊柱融合术
	IB3	IB31	与脊柱有关的其他手术，伴严重合并症或并发症
		IB35	与脊柱有关的其他手术，不伴严重合并症或并发症

（二）常见并发症 CC 表

表 3-6-4　CHS-DRG 2.0 骨与关节结核常见并发症表

疾病名称	疾病编码	CC 标识
关节病理性脱位	M24.300x091	CC
后天性下肢关节畸形	M21.9	CC
骨质疏松伴病理性骨折，其他的	M80.800	CC
后天性短缩畸形	M21.7	CC
关节结核窦道	A18.040† M01.1*	CC

八、DIP 2.0 主要核心病种

DIP 2.0 中骨和关节的结核核心病种只有一个主要诊断：A18.0 骨和关节的结核。

（黄艳红　李　飞　严晓波）

第七节　关节置换术后

一、概述

关节置换术后指患者有既往有关节疾患并存在关节置换手术史。临床上关节置换术后诊断包含的内容广泛,有以下几种情况。

(一)术后并发症

1. 手术后切口感染:是关节置换手术常见的并发症,细菌、真菌、支原体、衣原体等病原微生物均可导致手术部位感染引起切切口愈合不良。

2. 关节置换术后假体松动:其机制较为复杂,主要是机械力学因素及生物学因素,关节置换术后,由于微动、应力遮挡、液压、假体工艺、手术技巧、磨损颗粒、金属电解等原因常会导致假体的术后松动。

3. 关节置换术后异位骨化:是指在正常情况下没有骨组织的软组织内出现成骨细胞,并形成骨组织。多半发生在大关节周围,例如髋关节、肘关节等,发病机制不清。

4. 关节置换术后疼痛:引起疼痛的因素包括感染、人工关节假体的因素以及外部因素。

5. 关节假体引起的感染:关节置换术后假体周围感染主要是由于术中污染或术后血行播散导致,最常见的致病菌是金黄色葡萄球菌和表皮葡萄球菌。假体周围感染是关节置换术后最严重的并发症。

6. 关节置换术后假体周围骨折:假体周围骨折是指假体位置发生的骨折,导致假体周围骨折的危险因素很多,包括骨质疏松、骨溶解、假体松动、局部应力集中、假体穿透骨皮质等。早期治疗的目标是保证骨折愈合、假体稳定的同时维持良好力线,保留或增加骨储备并尽早下地活动进行功能锻炼。

(二)术后随诊医疗

患者接受初始治疗后,在愈合期或恢复期,或因疾病的长期影响而接受的后续治疗。如去除内固定装置、功能锻炼等。

(三)术后状态

当关节置换术后住院无任何医疗干预措施,但能体现患者健康因素,对本次住院医疗有影响因素时(如治疗的难度、风险的评估、康复的延迟等),则不可漏缺对术后状态的编码,一般作为其他诊断,如 Z96.601 人工髋关节,本次针对其他情况进行治疗,Z96 为其他诊断,附加说明状态。

二、诊断依据

(一) 病史

对于关节置换术后入院患者应了解病史,结合本次出现的临床表现,了解患者本次来院原因,充分与临床沟通,区分住院原因与病因,明确治疗目的,病案编码时切忌直接使用临床给予的"关节置换术后"诊断。

(二) 临床表现

因关节置换术后不同类型,临床表现也不同,见表 3-7-1。

表 3-7-1　关节置换术后常见类型与临床表现

类　　型	临床表现
手术后切口感染	切口局部渗液、红肿等炎性表现
关节置换术后假体松动	疼痛,活动时关节深部有响声,时有"交锁"现象发生
关节置换术后异位骨化	早期主要为肿痛,可伴或不伴关节活动受限。晚期由于骨组织形成出现关节活动限制
关节置换术后疼痛	一般表现为主动活动受限,被动活动多正常
关节假体引起的感染	典型表现是持续性疼痛,"静息痛"。急性期可有发热,局部红、肿、热、痛表现,偶可出现窦道而流出液体。关节活动常轻度受限
关节置换术后假体周围骨折	以全髋或全膝关节置换术后假体周围骨折最为常见。通常有外伤病史,局部出现明显疼痛伴活动受限,查体有骨擦感、反常活动等,局部肿胀、压痛明显

(三) 医技检查

1. 手术后切口感染:浅表感染血象可无明显改变或仅白细胞计数、CPR 轻度升高;MRI 可了解感染创面与假体的关系。

2. 关节置换术后假体松动:X 线检查可见假体周围透亮带,CT 可进一步在横断位观察假体周围的松动范围及程度。

3. 关节置换术后异位骨化:①X 线检查:可见假体周围软组织内不规则高密度影,边界较清。②CT 检查:通过异位骨化病灶的连续切面显示病变具有完整包膜,周围是骨化带,中心为透亮区,在病变和创伤骨之间可见明显的隔离区。③MRI 表现:慢性病灶相对容易诊断,典型表现为拥有广泛的低信号强度,其中包含脂肪信号,偶尔 T2 加权像上显示为高信号;急性和亚急性期信号强度的差别可能很明显,T2 加权像可见高信号强度,增强扫描可见非特异性弥散性增强信号,如增强像足够清楚可见薄边的低信号强度被高信号强度包围。

4. 关节置换术后疼痛:一般需要影像学检查鉴别引起疼痛的原因。

5. 关节假体引起的感染:X 线片上可见周围软组织肿胀,CT 和 MRI 可观察假体周围有无脓腔形成,感染波及的范围。并和其他疾病相鉴别。

6. 关节置换术后假体周围骨折:通常 X 线平片即可发现。股骨假体周围骨折以 Vancouver 分型最为常用,A 型骨折位于假体近端,分大转子(AG)骨折和小转子(AL)骨折。B 型骨折发生在假体柄周围或刚好在其下端,B1 型假体固定牢固,无明显骨量丢失;B2 型假体松动,但无明显骨量丢失;B3 型假体松动并有严重的骨量丢失。C 型骨折发生于距假体尖端较远的部位。全膝关节置换术后股骨假体周围骨折分型多采用 Lewis-Rorabeck 分型,Ⅰ 型为无移位的骨折,假体位置良好;Ⅱ 型移位的骨折假体位置良好;Ⅲ 型无论移位与否,假体已经松动不稳定或衬垫磨损。

影像学检查是临床诊断关节置换术后最重要的医技检查。在实际进行关节置换术后病案编码时,编码员可查阅 X 线片、CT、MRI 等检查报告单的诊断意见或影像表现,以准确完整编码。

三、主要外科治疗

患者以"关节置换术后"作为临床诊断入院,入院原因常是因为术后出现并发症,临床医师应根据不同并发症进行治疗。

(一)关节置换术后感染

1. 手术后切口感染:伤口需要积极进行换药消毒,一般用过氧化氢溶液和生理盐水冲洗、碘伏消毒,要定期换药控制感染,但是伤口感染非常严重、脓性分泌物非常多时,一般需要积极行彻底的清创手术治疗。

2. 关节假体引起的感染:关节感染的治疗目的是消除感染、解除疼痛、最大限度恢复患肢功能。根据感染分型制订相应的治疗策略:①Ⅰ 型:术中培养阳性者,术后静脉应用抗生素 6 周。②Ⅱ 型:术后早期感染行清创治疗保留假体(仅更换衬垫)。③Ⅲ 型:术后晚期慢性感染行二期翻修置换。④Ⅳ 型:急性血源性感染行清创治疗保留假体(仅更换衬垫)。

(二)关节置换术后异位骨化

对于关节置换术后异位骨化,预防比治疗更重要。在异位骨化形成的早期使用非甾体类药物,目的在于减轻炎症反应及疼痛,而非预防或者减少异位骨化的形成。若以上治疗效果欠佳,存在持续的异位骨化系统症状,可以进行手术切除,术后辅助以预防措施减少异位骨化的再发生。通常手术治疗异位骨化需要待血液中碱性磷酸酶水平降低,同时异位骨化部位的骨在放射学及骨扫描上显示成熟后才可以进行手术治疗。

(三)关节置换术后假体周围骨折

1. 股骨假体周围骨折:如果骨折线距离假体较远,则按照一般骨折处理;若骨折线未累及假体,但骨折线与假体间已无合适距离做固定,或虽有累及但假体尚稳定,可采取钢缆钢板方式固定;若骨折线累及假体,并造成松动,则在治疗股骨骨折同时要进行假体翻修手术。

2. 膝关节假体周围骨折:如果假体稳定,可行切开复位内固定术;如果膝关节假体松动,或者骨折的类型不稳定,可以用长柄的胫骨假体;在翻修的同时,可能需要切开复位,用钢板进行固定并进行植骨;移位的胫骨结节骨折,需要切开复位内固定来恢复伸膝装置的完整性。

(四) 关节置换术后其他并发症

1. 术后疼痛:关节置换术后疼痛通常原因较为复杂,部分可能由于假体安放的原因引起,若保守治疗后无效,可行关节翻修手术治疗。

2. 关节置换术后假体松动:关节置换术后假体无菌性松动是关节翻修术的主要手术指征。

五、编码要点

关节置换术后包含内容比较广泛,同时也是外科常见的诊断,当进行术后诊断编码时,要明确患者治疗的原因、目的,目的不同编码分类就不同。编码员在对关节置换术后进行诊断编码时,要仔细阅读分析病历,加强与临床医师沟通,准确表达患者本次采取的医疗措施,应用 ICD-10 对术后诊断的不同情况进行编码。关节置换术后编码一览见表 3-7-2。

表 3-7-2　关节置换术后 ICD-10 编码要点一览表

术后情况		ICD 编码及名称	备　注
并发症	手术后切口感染	T81.4 操作后的感染,不可归类在他处者	不包括:假体装置、植入物和移植物的并发症(T82—T85)。附加编码:Y83.1 人工内部装置植入手术作为患者异常反应或以后并发症的原因,而在操作当时并未提及意外事故;Y65.2 在手术中缝合或结扎不当;X59.9 暴露于未特指因素导致其他和未特指的损伤
	关节置换术后假体松动	T84.0 内部关节假体的机械性并发症	该亚目指机械并发症,包括:(机械性)损害、移位、渗漏、错位、梗阻、机械性、穿孔、突出。附加编码:Y79.2 与有害事件有关的矫形外科假体和其他植入物、材料和附件装置
	关节置换术后异位骨化	T84.8 内部矫形外科假体装置、植入物和移植物的其他并发症	该亚目指非机械并发症包括:栓塞、纤维化、出血、疼痛、狭窄、血栓形成。附加编码:Y83.1 人工内部装置植入手术作为患者异常反应或以后并发症的原因,而在操作当时并未提及意外事故
	关节置换术后疼痛		
	关节假体引起的感染	T84.5 内部关节假体引起的感染和炎症性反应	需要时,使用附加编码(B95—B97)标明传染性病原体。附加编码:Y83.1 人工内部装置植入手术作为患者异常反应或以后并发症的原因,而在操作当时并未提及意外事故
	关节置换术后假体周围骨折	M96.6 插入矫形外科的植入物、关节假体或骨板后的骨折	不包括:内部矫形外科装置、植入物或移植物的并发症(T84.-)

续表

术后情况	ICD 编码及名称	备　注
术后恢复性疗养	Z50.- 康复治疗	关节置换术后为恢复功能,接受恢复性的康复医疗,若关节置换术后经过治疗,出现并发症,此时应该使用并发症为主要诊断,省略编码 Z50.-
	Z54.0 手术后恢复期	医疗干预只进行恢复性疗养,处在恢复期,不可作为主要诊断
术后随诊医疗	Z48.0 手术敷料和缝线的维护	更换敷料、拆除缝线
术后随诊检查	Z09.0 手术后随诊检查	以检查为目的而住院,且无治疗
术后无医疗干预	Z96.6 具有矫形外科关节植入物	无任何医疗干预措施,表达一个状态,不作为主要诊断,通过附加编码对状态进行描述

六、常见临床诊断与疾病编码易错点与难点

(一)关节置换术后物理治疗

1. 易错点及解析

关节置换术后患者可能会留下不同程度的功能障碍,这类患者主要以康复治疗为入院目的。当遇到髋关节置换术后为恢复功能,接受恢复性的康复医疗的病历,编码员专业知识水平有限,也容易直接将关节置换术后物理治疗编码至"人工髋关节 Z96.601"。

国家医保局《医疗保障基金结算清单填写规范》规定:当患者住院的目的是进行康复,选择患者需要康复治疗的问题作为主要诊断;如果患者入院进行康复治疗的原发疾病已经不存在了,选择相应的后续治疗作为主要诊断。关节置换术后物理治疗编码要点见表 3-7-3。

表 3-7-3　髋关节置换术后物理治疗编码要点

临床诊断	病　因	ICD 编码	备　注
髋关节置换术后	接受恢复性的康复医疗	Z50.100x001 物理治疗	物理治疗
	无任何医疗干预措施	Z96.601 人工髋关节	表达一个状态,不作为主要诊断,通过附加编码对状态进行描述

2. 典型案例

患者,女,50 岁。2 个月前行左侧全髋关节置换术,手术顺利,术后给予预防感染、改善循环、预防血栓形成及对症治疗。患者偶有左侧肢体活动不灵,为求进一步治疗,门诊以"左侧全髋关节置换术后"收治入院,入院后予以低频脉冲电疗等康复治疗,症状逐渐改善好转出院。

临床诊断:人工髋关节术后

手术操作：低频脉冲电疗

编码要点：本例 2 个月前行左侧全髋置换术，本次为解决术后肢体活动不灵而住院治疗，入院后行一系列物理性康复治疗。当患者入院主要治疗是以物理性康复治疗时应按编码至 Z50.100x001 物理治疗。本例质控前后的编码及 CHS-DRG 2.0 入组与 DIP 2.0 病种情况见表 3−7−4。

表 3−7−4　关节置换术后物理治疗质控前后 ICD 编码与 CHS-DRG 2.0 入组/DIP 2.0 病种

项　　目	质控前	质控后
主要诊断编码	Z96.601 人工髋关节	Z50.100x001 物理治疗
其他诊断编码	—	—
主要手术操作编码	93.3902 低频脉冲电治疗	93.3902 低频脉冲电治疗
其他手术操作编码	—	—
DRG 组	—	XR25 神经、骨骼及肌肉康复，不伴合并症或并发症
DIP 病种	Z96.6 具有矫形外科关节植入物：[治疗性操作综合组] 93.3902 低频脉冲电治疗	Z50.1 其他物理治疗：[治疗性操作综合组] 93.3902 低频脉冲电治疗

（二）髋关节置换术后假体周围骨折

1. 易错点及解析

假体周围骨折中以全髋或全膝关节置换术后假体周围骨折最为常见。当临床医师遇到髋关节置换术后，又再次发生股骨骨折的患者，多诊断为"假体周围骨折"。编码员专业知识水平有限，也容易直接将"假体周围骨折"编码至 M96.6。

ICD-10 中将外力因素造成的创伤性骨折分类于第十九章损伤、中毒和外因的某些其他后果 S 编码中，常见于青壮年，由严重外伤导致；将手术中、住院期间、出院后肢体功能仍旧持续障碍分类在 T84.-编码中，属于人体医疗器械装置故障和医疗操作引起的并发症编码；分类于第十三章肌肉骨骼系统和结缔组织疾病中的 M96.6 操作后肌肉骨骼疾患，不可归类的股骨骨折，此类股骨骨折患者有骨质疏松、骨质溶解、骨量减少、骨强度下降、局部应力集中降低等原因，轻微的跌倒、扭伤即可导致，多见于老年患者。所以当临床医师选择假体周围骨折为主诊断时，编码员究竟是以 S、T 编码为主要诊断，还是以 M 编码为主要诊断，应视病情而异。编码员应仔细阅读病历，根据临床实际情况结合 ICD 编码分类准确编码，同时应附加第二十章疾病和死亡的外因的编码。股骨假体周围骨折编码要点见表 3−7−5。

表 3-7-5 股骨假体周围骨折疾病编码要点

临床诊断	病因	ICD 编码	备注
髋关节置换术后股骨骨折	外力引起的创伤性股骨骨折	S72.- 股骨骨折	以交通事故与意外损失多见
	人体医疗器械装置故障和医疗操作引起的并发症	T84.0 内部关节假体的并发症	医疗并发症
	病理性股骨骨折	M96.600x002 股骨假体周围骨折	骨质存在问题,以跌倒多见

2. 典型案例

例1　患者,男,46岁。在下班途中被公交车撞倒致左下肢肿胀不能行走,由120急诊接诊入院。左下肢X线片示左股骨干骨折,急诊以"股骨干骨折"收治入院。患者5年前因髋关节炎行左髋关节置换术,术后肢体功能恢复良好,5个月前常规术后随诊检查未见异常,平时体健,入院后患者及其家属强烈要求转上级医院,随后转上级医院治疗。

临床诊断:股骨假体周围骨折

编码要点:本例虽在5年前行左侧全髋关节置换术,但术后复查未见异常,本次股骨干骨折原因是受外力因素导致的,此时应按照损伤类型及部位编码至S72.300股骨干骨折,附加外因编码:V04.x00行人在与重型运输车或公共汽车碰撞中的损伤。本例由质控前后的编码及CHS-DRG 2.0入组与DIP 2.0病种情况见表3-7-6。

表 3-7-6 股骨干骨折质控前后 ICD 编码与 CHS-DRG 2.0 入组/DIP 2.0 病种

项目	质控前	质控后
主要诊断编码	M96.600x002 股骨假体周围骨折	S72.300 股骨干骨折
其他诊断编码	—	—
主要手术操作编码	—	—
其他手术操作编码	—	—
外因编码		V04.x00 行人在与重型运输车或公共汽车碰撞中的损伤
DRG 组		IR29 股骨骨折
DIP 病种	M96.6 插入矫形外科的植入物、关节假体或骨板后的骨折	S72.3 股骨干骨折

例2　患者,男,70岁。在椅子上久坐后起身时撞在椅子,随后出现髋部疼痛、肿胀,被家属送至门诊就诊,查X线提示右侧股骨骨折,收治入院。患者9年前曾行右侧全髋关节置换术。入院后行手术治疗,术中暴露股骨中段骨折端,见骨折移位,近端骨髓腔见股骨柄远端外露,骨质有疏松,行全髋关节置换修复术。患者术后好转后出院。

临床诊断： *右侧股骨骨折*

手术操作： *全髋关节置换修复术*

编码要点： 患者在 9 年前行右侧全髋置换术，本次轻微外力后出现右侧股骨骨折，结合患者骨折的病因，以及术中所见骨质情况，此时应编码至 M96.600x002 股骨假体周围骨折。本例质控前后的编码及 CHS-DRG 2.0 入组与 DIP 2.0 病种情况见表 3-7-7。

表 3-7-7　股骨假体周围骨折质控前后 ICD 编码与 CHS-DRG 2.0 入组/DIP 2.0 病种

项　　目	质控前	质控后
主要诊断编码	S72.300 股骨干骨折	M96.600x002 股骨假体周围骨折
其他诊断编码	—	—
主要手术操作编码	00.7000x001 全髋关节假体翻修术	00.7000x001 全髋关节假体翻修术
其他手术操作编码	84.5700x001 水泥间隔物取出术、00.7700 髋轴面,陶瓷与聚乙烯	84.5700x001 水泥间隔物取出术、00.7700 髋轴面,陶瓷与聚乙烯
DRG 组	IZ15 肌肉骨骼系统植入物/假体的康复照护,不伴合并症或并发症	IC19 髋、肩、膝、肘和踝关节假体翻修/修正手术
DIP 病种	S72.3 股骨干骨折: [手术综合组] 00.7000x001 全髋关节假体翻修术	M96.6 插入矫形外科的植入物、关节假体或骨板后的骨折: [手术综合组] 00.7000x001 全髋关节假体翻修术

七、CHS-DRG 2.0 主要分组

表 3-7-8　关节置换术后 CHS-DRG 2.0 主要分组

类型	ADRG 代码	DRG 组代码	DRG 组名称
内科组	IU1	IU13	骨病及其他关节病,伴合并症或并发症
		IU15	骨病及其他关节病,不伴合并症或并发症
内科组	IU3	IU39	骨骼、肌肉、结缔组织恶性病损、病理性骨折
	IZ1	IZ13	肌肉骨骼系统植入物/假体的康复照顾,伴合并症或并发症
		IZ15	肌肉骨骼系统植入物/假体的康复照顾,不伴合并症或并发症
	IZ2	IZ23	骨骼、肌肉、肌腱、结缔组织的其他疾病,伴合并症或并发症
		IZ25	骨骼、肌肉、肌腱、结缔组织的其他疾病,不伴合并症或并发症
非手术室操作组	—	—	—

续表

类型	ADRG 代码	DRG 组代码	DRG 组名称
外科组	IF1	IF19	骨科固定装置去除/修正术
	IJ1	IJ13	骨骼肌肉系统的其他手术,伴合并症或并发症
		IJ15	骨骼肌肉系统的其他手术,不伴合并症或并发症

八、DIP 2.0 主要核心病种

表 3-7-9 关节置换术后 DIP 2.0 主要核心病种

主要诊断编码	主要诊断名称	主要手术操作编码	主要手术操作名称	相关手术操作编码	相关手术操作名称
T81.8	操作的其他并发症,不可归类在他处者	86.2200x011	皮肤和皮下坏死组织切除清创术	86.0401	创面封闭式负压引流术(VSD)
T84.0	内部关节假体的机械性并发症	00.7000x001	全髋关节假体翻修术		
T84.5	内部关节假体引起的感染和炎症性反应	00.8000x001	全膝关节假体翻修术		
T84.8	内部矫形外科假体装置、植入物和移植物的其他并发症	78.6907	脊柱内固定装置去除术—		
		00.8000x001	全膝关节假体翻修术		
M96.6	插入矫形外科的植入物、关节假体或骨板后的骨折	79.3500x016	股骨骨折切开复位钢板内固定术		

(徐庆安　林佳骆　李恒元　李　飞　严晓波)

第八节　关节游离体

一、概述

关节游离体也称"关节鼠",是关节内可以移动的异物。关节面可因在外力反复作用下发生缺血性坏死、剥脱,脱落的游离体在关节内可以引起疼痛、交锁等一系列临床症状,是造成关节紊乱的常见原因之一。此外,游离体上滑膜化生,可形成软骨细胞或骨细胞继续生长,较大时也可脱落成为游离体。也可因为关节内滑膜病变而引起纤维蛋白的异常增多,导致纤维蛋白性的游离体。

关节游离体按性质分为三类：①纤维蛋白性：继发于关节内病变,如出血、感染等；②纤维性：常为自身脱落的肥大滑膜绒毛；③骨软骨性：软骨性游离体主要来自创伤或各种病理情况,如滑膜骨软骨瘤病、剥脱性骨软骨炎、神经性关节炎等。

关节游离体按发生部位分为七类：肩关节游离体；肘关节游离体；腕关节游离体；指关节游离体；髋关节游离体；膝关节游离体；踝关节游离体。

二、诊断依据

(一) 病史

患者常因偶发的关节疼痛而就诊,通常会描述"平时能感觉到自己的膝关节里面有硬物在跑来跑去,走路时,有时会突然感到膝关节卡住了",可以听到或感到响声、错动感,需要活动膝关节,才能正常伸屈膝关节,即异物感,甚至有的患者会出现关节卡住而不能屈伸的情况,这种情况称为"关节交锁"。也有患者仅表现为关节肿胀,需通过检查来明确。

(二) 临床表现

游离体最常发生在膝关节及肘关节,偶有发生在髋关节和踝关节。各种关节内游离体的临床表现相同,典型表现为受累关节疼痛、压痛,上下楼、半蹲位时疼痛加剧,在某一特定位置常有"打软腿"的现象。并可出现关节活动受限、肿胀、关节积液或交锁等症状。如游离体游到表浅关节位置可触及可移动的包块。

(三) 医技检查

1. 影像学检查

(1) X 线片:含有骨及软骨组织的游离体在 X 线下可显影,可以帮助定位,单纯的软骨组织形成的游离体 X 线不显影,除患者在不同部位的交锁现象或在膝部能触摸到游离体外,术前很难了解其所在位置、大小及数目(图 3-8-1)。

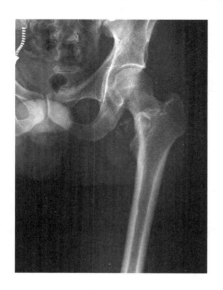
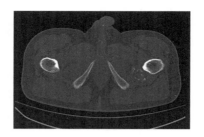
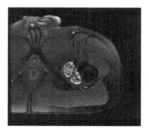

图 3-8-1　髋关节滑膜软骨瘤病 X 线平片影像

（2）CT 检查：CT 检查是对 X 线平片的有力补充，特别是三维重建 CT，更立体地帮助术前评估游离体的大小、数目及位置（图 3-8-2）。但是对于软骨组织形成的游离体，仍然不能很好地显影。

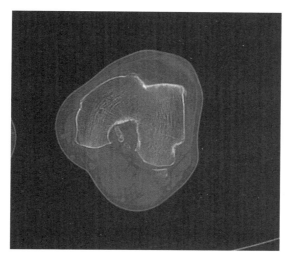

图 3-8-2　膝关节滑膜软骨瘤病 CT 影像

（3）MRI 检查：MRI 可以显影软骨游离体，软骨成分在 T1 加权像表现为低信号影，T2 加权像表现为中高信号影，而骨性成分在 T1 和 T2 加权像均表现为低信号影，有助于术前评估。此外，还可以对关节的软骨损伤、软骨下骨坏死、半月板韧带损伤做出评估（图 3-8-3）。

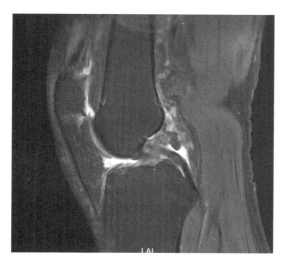

图 3-8-3　膝关节滑膜软骨瘤病 MRI 影像图

2. 关节镜检查：关节镜检查是诊断关节内游离体的金标准，可以发现一些 CT 或 MRI 不能很好显影的游离体，并且在明确诊断的同时可以进行相应的外科治疗（图 3-8-4）。

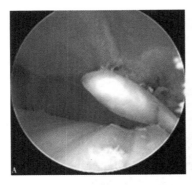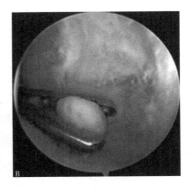

注:图 A 为关节镜检查发现髌股关节间隙内游离体,髌股关节严重软骨损伤,软骨下骨外露;图 B 为关节镜监视下取出游离体。

图 3 - 8 - 4 髌股关节游离体关节镜下改变

三、主要外科治疗

因关节内游离体可能造成关节交锁,破坏关节软骨,一旦发现,应手术取出。主要手术有两种:一是关节镜下游离体取出术,关节镜具有创伤小、疼痛轻、出血少、恢复快、住院时间短等优势,近年来在临床中广泛应用。同时,对于关节镜下发现的合并症可同时处理,如半月板损伤、韧带损伤及软骨损伤等。其二是手术切开彻底清除关节内游离体及破碎的软骨等。没有开展关节镜技术的医院可以切开取出游离体。

四、编码要点

关节游离体发生部位广泛、分类较多,编码员在对关节游离体进行编码时,要仔细阅读分析病历,加强与临床医师的沟通,明确病因、部位、类型等不同情况进行编码。关节游离体编码要点见表 3 - 8 - 1。

表 3 - 8 - 1 关节游离体 ICD-10 编码要点一览表

按关节大小	部 位	ICD 编码及名称
小关节	腕关节	M24.003 腕关节游离体
	指关节	M24.004 指关节游离体
大关节	肩关节	M24.001 肩关节游离体
	肘关节	M24.002 肘关节游离体
	髋关节	M24.005 髋关节游离体
	踝关节	M24.006 踝关节游离体
	膝关节	M23.400 膝关节游离体

五、常见临床诊断与疾病编码易错点与难点

(一)膝关节滑膜骨软骨瘤病

1. 易错点及解析

临床医师诊断的膝关节滑膜骨软骨瘤病,如果不分析疾病病理、病因,仅从字面描述,容易根据编码字典库文字描述而错误地编码至 Q78.400x002 先天性膝关节滑膜骨软骨瘤病。

滑膜骨软骨瘤病也称滑膜骨软骨瘤、原发性滑膜软骨瘤病、滑膜软骨性化生。发病年龄可从儿童期到 80 岁,为良性、自限性病变。常累及一个关节,发生在膝关节者约占 2/3。膝关节滑膜骨软骨瘤病是由滑膜软骨化生而引起的关节病,主要以滑膜炎性增生和软骨结节形成为特征,脱落至关节腔内就会形成关节内游离体(也称关节鼠)。编码时,应注意与临床医师沟通,分析疾病发生机制,进行正确编码。

2. 典型案例

患者,男,56 岁。因右侧膝关节疼痛不适 3 月余入院。膝关节 MRI 检查示:右侧膝关节内可见一游离体。予以择期行右侧膝关节镜下游离体取除术,术后予以消炎镇痛、活血化瘀等对症治疗后好转出院。

临床诊断:(右侧)膝关节滑膜骨软骨瘤

手术名称:(右侧)膝关节镜下游离体取除术

编码要点:本例中通过分析手术记录及和临床医师沟通,明确该患者非先天性膝关节滑膜骨软骨瘤病,属于关节病,故按膝关节游离体编码至 M23.4 膝关节游离体。本例质控前后的编码及 CHS-DRG 2.0 入组与 DIP 2.0 病种情况见表 3-8-2。

表 3-8-2　膝关节游离体质控前后 ICD 编码与 CHS-DRG 2.0 入组/DIP 2.0 核心病种

项　目	质控前	质控后
主要诊断编码	Q78.400x002 先天性膝关节滑膜骨软骨瘤病	M23.400 膝关节游离体
其他诊断编码	—	—
主要手术操作编码	80.2600 关节镜膝关节检查	80.2600 关节镜膝关节检查
其他手术操作编码	—	—
DRG 分组	IV19 除脊柱外先天性骨骼肌肉系统疾病	IU15 骨病及其他关节病,不伴合并症或并发症
DIP 病种	Q78.4 内生软骨瘤病:[手术综合组] 80.2600 关节镜膝关节检查	M23.4 膝关节游离体:80.2600 关节镜膝关节检查

注:1.“80.2600 关节镜膝关节检查”在“不作为分组规则的手术操作列表”里,故按内科组入组;2.案例中手术编码为“80.2600 关节镜膝关节检查”而不是医保版手术编码库 2.0 里的“80.1604 关节镜膝关节游离体取出术”。详细解析另见[关节切开术]章节。

六、CHS-DRG 2.0 主要分组

表 3-8-3　CHS-DRG 2.0 关节游离体主要分组

类型	ADRG 代码	DRG 组代码	DRG 组名称
内科组	IU1	IU15	骨病及其他关节病,不伴合并症或并发症
非手术室操作组	—	—	—
外科组	IC4	IC49	除置换/翻修外的髋、肩、膝、肘、踝和足部关节其他手术
	IE6	IE69	手外科手术

七、DIP 2.0 主要核心病种

表 3-8-4　DIP 2.0 关节游离体主要核心病种

主要诊断编码	主要诊断名称	主要手术操作编码	主要手术操作名称	相关手术操作编码	相关手术操作名称
M23.4	膝关节游离体	80.1601	膝关节游离体取出术		
M23.4	膝关节游离体	80.2600	关节镜膝关节游离体取出术		
M24.8	其他特指的关节紊乱,不可归类在他处者	—	—		

（张思源　李　飞　严晓波）

第九节　滑膜炎

一、概述

滑膜是关节囊的内层结构,为一层薄而柔润的结缔组织膜,滑膜组织可分为滑膜内层(滑膜衬里层或滑膜细胞层)及滑膜下层(即滑膜衬里下层),可分泌滑液润滑关节,还能为半月板、关节软骨提供营养物质和排泄代谢废物。滑膜自关节腔薄弱处向外突出形成的囊称滑囊,包绕肌腱的滑膜称为腱鞘。广义的"滑膜炎"指任何原因引起的滑膜炎症改变的关节病变。

滑膜炎常见病因包括创伤、感染、结核、风湿性疾病、关节退行病变等因素。通常按病因分类和按发病部位分类。

　　1. 按病因分类：①创伤性因素：由于创伤如剧烈撞击（包括扭伤）、骨折、手术创伤等使滑膜破裂、充血，产生大量积液，使淋巴循环受到阻碍，引发滑膜炎症。②感染性因素：由感染所导致滑膜发生炎症，包括急性滑膜炎、慢性滑膜炎、结核性滑膜炎等。③免疫性因素：由免疫物质异常堆积所导致滑膜炎，包括类风湿性关节炎等自身免疫性关节炎。④代谢因素：由尿酸等代谢性物质异常堆积导致，包括假性痛风、痛风性关节炎。⑤出血性因素：由出血导致，如血友病性滑膜炎等。⑥肿瘤性因素：如色素沉着绒毛结节性滑膜炎，由于肿瘤的良性病变引起的滑膜炎症。

　　2. 按发病部位：各关节均可发生，如髋关节滑膜炎、膝关节滑膜炎等。

　　3. 按发病缓急：按发病缓急分为急性滑膜炎和慢性滑膜炎。急性滑膜炎一般起病较急，通常为关节其他疾病的合并症状，多见于爱好运动的青少年以及有明确外伤史的人群。慢性滑膜炎可由急性滑膜炎转变而来，或常年关节劳损积累导致，关节出现肿胀疼痛，病程较长，可触及关节囊肥厚感等。多见于中老年人、膝关节负担过重者及肥胖人群。

二、诊断依据

（一）病史

　　在滑膜炎患者的病史采集中，有助于明确病因诊断的包括外伤史、劳累史、感染史（邻近部位感染、盗汗等）、家族史、系统性疾病史（发热、其他关节症状、晨僵）、痛风或高尿酸血症史，是否曾有皮疹，关节穿刺史（关节液颜色、性状和量）等。

（二）临床表现

　　1. 主要症状：关节肿胀、压痛、疼痛、硬结，可能会伴有发热、局部皮肤温度升高、关节活动受限等症状。

　　2. 典型症状：①急性滑膜炎：发病关节出现红、肿、热、痛等症状，多数伴有主动关节活动受限，被动活动时疼痛加重，检查时压痛点不定。②慢性滑膜炎：关节周围出现肿胀，疼痛程度较轻，多数受累关节伴有活动受限，皮肤温度多正常。随着病程的发展，滑膜囊壁会出现增厚现象，关节不稳固，影响关节的正常功能，导致正常活动受到限制。③伴随症状：滑膜炎可伴有全身发热等感染症状。

（三）医技检查

　　1. 实验室检查：进行血常规、CPR、ESR、降钙素原等感染性原因排查，进行 RF、抗链球菌溶血素 O、HLA－B27 及其他免疫指标的检查以除外风湿免疫性疾病，进行尿酸检查明确有无痛风等代谢性病因。

　　2. 关节液检查：用关节穿刺的方法取得关节液，通过关节液的性状帮助判断关节内病变的性质，这是该病重要的检查手段。如果怀疑患者有感染现象，还应留取关节液进行生化及细菌培养等检查。根据检查结果，判断是否存在感染现象。

　　3. 影像学检查：X线检查了解患者关节组成骨的情况，排除骨折、肿瘤等。CT 检查可清楚显示有无骨质破坏；MRI 检查能清楚显示韧带、关节软骨、半月板、关节囊、关节内积液、关节外软组织的损伤和炎症情况，可帮助准确判断病情。

4. 关节镜检查:关节镜检查可直接观察关节软骨的损害程度和滑膜的炎症、增生情况,同时进行关节液的细菌培养和滑膜的病理学检查。病理检查是诊断滑膜炎的金标准,但可能由于很多不同病因所致的滑膜炎的镜下表现无特异性、专注于滑膜病理的医师很少或经验不足,往往只能得出"滑膜组织急慢性炎"的结果,无法起到病理活检明确诊断的作用。

总之,应根据患者症状和外伤史,结合影像学检查和体格检查,进行明确诊断。在实际进行滑膜炎病案编码时,编码员可查阅关节穿刺、关节镜检查、X 线检查、CT 检查、MRI 检查报告单的诊断意见以及病理报告单,以准确完整编码。

三、常见并发症

1. 关节积液:当膝关节滑膜炎发作之后主要的症状为炎症刺激引起积液产生,正常情况下关节液的产生和吸收处于"动态平衡"状态下,当出现对关节液的重吸收障碍时,由于关节液的产生和吸收动态平衡被打破,关节液的产生大于重吸收,便会出现关节积液。

2. 功能受限:滑膜炎可能受各种病因刺激导致滑膜损伤产生炎症反应,滑膜会分泌大量的渗液。从而让患者的局部关节产生疼痛,同时导致关节充血肿胀、活动受限等。没有及时治疗的患者就会因为炎症而破坏关节软骨造成关节面的破坏,最后就会引起退行性骨关节病,加重关节功能障碍。

四、主要外科治疗

1. 急性期治疗:对关节肿胀明显的患者,可行关节穿刺抽液术,减轻关节腔内的压力。可行关节腔注射药物,常用的注射药物包括糖皮质激素类(如曲安奈德、贝他米松)、玻璃酸钠等。

2. 手术治疗:正规保守治疗超过 3 个月以上不能有效控制关节腔积液,应采取手术治疗。手术方式主要是关节镜下检查＋活检＋病灶清除术,即根据疾病不同在关节镜下切除炎性滑膜、渗出的纤维蛋白、关节腔内沉积物、新生物等。术后根据需要可采取关节腔置管持续冲洗引流,以尽量彻底清除关节腔的致病性微生物、坏死组织,冲洗液中加入肾上腺素可控制关节腔内出血,术后早期活动,减少术后粘连。

五、编码要点

引起滑膜炎症的原因很多,常见的包括外伤、劳累、邻近部位感染所致的反应性滑膜炎,退行性骨关节炎合并滑膜炎,自身免疫性疾病(类风湿性关节炎、系统性红斑狼疮、强直性脊柱炎、银屑病)相关滑膜炎,其他还包括:感染性滑膜炎(结核、细菌、支原体等)、代谢性疾病(痛风)相关滑膜炎,血液疾病(血友病)相关滑膜炎,遗传性疾病(厚皮性骨膜病)相关滑膜炎及特发于滑膜本身的色素沉着绒毛结节性滑膜炎(pigmented villonodular synovitis,PVNS)等。

在 ICD-10 中,滑膜炎的分类以病因为核心分类轴心,分类于第一章某些传染病和寄生虫病(A00—B99)、第十三章肌肉骨骼系统和结缔组织疾病(M00—M99)、第十九章损伤、中毒和外因的某些其他后果(S00—T98)。滑膜炎编码要点见表 3-9-1。

表 3-9-1 滑膜炎 ICD-10 编码要点一览表

病 因		部 位	ICD 编码及名称	备 注
特指的传染性病原体感染	结核性	全身各部位	A18.0† M68.0* 结核性滑膜炎	病变仅累及滑膜。在第十三章肌肉骨骼系统和结缔组织疾病中,分类于他处的细菌性疾病引起的滑膜炎,编码为 M68.0*。该编码为星剑号编码,不能单独使用
		全身各部位	A18.0† M01.1* 关节结核性滑膜炎	当关节直接感染了结核分枝杆菌,侵袭滑膜组织并且关节中存在结核分枝杆菌抗原,星号编码则应选择 M01.1* 结核性关节炎。不包括脊柱或脊椎关节
		脊柱或脊椎	A18.0† M49.0* 脊柱结核性滑膜炎	当脊柱或脊椎关节感染了结核分枝杆菌,星号编码则应选择 M49.0* 脊柱结核
	梅毒性	全身各部位	A52.7† M68.0* 梅毒性滑膜炎	不包括先天性梅毒性滑膜炎(A50.0)
	淋球菌性	全身各部位	A54.4† M68.0* 淋球菌性滑膜炎	
其他的感染性		全身各部位	M65.1 其他的感染性滑膜炎	不包括结核性、梅毒性、淋球菌性感染
自身免疫性疾病		全身各部位	M06.0 复发性血清阴性对称性滑膜炎伴凹陷性水肿	
代谢性疾病		全身各部位	M10.0 痛风性滑膜炎	
特发于滑膜本身		全身各部位	M12.2 绒毛结节性滑膜炎(色素沉着的)	
中毒性		全身各部位	M67.3 短暂性滑膜炎	
劳累:与使用、过度使用、压迫有关的		全身各部位	M70.0 手和腕慢性碎裂音滑膜炎	
其他的原因		全身各部位	M65.8 其他的滑膜炎	
未特指病因		全身各部位	M65.9 未特指的滑膜炎	

续表

病　因	部　位	ICD 编码及名称	备　注
近期创伤性	全身各部位	S43.4 肩关节扭伤、S43.5 肩锁关节扭伤、S43.6 胸锁关节扭伤、S43.7 肩胛带扭伤、S63.5 腕关节扭伤、S63.6 手指扭伤、S63.7 手其他扭伤、S73.1 髋扭伤、S83.4 累及膝关节(腓)(胫)副韧带的扭伤、S83.5 累及膝关节(前)(后)十字韧带的扭伤、S83.6 膝其他部位的扭伤、S93.4 踝扭伤、S93.5 足趾扭伤	创伤性,近期—见扭伤

编码注意事项归纳如下:

1. 注意医保版 2.0 编码库对共用细目分类的调整:ICD-10 第十三章肌肉骨骼系统和结缔组织疾病相关类目如"M65 滑膜炎和腱鞘炎"下有注释短语"【见本章开头的部位编码】",表明累及的(部位的下列亚分类)肌肉骨骼部位要使用共用细目体现不同部位:0 多部位,1 肩区,2 上臂,3 前臂,4 手,5 骨盆区和大腿,6 小腿,7 踝和足,8 其他:头、颈、肋骨、颅骨、躯干、脊柱,9 未特指部位。

但医保版 2.0 编码库并未按上述分类规则体现骨髓炎的具体部位。例如:当临床诊断为右侧膝关节创伤后滑膜炎时,在医保版 2.0 编码库中编码至"M65.800x093 创伤后滑膜炎",不体现解剖部位"膝关节";再如"膝关节滑膜炎 M65.906"细目编码为"0"。

2. 注意特指传染性病原体感染滑膜炎:因结核分枝杆菌、梅毒、淋球菌传染性病原体引起的滑膜炎,为星剑号†编码,以病因优先分类于第一章某些传染病和寄生虫病。编码查找以结核性滑膜炎为例:

结核,结核性

—滑膜炎 A18.0† M68.0*

——关节 A18.0† M01.1*

———脊柱或脊椎 A18.0† M49.0*

另外,编码时注意结核感染病变累及的部位。当关节(不包括脊柱或脊椎关节)感染结核分枝杆菌,侵袭滑膜组织并且关节中存在结核分枝杆菌抗原,编码为 A18.0† M01.1* 关节结核性滑膜炎;当脊柱或脊椎关节感染结核分枝杆菌,编码为 A18.0† M49.0* 脊柱结核性滑膜炎;当结核感染病变仅累及滑膜,编码为 A18.0† M68.0* 结核性滑膜炎。

3. 注意近期创伤性滑膜炎的准确编码:对近期创伤性滑膜炎的编码见身体部位的韧带和肌腱损伤,主导词查:扭伤。

六、常见临床诊断与疾病编码易错点与难点

（一）膝关节滑膜炎

1. **易错点及解析**：滑膜炎发病部位主要在膝关节。根据典型临床症状、影像学检查等，临床医师很容易明确膝关节滑膜炎的临床诊断。病因诊断是滑膜炎诊断的最终目标，应结合各种病史、临床、血清学、影像及镜下特点进行综合判断。但因为引起炎症的原因非常复杂，所以病因诊断有时很困难，其目的是保守或手术治疗后的原发病治疗，这样才能维持长期的疗效。

编码员临床知识有限，也容易直接将不同病因的"膝关节滑膜炎"编码至 M65.9 未特指的滑膜炎。

当膝关节直接感染了结核分枝杆菌，侵袭滑膜组织并且关节中存在结核分枝杆菌抗原，临床诊断应为膝关节结核性滑膜炎。根据 ICD-10"感染性关节病（M00—M03）"一节下的注释："本节包括由于微生物引起的关节病。病因类型：①关节的直接感染，病原体侵袭滑膜组织并且关节中存在微生物抗原；②间接感染，一种是反应性关节病，即机体受到微生物的感染，但在关节中不能明确病原体和抗原；另一种是感染后的关节病，即存在微生物抗原，但病原体不确定而且缺少局部增殖的证据。膝关节结核性滑膜炎的 ICD-10 编码应使用星剑号编码：A18.0†M01.1*，A18.0†为剑号编码反映病因是结核分枝杆菌感染，M01.1*是星号编码反映临床表现是结核性关节炎。

所以，在膝关节滑膜炎编码时不能直接使用临床诊断名称。应结合病史、病程记录、手术记录、病理检查、血清学检查、影像学检查结果，明确病原体，同时应明确病原体侵袭滑膜组织是否影响关节结构，准确选择病因编码和临床表现编码。

2. **典型案例**

患者，男，45 岁。因右膝关节疼痛半年余入院。既往史：睾丸结核。专科情况：右膝关节肿胀明显，未见畸形，局部皮温高，内侧、外侧关节间隙压痛，浮髌试验（＋），磨髌试验（＋），过伸试验（＋），过屈试验（－），抽屉试验（－），麦氏试验（－），侧方应力试验（－），右膝关节活动度：伸直 0°—屈曲 130°。入院后完善相关检查，胸部 X 线片示双上肺纤维、硬结灶。右膝关节 X 线片示右膝关节稍肿胀，骨质疏松。血常规、尿常规未见明显异常，红细胞沉降率 20 mm/h。择期行关节镜下右侧膝关节滑膜切除术，术中见髌上囊、髁间窝及内外侧间沟大量滑膜增生，呈炎性病变，彻底切除增生病变的滑膜。术后病理报告示：(右膝关节滑膜)慢性滑膜炎伴肉芽组织形成及纤维素样坏死，待抗酸染色及结核 PCR 排除结核可能。补充报告：(右膝关节滑膜)结核。抗酸染色（＋/－）；结核 PCR 检测（＋）。术后给予对症支持治疗，病情缓解后出院。

临床诊断：(右侧)膝关节滑膜炎

手术名称：(右侧)关节镜膝关节滑膜切除术

编码要点：结合患者病史、专科检查、手术记录及病理检查，明确膝关节滑膜炎病因为结核感染，不能按临床诊断"右膝关节滑膜炎"编码至 M65.9 未特指的滑膜炎，应编码

至 A18.035†M01.1*膝关节结核性滑膜炎。本例临床思维路径见图 3-9-1,本例质控前后的编码及 CHS-DRG 2.0 入组与 DIP 2.0 病种情况见表 3-9-2。

	临床表现		要点提炼
主诉	右侧膝关节疼痛半年	系统	感染性疾病
病史	睾丸结核		
查体	右侧膝关节肿、痛、热,浮髌试验、磨髌试验、过伸试验(+)	分型	
医技检查	X 线片示右侧膝关节肿胀、骨质疏松;ESR 增快	临床诊断	(右侧)膝关节滑膜炎
病理检查	(右膝关节滑膜)结核	主要诊断	膝关节结核性滑膜炎
		疾病编码	A18.035†M01.1*
治疗	关节镜下右侧膝关节滑膜切除术	主要手术操作	关节镜膝关节滑膜切除术
		手术操作编码	80.7601

图 3-9-1 膝关节结核性滑膜炎临床思维路径示意图

表 3-9-2 膝关节滑膜炎质控前后 ICD 编码与 CHS-DRG 2.0 入组/DIP 2.0 病种

项 目	质控前	质控后
主要诊断编码	M65.906 膝关节滑膜炎	A18.035†M01.1* 膝关节结核性滑膜炎
其他诊断编码	—	—
主要手术操作编码	80.7601 关节镜膝关节滑膜切除术	80.7601 关节镜膝关节滑膜切除术
其他手术操作编码	—	—
DRG 组	—	IC49 除置换/翻修外的髋、肩、膝、肘、踝和足部关节其他手术
DIP 病种	M65.9 未特指的滑膜炎和腱鞘炎:80.7601 关节镜膝关节滑膜切除术	A18.0 骨和关节的结核:[手术综合组] 80.7601 关节镜膝关节滑膜切除术

(二)绒毛结节性滑膜炎

1. 易错点及解析:绒毛结节性滑膜炎(色素沉着的)也称色素沉着绒毛结节性滑膜炎(pigmented villonodular synovitis,PVNS),是滑膜的一种增生性病变,分为局限性、弥漫性两种类型。本病也可发生于滑囊和腱鞘,分别称为色素沉着绒毛结节性滑囊炎和局限性结节性腱鞘炎,后者也称腱鞘巨细胞瘤。由 Jaffe 首先提出腱鞘、滑囊和关节滑膜为同一解剖单位,能引起同一病变。PVNS 病因不明确,随着对疾病认识的不断深入,目前主要存在炎症及肿瘤两种学说。

腱鞘巨细胞瘤可以按部位(关节内或关节外)以及生长方式(局限性或弥漫性)分为若干种亚型,包括局限型和弥漫型腱鞘巨细胞瘤以及色素沉着绒毛结节性滑膜炎,这类病变的生长方式在一定程度上受解剖部位的影响。起自关节滑膜的病变,肿瘤在关节内生长,有绒毛状结构;起自腱鞘、滑囊的滑膜组织的病变,主要在关节外生长,以结节状结构为主。

经典的色素沉着绒毛结节性滑膜炎,主要在大关节内生长,尤其是膝关节,起源于关节内滑膜。虽习惯上称色素沉着绒毛结节性滑膜炎,实际上并非炎症,而是关节滑膜起源的肿瘤。由此可见,随着医学的不断发展,人们对疾病的认知也在不断地变化,进而也会影响到疾病分类。

医师在书写临床诊断时,不对其发病部位、临床分型、疾病性质等进行细致描述。编码员受限于专业知识水平,对于该疾病缺乏了解,容易错误地将绒毛结节性滑膜炎均编码至 M12.2 绒毛结节性滑膜炎(色素沉着的)。

在编码时,应阅读病历,根据临床诊断、病理检查报告,按 ICD-10 分类规则,选择合适的编码。如病理检查报告为腱鞘巨细胞瘤,则建议编码 D21.-结缔组织和其他软组织的良性肿瘤,如病理检查报告为色素绒毛结节性滑膜炎,则编码 M12.2 绒毛结节性滑膜炎(色素沉着的)。

总之,腱鞘巨细胞瘤与色素绒毛结节性滑膜炎本质上是同一种性质的疾病,在医院里应统一其病理报告结果,遵循同一疾病同一编码的基本编码原则。

2. 典型案例

患者,男,31 岁。因右踝关节疼痛半年余入院。既往史:患者既往有多次右踝关节扭伤史。专科查体:右踝关节未见明显肿胀、畸形,右踝内侧触诊有深压痛,余未见明显异常。右踝关节 CT 检查示:右内踝旁条状钙化影,伴软组织肿胀;右踝关节退变。常规术前检查未见明显异常。择期行右侧关节镜踝关节病损切除术,术后病理报告:符合色素沉着绒毛结节性滑膜炎。术后对症治疗,好转出院。

临床诊断:(右侧)色素沉着绒毛结节性滑膜炎

手术名称:(右侧)关节镜踝关节病损切除术

编码要点:结合患者病史、专科检查、手术记录及病理检查,该患者为色素沉着绒毛结节性滑膜炎,发病部位为踝关节,编码应为 M12.200x071 踝关节色素沉着绒毛结节性滑膜炎。本例质控前后的编码及 CHS-DRG 2.0 入组与 DIP 2.0 病种情况见表 3-9-3。

表 3－9－3　踝关节色素沉着绒毛结节性滑膜炎质控前后 ICD 编码与
CHS-DRG 2.0 入组/DIP 2.0 病种

项　目	质控前	质控后
主要诊断编码	M12.200 色素沉着绒毛结节性滑膜炎	M12.200x071 踝关节色素沉着绒毛结节性滑膜炎
其他诊断编码	—	—
主要手术操作编码	80.8702 关节镜踝关节病损切除术	80.8702 关节镜踝关节病损切除术
其他手术操作编码	—	—
DRG 组	IC49 除置换/翻修外的髋、肩、膝、肘、踝和足部关节的修复、重建手术	IC49 除置换/翻修外的髋、肩、膝、肘、踝和足部关节的修复、重建手术
DIP 病种	无核心病种,纳入综合病种	无核心病种,纳入综合病种

七、CHS-DRG 2.0 主要分组

表 3－9－4　CHS-DRG 2.0 滑膜炎主要分组

类型	ADRG 代码	DRG 组代码	DRG 组名称
内科组	IS1	IS19	前臂、腕、手或足损伤
	IS2	IS29	除前臂、腕、手足外的损伤
	IT2	IT21	慢性炎症性肌肉骨骼结缔组织疾病,伴严重合并症或并发症
		IT23	慢性炎症性肌肉骨骼结缔组织疾病,伴一般合并症或并发症
		IT25	慢性炎症性肌肉骨骼结缔组织疾病,不伴合并症或并发症
	IT3	IT33	感染性关节炎,伴合并症或并发症
		IT35	感染性关节炎,不伴合并症或并发症
	IU1	IU13	骨病及其他关节病,伴合并症或并发症
		IU15	骨病及其他关节病,不伴合并症或并发症
	IU2	IU29	颈腰背疾病
	IZ2	IZ23	骨骼、肌肉、肌腱、结缔组织的其他疾病,伴合并症或并发症
		IZ25	骨骼、肌肉、肌腱、结缔组织的其他疾病,不伴合并症或并发症
非手术室操作组	—	—	—

续表

类型	ADRG 代码	DRG 组代码	DRG 组名称
外科组	IC3	IC39	除置换/翻修外的髋、肩、膝、肘、踝和足部关节的修复、重建手术
	IE4	IE43	小关节手术,伴合并症或并发症
		IE45	小关节手术,不伴合并症或并发症
	IE6	IE69	手外科手术
	IJ1	IJ13	骨骼肌肉系统的其他手术,伴合并症或并发症
		IJ15	骨骼肌肉系统的其他手术,不伴合并症或并发症

八、DIP 2.0 主要核心病种

表 3-9-5 DIP 2.0 滑膜炎主要核心病种

主要诊断编码	主要诊断名称	主要手术操作编码	主要手术操作名称	相关手术操作编码	相关手术操作名称
M65.9	未特指的滑膜炎和腱鞘炎	81.4700x005	膝关节镜下半月板成形术	80.7601	关节镜膝关节滑膜切除术
M65.9	未特指的滑膜炎和腱鞘炎	80.7701	关节镜踝关节滑膜切除术		
S83.5	累及膝关节(前)(后)十字韧带的扭伤和劳损	81.4504	关节镜膝关节前交叉韧带重建术	80.2600	关节镜膝关节检查
				80.7601	关节镜滑膜切除术
				81.4700x013	膝关节镜下半月板缝合术
S83.6	膝的其他和未特指部位的扭伤和劳损				
S93.4	踝扭伤和劳损	81.9400x006	踝关节镜下韧带修补术		

（付　萍　李恒元　李　飞　严晓波）

第十节　骨肿瘤

一、概述

凡发生在骨内或起源于各种骨组织成分的肿瘤,不论是原发性、继发性还是转移性肿瘤统称为骨肿瘤。原发性良性骨肿瘤中以骨软骨瘤、骨巨细胞瘤及软骨瘤较为常见;

原发性恶性骨肿瘤以骨肉瘤、软骨肉瘤及纤维肉瘤常见。

不同类型的骨肿瘤好发年龄、部位也有所不同。骨肉瘤均常见于青少年的长骨干骺端，如股骨远端、胫骨近端和肱骨近端的干骺端；软骨肉瘤好发于成年人或老年人的骨盆、股骨远端、肱骨近端和肋骨；骨巨细胞瘤好发于 20～40 岁，女性略多，好发部位为长骨干骺端和椎体。骨肿瘤可按组织来源或按生物学行为分类。

1. 按组织来源分类：WHO2020 年公布的第五版骨肿瘤分类，包括软骨源性肿瘤、骨源性肿瘤、纤维源性肿瘤、骨血管肿瘤、富于破骨性巨细胞的肿瘤、脊索源性肿瘤、骨的其他间叶性肿瘤、骨的造血系统肿瘤。

2. 按生物学行为分类

（1）良性骨肿瘤：常见类型有骨样骨瘤、骨软骨瘤、软骨瘤等，以及软骨母细胞瘤、骨瘤、骨母细胞瘤、软骨黏液样纤维瘤、非骨化性纤维瘤等。

（2）交界性骨肿瘤：是一种交界性或行为不确定的肿瘤，包括骨巨细胞瘤。

（3）恶性骨肿瘤：原发性恶性骨肿瘤常见类型有骨肉瘤、软骨肉瘤、恶性纤维组织细胞瘤、尤因肉瘤、恶性淋巴瘤、骨髓瘤、脊索瘤、恶性骨巨细胞瘤等。

（4）转移性骨肿瘤：骨骼是恶性肿瘤常见的转移部位。骨转移瘤常见部位是长骨（如股骨、肱骨等）及中轴骨。较多见的转移来源有乳腺癌、前列腺癌、肺癌、甲状腺癌和肾癌。最常见的组织学类型是腺癌和鳞状细胞癌。

二、诊断依据

（一）病史

部分骨肿瘤患者并无明显的临床症状，因突然发生病理性骨折而就诊，或体检中通过影像学检查发现。

（二）临床表现

1. 疼痛与压痛：疼痛是生长迅速的肿瘤最显著的症状。良性肿瘤多无疼痛，但恶性骨肿瘤几乎均有局部疼痛，并随着病情的发展而逐渐加剧，可有压痛。良性肿瘤恶变或合并病理骨折，疼痛可突然加重。

2. 局部肿块和肿胀：良性肿瘤常表现为质硬而无压痛的肿块，生长缓慢，通常被偶然发现。恶性骨肿瘤的局部肿胀与肿块多发展迅速，并常因肿瘤的血运丰富而出现局部静脉怒张。

3. 功能障碍和压迫症状：临近关节的肿瘤，由于疼痛和肿胀可使关节活动功能障碍。脊髓肿瘤不论是良性、恶性都可引起压迫症状，甚至出现截瘫。若肿瘤血运丰富，可出现局部皮温增高，浅静脉怒张。位于骨盆内的肿瘤可引起消化道和泌尿生殖道的机械梗阻。

4. 病理性骨折：轻微外伤引起的病理性骨折是某些肿瘤的首发症状，也是恶性骨肿瘤和骨转移癌的常见并发症。

（三）医技检查

骨肿瘤的诊断,尤其是良恶性的判断对选择正确的治疗及判断预后非常重要。骨肿瘤的诊断必须临床、影像学和病理学三方面相结合,血生化也是必要的医技检查。

1. 影像学检查

（1）X 线检查:优质的 X 线平片是骨肿瘤影像学诊断的基础,可以显示肿瘤的部位、范围、单发或多发,并通过骨质破坏的性质、肿瘤基质的类型、有无骨膜反应、病变边缘是否规则清晰、有无软组织侵犯等信息初步判定肿瘤的性质为良性、恶性、转移性。如典型骨肉瘤 X 线表现为成骨性病损、界限不清,伴软组织侵犯,可见特征性的 Codman 三角、日光征、皮质侵蚀和软组织阴影。

（2）CT 检查:能清晰地显示肿瘤的边界、范围及内部结构,精确显示骨皮质被肿瘤侵犯的范围。

（3）MRI 检查:对肿瘤的侵犯范围、肿瘤周围水肿的范围、肿瘤与邻近血管及关节的关系均能较好地显示。因此,它对明确骨与软组织肿瘤的良恶性、生长率、活检部位、分期、评价化疗反应等均有重要意义,对确定骨与软组织肿瘤的外科手术切除范围具有重要的指导作用。

2. 病理检查:病理组织学检查是骨肿瘤确诊的"金标准"。按照标本采集方法分为穿刺活检和切开活检两种。骨和软组织活检首选穿刺活检,具有手术方法简便、出血少、正常间室屏障受干扰小、癌细胞不易扩散、较少造成病理性骨折等优点。

3. 生化测定:大多数骨肿瘤患者实验室检查无特异性改变。当骨质迅速破坏时,如广泛溶骨性病变,血钙往往升高;血清碱性磷酸酶反映成骨活动,在成骨性肿瘤如骨肉瘤中多明显升高;男性酸性磷酸酶的升高提示转移瘤来自前列腺癌;尿 Bence-Jones 蛋白阳性可提示骨髓瘤。

三、常见并发症

骨肿瘤在不同解剖部位出现的并发症是不一样的,其中下肢最容易发生的并发症是病理性骨折,脊柱主要是疼痛和瘫痪。骨肿瘤破坏骨质后,钙质流入血液中还会形成高钙血症。骨肿瘤可发生多处转移病灶,以肺转移多见。

典型案例

患者因胃食管结合部癌化疗后 1 个月,左下肢疼痛 1 天入院。完善髋关节及膝关节 X 线及 CT 检查,结合既往病史,诊断为"左股骨颈病理性骨折"。在静吸复合全麻下行左侧人工股骨头置换术,术后给予对症镇痛、抗感染、抑酸、止吐治疗,指导患者行踝泵锻炼及股四头肌锻炼。患者生命体征平稳,可间断辅助助行器下地活动,未诉特殊不适,办理出院。

主要诊断: D48.903† M90.7* 肿瘤性病理性骨折

主要手术操作: 81.5201 人工股骨头置换术

CHS-DRG 2.0 入组：IC29 髋、肩、膝、肘和踝关节置换术

DIP 2.0 病种：D48.9 未特指的动态未定或动态未知的肿瘤

[手术综合组]81.5201 人工股骨头置换术

四、主要外科治疗

（一）良性骨肿瘤的外科治疗

1. 刮除植骨术：本术式适用于良性肿瘤及瘤样病变。术中彻底刮除病灶至正常骨组织，药物或理化方法杀死残留瘤细胞后置入填充物。

2. 外生性骨肿瘤切除术：如骨软骨瘤切除术，手术的关键在于完整切除肿瘤骨质、软骨瘤及软骨外膜，防止复发。

（二）恶性骨肿瘤的外科治疗

1. 保肢治疗：手术的关键是采用合理外科边界完整切除肿瘤，广泛切除的范围应包括瘤体、包膜、反应区及其周围的部分正常组织，即在正常组织中完整切除肿瘤，截骨平面应在肿瘤边缘 3～5 cm，软组织切除范围为反应区外 1～5 cm。保肢手术后的重建方法有：瘤骨骨壳灭活再植术、异体骨半关节移植术、人工假体置换术等。

2. 截肢术：随着保肢手术的发展，截肢术的临床应用已逐渐减少。目前主要用于无法切除的高度恶性肿瘤、肿瘤侵犯主要血管神经，以及对其他辅助治疗无效的恶性肿瘤等。

五、编码要点

在临床诊断中侧重于体现骨肿瘤的生长部位与病理组织学类型，这些对于确定手术界限和手术方法尤为关键，对判断预后具有十分重要的价值。但对于肿瘤的生物学行为往往不予体现。在 ICD-10 中骨肿瘤的分类中，至少包括部位编码与形态学编码。部位编码以动态（包括良性、未肯定、恶性、继发性）及部位为分类轴心。绝大部分骨肿瘤的组织学编码范围在 M8812 或 M918—M934 之间，而且形态学编码与部位编码之间存在一定的对应关系。例如：骨样骨瘤的组织学编码"M91910"位于"M918—M924"之间，表示其为骨和软骨肿瘤；动态编码"/0"表示其为良性肿瘤，与部位编码"D16 骨和关节软骨良性肿瘤"分类含义相符。编码要点见表 3-10-1。

表 3-10-1 常见骨肿瘤 ICD-10 编码要点一览表

病理组织学类型	形态学编码	部位编码
骨样骨瘤	M91910/0	
骨软骨瘤	M92100/0	D16 骨和关节软骨良性肿瘤
软骨瘤	M92200/0	
骨巨细胞瘤	M92500/1	D48.0 骨和关节软骨动态未定或动态未知的肿瘤

病理组织学类型	形态学编码	部位编码
骨肉瘤	M91800/3	C40—C41 骨和关节软骨恶性肿瘤
成软骨细胞性骨肉瘤	M91810/3	
成纤维细胞性骨肉瘤	M91820/3	
骨旁骨肉瘤	M91900/3	
骨佩吉特病骨肉瘤	M91840/3	
毛细血管扩张性骨肉瘤	M91830/3	
小细胞骨肉瘤	M91850/3	
软骨肉瘤	M92200/3	
近皮质软骨肉瘤	M92210/3	
黏液样软骨肉瘤	M92310/3	
尤因肉瘤	M92600/3	
恶性骨巨细胞瘤	M92500/3	
转移性骨肉瘤	M91800/6	C79.5 骨和骨髓继发性恶性肿瘤
转移性成纤维细胞性骨肉瘤	M91820/6	
转移性软骨肉瘤	M92200/6	
转移性骨巨细胞瘤	M92500/6	
转移性尤因肉瘤	M92600/6	

以骨和关节软骨肿瘤为例,在 ICD-10 中的部位编码由四肢向躯干、自上而下的顺序排列分类。在四肢骨中,又按照长骨、短骨细分到不同亚目,见表 3－10－2、表 3－10－3。

表 3－10－2　骨和关节软骨良性肿瘤 ICD-10 编码分类

部　位	ICD 编码及名称
肩胛骨、四肢	D16.0 肩胛骨和上肢长骨良性肿瘤
	D16.1 上肢短骨良性肿瘤
	D16.2 下肢长骨良性肿瘤
	D16.3 下肢短骨良性肿瘤
颅骨、面骨	D16.4 颅骨和面骨良性肿瘤
下颌骨	D16.5 下颌骨良性肿瘤
脊柱	D16.6 脊柱良性肿瘤
肋骨、胸骨、锁骨	D16.7 肋骨、胸骨和锁骨良性肿瘤
骨盆骨、骶骨、尾骨	D16.8 骨盆骨、骶骨和尾骨良性肿瘤

表 3‑10‑3 骨和关节软骨恶性肿瘤 ICD‑10 编码分类

部　位	ICD 编码及名称
肩胛骨、四肢	C40.0 上肢长骨和肩胛骨恶性肿瘤
	C40.1 上肢短骨恶性肿瘤
	C40.2 下肢长骨恶性肿瘤
	C40.3 下肢短骨恶性肿瘤
	C40.8 四肢骨和关节软骨交搭跨越恶性肿瘤的损害
颅骨、面骨	C41.0 颅骨和面骨恶性肿瘤
下颌骨	C41.1 下颌骨恶性肿瘤
脊柱	C41.2 脊柱恶性肿瘤
肋骨、胸骨和锁骨	C41.3 肋骨、胸骨和锁骨恶性肿瘤
盆骨、骶骨和尾骨	C41.4 盆骨、骶骨和尾骨恶性肿瘤
骨和关节软骨交搭跨越	C41.8 骨和关节软骨交搭跨越恶性肿瘤的损害

六、常见临床诊断与疾病编码易错点与难点

(一) 骨转移瘤

1. 易错点及解析

临床医师习惯以"部位+病理形态学类型"的形式书写骨肿瘤诊断,不体现其是否为转移性肿瘤。编码员受限于专业知识水平,容易直接将"骨转移瘤"编码至 C40—C41。

ICD‑10 中并没有明确指出原发骨恶性肿瘤组织学类型的范围,编码员对原发恶性肿瘤的认定主要依赖于临床的判断。在 ICD‑10 第三卷肿瘤表中在某些部位处标记菱形号(◇)表明除了骨内性和牙源性肿瘤,任何类型的癌或腺癌均应认为是从另一个原发部位转移而来,编码于 C79.5。绝大部分骨内性和牙源性肿瘤的组织学编码范围在 M8812 或 M918—M934 之间,组织学编码在此范围之外时通常应按骨继发恶性肿瘤编码。但实际上,并不是所有的骨肿瘤编码都可遵循此做法,例如:骨内脂肪肉瘤是一种极少见的骨内恶性肿瘤,其组织学编码为 M8850,部位编码应为 C40 或 C41。脊索瘤、骨纤维肉瘤、骨血管肉瘤、骨内上皮样血管内皮瘤、骨平滑肌肉瘤等一些骨罕见原发恶性肿瘤也存在类似情况。所以,在编码骨恶性肿瘤时,应认真阅读病理报告等病历资料,与临床医师沟通,明确是骨原发的还是继发的肿瘤,根据临床实际情况结合 ICD 编码分类原则准确编码。

2. 典型案例

患者,男,39 岁。因左肺上叶鳞癌 5 年余,左髋部疼痛 10 余天入院。骨盆正位、左股骨中上段 CT 检查考虑左股骨粗隆间占位。在 CT 引导下行左股骨粗隆间占位穿刺活检术,病理报告:(股骨粗隆间)恶性肿瘤。排除手术禁忌后于腰硬联合麻醉下行左股骨近端肿瘤病灶清除、PFN‑A 内固定术。术后病理结果:(左股骨粗隆间)恶性肿瘤,结合免疫

组织化学染色支持浸润性癌,倾向低分化鳞状细胞癌,考虑肺来源。患者病情好转出院。

临床诊断:(左侧)股骨粗隆间鳞状细胞癌

手术名称:(左侧)股骨近端肿瘤病灶清除术

　　　　　　PFN-A 内固定术

　　　　　　(左侧)股骨粗隆间占位穿刺活检术

编码要点:本例骨肿瘤的发生部位为股骨粗隆间,术后病理为低分化鳞状细胞癌。经与临床医师沟通,结合既往病史、影像检查及病理报告结果,考虑患者为左肺癌骨转移,并非原发于股骨,应编码至 C79.500x010 股骨继发恶性肿瘤,形态学编码为 M80700/6 转移性鳞状细胞癌。本例质控前后的编码及 CHS-DRG 2.0 入组与 DIP 2.0 病种情况见表 3-10-4。

表 3-10-4　股骨继发恶性肿瘤质控前后 ICD 编码与 CHS-DRG 2.0 入组/DIP 2.0 病种

项　目	质控前	质控后
主要诊断编码	C40.201 股骨恶性肿瘤	C79.500x010 股骨继发恶性肿瘤
其他诊断编码	—	—
主要手术操作编码	77.6501 股骨病损切除术	77.6501 股骨病损切除术
其他手术操作编码	78.5500x003 股骨髓内针内固定术 84.5501 骨空隙骨水泥填充术 78.8500x001 股骨穿刺活组织检查	78.5500x003 股骨髓内针内固定术 84.5501 骨空隙骨水泥填充术 78.8500x001 股骨穿刺活组织检查
DRG 组	IE25 股骨手术,不伴严重合并症或并发症	IE25 股骨手术,不伴严重合并症或并发症
DIP 病种	C40.2 下肢长骨恶性肿瘤:〔手术综合组〕77.6501 股骨病损切除术	C79.5 骨和骨髓继发性恶性肿瘤:〔手术综合组〕77.6501 股骨病损切除术

(二)内生软骨瘤

1. 易错点及解析

内生软骨瘤是常见的发生于骨髓腔内的、由透明软骨组织构成的良性骨肿瘤,可单发或多发。一般认为,内生性软骨瘤由发育成骨前的软骨未被完全吸收,或胚胎静息期的软骨组织在干骺端沉积、增生并向骨干移行所致,也与 IDH1 或 IDH2 基因突变有关,还与 Hedgehog 信号通路的突变导致软骨骨化障碍有关。

单发性内生软骨瘤又称孤立性内生软骨瘤,很少恶变。以"软骨瘤"作为主导词按照肿瘤编码方法进行查找,疾病编码应分类于"D16 骨和关节软骨良性肿瘤",形态学编码为"M9220/0 软骨瘤"。

多发性内生软骨瘤又称内生软骨瘤病,具有恶变为软骨肉瘤的潜在风险。内生软骨瘤病合并肢体畸形称为 Ollier 病,合并皮肤、软组织和内脏血管瘤者称为 Maffucci 综合征。以"奥利耶病"或"马富奇综合征"为主导词可以直接查找到 Q78.4。或以"软骨瘤病"为主导词,查得形态学编码"M9220 /1",索引中一级修饰词"内"指示疾病编码为"Q78.4"。有学者根据形态学编码"M9220 /1"后的提示"另见 肿瘤,软骨,动态未定",提议将其分类于"D48.0 骨和关节软骨动态未定或动态未知的肿瘤",附加"Q78.4 内生软骨瘤病"予以说明。但笔者认为,核对 ICD-10 第一卷"Q78.4 内生软骨瘤病"及其中英文注释"马富奇综合征 Maffucci syndrome、奥利耶病 Ollier disease",并结合其发病机制,考虑编码查找路径中一级修饰词"内"后给出的疾病编码"Q78.4"适用于"多发性内生软骨瘤",无需转换为"另见"后提供的主导词进行查找。因此,建议将"多发性内生软骨瘤"分类于"Q78.4 内生软骨瘤病(M9220/1 软骨瘤病,NOS)"。注意区分:D16.- M9210/0骨软骨瘤(单发性);Q78.6 M9210/1 遗传性多发性骨软骨瘤;以及骨软骨瘤病 NOS—其他或未特指部位的动态未定或动态未知 D48.0 9210/1。

综上所述,在编码内生软骨瘤时,要认真阅读影像学检查报告、病理报告等病历资料,与临床医师沟通,明确疾病的病因、性质、分型,根据临床实际情况结合 ICD 编码分类原则准确编码。

2. 典型案例

患者,男,52 岁。因发现右手肿物 2 年余入院。查体见右手示指近节直径约 1.0 cm× 0.5 cm 肿物,无压痛。X 线片示:右手示指近节髓腔内见一圆形透亮阴影,边缘整齐,骨皮质变薄、向外膨胀,阴影内可见斑点状钙化,考虑内生软骨瘤。于臂丛神经阻滞麻醉下行右手示指内生软骨瘤切除术。术后病理示:内生性软骨瘤。术后给予对症治疗,患者病情好转出院。

临床诊断:右手示指内生软骨瘤

手术名称:右手示指内生软骨瘤切除术

编码要点:本例临床诊断"内生软骨瘤",编码员受限于专业知识水平,不了解疾病病因、疾病性质,容易按照在编码库中检索到的相似名称"内生软骨瘤病"错误编码至"Q78.4"。

ICD-10 编码库中存在与临床诊断名称"内生软骨瘤"相似的编码名称"内生软骨瘤病",编码时容易按照名称检索错误编码为"Q78.400 内生软骨瘤病"。经与临床医师核实,结合临床表现及医技检查,本例为发生于右手示指近节的内生性软骨瘤,单发病灶,体积小、界限清楚,生长缓慢,属于良性肿瘤。正确编码应为"D16.103 指骨良性肿瘤(M92200/0 软骨瘤)"。本例质控前后的编码及 CHS-DRG 2.0 与 DIP 2.0 病种情况见表3-10-5。

表3-10-5　指骨良性肿瘤质控前后 ICD 编码与 CHS-DRG 2.0 入组/DIP 2.0 病种

项　目	质控前	质控后
主要诊断编码	Q78.400 内生软骨瘤病	D16.103 指骨良性肿瘤
其他诊断编码	—	—
主要手术操作编码	77.6902 指骨病损切除术	77.6902 指骨病损切除术

续表

项 目	质控前	质控后
其他手术操作编码	—	—
DRG 组	IE69 手外科手术	IE69 手外科手术
DIP 病种	Q78.4 内生软骨瘤病：[手术综合组] 77.6902 指骨病损切除术	D16.1 上肢短骨良性肿瘤；77.6902 指骨病损切除术

七、CHS-DRG 2.0 主要分组

（一）CHS-DRG 2.0 主要分组

表 3 - 10 - 6　CHS-DRG 2.0 骨肿瘤主要分组

类型	ADRG 代码	DRG 组代码	DRG 组名称
内科组	IU3	IU39	骨骼、肌肉、结缔组织恶性病损、病理性骨折
非手术室操作组	—	—	—
外科组	IB2	IB29	脊柱 2 节段及以下脊柱融合术
	IB3	IB31	与脊柱有关的其他手术，伴严重合并症或并发症
		IB35	与脊柱有关的其他手术，不伴严重合并症或并发症
外科组	IC2	IC29	髋、肩、膝、肘和踝关节置换术
	IC4	IC49	除置换/翻修外的髋、肩、膝、肘、踝和足部关节其他手术
	IE2	IE21	股骨手术，伴严重合并症或并发症
		IE25	股骨手术，不伴严重合并症或并发症

（二）骨肿瘤常见并发症 CC 表

骨肿瘤常见并发症影响 DRG 入组，最常见的并发症见表 3 - 10 - 7。

表 3 - 10 - 7　骨肿瘤常见并发症表

疾病名称	疾病编码	CC 标识	疾病名称	疾病编码	CC 标识
肿瘤性病理性骨折	D48.903† M90.7*	CC	肺转移	C78.000	CC
高钙血症	E83.502	CC	股骨继发恶性肿瘤	C79.500x010	CC

八、DIP 2.0 主要核心病种

表 3-10-8　DIP 2.0 骨肿瘤主要核心病种

主要诊断编码	主要诊断名称	主要手术操作编码	主要手术操作名称	相关手术操作编码	相关手术操作名称
D16.1	上肢短骨良性肿瘤	77.6902	指骨病损切除术		
D48.0	骨和关节软骨动态未定或动态未知的肿瘤				
C40.2	下肢长骨恶性肿瘤				
C79.5	骨和骨髓继发性恶性肿瘤				

（王晶晶　李　飞　严晓波）

第十一节　椎管内肿瘤

一、概述

椎管内肿瘤亦称脊髓肿瘤,是指生长于脊髓及与脊髓相近的组织,包括神经根、硬脊膜、血管、脊髓及脂肪组织等的原发、继发肿瘤。临床上常见的肿瘤有神经鞘瘤、脊膜瘤、神经胶质瘤、先天性肿瘤(表皮样囊肿、皮样囊肿、畸胎瘤)、海绵状血管瘤、血管网织细胞瘤等。多见于 20～40 岁,男性多于女性。

椎管内肿瘤按照发生部位、性质、与硬脊膜的关系分类:①根据肿瘤和脊柱水平部位的关系分为颈段、胸段、腰段和骶尾部肿瘤。②根据肿瘤的性质和组织学来源分良性肿瘤和恶性肿瘤,常见良性肿瘤有神经鞘瘤、脊膜瘤、海绵状血管瘤、皮样囊肿、表皮样囊肿、脂肪瘤等;常见恶性肿瘤有星形细胞瘤、室管膜瘤等。③根据肿瘤与硬脊膜的关系分为硬脊膜内肿瘤、硬脊膜外肿瘤。硬脊膜内肿瘤又分为髓内肿瘤和髓外肿瘤。髓内肿瘤中神经胶质瘤较常见。髓外肿瘤最多见,占椎管内肿瘤的 65%,大多数都是良性,以神经鞘瘤较为常见。硬脊膜外肿瘤常见类型有血管脂肪瘤、淋巴瘤、多发性骨髓瘤等。

二、诊断依据

(一)临床表现

患者早期以神经根痛为常见,其次是运动障碍,如肢体肌肉萎缩、肌力减退以及感觉障碍。在病程不同阶段,症状体征不同。

1. 刺激期(神经根痛期):在疾病早期可出现神经根性刺激症状,表现为电灼、针刺、刀割或牵拉样疼痛,沿神经根分布扩展,咳嗽、喷嚏和腹压增大时可诱发或加重疼痛,夜间痛及平卧痛是椎管内肿瘤较为特征性的症状。

2. 脊髓部分受压期:典型体征为脊髓半切综合征,表现为肿瘤节段以下同侧上运动神经元性瘫痪及触觉、深感觉减退,对侧肿瘤平面2—3个节段以下的痛温觉丧失。

3. 脊髓完全受压期:病变的发展使脊髓实质出现横贯性损害,表现为受压平面以下运动、感觉、括约肌功能完全丧失,出现皮肤营养不良征象,并且不可恢复。

（二）医技检查

椎管内肿瘤根据临床症状、体征、影像学检查,结合实验室检查,能基本定位诊断。对于肿瘤性质,还要依靠病理检查证实。

1. 脑脊液检查:脑脊液的动力学改变和蛋白含量增高是椎管内肿瘤早期诊断的重要依据。

2. 影像学检查

（1）X线检查:有助于进一步了解椎管的继发性改变,如椎体的吸收、破坏、椎弓根间距增大、椎间孔扩大等。

（2）脊髓造影:是目前显示椎管内占位病变的有效方法之一。尤其是经小脑延髓池注药容易确诊,显示出造影剂在非椎间盘平面上出现杯口状的缺损或阻塞。

（3）CT检查:CT扫描在横断面上能清晰地显示脊髓、神经根等组织结构,能清晰地显示出肿瘤软组织影,能基本上确定椎管内肿瘤的节段分布和病变范围,但较难与正常脊髓实质区分开。

（4）MRI检查:可三维观察脊髓像,能显示肿瘤组织与正常组织的界线,以及肿瘤的部位、大小和范围,并直接把肿瘤勾画出来,显示其纵向及横向扩展情况和与周围组织结构的关系,能够准确鉴别髓内肿瘤与髓外肿瘤,已成为椎管内肿瘤诊断的首选方法。

三、常见并发症

椎管内肿瘤会导致急性"卒中性"脊髓横贯综合征、脑神经损害、偏瘫、脊柱变形、斜颈、压疮等。硬脊膜外肿瘤常引起椎体和椎板结构破坏时,可导致病理性骨折。

典型案例

患者因诊断颈髓脊膜瘤1年,左侧肢体无力,步态不稳进行性加重2个月入院。结合既往病史及症状体征诊断为偏瘫,考虑与颈髓脊膜瘤有关。患者拒绝手术,给予针灸理疗等康复治疗及对症支持治疗,病情改善后出院。

主要诊断：G81.900 偏瘫

其他诊断：D32.102 颈段脊膜瘤

CHS-DRG 2.0 入组：BW23 脑性瘫痪,伴一般合并症或并发症

DIP 2.0 病种：G81.9 未特指的偏瘫

四、主要外科治疗

椎管内肿瘤目前唯一有效的治疗手段是手术切除。手术均在显微镜下行肿瘤切除，达到对神经及血管的最大程度的保护。

1. 良性肿瘤的手术治疗：对于不涉及脊柱稳定性者，显微手术切除加椎板复位。对于导致脊柱不稳者，显微手术切除加脊柱内固定。

2. 恶性肿瘤的手术治疗：常规行肿瘤切除及去椎板减压。对影响脊柱稳定性的恶性椎管内肿瘤，可手术行肿瘤切除加脊柱内固定，达到缓解症状及维持脊柱稳定的目的。

五、编码要点

临床上椎管内肿瘤的诊断由病理检查、影像学检查等确定。病理诊断可明确肿瘤的组织学和动态程度；影像学检查可明确肿瘤定位；肿瘤切除手术可进一步证实肿瘤的部位、大小、形态等。

临床医师对于椎管内肿瘤的诊断，常常未说明肿瘤发生的具体部位及肿瘤的性质、类型。而椎管内肿瘤根据部位分为髓内、髓外硬膜下、髓外硬膜外等；根据病理分为血管瘤、脊膜瘤、神经鞘瘤、神经纤维瘤、室管膜瘤等。不同部位、不同病理类型的椎管内肿瘤所对应的 ICD-10 编码不同，主要分类于 D18 血管瘤和淋巴管瘤，任何部位，D32 脑脊膜良性肿瘤，D33 脑和中枢神经系统其他部位的良性肿瘤，C70 脑脊膜恶性肿瘤等。编码要点见表 3-11-1。

表 3-11-1　常见椎管内肿瘤 ICD-10 编码要点一览表

病理组织学类型	部　　位	ICD 编码及名称
血管瘤	不区分部位	D18.0 血管瘤，任何部位
淋巴管瘤	不区分部位	D18.1 淋巴管瘤，任何部位
神经鞘瘤、神经纤维瘤	髓外硬膜下	D32.1 脊（髓）膜良性肿瘤
	髓内	D33.4 脊髓良性肿瘤
脊膜瘤	髓外硬膜下	D32.1 脊（髓）膜良性肿瘤
室管膜瘤	髓外硬膜下	C70.1 脊（髓）膜恶性肿瘤

六、常见临床诊断与疾病编码易错点与难点

（一）椎管内神经鞘瘤

1. 易错点及解析

神经鞘瘤又称施旺细胞瘤，是由周围神经的 Schwann 鞘（即神经鞘）所形成的肿瘤，亦称为神经瘤，属于良性肿瘤。该肿瘤可发生在周围神经及中枢神经，好发于四肢的屈侧面、头颈部、腹膜后及脊神经后根处。临床医师在书写椎管内神经鞘瘤诊断时，常常不具体说明肿瘤发生部位（髓内、髓外硬膜下、髓外硬膜外）。编码员因未意识到椎管内神

经鞘瘤的编码查找路径较特殊,容易错误编码至"D36.1 周围神经和自主神经系统良性肿瘤";或忽略肿瘤的具体部位,容易错误编码至"D33.4 脊髓良性肿瘤"。

ICD-10 中,以"神经鞘瘤"为主导词,见"肿瘤,神经,良性",可发现神经鞘瘤的疾病编码主要包括 3 类:D33.3 脑神经良性肿瘤;D36.1 周围神经和自主神经系统良性肿瘤;D31.6 眶周围神经良性肿瘤。

但以上 3 个疾病编码不适合椎管内的神经鞘瘤,应在肿瘤表中查找部位编码:肿瘤—神经,未列出"硬膜下""脊髓"等部位,应变换编码查找路径,直接在"肿瘤"主导词下查找,即肿瘤—硬膜下——脊柱(良性)D32.1,或肿瘤—脊柱——索,带(良性)D33.4。

因此,编码椎管内神经鞘瘤时要注意根据其具体发生部位进行编码。发生在脊髓内的神经鞘瘤,应分类于 D33.4 脊髓良性肿瘤;发生在硬膜下的神经鞘瘤,则应分类于 D32.1 脊(髓)膜良性肿瘤。

2. 典型案例

患者,女,86 岁。因无明显诱因胸痛 1 月余入院。胸椎 MRI 示:胸 2 椎体上缘水平椎管左侧髓外硬膜下累及左侧椎间孔强化肿物,考虑神经鞘瘤。于全麻下行胸椎肿瘤摘除术。术中显微镜下探查见鱼肉样纺锤状肿瘤组织,大小约 2 cm×2 cm,肿瘤部分与神经根粘连。完整切除肿瘤,术后病理结果示:神经鞘瘤。患者病情好转出院。

临床诊断: 第 2 胸椎神经鞘瘤

手术名称: 胸椎肿瘤摘除术

编码要点: 本例为椎管内神经鞘瘤,形态学编码为 M95600/0 神经鞘瘤。住院期间胸椎 MRI 检查明确其位于髓外硬膜下,部位编码应为 D32.106 硬脊膜下良性肿瘤。对该肿瘤进行切除手术治疗,其手术编码应为 03.4x06 硬脊膜下病损切除术。本例由 AI 编码系统质控、人工审核,质控前后的编码及 CHS-DRG 2.0 与 DIP 2.0 病种情况见表 3 - 11 - 2。

表 3 - 11 - 2　硬脊膜下良性肿瘤质控前后 ICD 编码与 CHS-DRG 2.0 入组/DIP 2.0 病种

项　目	质控前	质控后
主要诊断编码	D36.109 脊神经良性肿瘤	D32.106 硬脊膜下良性肿瘤
其他诊断编码	—	—
主要手术操作编码	77.6900x032 胸椎病损切除术	03.4x06 硬脊膜下病损切除术
其他手术操作编码	—	—
DRG 组	—	BD19 脊柱脊髓手术
DIP 病种	D36.1 周围神经和自主神经系统良性肿瘤: [手术综合组] 77.6900x032 胸椎病损切除术	D32.1 脊(髓)膜良性肿瘤: 03.4x06 硬脊膜下病损切除术

(二)髓外硬膜下室管膜瘤

1. 易错点及解析

室管膜瘤是来源于脑室或脊髓中央管的室管膜细胞或脑内白质室管膜细胞巢的中

枢神经系统肿瘤。常发生在脑室系统腔室内或附近,最常见于小脑附近的第四脑室或脊髓内,偶尔发生在后颅窝之外的脑组织中,极少发生在中枢神经系统之外。

临床医师在书写髓外硬膜下室管膜瘤诊断时,常常不具体说明肿瘤发生部位(髓内、髓外硬膜下、髓外硬膜外)。编码员因忽略或分不清楚具体部位,容易错误编码至"C72.9 未特指的中枢神经系统恶性肿瘤"或"C72.0 脊髓恶性肿瘤"。

以"室管膜瘤"为主导词,在 ICD-10 第三卷中查找:室管膜瘤(恶性)M9391/3—特指部位—见肿瘤,恶性。接着在肿瘤表中按肿瘤发生部位进行查找。由此可见,不同部位的室管膜瘤,其在 ICD-10 的部位编码也是不同的,尤其要注意脑和脊髓的被膜对 ICD-10 编码的影响。脑和脊髓的被膜从外到内分为硬膜、蛛网膜和软膜三层,在枕骨大孔处相连,但名称有所不同:脊髓的被膜,从外到内分别是硬脊膜、蛛网膜和软脊膜;脑的被膜,从外到内分别是硬脑膜、蛛网膜和软脑膜。以硬膜下室管膜瘤为例,如为硬脑膜下的室管膜瘤,在 ICD-10 第三卷肿瘤表中查找:肿瘤—硬膜下——大脑 C70.0;如为硬脊膜下的室管膜瘤,在 ICD-10 第三卷肿瘤表中查找:肿瘤—硬膜下——脊柱 C70.1。核对第一卷,分别为 C70.0 脑膜恶性肿瘤、C70.1 脊(髓)膜恶性肿瘤。

2. 典型案例

患者,男,27 岁。因腰背部疼痛 1 个月入院。MRI 检查:胸 11/12 椎平面椎管髓外硬膜下占位性病变,考虑神经鞘瘤。于全麻下行胸椎椎管内肿瘤摘除术,术中探查见肿瘤位于硬膜下偏右侧,暴露肿瘤上下极,肿瘤呈灰绿色,质地软,血供丰富。术后病理报告:(胸 11—12 椎管内)室管膜瘤,WHO Ⅱ级。术后给予对症治疗,患者病情好转出院。

临床诊断:胸 11—12 椎管内室管膜瘤

手术名称:胸椎椎管内肿瘤摘除术

编码要点:本例为椎管内室管膜瘤,形态学编码应为 M93910/3 室管膜瘤。由于肿瘤位于椎管内的脊髓外硬膜下,在 ICD-10 第三卷肿瘤表中查找部位编码:肿瘤—硬膜下—脊柱。部位编码应为 C70.100x001 脊膜恶性肿瘤。本例质控前后的编码及 CHS-DRG 2.0 入组与 DIP 2.0 病种情况见表 3-11-3。

表 3-11-3　脊膜恶性肿瘤质控前后 ICD 编码与 CHS-DRG 2.0 入组/DIP 2.0 病种

项　目	质控前	质控后
主要诊断编码	C72.900x004 椎管内恶性肿瘤	C70.100x001 脊膜恶性肿瘤
其他诊断编码	—	—
主要手术操作编码	03.0100x002 椎管内病损切除术	03.4x06 硬脊膜下病损切除术
其他手术操作编码	—	—
DRG 组	03.4x06 硬脊膜下病损切除术	BD19 脊柱脊髓手术
DIP 病种	无核心病种,纳入综合病种	无核心病种,纳入综合病种

七、CHS-DRG 2.0 主要分组

(一) CHS-DRG 2.0 主要分组

表 3-11-4 CHS-DRG 2.0 椎管内肿瘤主要分组

类型	ADRG 代码	DRG 组代码	DRG 组名称
内科组	BU1	BU11	神经系统肿瘤,伴严重合并症或并发症
		BU15	神经系统肿瘤,不伴严重合并症或并发症
	BZ1	BZ11	神经系统其他疾病,伴严重合并症或并发症
		BZ13	神经系统其他疾病,伴一般合并症或并发症
		BZ15	神经系统其他疾病,不伴合并症或并发症
非手术室操作组	—	—	—
外科组	BD1	BD19	脊柱脊髓手术
	IB3	IB31	与脊柱有关的其他手术,伴严重合并症或并发症
		IB35	与脊柱有关的其他手术,不伴严重合并症或并发症

(二) 常见并发症 CC 表

椎管内肿瘤常见并发症影响 DRG 入组,在 CHS-DRG 2.0 中最常见的并发症有两种:G81.900 偏瘫;M62.510 失用性肌肉萎缩。并发症标识均为 CC。

八、DIP 2.0 主要核心病种

表 3-11-5 DIP 2.0 椎管内肿瘤主要核心病种

主要诊断编码	主要诊断名称	主要手术操作编码	主要手术操作名称	相关手术操作编码	相关手术操作名称
D33.4	脊髓良性肿瘤	03.4x07	内镜下椎管内病损切除术		
D33.4	脊髓良性肿瘤	03.4x06	硬脊膜下病损切除术		

(王晶晶 李恒元 李 飞 严晓波)

第十二节 软组织肿瘤

一、概述

软组织肿瘤是除骨骼、淋巴造血组织和神经组织以外的所有非上皮性组织,包括纤维组织、脂肪组织、平滑肌组织、横纹肌组织、脉管组织以及各种实质脏器支持组织的肿

瘤。良性叫作瘤,恶性叫作肉瘤。

软组织肿瘤可发生在任何年龄的任何部位。横纹肌肉瘤在儿童和成年人中更常见;滑膜肉瘤在年轻人中常见;恶性纤维组织细胞瘤和脂肪肉瘤通常发生在老年人中;成年人良性深部肿块通常是肌肉内脂肪瘤所致。纤维源性肿瘤多发生于皮下组织;脂肪源性肿瘤多发生于臀部;下肢及腹膜后间皮瘤多发生于胸腔、腹腔;滑膜肉瘤则易发生于关节附近及筋膜等处。软组织肿瘤按组织来源和按生物学行为分两类。

1. 按组织来源分类:《WHO 软组织与滑肿瘤分类(2020)》将软组织病理学类型分为11 大类,包括脂肪细胞肿瘤、成纤维细胞/肌成纤维细胞性肿瘤、所谓的纤维组织细胞性肿瘤、脉管肿瘤、周细胞性(血管周细胞)肿瘤、平滑肌肿瘤、骨骼肌肿瘤、胃肠道间质瘤、软骨—骨肿瘤、周围神经鞘肿瘤和分化不确定的肿瘤。

2. 按生物学行为分类:①良性肿瘤:常见类型有脂肪瘤、弹力纤维瘤、腱鞘纤维瘤、肌纤维母细胞瘤、血管瘤、神经鞘瘤等。②交界性肿瘤:常见类型有脂肪纤维瘤病、巨细胞纤维母细胞瘤等。③恶性肿瘤:常见类型有脂肪肉瘤、平滑肌肉瘤、未分化多形性肉瘤、滑膜肉瘤、纤维肉瘤、血管肉瘤、横纹肌肉瘤等。

二、诊断依据

(一) 病史

软组织肿瘤患者多无明显症状,多在几周或几个月的时间后才察觉到无痛性进行性增大的肿块而就诊。

(二) 临床表现

软组织肿瘤临床分布广泛,患者多仅表现为肿块,伴或不伴疼痛,体格检查常无特异性体征。明确诊断依赖临床、影像、病理检查三方面的综合结果。

1. 肿块:患者常以无痛性肿块就诊。肿块大小不等,恶性肿瘤体积较大,直径多>5 cm。生长迅速并位于深层组织的肿瘤边界多不清晰。肿瘤中纤维、平滑肌成分较多者则质地较硬,而血管、淋巴管及脂肪成分较多者则质地较软。良性及低度恶性肿瘤生长部位常表浅,活动度较大。生长部位较深或周围组织浸润的肿瘤活动度较小。腹膜后肿瘤因解剖关系多为固定型。

2. 疼痛:疼痛是软组织肿瘤的常见症状,其程度根据发生部位、肿瘤来源及其与神经组织的关系等因素决定。血管肉瘤及平滑肌肉瘤多有疼痛,纤维肉瘤则在肿瘤生长到一定程度才出现疼痛。所有肉瘤当侵犯骨组织或压迫神经组织时,均可出现顽固性疼痛。

3. 皮温升高:软组织肉瘤的血供丰富,新陈代谢旺盛,局部温度可高于正常组织。

4. 区域淋巴结肿大:软组织肉瘤可因淋巴结转移而出现区域性淋巴结肿大,常见于滑膜肉瘤、横纹肌肉瘤及恶性纤维组织细胞瘤等。

(三) 医技检查

1. 影像学检查

(1) X 线检查:有助于进一步了解软组织肿瘤的范围、透明度以及其与邻近骨质的关系。如边界清晰,常提示为良性肿瘤;如边界不清并见有钙化,则提示为高度恶性肉瘤,该情况多发生于滑膜肉瘤、横纹肌肉瘤等。

(2)超声检查:可以检查肿瘤的体积范围、包膜边界和瘤体内部肿瘤组织的回声,从而区别良性还是恶性。体大而边界不清,回声模糊,常提示恶性,如横纹肌肉瘤、滑膜肉瘤、恶性纤维组织细胞瘤等。超声检查还能引导做深部肿瘤的针刺吸取细胞学检查。

(3)CT检查:具有对软组织肿瘤的密度分辨力和空间分辨力的特点,可以显示肿瘤的血流及肿瘤与血管的关系。肺转移是软组织肉瘤最常见的转移部位,胸部 CT 是必要的影像学检查。

(4)MRI检查:可以弥补 X 线、CT 的不足,它从纵切面把各种组织的层次同肿瘤的全部范围显示出来。可以显示软组织肿瘤与邻近肌肉、皮下脂肪、关节和主干血管束的关系,软组织肿瘤的大小和范围,以及肿瘤对骨质或骨髓侵袭程度。

2. 病理检查:软组织肿瘤的病理检查手段有穿刺细胞学检查、钳取活检、切取病理检查和切除病理检查等。细胞学检查是一种简单、快速、准确的病理学检查方法,适用于已破溃的软组织肿瘤、软组织肉瘤引起的胸腹腔积液。穿刺涂片检查适用于瘤体较大、较深而又拟作放疗或化疗的肿瘤,也适用于转移病灶或复发病灶。钳取活检用于软组织肿瘤已破溃,细胞学涂片不能确诊时。切取活检多在术中采取此方法,如较大的肢体肿瘤,需截肢前做切取活检,以便得到确切的病理诊断;也可用于肿瘤位于胸腔、腹腔或腹膜后,不能彻底切除时。切除活检适用于体积较小的软组织肿瘤,可连同正常组织整块切除送病理检查。

三、常见并发症

软组织肿瘤会引起肢体活动障碍、病理性骨折、感染等并发症。远处转移主要发生于肺。临床上很少发生但很重要的并发症是低血糖症,常伴发于纤维肉瘤。

四、主要外科治疗

1. 根治性手术:所有位置的肿瘤必须是连同周围包绕的正常组织一并切除。手术切除范围应包括活检的部位、皮肤及其附近的部分肌肉。对于肌肉肿瘤,受累肌肉应将首尾完全予以切除。只有在临床显示淋巴结已受累时,才实施淋巴结清扫术。

2. 减积手术:针对一些无法完全切除的软组织肿瘤,如恶性腹膜后巨大的脂肪肉瘤等,可先行减积手术,再辅以放射治疗等,以期改善患者的生活质量并延长生命。

3. 截肢手术:当肢体已有病理性骨折、失去活动能力等严重情况下,无法用其他方法挽救时,方可考虑选用截肢术。

五、编码要点

在临床诊断中侧重于体现软组织肿瘤的生长部位与病理组织学类型,这些对于确定手术界限和手术方法尤为关键,对判断预后具有十分重要的价值。但 WHO 将软组织肿瘤分为了 11 大类、176 型,每一类又可分为良性、恶性及中间型,病理形态复杂多样,而间叶组织来源、生物学行为等因素都会影响最终的 ICD-10 编码结果,这使得编码员在编码软组织肿瘤时面临极大的挑战。例如:在良性软组织肿瘤中,脂肪瘤分类于 D17,血管瘤分类于 D18,纤维瘤性肿瘤、肌瘤性肿瘤、滑膜样肿瘤分类于 D21,神经鞘肿瘤主要分类于 D36.1。在恶性软组织肿瘤中,脂肪瘤、血管瘤、纤维瘤性肿瘤、肌瘤性肿瘤、滑膜样肿瘤分类于 C49,神经鞘肿瘤主要分类于 C47。

此外,皮肤因含有软组织,也可发生软组织肿瘤,故部分软组织肿瘤归类于皮肤肿瘤。即软组织肿瘤主要分类于一处,少数分类于皮肤肿瘤。常见软组织肿瘤 ICD-10 编码要点见表 3-12-1。

表 3-12-1 常见软组织肿瘤 ICD-10 编码要点一览表

分类	病理组织学类型	形态学编码	部位编码
纤维瘤性肿瘤	纤维瘤	M88100/0	D21 结缔组织和其他软组织的其他良性肿瘤
	纤维黏液瘤	M88110/0	
	筋膜纤维瘤	M88130/0	
	孤立性纤维性瘤	M88150/0	
	弹力纤维瘤	M88200/0	
纤维瘤性肿瘤	肌纤维瘤	M88240/0	
	肌纤维母细胞瘤	M88250/0	
	血管肌纤维母细胞瘤	M88260/0	
	纤维组织细胞瘤	M88300/0	
	侵蚀性纤维瘤病	M88211/1	D48.1 结缔组织和其他软组织动态未定或动态未知的肿瘤
	肌纤维瘤病	M88240/1	
	促结缔组织增生性纤维瘤	M88230/1	
	炎性肌纤维母细胞瘤	M88250/1	
	丛状纤维组织细胞性瘤	M88350/1	
	纤维肉瘤	M88100/3	C49 其他结缔组织和软组织恶性肿瘤
	纤维黏液肉瘤	M88110/3	
	婴儿性纤维肉瘤	M88140/3	
	恶性孤立性纤维性瘤	M88150/3	
脂肪瘤性肿瘤	脂肪瘤	M88500/0	D17 良性脂肪瘤样肿瘤
	肌内脂肪瘤	M88560/0	
	血管脂肪瘤	M88610/0	
	血管肌脂肪瘤	M88600/0	

分类	病理组织学类型	形态学编码	部位编码
脂肪瘤性肿瘤	脂肪肉瘤	M88500/3	C49 其他结缔组织和软组织恶性肿瘤
	多形性脂肪肉瘤	M88540/3	
	黏液样脂肪肉瘤	M88520/3	
	去分化型脂肪肉瘤	M88580/3	
	血管肌脂肪瘤,恶变	M88600/3	
肌瘤性肿瘤	平滑肌瘤	M88900/0	D21 结缔组织和其他软组织的其他良性肿瘤
	横纹肌瘤	M89000/0	
	平滑肌瘤病	M88900/1	D48.1 结缔组织和其他软组织动态未定或动态未知的肿瘤
	平滑肌肉瘤	M88900/3	C49 其他结缔组织和软组织恶性肿瘤
	横纹肌肉瘤	M89000/3	
	多形型横纹肌肉瘤	M89010/3	
	胚胎型横纹肌肉瘤	M89100/3	
	小泡型横纹肌肉瘤	M89200/3	
滑膜样肿瘤	良性滑膜瘤	M90400/0	D21 结缔组织和其他软组织的其他良性肿瘤
	滑膜肉瘤	M90400/3	C49 其他结缔组织和软组织恶性肿瘤
血管肿瘤	血管瘤	M91200/0	D18 血管瘤和淋巴管瘤,任何部位
	肌内血管瘤	M91320/0	
	动静脉血管瘤	M91231/0	
	静脉血管瘤	M91220/0	
	上皮样血管瘤	M91250/0	
	良性血管内皮瘤	M91300/0	
	血管肉瘤	M91200/3	C49 其他结缔组织和软组织恶性肿瘤
神经鞘肿瘤	神经纤维瘤	M95400/0	D36.1 周围神经和自主神经系统良性肿瘤
	神经鞘瘤	M95600/0	
	神经鞘瘤病	M95600/1	D48.2 周围神经和自主神经系统动态未定或动态未知的肿瘤
	神经纤维肉瘤	M95400/3	C47 周围神经和自主神经系统恶性肿瘤
	恶性神经鞘瘤	M95600/3	

脂肪瘤在 ICD-10 中属于不区分部位的肿瘤,是因为无论发生在哪个部位的脂肪瘤其细胞结构都是相似的。与普通肿瘤的查找方法不同,我们以"脂肪瘤"作为主导词在索引中查找,可以直接在形态学编码之后找到部位编码,均分类于 D17,没有遵循普通良性肿瘤的部位分类(D10—D16)。在 ICD-10 中,又按照自上而下的顺序排列分类于不同亚目。编码时应注意正确体现脂肪瘤的具体部位,避免编码为"D17.900x002脂肪瘤"而导致笼统分类到"D17.9 未特指的良性脂肪瘤样肿瘤"的残余类目中,见表3-12-2。

表 3-12-2 脂肪瘤 ICD-10 编码分类

部　位	ICD 编码及名称
头、面和颈部	D17.0 头、面和颈部皮肤和皮下组织良性脂肪瘤样肿瘤
躯干	D17.1 躯干皮肤和皮下组织良性脂肪瘤样肿瘤
四肢	D17.2 四肢皮肤和皮下组织良性脂肪瘤样肿瘤
其他和未特指部位	D17.3 其他和未特指部位的皮肤和皮下组织良性脂肪瘤样肿瘤
胸腔内器官	D17.4 胸腔内器官良性脂肪瘤样肿瘤
腹腔内器官	D17.5 腹腔内器官良性脂肪瘤样肿瘤
精索	D17.6 精索良性脂肪瘤样肿瘤
其他部位	D17.7 其他部位的良性脂肪瘤样肿瘤

原发恶性软组织肿瘤大多分类于 C49,在索引中查找到形态学编码后一般都会提示"见肿瘤,结缔组织,恶性"。在 ICD-10 中其部位编码由四肢向躯干、自上而下的顺序排列分类到不同亚目,见表 3-12-3。

表 3-12-3 原发恶性软组织肿瘤 ICD-10 编码分类

部　位	ICD 编码及名称
头、面和颈部	C49.0 头、面和颈部结缔组织和软组织恶性肿瘤
上肢(包括肩)	C49.1 上肢(包括肩)结缔组织和软组织恶性肿瘤
下肢(包括髋)	C49.2 下肢(包括髋)结缔组织和软组织恶性肿瘤
胸部	C49.3 胸部结缔组织和软组织恶性肿瘤
腹部	C49.4 腹部结缔组织和软组织恶性肿瘤
盆腔	C49.5 盆腔结缔组织和软组织恶性肿瘤
躯干	C49.6 躯干未特指结缔组织和软组织的恶性肿瘤
结缔组织和软组织交搭跨越	C49.8 结缔组织和软组织交搭跨越恶性肿瘤的损害

六、常见临床诊断与疾病编码易错点与难点

(一)滑膜肉瘤

1. 易错点及解析

滑膜肉瘤是一种恶性程度较高的软组织肉瘤,好发部位于四肢大关节周围的深部软组织内,约70%发生于下肢,以膝关节附近最为常见。发生于关节腔内者非常少见。临床医师习惯以"部位＋滑膜肉瘤"的形式书写诊断,编码员容易忽略滑膜肉瘤的查找路径"见肿瘤,结缔组织,恶性",将滑膜肉瘤错误编码至该部位的恶性肿瘤。

以"滑膜肉瘤"为主导词,在索引中查找到相应肿瘤形态学"滑膜肉瘤(9040/3)—见肿瘤,结缔组织,恶性",指示编码员在编码时必须参照执行,在肿瘤表中按照指示路径查找部位编码。根据肿瘤表,我们可以看到,滑膜肉瘤发生在不同解剖部位时,其相应的部位编码也是不同的。例如:发生于上肢的滑膜肉瘤分类于C49.1,发生于下肢的滑膜肉瘤分类于C49.2,发生于臀部的滑膜肉瘤分类于C49.5,发生于躯干的滑膜肉瘤分类于C49.6。

所以,在编码滑膜肉瘤时,应认真阅读影像学检查等病历资料,掌握肿瘤的编码查找方法与ICD-10分类规则,体现肿瘤的部位与性质,准确编码。

2. 典型案例

患者,男,20岁。因左下肢麻痹4个月入院。MRI示:左侧膝关节外侧软组织肿块,可见不规则钙化影。行左下肢肿物切开活检术,病理报告示:恶性间叶源性肿瘤。于全麻下行左下肢肿瘤切除术,术中见肿物起源于腱鞘。术后病理及免疫组化报告:滑膜肉瘤。患者术后恢复良好,出院。

临床诊断: 左下肢滑膜肉瘤

手术名称: 左下肢肿瘤切除

编码要点: 本例恶性肿瘤的部位为左侧膝关节周围软组织内,起源于腱鞘,病理为滑膜肉瘤,应编码至C49.200x005膝部结缔组织和软组织恶性肿瘤,形态学编码为M90400/3滑膜肉瘤。本例编码质控由AI编码员质控、人工审校,质控前后的编码及CHS-DRG 2.0与DIP 2.0病种情况见表3-12-4。

表3-12-4　膝部滑膜肉瘤质控前后ICD编码与CHS-DRG 2.0入组/DIP 2.0病种

项　目	质控前	质控后
主要诊断编码	C76.500 下肢恶性肿瘤	C49.200x005 膝部结缔组织和软组织恶性肿瘤
其他诊断编码	无	无
形态学编码	—	M90400/3 滑膜肉瘤
主要手术操作编码	83.3100 腱鞘病损切除术	83.3100 腱鞘病损切除术
其他手术操作编码	83.2100 软组织活组织检查	83.2100 软组织活组织检查

续表

项 目	质控前	质控后
DRG 组	IJ15 骨骼肌肉系统的其他手术,不伴合并症或并发症	IJ15 骨骼肌肉系统的其他手术,不伴合并症或并发症
DIP 病种	C76.5 下肢恶性肿瘤: [手术综合组] 83.3100 腱鞘病损切除术	C49.2 下肢(包括髋)结缔组织和软组织恶性肿瘤: [手术综合组] 83.3100 腱鞘病损切除术

(二)神经鞘瘤

1. 易错点及解析

神经鞘瘤是又称施旺细胞瘤,是由周围神经的 Schwann 鞘(即神经鞘)所形成的肿瘤,亦称神经瘤,属于良性肿瘤。该肿瘤可发生在周围神经及中枢神经,好发于四肢的屈侧面、头颈部、腹膜后及脊神经后根处。临床诊断"部位+神经鞘瘤",编码员由于对该疾病不熟悉,过于依赖信息系统的编码库,容易忽略神经鞘瘤的查找路径"见肿瘤,神经,良性",与普通的良性肿瘤混淆,错误编码至某部位的良性肿瘤。

以"神经鞘瘤"为主导词,在索引中查找到相应肿瘤形态学"神经鞘瘤(M9560/0)—见肿瘤,神经,良性",核对 ICD-10 第一卷:M9560/0 神经鞘瘤 NOS。在肿瘤表中查"肿瘤—神经,良性",可以发现,ICD-10 中将神经鞘瘤的部位编码分为三大类:D33.3 脑神经良性肿瘤,D36.1 周围神经和自主神经系统良性肿瘤,D31.6 眶周围神经良性肿瘤。其中,周围神经是指脑和脊髓以外的所有神经,包括神经节、神经干、神经丛及神经终末装置。

所以,在编码神经鞘瘤时,应认真阅读影像学检查、手术记录等病历资料,掌握肿瘤的编码查找方法,根据临床实际情况准确编码。

2. 典型案例

患者,男,52 岁。因右侧部肿物半年余入院,行臀部肿瘤切除术。术中见肿瘤大小约 2 cm×1.5 cm×1.5 cm。在肿瘤上方横行逐层切开皮肤及皮下组织,沿瘤体边缘电刀分离,完整切除肿瘤。术后病理报告:神经鞘瘤。术后患者病情好转出院。

临床诊断:右侧臀部神经鞘瘤

手术名称:右侧臀部肿瘤切除术

编码要点:根据手术记录术中所见,本例神经鞘瘤位于右侧臀部皮下组织内。属于周围神经的神经鞘瘤,疾病编码应为 D36.100x042 臀部周围神经和自主神经良性肿瘤,形态学编码 M9560/0 神经鞘瘤,手术编码应为 04.0713 周围神经病损切除术。本例质控前后的编码及 CHS-DRG 2.0 入组与 DIP 2.0 病种情况见表 3-12-5。

表 3－12－5 臀部周围神经和自主神经良性肿瘤质控前后 ICD 编码与
CHS-DRG 2.0 入组/DIP 2.0 病种

项　目	质控前	质控后
主要诊断编码	D36.711 臀部良性肿瘤	D36.100x042 臀部周围神经和自主神经良性肿瘤
其他诊断编码	—	—
形态学编码	—	M9560/0 神经鞘瘤
主要手术操作编码	86.3x03 皮下组织病损切除术	04.0713 周围神经病损切除术
其他手术操作编码	—	—
DRG 组	RT29 非特指良性肿瘤	BJ15 神经系统其他手术,不伴合并症或并发症
DIP 病种	D36.7 其他特指部位的良性肿瘤:〔手术综合组〕86.3x03 皮下组织病损切除术	D36.1 周围神经和自主神经系统良性肿瘤:04.0713 周围神经病损切除术

（三）脂肪纤维瘤病

1. 易错点及解析

软组织肿瘤的种类繁多,名称混杂,不但病理医师与临床医师在病理诊断和临床诊断方面存在困难,编码员在编码时也面临极大挑战。

脂肪纤维瘤病(lipofibromatosis,LFM)是一种好发于婴幼儿的罕见的软组织病变,属于中间型肿瘤。发病机制不明,好发于新生儿至 14 岁儿童,中位年龄为 1 岁,男童多见。约 30％为先天性。多位于四肢(手足多见),也可发生于头颈、肩背等处。起源于骨骼肌内,具有一定的侵袭性,不发生远处转移,但易局部复发,复发率最高达 72％。临床诊断 LFM 时,由于编码员对该病认识不足,没有仔细查阅 ICD 编码工具书,缺乏与临床医师的沟通,仅仅从字面意思误认为与纤维瘤病是同一疾病,容易按纤维瘤病错误编码至 M72。

LFM 最早于 1991 年报道,曾称为婴幼儿非韧带样型纤维瘤病、婴儿纤维瘤病(infantilefibromatosis,IFM),2000 年 Fetsch 等总结其临床病理特征并建议命名为脂肪纤维瘤病。《WHO 软组织与骨肿瘤分类(2020)》将其纳入中间性(局部侵袭型)纤维母细胞与肌纤维母细胞肿瘤的中(ICD-O:8851/1)。但由于 ICD 编码更新滞后于临床对疾病诊断的认识和发展,脂肪纤维瘤病的组织形态学编码在 ICD-10 第三卷中不能直接查到。以"纤维瘤病"为主导词,在第三卷索引中可查到"纤维瘤病 M72.9—先天性,全身性(M8824/1)—见肿瘤,结缔组织,动态未定"。核对第一卷,M72.9 为"未特指的成纤维细胞疾患",包括纤维瘤病 NOS。

纤维瘤病根据发病年龄和受累部位的不同主要可分为幼年性纤维瘤病、颈纤维瘤病、婴幼儿纤维瘤病、婴幼儿肌纤维瘤病、脂肪纤维瘤病等多种类型,不应笼统归类于

M72.9 中。肌纤维瘤 M8824/0(孤立型)、M8824/1(多发性,即肌纤维瘤病)以前归为纤维母细胞/肌纤维母细胞肿瘤,2013 年版 WHO 将其划入周细胞性(血管周细胞)肿瘤分类中肌周皮细胞瘤名下。脂肪纤维瘤病属于中间型局部侵袭性肿瘤,根据其疾病特点及性质,建议将脂肪纤维瘤病的部位编码分类于"D48.1 结缔组织和其他软组织动态未定或动态未知的肿瘤"。

综上所述,在编码软组织肿瘤时,编码人员不能完全依赖信息系统的编码库进行编码,不能生搬硬套,应认真阅读病史、临床表现、影像学检查等病历资料,在掌握相应的解剖学、病理组织学知识基础上,确定具体的病理分型和形态学编码。当遇到新的病理形态学名称,应主动与临床医师、病理医师沟通学习,根据临床实际情况准确编码。

2. 典型案例

患者,女,1 岁。因发现左前臂肿物 1 年,近期肿物明显增大入院。B 超检查示:左前臂皮下高回声区,边界不清,形态欠规则。考虑软组织肿物,遂行左前臂肿物切除术。术后病理报告:(左前臂)脂肪纤维瘤病。术后患者切口愈合后出院。

临床诊断:左前臂脂肪纤维瘤病

手术名称:左前臂肿物切除术

编码要点:信息系统编码库中存在与临床诊断名称"脂肪纤维瘤病"相似的编码名称"纤维瘤病",编码时容易混淆按照名称检索编码为 M72.908 前臂纤维瘤病。经与医师确认,脂肪纤维瘤病属于中间型肿瘤。结合本例患者发病年龄、临床表现及医技检查结果,考虑为先天性。正确编码应为 D48.131 上肢结缔组织动态未定肿瘤。本例质控前后的编码及 CHS-DRG 2.0 入组与 DIP 2.0 病种情况见表 3-12-6。

表 3-12-6 上肢结缔组织动态未定肿瘤质控前后 ICD 编码与 CHS-DRG 2.0 入组/DIP 2.0 病种

项　目	质控前	质控后
主要诊断编码	M72.908 前臂纤维瘤病	D48.131 上肢结缔组织动态未定肿瘤
其他诊断编码	—	—
主要手术操作编码	83.3900x017 软组织病损切除术	83.3900x017 软组织病损切除术
其他手术操作编码	—	—
DRG 组	IJ15 骨骼肌肉系统的其他手术,不伴合并症或并发症	IJ15 骨骼肌肉系统的其他手术,不伴合并症或并发症
DIP 病种	M72.9 未特指的成纤维细胞疾患:[手术综合组] 83.3900x017 软组织病损切除术	D48.1 结缔组织和其他软组织动态未定或动态未知的肿瘤:83.3900x017 软组织病损切除术

七、CHS-DRG 2.0 主要分组

（一）CHS-DRG 2.0 主要分组

表 3-12-7 CHS-DRG 2.0 软组织肿瘤主要分组

类型	ADRG 代码	DRG 组代码	DRG 组名称
内科组	IZ2	IZ23	骨骼、肌肉、肌腱、结缔组织的其他疾病,伴合并症或并发症
		IZ25	骨骼、肌肉、肌腱、结缔组织的其他疾病,不伴合并症或并发症
	JV1	JV19	皮肤、皮下组织的非恶性增生性病变
	BU1	BU11	神经系统肿瘤,伴严重合并症或并发症
		BU15	神经系统肿瘤,不伴严重合并症或并发症
	IU3	IU39	骨骼、肌肉、结缔组织恶性病损、病理性骨折
非手术室操作组	—	—	
外科组	IJ1	IJ13	骨骼肌肉系统的其他手术,伴合并症或并发症
		IJ15	骨骼肌肉系统的其他手术,不伴合并症或并发症
	BJ1	BJ11	神经系统其他手术,伴严重合并症或并发症
		BJ13	神经系统其他手术,伴一般合并症或并发症
		BJ15	神经系统其他手术,不伴合并症或并发症

（二）常见并发症 CC 表

软组织肿瘤常见并发症影响 DRG 入组,在 CHS-DRG 2.0 中最常见的并发症为:D48.903†M90.7*肿瘤性病理性骨折和 C78.000 肺转移,并发症标识均为 CC。

八、DIP 2.0 主要核心病种

表 3-12-8 DIP 2.0 软组织肿瘤主要核心病种

主要诊断编码	主要诊断名称	主要手术操作编码	主要手术操作名称	相关手术操作编码	相关手术操作名称
D17.2	四肢皮肤和皮下组织良性脂肪瘤样肿瘤	83.3200x012	下肢肌肉病损切除术		
D17.2	四肢皮肤和皮下组织良性脂肪瘤样肿瘤	83.3200x009	上肢肌肉病损切除术		
D18.0	血管瘤,任何部位	83.3200x012	下肢肌肉病损切除术		
D18.0	血管瘤,任何部位	83.3900x017	软组织病损切除术		

续表

主要诊断编码	主要诊断名称	主要手术操作编码	主要手术操作名称	相关手术操作编码	相关手术操作名称
D21.2	下肢结缔组织和其他软组织良性肿瘤,包括髋	83.3900x017	软组织病损切除术		
D36.1	周围神经和自主神经系统良性肿瘤	04.0713	周围神经病损切除术		
D48.1	结缔组织和其他软组织动态未定或动态未知的肿瘤	83.3900x017	软组织病损切除术		
C49.2	下肢(包括髋)结缔组织和软组织恶性肿瘤	83.3900x017	软组织病损切除术		

(王晶晶　李　飞　严晓波)

第十三节　骨囊肿

一、概述

骨囊肿,也称孤立性骨囊肿,或单房性骨囊肿、单纯性骨囊肿等,是一种发生于髓内,通常是单腔的、囊肿样局限性瘤样病损,囊肿腔内含有浆液或血清样液体。常见于儿童和青少年,好发于长管状骨干骺端,最常见的是股骨、肱骨上端;其次是胫骨近端、股骨下端,其他如腓骨、尺骨、桡骨、跟骨、距骨、髂骨等也可发病。

二、诊断依据

(一)病史

多数病例在 10 岁内或 20 岁前后发展,仅有 15% 的病例发病年龄会大些。

(二)临床表现

骨囊肿多数无明显症状,有时局部有隐痛或局部肿胀,症状一般比较轻微,大多数以病理性骨折为首要症状或查体时无意中发现。

X 线表现为干骺端圆形或椭圆形界限清楚的溶骨性病灶,骨皮质有不同程度的膨胀变薄,单房或多房性,经常毗邻骨骺生长板,但不越过生长板。

(三)医技检查

1. 影像学检查:多数的骨囊肿病例仅凭临床及 X 线片就可以达到正确的诊断,X 线片表现为长管状骨的干骺端密度减低,髓腔中心呈圆形或卵圆形的透光区,边缘清晰。囊肿内无新骨形成,可并发病理性骨折。但少数病例凭 X 线片诊断常有一定困难,特别是非常见的部位,可以加用 CT 及 MRI 检查。CT 可见病变为圆形或椭圆形,边缘清楚,骨皮质常变薄,囊内无明显成骨,可因病理性骨折后骨碎片漂浮与囊内液体,称为"落叶征",此为骨囊肿特征性表现。MRI T1 加权像为中等信号,也可因病变内所含蛋白量不同而略有改变,T2 加权像为高信号,合并病理性骨折时可见骨膜下出血和囊内出血的 MRI 典型信号。

2. 病理学检查:显微镜下可见病灶多为单房、壁薄,内衬完整的薄层纤维膜,囊内为透明或半透明的黄色液体或血性液体。镜下见纤维膜为疏松结缔组织,骨质为正常骨结构。

三、常见并发症

骨囊肿最为常见的并发症是病理性骨折,因为囊肿体会侵蚀到骨皮质,造成骨骼的脆性增加,稳定性下降,因此极其轻微的运动或损伤都会导致骨折。

典型案例

患者,男,15 岁。因轻微外伤致右侧肱骨干骨折 26 小时入院。X 线片示:右侧肱骨干中段骨质连续性中断,断端分离移位明显,断端膨胀,骨皮质变薄。经询问病史、查体及阅片后,诊断为"右侧病理性肱骨骨折"。予以择期行右侧肱骨干病理性骨折病变活检、骨折切开复位钢板内固定术,术后病理报告:(右侧肱骨)提示骨囊肿伴出血及炎性改变,结合临床分析增加诊断:肱骨骨囊肿。

主要诊断:M84.401 自发性骨折

其他诊断:M85.600X021 肱骨骨囊肿

主要手术操作:77.3100x005 肱骨骨折切开复位钢板内固定术

CHS-DRG 2.0 入组:IE59 上肢骨手术

DIP 2.0 病种:M84.401 自发性骨折

　　　　　　［手术综合组］79.2101 肱骨骨折切开复位术

四、主要外科治疗

1. 瘤腔内注射糖皮质激素:此方法为单纯性骨囊肿治疗的主要方法。通过穿刺针到达囊腔后,以生理盐水冲洗净囊内液体,在瘤腔内注射甲泼尼龙即可完成治疗。但瘤腔较大时难以一次愈合,部分患者需多次注射才能治愈。

2. 截骨清除病灶加植骨内固定:主要适用于股骨上端病变,合并髋内翻或髋外翻以及多次发生病理性骨折,在植骨的同时还可以矫正髋内翻或髋外翻。

3. 开窗彻底刮除病灶加植骨:开窗避免过大而损伤骨强度,通过刮匙刮除囊壁后植骨。植骨可以用自体骨或异体骨移植,对于有大块骨缺损者可用带血管的髂骨或腓骨游离移植加碎骨条,提高治疗效果。

4. 关节镜下病灶清除骨缺损修复:其优点是损伤小,镜下对囊肿的腔壁清除彻底后注药或对骨缺损进行修复。

五、编码要点

表 3‐13‐1　骨囊肿 ICD-10 编码要点一览表

按临床表现	部位	按病因	ICD 编码及名称
单一性	颌骨	牙源性	K09.0 发育性牙源性囊肿
		非牙源性	K09.1 口区发育性(非牙源性)囊肿
		潜伏性	K10.0 颌的发育性疾患
	其他部位骨		M85.4 单一性骨囊肿
其他的骨囊肿			M85.6 骨囊肿,其他的

六、常见临床诊断与疾病编码易错点与难点

1. 易错点及解析

临床医师在进行临床诊断时,容易将骨囊肿笼统的诊断为"部位＋骨囊肿"。编码员受限于专业知识水平,也容易直接按"部位＋骨囊肿"编码至 M85.6 骨囊肿,其他的。

在临床上,"部位＋骨囊肿"的诊断无法区分骨囊肿具体的临床表现为单一性还是动脉瘤性。ICD-10 分类中,骨囊肿归属 M85 骨密度和结构的其他疾患,骨囊肿包括 M85.4 单一性骨囊肿、M85.5 动脉瘤性骨囊肿和 M85.6 其他的骨囊肿。颌骨(动脉瘤性)骨囊肿划入口区囊肿及颌的其他疾病单独列出。

所以,在编码"部位＋骨囊肿"时不能直接使用临床诊断名称,应根据具体的临床表现并结合 ICD 编码分类加以区分及准确编码。

2. 典型案例

患者,男,14 岁。因发现右侧胫骨肿物 2 天入院。MRI 平扫示:右侧胫骨近段髓腔内可见椭圆形长 T1、高低混杂 T2 信号影,病灶长轴与胫骨干平行,邻近骨皮质变薄,局部骨皮质中断,考虑为右侧胫骨骨囊肿。予择期行右侧胫骨骨囊肿切除术,术后病情好转出院。

临床诊断:右侧胫骨骨囊肿

手术名称:右侧胫骨骨囊肿切除术

编码要点:本例根据影像学检查结果分析为右侧胫骨的单一性骨囊肿,临床分型明确,应编码至 M85.400 单一性骨囊肿。本例质控前后的编码及 CHS-DRG 2.0 入组与 DIP 2.0 病种情况见表 3‐13‐2。

表 3‐13‐2　胫骨骨囊肿质控前后 ICD 编码与 CHS-DRG 2.0 入组/DIP 2.0 病种

项　目	质控前	质控后
主要诊断编码	M85.600x062 胫骨骨囊肿	M85.400 单一性骨囊肿
其他诊断编码	—	—

项 目	质控前	质控后
主要手术操作编码	77.6701 胫骨病损切除术	77.6701 胫骨病损切除术
其他手术操作编码	—	—
DRG 组	IE39 除股骨以外的下肢骨手术	IE39 除股骨以外的下肢骨手术
DIP 病种	M85.6 骨囊肿,其他的: [手术综合组] 77.6701 胫骨病损切除术	无核心病种,纳入综合病种

七、CHS-DRG 2.0 主要分组

(一) CHS-DRG 2.0 主要分组

表 3－13－3　CHS-DRG 骨囊肿 2.0 主要分组

类型	ADRG 代码	DRG 组代码	DRG 组名称
内科组	IU1	IU15	骨病及其他关节病,不伴合并症或并发症
		IU13	骨病及其他关节病,伴合并症或并发症
非手术室操作组	—	—	—
外科组	IE5	IE59	上肢骨手术
	IE2	IE21	股骨手术,伴合并症或并发症
		IE25	股骨手术,不伴合并症或并发症
	IE3	IE39	除股骨以外的下肢骨手术
	DH4	DH49	颅面骨其他手术
	DJ1	DJ19	头、颈、耳、鼻、咽、口其他手术

(二) 常见并发症 CC 表

骨囊肿常见并发症影响 DRG 入组,最常见的并发症是病理性骨折,在 CHS-DRG 2.0 的并发症列表中只有一个并发症:M84.400 病理性骨折,不可归类在他处者;并发症标识为 CC。

八、DIP 2.0 主要核心病种

表 3－13－4　DIP 2.0 骨囊肿主要核心病种

主要诊断编码	主要诊断名称	主要手术操作编码	主要手术操作名称	相关手术操作编码	相关手术操作名称
K09.2	颌的其他囊肿	76.2x04	颌骨囊肿摘除术		
K09.2	颌的其他囊肿	76.0904	颌骨囊肿开窗引流术		

续表

主要诊断编码	主要诊断名称	主要手术操作编码	主要手术操作名称	相关手术操作编码	相关手术操作名称
K09.0	发育性牙源性囊肿	24.4x00x002	牙源性颌骨病损切除术	24.3900x002	牙龈翻瓣术
K09.0	发育性牙源性囊肿	24.4x01	颌骨上牙囊肿切除术		
M85.6	其他的骨囊肿	77.6900x058	坐骨病损切除术		
M85.6	其他的骨囊肿	83.3101	腱鞘囊肿切除术		
M85.6	其他的骨囊肿	77.5900x001	拇囊切除术		

（张思源　李恒元　李　飞　严晓波）

第十四节　骨软骨病

一、概述

骨软骨病是发生于儿童、青少年的关节骨科疾病。特征是骨骼的血液供应中断,特别是骨骺,随后是局部骨坏死,然后是骨骼的再生。这种疾病被定义为软骨内骨化的局灶性紊乱,并被认为具有多因素原因。

(一)病因

骨软骨病最终原因尚不清楚,但最常见的原因是快速生长、遗传、创伤(或过度使用)、解剖学构象和饮食失衡。然而,只有解剖学构象和遗传得到了文献证据的充分支持。该疾病的起源方式一直存在争议。虽然软骨细胞分化失败、脆弱软骨形成、生长软骨血液供应失败和软骨下骨坏死都被提出作为发病机制的起点,但最近的文献强烈支持生长软骨血液供应失败是最有可能的。骨软骨病通常可以遗传。

(二)分类

骨软骨病可发生在脊柱、关节和非关节部位:①脊柱:如舒尔曼骨软骨病(Scheuermann病)。②关节:如髋部骨软骨病股骨缺血性坏死,又称莱格-卡尔韦-佩尔特斯骨软骨病(称 Legg-Calvé-Perthe 病);足舟骨骨软骨病,又称足舟骨无菌性坏死(Kohler病);跖骨头骨软骨病(Freiberg病),最常见于第二跖骨头,有 1/4 的病例见于第三跖骨头,第四跖骨头少见;布朗特骨软骨病(Blount病)是胫骨的生长障碍,会导致胫骨内翻;月骨缺血性坏死,又称基恩伯克病(Kienbock病)。其他主要影响成人但有时会归入骨软骨病的疾病包括 Preiser 病(舟状体)和 穆勒—魏斯综合征(Mueller-Weiss 综合征,跗舟)。③非关节部位:塞弗骨软骨病(Sever病,跟骨或足跟)和其他不完全具有骨软骨特征的疾病,例如胫骨粗隆骨软骨病(Osgood-Schlatter病,胫骨结节)和辛丁-拉森-约翰逊综合征(Sinding-Larsen-Johansson 综合征,近端髌腱)。

二、诊断依据

(一)病史

骨软骨病的病史多不明确,可能与创伤、感染及局部供血不足有关。也可能与先天性因素有关,与生长过速有关。

(二)临床表现

最常见的症状是跛行、疼痛,但无损伤病史;常呈双侧对称性发病,病程发展缓慢,出现症状时软骨或骨软骨结构已有明显改变。跛行于运动后加重,长期休息后加重。患肘肌肉萎缩,患部无肿胀。关节穿刺液检查正常或混有软骨碎片。

临床上常见的骨软骨病有如下几种:①分离性骨软骨病:表现为关节软骨异常增厚、龟裂,进而与软骨下骨分离,形成软骨瓣或游离软骨片。主要见于肩关节(肱骨头后缘)、肘关节(肱骨内髁)、膝关节(股骨内髁)和踝关节(距骨滑车)。②肘突不闭合:肘突骨化中心与尺骨近端干骺端久不闭合(骺生长板软骨不骨化),使肘关节不稳定,易继发肘关节的骨关节病。③尺骨冠状突分裂:尺骨冠状突分裂成数块而未与尺骨愈合,易诱发骨关节病。④骺生长板骨化迟滞:长骨的次级骨化中心如尺骨远端骨化中心的骺生长板骨化迟滞,造成与桡骨生长不同步,导致桡尺骨成角畸形或肘关节半脱位。

(三)医技检查

可行骨密度检查和 X 线检查。X 线检查可见关节软骨下骨侵袭、骺生长板骨化异常或长骨变形。

三、常见并发症

少年性椎体骨软骨病常发病于青少年快速生长期,绝大多数患者就诊的主要原因是驼背畸形。其中部分患者可能会合并背部疼痛,50%的患者主诉疼痛,主要位于畸形部或下背部,活动后加重。通常随生长结束而减轻,接近成年期后只有少部分的患者有较典型症状,如果疼痛位于腰部而畸形在胸部,则应考虑椎弓根崩裂的可能性。

四、主要外科治疗

关节内有游离软骨片时需行关节镜或开放手术去除游离软骨片,成角畸形者可予以手术矫正。一般待成年后症状逐渐缓解,但常继发骨关节病,骨关节病严重者可行关节置换手术。

五、编码要点

医师在临床诊断中侧重于体现骨软骨病的部位,其次是临床表现。在 ICD-10 中骨软骨病的分类中,以临床表现和部位的双轴心分类。编码要点见表 3-14-1。常见按人名命名的骨软骨病见表 3-14-2。

表 3-14-1　骨软骨病 ICD-10 编码要点一览表

临床表现	部　位	ICD 编码及名称
幼年型	髋关节和骨盆	M91 幼年型髋关节和骨盆骨软骨病
幼年型	肱骨、桡尺骨、手骨、髌骨、胫腓骨、足骨	M92 其他幼年型骨软骨病
幼年型/成年型	脊柱	M42 脊柱骨软骨病
—	股骨、腕月骨、肩、膝	M93 其他骨软骨病

表 3-14-2　常见按人名命名的骨软骨病 ICD-10 编码

疾病诊断编码	按病理命名的诊断名称	按人名命名的诊断名称
M42.000x091	—	卡尔韦病
M42.002	幼年椎骨骺骨软骨病	舒尔曼骨软骨病
M91.000x051	耻骨联合幼年型骨软骨病	皮尔逊骨软骨病
M91.003	髂嵴软骨病	布坎南骨软骨病
M91.100	幼年型股骨头骨软骨病〔莱格-卡尔韦-佩尔特斯〕	莱格-卡尔韦-佩尔特斯骨软骨病
M92.000x001	肱骨头幼年型骨软骨病	哈斯骨软骨病
M92.001	幼年型肱骨小头骨软骨病	潘内骨软骨病
M92.101	尺骨下段幼年型骨软骨病	伯恩斯骨软骨病
M92.201	幼年型腕骨骨软骨病	幼年金伯克病
M92.202	幼年型掌骨骨软骨病	莫克莱尔骨软骨病
M92.400	幼年型髌骨骨软骨病	辛丁-拉森骨软骨病
M92.501	胫骨粗隆骨软骨病	奥斯古德-施拉特骨软骨病
M92.601	幼年型跟骨骨软骨病	塞弗骨软骨病
M92.604	幼年型外胫骨骨软骨病	哈格隆德骨软骨病
M92.701	幼年型第二跖骨骨软骨病	弗赖伯格骨软骨病
M92.702	幼年型第五跖骨骨软骨病	伊塞兰骨软骨病
M93.100	成人金伯克病	成人金伯克病

六、常见临床诊断与疾病编码易错点与难点

(一) 脊柱骨软骨病

1. 易错点解析

椎体骨软骨病根据其发病年龄及发病诱因等分为原发性椎体骨软骨病和次发性椎

体骨软骨病。原发性椎体骨软骨病,又称扁平椎,多见于2～8岁儿童,多由先天性遗传因素导致,可发生在脊椎的任何部位,但以胸椎中段最常见。次发性椎体骨软骨病,又称青年圆背,常见于青年男性,多有弯腰负重史,易发生在胸椎片段,往往是多个椎体受累。临床医师在接诊此类患者后,容易直接诊断椎体骨软骨病。编码员临床知识水平有限,未仔细阅读病案,容易编码至 M42.9 脊柱骨软骨病。

在医保版 2.0 编码库中,椎体骨软骨病被归类到 M42.-,因此,在编码椎体骨软骨病时要结合病史、病情及 ICD 编码分类准确编码。编码要点见表 3-14-3。

表 3-14-3　椎体骨软骨病 ICD 编码要点一览表

临床诊断	发病人群	ICD 编码
椎体骨软骨病	青少年	M42.0 幼年型脊柱骨软骨病
	成年人	M42.1 成年脊柱骨软骨病
	—	M42.9 脊柱骨软骨病

2. 典型案例

患者,男,10 岁。因胸背部疼痛不适 2 天入院。查体:背部有压痛、叩击痛。影像学检查可见 Schmorl 结节。予以针灸、口服镇痛药等对症治疗后好转出院。

临床诊断: 脊柱骨软骨病

编码要点: 本例根据医师临床诊断,首先要考虑脊柱骨软骨病属于原发性还是次发性,结合患者年龄、临床表现、诊疗经过等分析,属于原发性脊柱骨软骨病,应编码于 M42.002 幼年椎骨骺骨软骨病。本例质控前后的编码及 CHS-DRG 2.0 入组与 DIP 2.0 病种情况见表 3-14-4。

表 3-14-4　幼年椎骨骺骨软骨病质控前后 ICD 编码与 CHS-DRG 2.0 入组/DIP 2.0 病种

项　目	质控前	质控后
主要诊断编码	M42.900 脊柱骨软骨病	M42.002 幼年椎骨骺骨软骨病
其他诊断编码	—	—
主要手术操作编码	—	—
其他手术操作编码	—	—
DRG 组	IU29 颈腰背疾病	IU15 骨病及其他关节病,不伴合并症或并发症
DIP 病种	无核心病种,纳入综合病种	无核心病种,纳入综合病种

七、CHS-DRG 2.0 主要分组

（一）CHS-DRG 2.0 主要分组

表 3-14-5　骨软骨病 CHS-DRG 2.0 主要分组

类型	ADRG 代码	DRG 组代码	DRG 组名称
外科组	IC2	IC29	髋、肩、膝、肘和踝关节置换术
	IC4	IC49	除置换/翻修外的髋、肩、膝、肘、踝和足部关节其他手术
非手术室操作组	—	—	—
内科组	IU1	IU13	骨病及其他关节病，伴合并症或并发症
		IU15	骨病及其他关节病，不伴合并症或并发症
	IU2	IU29	颈腰背疾病

（二）常见并发症 CC 表

骨软骨病常见并发症影响 DRG 入组，在 CHS-DRG 2.0 中最常见的并发症见表 3-14-6。

表 3-14-6　骨软骨病常见并发症表

疾病名称	疾病编码	CC 标识
营养不良引起的成人骨软化症	M83.300	MCC
成人其他药物性骨软化症	M83.500	MCC
成人骨软化症	M83.900	MCC
骨软化症	M83.900x091	MCC
骨脓肿	M86.808	CC
骨髓炎	M86.900	CC
骨坏死	M87.900	CC
骨质破坏	M89.818	CC
外生骨疣	M89.900x091	CC

八、DIP 2.0 主要核心病种

由于单纯以骨软骨病作为主要诊断的在临床上少见，结合 DIP 2.0 分组目录，骨软骨病暂未被分入 DIP 核心病种，其体现在综合病种中。诊断编码：M；诊断名称：肌肉骨骼系统和结缔组织疾病；操作编码：BSZL；操作名称：保守治疗。

（廖友鑫　李　飞　严晓波）

第十五节　骨疣

一、概述

骨疣是从骨骼上生长的光滑的骨块。外生性骨疣常见于青少年,发育期时出现,也可见于成年人,可以见于任何骨骼,但常见于股骨远端、胫骨近端、胫骨远端、股骨近端和尺桡骨。

二、诊断依据

(一)病史

由于工作性质,许多人必须久坐、久站,若长期姿势不正确,很容易使脊椎提早发生退化现象而诱发骨疣。医师需要首先从病史中了解到诱发骨疣的原因,再结合查体、医技检查等全面分析,才能做出较正确的诊断。

有些骨疣在病史上有其特点,既往骨关节炎或退行性关节疾病引起的关节损伤,关节和脊柱骨骼之间的缓冲随着年龄的增长而磨损,类风湿性关节炎、系统性红斑狼疮和痛风性关节炎病史对明确诊断有帮助。另外在职业上也有某些特点,如运动员、舞蹈演员等好发。还需要了解有无肥胖或先天性骨骼问题等。

(二)临床表现

骨疣症状通常不明显,常常会首先发现皮下肿块,主要见于手和手指,在压迫体内的神经、肌腱或其他结构时才会引起明显症状。如果骨疣压迫到附近神经根可出现疼痛、红肿、麻痹、关节变形、肌肉无力,若压迫到脊椎会有身体僵硬、不能灵活弯身等症状。

骨疣发生部位不同,疼痛特点不同。颈椎处骨疣有颈背部酸沉、上肢疼痛、手指麻木。腰椎处骨疣表现为腰痛活动受限,坐位休息后需先轻轻活动后才能站起行走。膝关节骨疣表现为膝关节肿胀、疼痛,晨起或坐位休息后站起局部发僵、酸痛,不能马上行走,上下楼或是走路过多症状加重;有积液者蹲下站起困难,严重者夜间疼痛影响睡眠。

(三)医技检查

骨疣可通过 X 线检查、CT 检查、MRI 检查等确诊。肌电图、神经传导速度检查可作为辅助诊断。

三、常见并发症

在许多情况下,骨疣多年未被发现和诊断,直到 X 线检查才发现。可能导致的并发症包括软组织损伤、运动功能丧失、关节鼠、神经压迫症状。

四、主要外科治疗

可以根据不同部位的骨疣选择手术方式。如关节内骨疣可采取关节镜手术；外生骨疣、关节外骨疣可行切开去除术；脊柱骨疣压迫神经、血管，可采取脊柱内镜手术、切开减压手术等。

五、编码要点

骨疣在临床诊断中侧重于体现出现的部位，这对于治疗方式选择尤为重要。在 ICD-10 中，以临床表现、病因为分类轴心，其次是部位。编码要点见表 3-15-1、表 3-15-2。

表 3-15-1　不同临床表现骨疣 ICD-10 编码要点一览表

临床表现	部　位	ICD 编码及名称	备　注
外生骨疣	眼眶	H05.3 眼眶畸形	
	外耳	H61.8 外耳其他特指的疾患	
	颌	K10.8 颌的疾病，其他特指的	
	股骨、肩胛骨、肱骨、尺骨、桡骨、胫骨、趾骨、额骨、脊柱	M89.9 骨未特指的疾患	
	（骨）软骨	D16 骨和关节软骨良性肿瘤	不包括：结缔组织；耳、眼睑(D21.0)；喉(D14.1)；鼻(D14.0)；滑膜(D21.-)
骨刺	跟骨	M77.3 跟骨·骨刺	肌腱端的疾患
	髂嵴	M76.2 髂嵴·骨刺	

表 3-15-2　不同病因骨疣 ICD-10 编码要点一览表

病　因	ICD 编码及名称	备　注
先天性（多发性）	Q78.6 多发性先天性外生骨疣	
淋球菌性	A54.403† M90.2* 淋球菌性骨髓炎	该编码为星剑号编码，在医保版 2.0 编码库中不能单独使用
梅毒性	A52.707† M90.2* 骨梅毒	

六、常见临床诊断与疾病编码易错点与难点

（一）骨软骨瘤

1. 易错点及解析

在临床上，骨软骨瘤是儿童期常见的良性骨肿瘤，通常位于干骺端的一侧骨皮质，向骨表面生长，可分为单发性和多发性两种，单发性骨软骨瘤又称外生骨疣，而多发性骨软骨瘤与遗传有关，又称为遗传性多发性外生骨疣。临床医师在进行临床诊断时，直接以

部位＋骨软骨瘤的形式诊断,编码员临床知识水平有限,容易编码至 M89.9 骨未特指的疾患。

在医保版 2.0 编码库中,单发性骨软骨瘤被分类到 D16 骨和关节软骨良性肿瘤,而多发性骨软骨瘤被分类到 Q78.6。因此,在编码过程中,要仔细阅读病历,根据病情描述准确编码。编码要点见表 3-15-3。

表 3-15-3　骨软骨瘤疾病编码要点

临床诊断	病理诊断	ICD 编码
外生骨疣	—	M89.9 骨未特指的疾患
单发性骨软骨瘤	M92100/0 骨软骨瘤	D16 骨和关节软骨良性肿瘤
多发性骨软骨瘤	—	Q78.6 多发性先天性外生骨疣

2. 典型案例

患者,男,13 岁。于半年前发现左膝部硬质包块,近来包块逐渐增大,左膝处疼痛,活动受限,遂来我院就诊。行 X 线检查示:左侧胫骨近端骨疣、左足舟骨过度生长。入院诊断为左胫骨骨疣、左足舟骨过度生长。在硬膜外麻醉下行左胫骨近端骨疣切除术,术后病理诊断:骨软骨瘤。术后给予对症治疗,好转出院。

临床诊断:(左侧)胫骨骨疣

其他诊断:(左侧)足舟骨过度生长

手术名称:(左侧)胫骨骨疣切除术

编码要点:本例入院诊断为左侧胫骨骨疣,术后病理诊断为骨软骨瘤,编码员习惯从信息系统的疾病编码库中直接选择胫骨骨疣 M89.926 作为主要诊断。但本例病理诊断明确为骨软骨瘤,应编码为 D16.202 胫骨良性肿瘤。本例质控前后的编码及 CHS-DRG 2.0 入组与 DIP 2.0 病种情况见表 3-15-4。

表 3-15-4　胫骨良性肿瘤质控前后 ICD 编码与 CHS-DRG 2.0 入组/DIP 2.0 病种

项　目	质控前	质控后
主要诊断编码	M89.926 胫骨骨疣	D16.202 胫骨良性肿瘤
其他诊断编码	M89.200x071 足舟骨过度生长	M89.200x071 足舟骨过度生长
主要手术操作编码	77.6701 胫骨病损切除术	77.6701 胫骨病损切除术
其他手术操作编码	—	
DRG 组	IE39 除股骨以外的下肢骨手术	ID29 除脊柱、骨盆以外的骨与软组织肿瘤手术
DIP 病种	M89.9 骨未特指的疾患: 77.6701 胫骨病损切除术	D16.2 下肢长骨良性肿瘤: 77.6701 胫骨病损切除术

七、CHS-DRG 2.0 主要分组

(一) CHS-DRG 2.0 主要分组

表 3－15－5　CHS-DRG 2.0 骨疣主要分组

类型	ADRG 代码	DRG 组代码	DRG 组名称
内科组	CZ1	CZ19	其他眼部疾病
	DV1	DV19	头颈、耳、鼻、咽、口非恶性增生性疾病
	IU1	IU13	骨病及其他关节病，伴合并症或并发症
		IU15	骨病及其他关节病，不伴合并症或并发症
	IZ2	IZ23	骨骼、肌肉、肌腱、结缔组织的其他疾病,伴合并症或并发症
		IZ25	骨骼、肌肉、肌腱、结缔组织的其他疾病,不伴合并症或并发症
	IV1	IV19	除脊柱外先天性骨骼肌肉系统疾病
非手术室操作组	—	—	—
外科组	CD1	CD19	眼眶手术
	DE2	DE23	耳部其他小手术，伴合并症或并发症
		DE25	耳部其他小手术，不伴合并症或并发症
	IE5	IE59	上肢骨手术
	IE2	IE21	股骨手术，伴严重合并症或并发症
		IE25	股骨手术,不伴严重合并症或并发症
	IE3	IE39	除股骨以外的下肢骨手术

(二) 常见并发症 CC 表

骨疣常见并发症影响 DRG 入组,最常见的并发症见表 3－15－6。

表 3－15－6　骨疣常见并发症表

疾病名称	疾病编码	CC 标识	疾病名称	疾病编码	CC 标识
枕颈椎骨不全脱位	M99.100x001	MCC	幼年型骨盆骨软骨病	M91.000	CC
颈胸椎骨不全脱位	M99.100x002	MCC	耻骨联合幼年型骨软骨病	M91.000x051	CC
胸腰椎骨不全脱位	M99.100x003	MCC	坐骨软骨结合	M91.001	CC
腰骶椎骨不全脱位	M99.100x004	MCC	耻骨软骨结合	M91.002	CC
骶尾椎骨不全脱位	M99.100x005	MCC	髂嵴软骨病	M91.003	CC

八、DIP 2.0 主要核心病种

表 3 - 15 - 7　DIP 2.0 骨疣主要核心病种

主要诊断编码	主要诊断名称	主要手术操作编码	主要手术操作名称	相关手术操作编码	相关手术操作名称
H61.8	外耳其他特指的疾患	18.2101	耳前病损切除术		
M89.9	骨未特指的疾患				
D16.1	上肢短骨良性肿瘤	77.6902	指骨病损切除术		
D16.2	下肢长骨良性肿瘤	77.6501	股骨病损切除术		
D16.2	下肢长骨良性肿瘤	77.6701	胫骨病损切除术		
D16.4	颅骨和面骨良性肿瘤	01.6x00	颅骨病损的切除术		
D16.5	下颌骨良性肿瘤	76.2x01	下颌骨病损切除术		

（廖友鑫　李恒元　李　飞　严晓波）

第十六节　骨坏死

一、概述

骨坏死是指由于机械、生物等各种原因使骨循环中断或受损,引起骨组织内细胞死亡,随后的骨修复导致组织结构改变,继而造成关节面塌陷变形、关节功能障碍的疾病。尤其好发于负重大关节,以股骨头坏死最为常见。

股骨头坏死(osteonecrosis of the femoral head,ONFH)是临床常见的难治性疾病。由于股骨头血供受损或中断使骨细胞及骨髓成分部分死亡引起骨组织坏死及随后发生的修复,共同导致股骨头结构改变及塌陷,引起髋关节疼痛及功能障碍的疾病。

骨坏死可根据病因分为创伤性和非创伤性两大类,无明确病因的为特发性。

1. 创伤性骨坏死:主要致病因素包括骨折、关节脱位、严重扭伤或挫伤。

2. 非创伤骨坏死:主要病因为糖皮质激素类药物应用、长期过量饮酒、减压病、血红蛋白病(镰状细胞贫血、血红蛋白 C 病、地中海贫血、镰状细胞性贫血等)、自身免疫性疾病和特发性疾病等。

3. 特发性骨坏死:无明确病因引起主要以骨周围的血管损伤或者破坏,造成血运障碍引起的坏死。

二、诊断依据

(一) 病史

由于创伤,长期服用某些药物,长期酗酒,以及自身代谢、发育、遗传等原因,由骨病

进而发展、形成骨坏死。接触电离辐射,也会增加发生骨坏死的风险。同时,吸烟、肥胖、妊娠等同样增加了发生骨坏死的风险。股骨头坏死常有髋部外伤史、糖皮质激素类药物应用史、酗酒史及潜水员等职业史

(二)临床表现

以股骨头坏死为例,多以髋部、臀部或腹股沟区的疼痛为主。偶尔伴有膝关节疼痛、髋关节内旋活动受限。

(三)医技检查

骨坏死诊断主要依据影像学检查,如 X 线平片、MRI、CT、放射性核素检查、数字减影血管造影,必要时行骨组织活检。

以股骨头坏死为例,X 线片常表现为股骨头密度不均匀,股骨头关节面下方囊性变,甚至塌陷而出现股骨头变形。CT 影像可以较 X 线平片发现更明显的股骨头内囊性病变,并与其他一些疾病相鉴别。MRI 影像可见股骨头内不均匀信号,囊性变区表现为 T1 加权像低信号,T2 加权像高信号;坏死区域由于缺乏血供,而表现为 T1 加权像和 T2 加权像混杂的中低信号。除临床表现外,上述检查符合任意一条即可确诊。

三、常见并发症

骨坏死可并发骨关节炎、畸形以及相应关节功能障碍等。

四、主要外科治疗

当前骨坏死的外科治疗主要有如下 4 类术式:①髓芯减压术:目前可分为细针钻孔减压术和芯针髓芯减压术,同时联合干细胞移植或浓集自体骨髓单核细胞移植。②骨移植术:又分为不带血运骨移植术和带血运自体骨移植术。不带血运骨移植术的移植物包括自体皮质骨、自体松质骨、异体骨、骨替代材料。带血运自体骨移植术移植物包括骨肌皮瓣、带蒂骨皮瓣、取骨后骨瓣再造等。③截骨术:包括内翻截骨、外翻截骨等。④人工关节置换术:根据患者年龄、骨质情况等因素进行关节置换。使用关节假体时,需要充分考虑二次翻修的可能。

五、编码要点

医师在临床诊断中多侧重于病因、部位与疾病分期。在 ICD-10 骨坏死的分类中,以造成骨坏死的病因为分类轴心,部位为亚目分类,目前使用的扩展编码并没运用亚目分类,同时无法体现疾病分期,编码员需要和临床医师沟通明确病因,根据主导词"骨坏死"或者"坏死—骨"查编码。编码要点见表 3 - 16 - 1。

表 3‐16‐1　骨坏死 ICD-10 编码要点一览表

病　因	ICD 编码	部　位	备　注
特发性无菌性	M87.0	共用亚目分类： 0 多部位；1 肩区（锁骨、肩胛骨、肩锁关节、孟肱关节、胸锁关节）；2 上臂（肱骨、肘关节）；3 前臂（桡骨、尺骨、腕关节）；4 手（腕骨、手指、掌骨，以及这些骨之间的关节）；5 骨盆区和大腿（臀、股骨、骨盆、髋关节、骶髂关节）；6 小腿（腓骨、胫骨、膝关节）；7 踝和足（跗骨、跖骨、趾、踝关节，以及足的其他关节）；8 其他（头、颈、肋骨、颅骨、躯干、脊柱）；9 未特指部位	目前使用的扩展编码并没运用部位的亚目分类。ICD-10 中只有极少的扩展码有注明部位，编码轴心着重考虑病因。 在 ICD-11 中增加了透析性、血红蛋白病、电离辐射等病因；同时还增加左右侧、具体骨解剖、相关各系统并发症，并可以自行增加附加码"临床分期量表值"用于疾病分期
药物性	M87.1		
以前创伤引起	M87.2		
其他的继发性	M87.3		
其他的	M87.8		
未特指病因（非无病因）	M87.9		
未区分	K10.2	颌	主导词:坏死—骨—颌
潜涵病	T70.3† M90.3*	未区分	主导词:骨坏死—见于—创伤—潜涵病。 医保版 2.0 编码库无扩展名称
血红蛋白病	D58.2† M90.4*	未区分	主导词:骨坏死—见于—血红蛋白病 NEC。 医保版 2.0 编码库无扩展名称
结核性	A18.0† M90.0*	未区分	主导词:坏死—骨—结核性—见结核,骨结核—骨—
	A18.0† M49.0*	骶、脊柱	主导词:坏死—骨—结核性—见结核,骨结核—骨—。 医保版 2.0 编码库无扩展名称
	A18.0† M01.1*	髋、膝	主导词:坏死—骨—结核性—见结核,骨结核—骨—。 医保版 2.0 编码库无扩展名称
	A18.0† M90.0*	肢	主导词:坏死—骨—结核性—见结核,骨结核—骨—

六、常见临床诊断与疾病编码易错点与难点

（一）无菌性、药物性与血红蛋白病的骨坏死

1. 易错点及解析

临床医师在书写骨坏死诊断时,通常很少写明病因。结合病程记录的诊断分析时,可以看到病因分析,如果同时有药物性与血红蛋白病两种病因的无菌性骨坏死,准确编码应注意把握如下几点:①在查找编码时,会看到骨坏死—见于—血红蛋白病 NEC,末尾有 NEC 的标示,如果同时有其他病因时,应该优先考虑其他病因。②M87.0 为特发性无菌性骨坏死,而扩展码却称无菌性骨坏死。在编码时,如果不是特发性的,编码查找路径

为坏死—骨——无菌性,M87.8。M87.8 为其他的骨坏死,类目 M87 骨坏死即为缺血性/无菌性骨坏死,其亚目分类轴心为不同的病因或诱因。需要注意区分是否为特发性无菌性骨坏死。③药物性作为明确病因,同样包括了药物性无菌性骨坏死和药物性缺血性骨坏死,且无菌性的查找路径在.8,在明确病因为药物性时,需要考虑药物性的编码。

2. 典型案例

患者,男,49 岁。确诊地中海贫血十余年,平素血红蛋白偏低,3 年前确诊胰腺癌,目前间断口服舒尼替尼。1 年前发现股骨头坏死,因髋关节僵硬、疼痛加重入院。病程记录中分析骨坏死与服用抑制肿瘤转移药物舒尼替尼和地中海贫血有关。行右侧股骨钻孔减压术,术后予以对症治疗后好转出院。

临床诊断:右侧股骨头无菌性骨坏死

手术名称:股骨钻孔减压术

编码要点:本例右侧股骨头无菌性骨坏死与服用抑制肿瘤转移药物和地中海贫血有关。地中海贫血与血红蛋白病有关,常导致溶血性贫血,并引起骨关节病,进而发展成无菌性缺血性坏死,再加上口服舒尼替尼抑制肿瘤转移,也会引起组织缺血性坏死。因患者骨坏死不是很严重,已经确诊胰腺癌,不适宜选择花费过大、创伤过大的医疗手段,所以本次决定采用股骨钻孔减压术。核对手术记录时,发现同时伴有浓集自体骨髓单核细胞移植。

本例因同时存在多个病因,在编码时就需要充分考虑编码规则,主要诊断编码"M87.100x001 药物性股骨头坏死"。本例质控前后的编码及 CHS-DRG 2.0 入组与 DIP 2.0 病种情况见表 3-16-2。

表 3-16-2　药物性股骨头坏死质控前后 ICD 编码与 CHS-DRG 2.0 入组/DIP 2.0 病种

项　目	质控前	质控后
主要诊断编码	M87.002 股骨头无菌性坏死	M87.100x001 药物性股骨头坏死
其他诊断编码	D56.900 地中海贫血	D56.900 地中海贫血
其他诊断编码	C25.900 胰恶性肿瘤	C25.900 胰恶性肿瘤
主要手术操作编码	77.1500x006 股骨钻孔减压术	77.1500x006 股骨钻孔减压术
其他手术操作编码	—	—
DRG 组	IE25 股骨手术,不伴严重合并症或并发症	IE25 股骨手术,不伴严重合并症或并发症
DIP 病种	M87.0 特发性无菌性骨坏死:77.1500x006 股骨钻孔减压术	M87.1 药物性骨坏死:[手术综合组] 77.1500x006 股骨钻孔减压术

(二)结核导致的骨坏死

1. 易错点及解析

在编码结核性骨坏死时,也需要注意不能使用"M87 骨坏死"。虽然核对字典时,没有描述不包括结核性的情况,但是用 ICD-10 第三卷查找编码时,有提及"结核性—见结核,骨"的情况,所以结核感染导致的骨坏死需要编码到 A18.000x065† M90.0* 结核性骨坏死。此外,在编码手术时,遗漏另编码,罗列必行步骤,也是编码员经常会犯的错。

2. 典型案例

患者,男,85 岁。既往诊断为结核性股骨头坏死,影响日常活动入院。为使患者尽快恢复正常生活,手术行股骨头置换术,术后切口愈合后出院。

临床诊断:股骨骨坏死

手术名称:股骨头置换术

编码要点:本例明确为结核性股骨头坏死,本次入院主要行股骨头置换术,根据编码原则,需要编码到 A18.000x065† M90.0* 结核性骨坏死。本例质控前后的编码及 CHS-DRG 2.0 入组与 DIP 2.0 病种情况见表 3-16-3。

表 3-16-3 结核性骨坏死质控前后 ICD 编码与 CHS-DRG 2.0 入组/DIP 2.0 病种

项　目	质控前	质控后
主要诊断编码	M87.901 股骨骨坏死	A18.000x065† M90.0* 结核性骨坏死
其他诊断编码		
主要手术操作编码	81.5201 人工股骨头置换术	81.5201 人工股骨头置换术
其他手术操作编码	84.5501 骨空隙骨水泥填充术	00.7400 髋轴面,金属与聚乙烯
其他手术操作编码		
DRG 组	IC29 髋、肩、膝、肘和踝关节置换术	IC29 髋、肩、膝、肘和踝关节置换术
DIP 病种	M87.9 未特指的骨坏死: [手术综合组] 81.5201 人工股骨头置换术	A18.0 骨和关节的结核: [手术综合组] 81.5201 人工股骨头置换术

七、CHS-DRG 2.0 主要分组

(一) CHS-DRG 2.0 主要分组

表 3-16-4 CHS-DRG 2.0 骨坏死主要分组

类型	ADRG 代码	DRG 组代码	DRG 组名称
内科组	IU3	IU39	骨骼、肌肉、结缔组织恶性病损、病理性骨折
	IZ2	IZ23	骨骼、肌肉、肌腱、结缔组织的其他疾病,伴合并症或并发症
		IZ25	骨骼、肌肉、肌腱、结缔组织的其他疾病,不伴合并症或并发症
非手术室操作组	—	—	—

类型	ADRG 代码	DRG 组代码	DRG 组名称
外科组	IC2	IC29	髋、肩、膝、肘和踝关节置换术
	IE2	IE21	股骨手术,伴严重合并症或并发症
		IE25	股骨手术,伴严重合并症或并发症
	IJ1	IJ13	骨骼肌肉系统的其他手术,伴合并症或并发症
		IJ15	骨骼肌肉系统的其他手术,不伴合并症或并发症

(二) 常见并发症 CC 表

骨坏死常见并发症影响 DRG 入组,在 CHS-DRG 2.0 并发症列表中,常见的并发症见表 3-17-5。

表 3-16-5　骨坏死常见并发症表

疾病名称	疾病编码	CC 标识
严重营养不良	E43.x00x001	MCC
中度蛋白质—能量营养不良	E44.000	MCC
受压区压疮	L89.900	MCC
肿瘤	部分 C00—D48	CC
血红蛋白病	D58.200x004	CC
相关糖尿病并发症	部分 E11—E14	CC
轻度蛋白质—能量营养不良	E44.100	CC
蛋白质—能量营养不良	E46.x00	CC
营养不良	E46.x00x003	CC

八、DIP 2.0 主要核心病种

表 3-16-6　DIP 2.0 骨坏死主要核心病种

主要诊断编码	主要诊断名称	主要手术操作编码	主要手术操作名称	相关手术操作编码	相关手术操作名称
M87.0	特发性无菌性骨坏死	81.5100	全髋关节置换		
M87.0	特发性无菌性骨坏死	00.8500x001	全髋关节表面置换术		
M87.1	药物性骨坏死	81.5100	全髋关节置换		
M87.2	以前创伤引起的骨坏死	81.5100	全髋关节置换		
M87.8	其他的骨坏死	00.8500x001	全髋关节表面置换术		

(张红敏　李　飞　严晓波)

第十七节　骨髓炎

一、概述

骨髓炎是由致病菌通过各种途径侵入骨膜、骨质、骨髓并引起相应骨质破坏、坏死和增生的一种炎症反应。

（一）病因

骨髓炎常见的致病菌有金黄色葡萄球菌、表皮葡萄球菌、溶血性链球菌等，经过血液传播、创伤后感染、周围感染组织扩散等途径，进入骨骼组织并造成局部骨质破坏。临床上以化脓性骨髓炎多见。

（二）分类

1. 按出现症状时间分型

（1）急性骨髓炎：起病较急，常表现为寒战、高热，局部剧烈疼痛、肿胀等。

（2）亚急性骨髓炎：由于急性期治疗不充分或由低毒力细菌所引起的局限性骨感染。

（3）慢性骨髓炎：多由急性骨髓炎转变而来，发病时间较长、迁延不愈。参照《中国骨折内固定术后感染诊断与治疗专家共识（2018 版）》，Cierny-Mader 分型包括解剖分型和宿主分型，临床选择治疗策略时，需结合患者解剖分型和宿主分型两个方面进行综合考虑。

按解剖分 4 型：①Ⅰ型髓内型：感染仅累及髓腔。②Ⅱ型浅表型：通常有原发软组织的感染，感染累及骨皮质外层。③Ⅲ型局限型：感染侵袭骨皮质内层，累及一侧骨皮质和髓腔，有边缘明确的皮质死骨形成，骨结构尚稳定。④Ⅳ型弥散型：累及整个骨皮质和髓腔，骨结构不稳定。

按宿主分 3 型：①A 型：生理功能正常，免疫及血液循环等系统正常。②B 型：全身和（或）局部生理功能异常。③C 型：全身情况差，预后不良。

2. 按感染途径分类

（1）血源性感染：致病菌由身体其他部位的感染性病灶，如上呼吸道感染、皮肤疖肿、毛囊炎、泌尿生殖系统感染等部位，经血液循环播散至骨骼。

（2）创伤后感染：开放性骨折或骨折内固定术后出现了感染，可发生创伤后骨髓炎。

（3）邻近感染灶：也称为外源性骨髓炎，是邻近软组织感染直接蔓延至骨骼，如手指的化脓性感染引起指骨骨髓炎，小腿部位的慢性溃疡引起胫骨骨髓炎，糖尿病引起的足部骨髓炎。

3. 按病原菌类型分类：如化脓性骨髓炎和非化脓性骨髓炎。

二、诊断依据

（一）病史

外伤或手术史，近期有过外伤史、进行过骨折相关手术、关节置换、透析治疗、长期静脉置管等。系统性疾病病史，如糖尿病足、镰状细胞病等。免疫力降低，进行化疗治疗、长期服用糖皮质激素等药物患者。上述情况会增加或诱发骨髓炎风险发生。

（二）临床表现

急性骨髓炎往往全身中毒症状明显，起病急骤，有寒战、高热、恶心、呕吐，体温可达 39℃ 以上，儿童可有烦躁、不宁、呕吐与惊厥。重者有昏迷与感染性休克。局部症状有疼痛、红肿、功能障碍，体征有皮肤温度增高、压痛、病理性骨折。急性骨髓炎中有 10%～30% 可转变为慢性骨髓炎。

慢性骨髓炎病程较长，非急性期全身症状不明显，一般可无症状或以局部症状为主，常表现为病变部位皮肤色素沉着、反复流出脓液或排出小块死骨、肢体变形等，患肢活动障碍、骨折，体征有患肢增粗、变形，邻近关节畸形，经久不愈的瘢痕、窦道、死骨等。当机体抵抗力下降时可引起慢性骨髓炎急性发作，出现急性骨髓炎的表现。

（三）医技检查

1. 实验室检查

（1）血感染指标：急性骨髓炎时白细胞计数和中性粒细胞增高，红细胞沉降率（ESR）加快，C 反应蛋白升高。慢性骨髓炎时白细胞计数往往不高，但部分可出现 ESR 加快。

（2）病原体筛查：血培养可以帮助发现致病菌，但阳性率不高。局部脓肿分层穿刺细菌培养与药物敏感试验对诊断价值较大，要在压痛最明显的干骺端刺入。组织宏基因测序是目前最准确的发现致病菌的方法，可以明显提高致病菌检出率。

（3）病理检查：术中取病灶行组织病理学检查是诊断骨髓炎的金标准。细菌培养可以明确骨髓炎的诊断且行药敏试验。

2. 影像学检查

（1）X 线检查：发病初期（2 周内），X 线平片常无明显的骨质改变。发病 2～3 周后，可出现虫蚀样的骨质破坏，骨表面可出现葱皮样骨膜反应。随着时间推移，可出现游离死骨。

（2）CT 检查：可显示骨髓腔的改变，周围组织的病变、新骨形成和骨质破坏，对发现死骨尤其有用。

（3）MRI 检查：根据 MRI 影像的异常信号，可以早期发现局限于骨内的炎性病灶，并能观察到病灶的范围，病灶内炎性水肿的程度和有无脓肿形成，具有早期诊断价值。

（4）放射性核素检查：骨髓炎局部的白细胞能摄取骨显像剂 ^{67}Ga，在炎症区域即可出现 ^{67}Ga 的浓聚，在发病的 24 小时内发现炎性病灶，有助于早期诊断和鉴别诊断。^{99m}Tc-MDP 也可用于鉴别骨髓炎，其出现骨髓炎的阳性征象早于 X 线，但特异性不高。

血常规检查、红细胞沉降率检查、X 线检查、CT 检查、MRI 检查是临床诊断骨髓炎最常见、最重要的医技检查。在实际进行骨髓炎病案编码时，编码员根据病史、临床表现，结合相关医技检查结果,以准确完整编码。若临床诊断对感染机制、症状发生时间等综合情况描述不清时,编码员除查阅病史、病程记录外,还可查阅实验室检查、影像学检查、病理学检查等资料,必要时与临床医师进一步沟通明确感染机制、症状发生时间。

(四)临床常见类型

1. **急性血源性骨髓炎**:急性血源性骨髓炎多发生于儿童及青少年,以骨质吸收和破坏为主。最常见的发生部位为胫骨近端和股骨远端,其次为肱骨与髂骨,脊柱或其他四肢骨骼都可以发病,肋骨和颅骨少见。儿童长骨干骺端为好发部位。常见的致病菌为溶血性金黄色葡萄球菌、乙型链球菌、大肠埃希菌、流感嗜血杆菌等。发病前有外伤史,局部外伤后组织创伤、出血,可能是本病诱因。本病的病理变化为骨质破坏与死骨形成,后期有新生骨,成为骨性包壳。病理变化过程见图3-17-1。

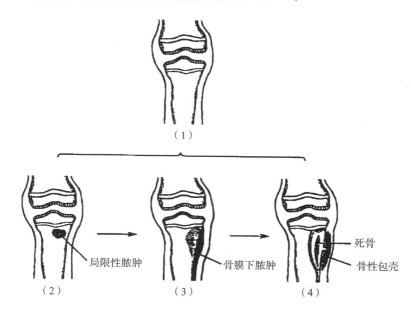

（1）

局限性脓肿　　　骨膜下脓肿　　　死骨
骨性包壳

（2）　　　　　（3）　　　　　（4）

图3-17-1　急性血源性骨髓炎病理变化过程

2. **慢性血源性骨髓炎**:慢性血源性骨髓炎是因急性化脓性骨髓炎未能彻底控制,反复发作演变造成的结局。以死骨形成和新生骨形成为主,病理改变示意图见图3-18-2。

3. **局限性骨脓肿**:如细菌毒力较小,或机体抵抗能力较强,脓肿被包围在骨质内,呈局限性骨内脓肿,也称布劳德脓肿(Brodie abscess)。

4. **硬化性骨髓炎**:如病变部位骨质有较广泛增生,使髓腔消失,循环较差,发生坚实性弥漫硬化性骨髓炎,又名Garre骨髓炎(Garre osteomyelitis),最常发生在股骨和胫骨,以间歇疼痛为主。

5. **创伤后骨髓炎**:最常见的原因是开放性骨折术后感染,可为急性或慢性,病变部位都在骨折端附近,急性期感染以髓腔内感染最为严重。

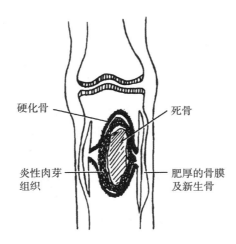

硬化骨

死骨

炎性肉芽
组织

肥厚的骨膜
及新生骨

图 3 - 17 - 2　慢性骨髓炎病理改变示意图

6. 化脓性脊椎炎：比较少见。临床上有两种类型，一种为椎体化脓性骨髓炎，另一种为椎间隙感染。椎体化脓性骨髓炎以金黄色葡萄球菌最为多见，多见于成人，发病部位以腰椎最为常见，其次为胸椎，颈椎极少发病。

7. 全身多发性骨髓炎：全身有两个以上部位发病的称为全身多发性骨髓炎。

三、常见并发症

1. 病理性骨折：在骨髓炎的急性或亚急性期，由于死骨的包壳形成不足，在固定患肢之前可出现长骨干的骨折。此后，由于骨变得致密和脆弱，也易发生骨折。

2. 化脓性关节炎：干骺端化脓性骨髓炎，脓肿可通过两个途径进入关节腔合并化脓性关节炎。一是通过骺板血管交通支，脓肿穿破关节软骨直接进入关节，形成化脓性关节炎，多见于婴幼儿及成人化脓性骨髓炎。另一种情况是干骺端位于关节囊内时（如股骨颈位于髋关节囊内），则脓肿可穿破干骺端骨皮质而进入关节。

3. 骨不连：病理骨折发生后未进行及时正确的治疗，可发生骨不连。另外，在骨包壳尚未完全形成之前进行手术治疗，摘除大块死骨，亦可造成骨缺损或骨不连。

4. 畸形：由于骨骺受炎症的刺激，使患肢过度生长而变长；或因骨骺板破坏，影响发育，导致肢体短缩；骨骺板一侧受破坏，发育不对称，使关节呈内翻或外翻畸形；由于软组织瘢痕挛缩，也可引起屈曲畸形。

5. 其他并发症：由于感染扩散到关节内，关节软骨面破坏，使关节呈纤维性或骨性强直。窦道口皮肤由于不断受刺激，可合并癌变，常见为鳞状上皮癌。慢性化脓性骨髓炎病程迁延，长期反复急性发作，低热和窦道内脓性分泌物的排出，对全身产生慢性消耗性损害。慢性化脓性骨髓炎的长期反复化脓性炎症可导致全身性淀粉样变，在病理学上表现为全身脏器的细胞间隙、血管基底膜淀粉样物质的沉积。

四、主要外科治疗

(一)急性骨髓炎

急性骨髓炎外科治疗的手术目的在于引流脓液,减轻症状;阻止急性骨髓炎转变为慢性骨髓炎。手术治疗宜早,最好在抗生素治疗后 48～72 小时仍不能控制局部症状时进行手术。

手术包括钻孔引流术或开窗减压术。在干骺端压痛最明显处作纵行切口,切开骨膜,排出骨膜下脓肿内高压脓液。如无脓液,向两端各剥离骨膜 2 cm,范围不宜太大,在干骺端钻孔数个,或将各钻孔连成一片,用骨刀去除一部分骨密质,称为骨"开窗"。一般避免用刮匙刮髓腔。

(二)慢性骨髓炎

以手术治疗为主,原则是清除死骨、炎性肉芽组织和消灭死腔。一般包括彻底清除感染的骨及周围组织以及二期骨缺损的重建。

1. 彻底清除感染组织:主要为死骨切除术和刮除术。根据患者病变情况,采用骨切除、表皮死骨切除或骨的切除方法,彻底清除坏死的骨组织,随后应用石膏固定,直至伤口愈合。并配合使用抗生素。

2. 骨缺损重建:①开放植骨术:彻底清除病灶、不健康的骨质,充分引流,根据病情填充带皮的肌肉组织或自体骨。缝合伤口并放置负压引流管。②病骨整段切除或截肢术:非重要部位的慢性骨髓炎,如腓骨、肋骨、髂骨翼等处,可将病骨整段切除,一期缝合伤口。部分病例长期已有窦道口皮肤癌变或足部广泛骨髓炎,骨质损毁严重不能彻底清除病灶者,可施行截肢术。③缺损骨修复:目前临床主要采用抗生素磷酸钙/硫酸钙人工骨植入。

五、编码要点

在临床诊断骨髓炎时应综合考虑致病菌、患者出现症状的时间、感染途径及患者对感染反应的类型,再考虑骨髓炎发生的部位。这些对于手术方式、手术时机以及具体治疗方案尤为关键。在 ICD-10 分类中,骨髓炎分类以病因、临床表现为核心分类,其次以部位为分类轴心,主要归类于第十三章肌肉骨骼系统和结缔组织疾病中,类目编码 M86 骨髓炎。

此外,在第七章眼和附器疾病、第八章耳和乳突疾病、第十章消化系统等章节中也有相关分类。编码时应首先区分病因,再区分病情的急性或慢性、感染途径是血源性或外源性。编码要点见表 3-17-1。

表 3-17-1　骨髓炎 ICD-10 编码要点一览表

病　因		部　位	ICD 编码及名称	备　注
特指传染性病原体	结核性	不区分部位	A18.0† M90.0* 结核性骨髓炎	由沙门菌、结核分枝杆菌、淋球菌性、梅毒、伤寒、棘球蚴感染引起的骨髓炎是星剑号编码,以病因优先分类于第一章某些传染病和寄生虫病
	淋球菌性		A54.4† M90.2* 淋球菌性骨髓炎	
	梅毒性		A52.7† M90.2* 梅毒性骨髓炎	
	伤寒性		A01.0† M90.2* 伤寒性骨髓炎	
	沙门菌		A02.2† M90.2* 沙门菌性骨髓炎	
	棘球性		B67.2† M90.2* 棘球性骨髓炎	
血源性感染		胫骨近端、股骨远端、肱骨、髂骨、脊柱或其他四肢骨	M86.0 急性血源性骨髓炎	M86 骨髓炎包括布罗迪脓肿、骨感染 NOS、未提及骨髓的骨膜炎
			M86.5 其他的慢性血源性骨髓炎	
其他		不区分部位	M86.1 其他的急性骨髓炎	
			M86.3 亚急性骨髓炎	
			M86.6 其他的慢性骨髓炎	
			M86.3 慢性多病灶性骨髓炎	
			M86.4 慢性骨髓炎伴有引流窦道	
			M86.8 其他的骨髓炎	
			M86.9 未特指的骨髓炎	
		颌骨	K10.2 颌骨骨髓炎	包括急性、慢性、化脓性、放射性、新生儿颌骨骨髓炎
		眶	H05.0 眶的骨髓炎	眼眶急性炎症
		岩骨	H70.2 岩锥炎	包括岩骨急性、慢性炎症
		脊椎	M46.2 椎骨骨髓炎	包括急性、慢性、化脓性脊椎骨髓炎,不包括结核性脊椎骨髓炎(A18.0† M90.0*)

编码说明与注意事项归纳如下:

1. 医保版 2.0 编码库对共用细目分类的调整:M86 骨髓炎类目下注释短语【见本章开头的部位编码】表明累及的肌肉骨骼部位要使用共用细目体现不同部位:0 多部位,1 肩区,2 上臂,3 前臂,4 手,5 骨盆区和大腿,6 小腿,7 踝和足,8 其他(头、颈、肋骨、颅骨、躯干、脊柱),9 未特指部位。但医保版 2.0 编码库并未按上述分类规则体现骨髓炎的具体部位。例如:当临床诊断为右侧胫骨急性血源性骨髓炎时,在医保版 2.0 编码库中编码至 M86.000 急性血源性骨髓炎,不体现解剖部位胫骨;再比如医保版 2.0 编码库中 M86.601 肘关节慢性化脓性骨髓炎,扩展编码为 0。

2. 注意章节、类目下的包括与不包括情况:第十三章肌肉骨骼系统和结缔组织疾病不包括:某些传染病和寄生虫病(A00—B99)。如沙门菌性骨髓炎(A02.2† M90.2*)、结核性骨髓炎(A18.0† M90.2*)、淋球菌性骨髓炎(A54.4† M90.2*)、梅毒性骨髓炎(A52.7† M90.2*)、伤寒性骨髓炎(A01.0† M90.2*)、棘球性骨髓炎(B67.2† M90.2*),以病因优先分类于第一章某些传染病和寄生虫病。类目"M86 骨髓炎"下注释不包括:颌骨骨髓炎(K10.2)、脊椎骨髓炎(M46.2)。

第十三章肌肉骨骼系统和结缔组织疾病包括:未特指病因的骨感染 NOS、未提及骨髓的骨膜炎分类于 M86.9。其中,分类于残余类目"M86.9 未特指的骨髓炎",是临床诊断中致病菌不明确、出现症状的时间(急性或慢性)不明确、感染途径(血源性或外源性)不明确、部位不明确的诊断,应尽量避免使用。

3. 类目"M86 骨髓炎"有 4 个慢性骨髓炎相关亚目编码:M86.3 慢性多病灶性骨髓炎、M86.4 慢性骨髓炎伴有引流窦道、M86.5 其他的慢性血源性骨髓炎、M86.6 其他的慢性骨髓炎。编码时注意骨髓炎是否伴多病灶性情况、是否伴有引流窦道。避免笼统编码于 M86.6 其他的慢性骨髓炎。

4. 注意骨髓炎并发症编码与附加编码问题:骨髓炎并发症应按并发症实际情况编码。同时需注意附加编码,当实验室检查有明确的病原体则使用 B95—B97 附加编码说明,例如:右侧胫骨急性血源性骨髓炎患者,血培养检查为金色葡萄球阳性,其他诊断编码为 B95.600 金黄色葡萄球菌,作为分类于其他章疾病的原因。

六、常见临床诊断与疾病编码易错点与难点

(一) M86.9 未特指的骨髓炎

1. 易错点及解析

M86.9 未特指的骨髓炎在疾病分类中为残余类目,常常被错误使用。目前使用的医保版 2.0 版编码中,在其分类码下扩展了相关部位＋骨髓炎的诊断名称编码。因骨髓炎临床分型多元化,与疾病分类之间存在差异性,临床医师在书写临床诊断时又习惯依赖字典库,往往选择不准确的诊断名称,如胫骨骨髓炎 M86.913,编码员也容易直接错误使用该编码。

在 ICD-10 中,M86.9 未特指的骨髓炎只有在骨髓炎出现症状的时间、感染途径、是否为多病灶、是否伴有窦道等都不明确的情况下才可以使用。根据骨髓炎的临床表现(急性、亚急性、慢性)及病因(是否为血源性),将 M86 骨髓炎分类为急性骨髓炎(M86.0—M86.1)、亚急性骨髓炎(M86)、慢性骨髓炎(M86.3—86.6)、其他的骨髓炎编码(M86.8)、未特指的骨髓炎(M86.9)。所以,在编码时一定要慎用 M86.9 未特指的骨髓炎,应根据临床实际情况结合 ICD 编码分类规则准确编码。

2. 典型案例

患者,女,29 岁。因右膝关节疼痛伴肿胀 6 年余,加重 5 月余入院。既往体健。查体:右膝关节内侧肿胀明显,皮温稍高,皮肤无红肿、破溃,颜色稍红,有按压痛。入院后行右胫骨三维 CT 检查示右胫骨上段慢性化脓性骨髓炎可能性大。择期行右胫骨病损切除术,术后病理报告:(右胫骨病灶)骨髓内见大量急、慢性炎细胞浸润,结合病史符合慢

性骨髓炎改变。术后予以支持对症治疗,病情缓解后出院。

临床诊断:胫骨骨髓炎

手术名称:右胫骨病损切除术

编码要点:本例结合病史、体检、病理检查结果,已明确慢性骨髓炎,根据分类规则,应编码为 M86.608 慢性骨髓炎,而不能按临床诊断编码至 M86.913 胫骨骨髓炎。本例临床思维路径见图 3-17-1,质控前后的编码及 CHS-DRG 2.0 与 DIP 2.0 病种情况见表 3-17-2。

	临床表现		要点提炼
主诉	右侧膝关节疼痛肿胀 6 年,加重 5 月	系统	运动系统疾病
查体	右侧膝关节内侧红、肿压痛	分型	慢性骨髓炎
影像检查	右胫骨上段慢性化脓性骨髓炎	临床诊断	胫骨骨髓炎
病理诊断	骨髓内见大量急、慢性炎细胞浸润	主要诊断	慢性骨髓炎
		疾病编码	M86.608
治疗	右侧胫骨病损切除术	主要手术操作	胫骨病损切除术
		手术操作编码	77.6701

图 3-17-1 胫骨骨髓炎临床思维路径示意图

表 3-17-2 胫骨骨髓炎质控前后 ICD 编码与 CHS-DRG 2.0 入组/DIP 2.0 病种

项　目	质控前	质控后
主要诊断编码	M86.913 胫骨骨髓炎	M86.608 慢性骨髓炎
其他诊断编码	—	—
主要手术操作编码	77.6701 胫骨病损切除术	77.6701 胫骨病损切除术
DRG 组	IE39 除股骨以外的下肢骨手术	IE39 除股骨以外的下肢骨手术
DIP 病种	M86.9 未特指的骨髓炎:[手术综合组]77.6701 胫骨病损切除术	M86.6 其他的慢性骨髓炎:[手术综合组]77.6701 胫骨病损切除术

(二)椎骨骨髓炎

1. 易错点及解析

椎骨骨髓炎即化脓性脊椎炎,是特殊部位骨髓炎的一种。椎骨骨髓炎并非十分少见,急性发病者占 50% 左右,半数患者为亚急性或慢性过程。临床医师在进行临床诊断时,常以骨髓炎症状出现时间为诊断依据,习惯突出描述疾病的急性、慢性情况,诊断为急性骨髓炎或慢性骨髓炎,而忽略了脊椎病变这个特殊部位。编码员专业知识水平有限,也容易直接编码 M86.1 急性骨髓炎或 M86.6 慢性骨髓炎。

　　M86 骨髓炎不包括注释提示脊椎骨髓炎(M46.2)。核对类目"M46 其他炎性脊椎病",其未对椎骨骨髓炎的急性、慢性进行细分。由此可见,当引起的脊椎骨髓炎的病原体是金黄色葡萄球菌、白色葡萄球菌、链球菌和铜绿假单胞菌等常见细菌,无论是急性(或慢性)血源性骨髓炎、其他急性(慢性)骨髓炎均编码于 M46.2 椎骨骨髓炎。目前医保版 2.0 编码库尚未对病情的急性、慢性、感染途径进行编码扩展,仅进行了颈椎、胸椎、腰椎部位的编码扩展。当引起脊椎骨髓炎致病菌是特指的传染性病原体时,则优先编码于第一章某些传染病和寄生虫病相关亚目,如结核分枝杆菌引起的椎骨骨髓炎,则编码为 A18.0†M90.0*。

　　2. 典型案例

　　患者,男,32 岁。因腰痛 1 周伴肿痛 3 天入院。专科查体:腰部可触及约 1 cm×0.5 cm 波动感,病变处皮温略高,局部红肿,轻压痛(+/−),双下肢感觉、活动可。腰椎 MRI 平扫示:腰 1/2 椎体感染性病变并椎旁软组织脓肿、窦道形成。择期行腰椎椎弓根钉内固定术+腰椎椎管内病损切除术+前路腰椎椎体部分切除伴椎间盘切除术+髂骨切除术用作移植物+前外侧入路腰椎融合术,术中活检物结核分枝杆菌核酸检测阴性,细菌培养及鉴定(一般细菌培养及鉴定)培养 48 小时阴性。术后给予对症支持等治疗,病情缓解后出院。

临床诊断:慢性骨髓炎伴有引流窦道

手术名称:前路腰椎椎体部分切除伴椎间盘切除术

　　　　　　　前外侧入路腰椎融合术

　　　　　　　腰椎椎管内病损切除术

　　　　　　　髂骨切除术用作移植物

编码要点:本例已明确骨髓炎病变部位在腰椎,术中活检物结核分枝杆菌核酸检测结果阴性,排除结核分枝杆菌引起的椎骨骨髓炎。根据国际疾病分类规则,脊椎骨髓炎应分类于 M46 其他炎性脊椎病,编码为 M46.200x061 腰椎骨髓炎,而不能按临床诊断编码至 M86.400 慢性骨髓炎伴有引流窦道。本例质控前后的编码及 CHS-DRG 2.0 入组与 DIP 2.0 病种情况见表 3−17−3。

表 3−17−3　腰椎骨髓炎质控前后 ICD 编码与 CHS-DRG 2.0 入组/DIP 2.0 病种

项　　目	质控前	质控后
主要诊断编码	M86.400 慢性骨髓炎伴有引流窦道	M46.200x061 腰椎骨髓炎
其他诊断编码	—	—
主要手术操作编码	80.9902 椎体部分切除伴椎间盘切除术	81.0600x005 前外侧入路腰椎融合术
其他手术操作编码	81.0600x005 前外侧入路腰椎融合术	80.9902 椎体部分切除伴椎间盘切除术
DRG 组	IJ15 骨骼肌肉系统的其他手术,不伴合并症或并发症	IB29 脊柱 2 节段及以下脊柱融合术

项 目	质控前	质控后
DIP 病种	M86.4 慢性骨髓炎伴有引流窦道 ［手术综合组］80.9902 椎体部分切除伴椎间盘切除术	无核心病种,纳入综合病种

七、CHS-DRG 2.0 主要分组

表 3-17-4　CHS-DRG 2.0 骨髓炎主要分组

类型	ADRG 代码	DRG 组代码	DRG 组名称
内科组	IT1	IT19	骨髓炎
外科组	IB1	IB19	复杂脊柱疾病或 3 节段及以上脊柱融合手术或翻修手术
	IB2	IB29	脊柱 2 节段及以下脊柱融合术
	IB3	IB31	与脊柱有关的其他手术,伴严重并发症或合并症
		IB35	与脊柱有关的其他手术,不伴严重并发症或合并症
	IC3	IC39	除置换/翻修外的髋、肩、膝、肘、踝和足部关节的修复、重建手术
	IE1	IE13	骨盆髋臼手术,伴合并症或并发症
		IE15	骨盆髋臼手术,不伴合并症或并发症
	IF1	IF19	骨科固定装置去除/修正术
	IE6	IE69	手外科手术
	IE2	IE21	股骨手术,伴严重合并症或并发症
		IE25	股骨手术,不伴严重合并症或并发症
	IE3	IE39	除股骨以外的下肢骨手术
	IJ1	IJ13	骨骼肌肉系统的其他手术,伴合并症或并发症
		IJ15	骨骼肌肉系统的其他手术,不伴合并症或并发症

八、DIP 2.0 主要核心病种

表 3-17-5　DIP 2.0 骨髓炎主要分组

主要诊断编码	主要诊断名称	主要手术操作编码	主要手术操作名称	相关手术操作编码	相关手术操作名称
M86.6	其他慢性骨髓炎				
M86.9	未特指的骨髓炎				

（付　萍　李恒元　李　飞　严晓波）

第十八节 骨质疏松症

一、概述

骨质疏松症是一种以骨量低下、骨组织微结构损坏,导致骨脆性增加,易发生骨折为特征的全身性骨病。2001年美国国立卫生研究院将其定义为骨强度下降和骨折风险增加为特征的骨骼疾病。骨质疏松症可发生于任何年龄,但多见于绝经后女性和老年男性。

骨质疏松症的危险因素是指影响骨骼健康,造成骨量减低、骨微结构破坏,最终造成骨强度下降的相关因素。

骨质疏松症分为原发性和继发性两大类。原发性骨质疏松症又分为绝经后骨质疏松症(Ⅰ型)、老年性骨质疏松症(Ⅱ型)和特发性骨质疏松(包括青少年型)三种。绝经后骨质疏松症一般发生在妇女绝经后5~10年内;老年性骨质疏松症一般指老人70岁后发生的骨质疏松;而特发性骨质疏松主要发生在青少年,病因尚不明。继发性骨质疏松症是指由任何影响骨代谢的疾病和(或)药物及其他明确病因导致的骨质疏松。

二、诊断依据

(一)病史

骨质疏松症的诊断基于全面的病史采集、体格检查、骨密度测定、影像学检查及必要的血生化测定。

骨质疏松症危险因素分为不可控因素和可控因素。不可控因素包括种族、增龄、女性绝经、脆性骨折家族史等。可控因素包括:①不健康生活方式:体力活动少、阳光照射不足、吸烟、过量饮酒、钙和(或)维生素 D 缺乏、过量饮用含咖啡因的饮料、营养失衡、蛋白质摄入过多或不足、高钠饮食、体质量过低等。②影响骨代谢的疾病:性腺功能减退症、糖尿病、甲状腺功能亢进症等多种内分泌系统疾病、风湿免疫性疾病、胃肠道疾病、血液系统疾病、神经肌肉疾病、慢性肝肾及心肺疾病等。③使用影响骨代谢的药物:糖皮质激素、质子泵抑制剂、抗癫痫药物、芳香化酶抑制剂、促性腺激素释放激素类似物、抗病毒药物、噻唑烷二酮类药物和过量甲状腺激素免疫抑制剂、肝素、抗惊厥药、抗癌药、含铝抗酸剂、甲状腺激素、慢性氟中毒、促性腺激素释放激素类似物(GnRHa)或肾衰竭用透析液等等。

(二)临床表现

骨质疏松症初期通常没有明显的临床表现,因而被称为"寂静的疾病"或"静悄悄的流行病"。但随着病情进展,骨量不断丢失,骨微结构破坏,患者会出现骨痛、脊柱变形,甚至发生骨质疏松性骨折等后果。部分患者可没有临床症状,仅在发生骨质疏松性骨折等严重并发症后才被诊断为骨质疏松症。

1. 疼痛:患者可出现腰背疼痛或全身骨痛。疼痛通常在翻身时、起坐时及长时间行走后出现,夜间或负重活动时疼痛加重,并可能伴有肌肉痉挛,甚至活动受限。

2. 脊柱变形:严重骨质疏松症患者因椎体压缩性骨折,可出现身高变矮或驼背等脊柱畸形。多发性胸椎压缩性骨折可导致胸廓畸形,甚至影响心肺功能;严重的腰椎压缩性骨折可能会导致腹部脏器功能异常,引起便秘、腹痛、腹胀、食欲减低等不适。

3. 骨折:骨质疏松性骨折属于脆性骨折,通常指在日常生活中受到轻微外力时发生的骨折。骨折发生的常见部位为椎体(胸、腰椎),髋部(股骨近端),前臂远端和肱骨近端;其他部位如肋骨、跖骨、腓骨、骨盆等部位亦可发生骨折。骨质疏松性骨折发生后,再骨折的风险显著增加。

4. 对心理状态及生活质量的影响:骨质疏松症及其相关骨折对患者心理状态的危害常被忽略,主要的心理异常包括恐惧、焦虑、抑郁、自信心丧失等。老年患者自主生活能力下降,以及骨折后缺少与外界接触和交流,均会给患者造成巨大的心理负担。应重视和关注骨质疏松症患者的心理异常,并给予必要的治疗。

(三) 医技检查

1. 影像学检查

(1) X 线检查:X 线检查可显示骨小梁稀疏,但受主观因素影响较大,并且骨量丢失达 30% 以上才在 X 线检查上有阳性发现,骨量丢失早期难以检出。X 线检查是检出脆性骨折,特别是胸、腰椎压缩性骨折的首选方法,常规胸、腰椎 X 线侧位摄片的范围应分别包括胸 4 至腰 1 以及胸 12 至腰 5 椎体。基于胸、腰椎侧位 X 线影像,目前采用 Genant 目视半定量判定方法,椎体压缩性骨折的程度可以分为 Ⅰ、Ⅱ、Ⅲ度或称为轻、中、重度。该判定方法是依据压缩椎体最明显处的上下高度与同一椎体后高之比;若全椎体压缩,则压缩最明显处的上下高度与其邻近上一椎体后高之比。椎体压缩性骨折的轻、中、重度判定标准分别为椎体压缩 20%~24%、25%~40% 以及 >40%。对于椎体骨折程度的精确评估期待人工智能辅助诊断系统的临床应用。

(2) CT 和 MRI:CT 和 MRI 对于骨质疏松症与骨肿瘤等多种其他骨骼疾病的鉴别诊断具有重要价值,可更为敏感地显示细微骨折,且 MRI 显示骨髓早期改变和骨髓水肿更具优势。

(3) 核医学检查:放射性核素显像在鉴别继发性骨质疏松症和其他骨骼疾病中具有一定优势,甲状旁腺功能亢进症、畸形性骨炎、骨纤维结构发育不良、骨软化症、肿瘤骨转移等疾病的骨显像具有特征性的改变。PET-CT 和 PET-MRI 对骨质疏松症鉴别诊断,尤其是排查肿瘤相关骨病,具有一定的应用价值。

2. 骨密度及骨测量

骨密度是指单位面积(面积密度,g/cm^2)或单位体积(体积密度,g/cm^3)所含的骨量。骨密度测量技术是对被测人体骨矿含量、骨密度和体质成分进行无创性定量分析的方法。常用的骨密度测量方法有 DXA、定量计算机断层照相术(QCT)、外周双能 X 线吸收仪(pDXA)、单能 X 线骨密度(SXA)、外周定量 CT(pQCT)和定量超声(QUS)等。目前国内外公认的骨质疏松症诊断标准是基于 DXA 检测的结果,我国已经将骨密度检测项目纳入 40 岁以上人群常规体检内容。

(1) DXA 法:DXA 是临床和科研最常用的骨密度测量方法,可用于骨质疏松症的诊断、骨折风险性预测和药物疗效评估,也是流行病学研究常用的骨量评估方法。DXA 主要测量部位是中轴骨,包括腰椎和股骨近端,如果腰椎或股骨近端无法行骨密度检测,或对于患有甲状旁腺功能亢进症或接受雄激素剥夺治疗的前列腺癌等患者,可以取非优势侧桡骨远端 1/3 处作为测量部位。DXA 正位腰椎测量感兴趣区包括腰 1—4 椎体及其后方的附件结构,故其测量结果受腰椎的退行性改变(如椎体和椎小关节的骨质增生硬化等)和腹主动脉钙化等影响。DXA 股骨近端测量感兴趣区分别为股骨颈、大粗隆、全髋部和 Wards 三角区,其中用于骨质疏松症诊断感兴趣区是股骨颈和全髋部。

对于绝经后女性、50 岁及以上男性,建议参照 WHO 推荐的诊断标准,基于 DXA 测量结果:骨密度值低于同性别、同种族健康成人的骨峰值 1 个标准差属正常;降低 1~2.5 个标准差为骨量降低(或低骨量);降低≥2.5 个标准差为骨质疏松;骨密度降低程度符合骨质疏松诊断标准,同时伴有一处或多处脆性骨折为严重骨质疏松。骨密度通常用 T 值 (T-Score)表示:T 值=(实测值-同种族同性别正常青年人峰值骨密度)/同种族同性别正常青年人峰值骨密度的标准差。基于 DXA 测量的中轴骨(腰 1—4 椎体、股骨颈或全髋)骨密度或桡骨远端 1/3 骨密度对骨质疏松症的诊断标准是 T 值≤-2.5。

(2) QCT:QCT 是在 CT 设备上应用已知密度体模(phantom)和相应测量分析软件检测骨密度的方法。该方法可分别测量松质骨和皮质骨的体积密度,可敏感反映骨质疏松症早期松质骨的丢失状况。QCT 通常测量腰椎和(或)股骨近端的松质骨骨密度。QCT 测量多数在临床 CT 数据基础上进行分析,与 CT 扫描结合使用。对于肥胖、脊柱退变或腹主动脉钙化等患者,QCT 检测骨密度更为准确,但国际上尚未建立统一的 QCT 诊断标准。

(3) 外周骨密度测量:包括 pQCT、pDXA、SXA 及放射吸收法(RA)等采用 X 线进行骨密度测量的方法,测量部位主要是桡骨远端、跟骨、指骨和胫骨远端等,主要反映的是皮质骨骨密度。pQCT 还可用于评价骨微结构。目前外周骨密度测量尚不能用于骨质疏松症的诊断,仅用于骨质疏松风险人群的筛查和骨质疏松性骨折的风险评估。

(4) QUS:QUS 测量的主要是感兴趣区(包括软组织、骨组织、骨髓组织)结构对声波的反射和吸收所造成超声信号的衰减结果,通常测量部位为跟骨。检测设备具有便携性且无辐射,可用于骨质疏松风险人群的筛查和骨质疏松性骨折的风险评估,但不能用于骨质疏松症的诊断和药物疗效评估。对于 QUS 筛查出的高危人群,建议进一步行 DXA 检查骨密度。

(5) 骨小梁分数(TBS):TBS 是 DXA 衍生的一个新指标,为一种基于 DXA 图像的灰阶结构指数,使用 TBS 软件对 DXA 腰椎图像进行测量,与骨密度的数据采集过程一致。骨密度与 TBS 的区别在于,前者的算法使用灰阶值,而后者的算法反映灰阶之间的差异。因此,TBS 作为骨密度的有益补充,提供骨密度以外的信息,可用于评估骨骼微观结构。TBS 可结合骨密度或其他临床风险因素,用于评估骨折风险,也可作为 FRAX ® 的校正因素,提高其预测骨折风险的能力,但不建议将 TBS 用于治疗药物的推荐以及对骨吸收抑制剂疗效的监测指标。由于 TBS 最近才引入我国,临床研究数据很少,其临床应用价值尚需验证。

3. 实验室检查

(1) 一般检查:血常规、尿常规、红细胞沉降率、肝和肾功能,血钙、血磷、血碱性磷酸酶、25-羟维生素 D(25-OHD)和甲状旁腺素(PTH)水平,以及尿钙、尿磷和尿肌酐等。

(2) 骨转换生化标志物(BTMs):BTMs 是骨转换过程中产生的中间代谢产物或酶类,分为骨形成标志物和骨吸收标志物,前者反映成骨细胞活性及骨形成状态,后者反映破骨细胞活性及骨吸收水平。BTMs 不能用于骨质疏松症的诊断,但在多种骨骼疾病的鉴别诊断、判断骨转换类型、骨折风险预测、监测治疗依从性及药物疗效评估等多个方面发挥重要作用,原发性骨质疏松症患者的骨转换标志物水平通常正常或轻度升高。如果 BTMs 水平显著升高,需排除高转换型继发性骨质疏松症或其他代谢性骨病的可能性,如甲状旁腺功能亢进症、畸形性骨炎及恶性肿瘤骨转移等。在上述标志物中,推荐血清 Ⅰ 型原胶原氨基端前肽(P1NP)和血清 Ⅰ 型胶原交联羧基末端肽(CTX)分别为反映骨形成和骨吸收敏感性较高的标志物。

三、常见并发症

骨质疏松性骨折指受到轻微创伤或日常活动中即发生的骨折,是骨质疏松症的严重后果,常见部位是椎体、髋部、前臂远端、肱骨近端和骨盆等,其中最常见的是椎体骨折。国内基于影像学的流行病学调查显示,50 岁以上女性椎体骨折患病率约为 15%,50 岁以后椎体骨折的患病率随增龄而渐增,80 岁以上女性椎体骨折患病率可高达 36.6%。髋部骨折是最严重的骨质疏松性骨折,近年来我国髋部骨折的发生率呈显著上升趋势。

典型案例

患者,女,81 岁。7 天前无明显诱因出现腰臀部疼痛不适,步行、弯腰、下蹲、翻身等活动均可导致疼痛加重,卧床休息后疼痛稍缓解,为进一步治疗入院。入院后行腰椎 MRI 提示:腰 1 椎体压缩性骨折,腰 4—5、腰 5—骶 1 椎间盘突出。临床诊断腰 1 椎体压缩性骨折,在局麻下行腰 1 经皮穿刺脊柱后凸成形术。

主要诊断: M80.801 老年性骨质疏松伴病理性骨折

主要手术操作: 81.6600x001 经皮穿刺脊柱后凸成形术

CHS-DRG 2.0 入组: IB35 与脊椎有关的其他手术,不伴严重合并症或并发症

DIP 2.0 病种: 其他的骨质疏松伴有病理性骨折 M80.8

[主要手术]81.6600x001 经皮穿刺脊柱后凸成形术

四、主要治疗

骨质疏松症的防治措施主要包括基础措施、药物干预和康复治疗,对骨质疏松导致病理性骨折则按相应部位骨折行手术治疗。

（一）基础措施

1. 调整生活方式:加强营养、均衡膳食;充足日照;规律运动;戒烟、限酒,避免过量饮用咖啡和碳酸饮料。

2. 骨健康基本补充剂

（1）钙剂:充足的钙摄入对获得理想峰值骨量、缓解骨丢失、改善骨矿化和维护骨骼健康有益。每日钙摄入量包括膳食和钙补充剂中的元素钙总量,营养调查显示我国居民每日膳食约摄入元素钙 400 mg,故尚需补充元素钙 500~600 mg/d。对于有高钙血症和高钙尿症患者,应避免补充钙剂。补充钙剂需适量,超大剂量补充钙剂可能增加肾结石和心血管疾病的风险。目前尚无充分证据表明单纯补钙可以替代其他抗骨质疏松症药物治疗,因此钙剂应与其他药物联合使用。

（2）维生素 D:充足的维生素 D 可增加肠道钙吸收,促进骨骼矿化,保持肌力,改善平衡和降低跌倒风险。维生素 D 不足可导致继发性甲状旁腺功能亢进症,增加骨吸收,从而引起或加重骨质疏松症。首先建议接受充足的阳光照射。对于维生素 D 缺乏或不足者,应给予维生素 D 补充剂。为维持骨健康,建议血清 25-OHD 水平保持在 20 μg/L（50 nmol/L）以上。对于骨质疏松症患者,尤其在骨质疏松症药物治疗期间,血清 25-OHD 水平如能长期维持在 30μg/L 以上,则更为理想,但要注意当 25-OHD 水平超过 150 μg/L 时有可能出现高钙血症。维生素 D 缺乏或不足者可首先尝试每日口服维生素 D_3 1 000~2 000 U,对于存在肠道吸收不良或依从性较差的患者,可考虑使用维生素 D 肌内注射制剂。开始补充维生素 D 后 2~3 个月时检测血清 25-OHD 水平,如上述补充剂量仍然不能使 25-OHD 水平达到 30 μg/L 以上,可适当增加剂量。肥胖患者通常需要较大剂量。无论是维生素 D_2 还是维生素 D_3 补充剂均能等效地提升体内 25-OHD 的水平。使用活性维生素 D 或其类似物并不能纠正维生素 D 缺乏或不足。同时,不建议单次口服超大剂量普通维生素 D。

（二）抗骨质疏松症药物

有效的抗骨质疏松症药物可以增加骨密度,改善骨质量,显著降低骨折的发生风险。抗骨质疏松症药物按作用机制可分为骨吸收抑制剂、骨形成促进剂、其他机制类药物及传统中药。

抗骨质疏松症药物按作用机制分为骨吸收抑制剂、骨形成促进剂、双重作用药物、其他机制类药物及中成药。骨质疏松症治疗药物的选择已逐步转为依据骨折风险分层的治疗策略,主要包括骨折高风险和极高骨折风险者。对于骨折高风险者建议首选口服双膦酸盐（如阿仑膦酸钠、利塞膦酸钠等）;对于口服不耐受者可选择唑来膦酸或地舒单抗;对于极高骨折风险者,初始用药可选择:特立帕肽、唑来膦酸、地舒单抗、罗莫佐单抗或续贯治疗;而对于髋部骨折极高风险者,建议优先选择唑来膦酸或地舒单抗。

硬骨抑素单克隆抗体(romosozumab,罗莫佐单抗)是具有促进骨形成和抑制骨吸收双重作用的药物,已经在其他国家或地区上市使用,国内正在进行Ⅲ期临床试验,临床使用需待该药在我国获得防治骨质疏松症的适应证许可。

(三)康复治疗

针对骨质疏松症的康复治疗主要包括运动疗法、物理因子治疗、作业疗法及康复工程等。

五、编码要点

在 ICD-10 骨质疏松的分类中,以引起骨质疏松的病因为核心分类轴心,其次需要注意区分是否伴有病理性骨折,骨质疏松伴有病理性骨折编码到 M80,骨质疏松不伴有病理性骨折编码到 M81。编码要点见表 3-18-1。

表 3-18-1　骨质疏松 ICD-10 编码要点一览表

病　因	伴有病理性骨折	不伴有病理性骨折	备　注
绝经后	M80.0 绝经后骨质疏松伴有病理性骨折	M81.0 绝经后骨质疏松	
卵巢切除术后	M80.1 卵巢切除术后骨质疏松伴有病理性骨折	M81.1 卵巢切除术后骨质疏松	
失用性	M80.2 失用性骨质疏松伴有病理性骨折	M81.2 失用性骨质疏松	
手术后吸收不良性	M80.3 手术后吸收不良性骨质疏松伴有病理性骨折	M81.3 手术后吸收不良性骨质疏松	
药物性	M80.4 药物性骨质疏松伴有病理性骨折	M81.4 药物性骨质疏松	需要时,使用第二十章附加外因编码标明药物
特发性	M80.5 特发性骨质疏松伴有病理性骨折	M81.5 特发性骨质疏松	
其他的	M80.8 其他的骨质疏松伴有病理性骨折	M81.8 其他的骨质疏松	
未特指	M80.9 未特指的骨质疏松伴有病理性骨折	M81.9 未特指的骨质疏松	

六、常见临床诊断与疾病编码易错点与难点

(一)骨质疏松伴病理性骨折

1. 易错点及解析

骨质疏松引起的病理性骨折临床上很常见,编码时应采用合并编码。但临床医师习惯分别书写诊断为"骨质疏松"与"××骨折",不体现骨折病因,不体现骨质疏松与骨折之间的关系。如果编码员不仔细阅读病历,不与临床医师沟通,很容易错误地分别编码,

并将"××骨折"均分类至"S"损伤编码中。

ICD-10 对骨质疏松伴病理性骨折的分类方法是以病因为主的多轴心分类方法。根据骨折发生的病因、发展的阶段以及发现的病理改变不同,都可能有不同的分类编码。常见几种情况:①女性 50～70 岁发生的骨折多由绝经后骨质疏松造成,常见部位为椎体和桡骨远端。分类于 M80.0 绝经后骨质疏松伴有病理性骨折。②服用糖皮质激素类药、肝素、抗惊厥药、免疫抑制剂等药物,可能会破坏骨组织,促使骨质流失,最终导致骨质疏松性骨折。这种情况应分类于 M80.4 药物性骨质疏松伴有病理性骨折。③失用性骨质疏松是指多种原因引起的骨骼承受的应力减少。其特点是进行性骨与肌肉萎缩。长期的治疗性卧床、中枢或周围神经损伤引起的运动麻痹所导致的制动,应用石膏固定治疗骨折等都是失用性骨质疏松的常见病因。这种情况应分类于 M80.2 失用性骨质疏松伴有病理性骨折。

2. 典型案例

患者,女,88 岁。因腰背部疼痛 3 天入院。入院后腰部 CT 示:腰椎骨质增生,腰 1 压缩性改变。腰椎 MRI 示:腰 1 椎体压缩性骨折。完善术前相关检查,在局麻＋强化麻醉下行腰 1 椎体骨折经皮球囊扩张椎体后凸成形术。患者术后腰部疼痛明显减轻,对症支持治疗后好转出院。

临床诊断:腰 1 椎体压缩性骨折

手术名称:腰 1 椎体骨折经皮球囊扩张椎体后凸成形术

编码要点:本例为 88 岁的老年女性,无明显外因腰背部疼痛出现腰椎骨折,考虑骨折是由于绝经后骨质疏松症造成,属病理性骨折,正确编码为 M80.801 老年性骨质疏松伴病理性骨折,而非 S32.000x002 腰椎压缩性骨折。本例质控前后的编码及 CHS-DRG 2.0 入组与 DIP 2.0 病种情况见表 3-18-2。

表 3-18-2　骨质疏松伴病理性骨折质控前后 ICD 编码与 CHS-DRG 2.0 入组/DIP 2.0 病种

项　目	质控前	质控后
主要诊断编码	S32.000x002 腰椎压缩性骨折	M80.801 老年性骨质疏松伴病理性骨折
其他诊断编码	—	—
主要手术操作编码	81.6600x002 腰椎骨折球囊扩张成形术	81.6600x001 经皮穿刺脊柱后凸成形术
其他手术操作编码	—	—
DRG 组	IB35 与脊椎有关的其他手术,不伴严重合并症或并发症	IB35 与脊椎有关的其他手术,不伴严重合并症或并发症
DIP 病种	S32.0 腰椎骨折: 81.6600x002 腰椎骨折球囊扩张成形术	M80.8 其他的骨质疏松伴有病理性骨折: 81.6600x002 腰椎骨折球囊扩张成形术

七、CHS-DRG 2.0 主要分组

(一) CHS-DRG 2.0 主要分组

表 3‑18‑3　CHS-DRG 2.0 骨质疏松主要分组

类型	ADRG 代码	DRG 组代码	DRG 组名称
内科组	IU1	IU13	骨病及其他关节病,伴合并症或并发症
		IU15	骨病及其他关节病,不伴合并症或并发症
	IU3	IU39	骨骼、肌肉、结缔组织恶性病损、病理性骨折
非手术室操作组	—	—	—
外科组	IB3	IB31	与脊柱有关的其他手术,伴严重合并症或并发症
		IB35	与脊柱有关的其他手术,不伴严重合并症或并发症
	IE3	IE39	除股骨以外的下肢骨手术
	IC2	IC29	髋、肩、膝、肘和踝关节置换术
	IE2	IE21	股骨手术,伴严重合并症或并发症
		IE25	股骨手术,不伴严重合并症或并发症
	IE5	IE59	上肢骨手术

(二) 常见并发症 CC 表

骨质疏松常见并发症为病理性骨折,应采取合并编码,故不影响 DRG 入组。

八、DIP 2.0 主要核心病种

表 3‑18‑4　骨质疏松 DIP 2.0 主要核心病种

主要诊断编码	主要诊断名称	主要手术操作编码	主要手术操作名称	相关手术操作编码	相关手术操作名称
M80.0	绝经后骨质疏松伴有病理性骨折	81.6600x001	经皮穿刺脊柱后凸成形术		
M80.8	其他的骨质疏松伴有病理性骨折	81.6500	经皮椎骨成形术	84.5501	骨空隙骨水泥填充术
				77.4904	椎骨活组织检查
M80.8	其他的骨质疏松伴有病理性骨折	81.6600x002	腰椎骨折球囊扩张成形术	77.4904	椎骨活组织检查
M81.9	未特指的骨质疏松	81.6500	经皮椎骨成形术		

续表

主要诊断编码	主要诊断名称	主要手术操作编码	主要手术操作名称	相关手术操作编码	相关手术操作名称
M81.9	未特指的骨质疏松	81.6600x001	经皮穿刺脊柱后凸成形术		
M81.9	未特指的骨质疏松	79.1500x006	股骨骨折闭合复位髓内针内固定术		
M81.9	未特指的骨质疏松	81.5100	全髋关节置换		

（程义玲　李　飞　严晓波）

第十九节　痛风

一、概述

痛风是嘌呤代谢紊乱和（或）尿酸排泄障碍所致的一组异质性疾病。因体内尿酸生成增多和（或）尿酸排泄减少导致血尿酸升高，长期高尿酸血症使得单钠尿酸盐结晶沉积在关节以及周围组织和肾脏，介导自身炎症反应的产生及关节形态改变的一种代谢性风湿性疾病。其临床特征为血尿酸升高、反复发作性急性关节炎、痛风石及关节畸形、尿酸性肾结石等。痛风石是嘌呤代谢障碍导致尿酸盐结晶沉积于关节周围组织，引起慢性炎症和纤维组织增生形成的结节肿，是痛风的特征性临床表现。

痛风按病因分三类：①原发性痛风：指在排除了其他疾病的基础上，由于存在先天性嘌呤代谢紊乱或者尿酸排泄障碍所引发的痛风。②继发性痛风：指由其他疾病所引发的痛风，比较常见的就是肾脏疾病，亦可继发于骨髓增生性疾病，也有可能是某些药物导致尿酸排泄减少所致。③特发性痛风：原因不明确，临床表现与其他类型的痛风相似。

痛风也可按照尿酸生成和代谢情况分尿酸生成过多型痛风和排泄减少型痛风。

二、诊断依据

（一）病史

需详细了解患者发病前是否有饮酒史、过多食用高嘌呤食物、服用可影响肾脏尿酸排尿能力，导致血尿酸水平升高的药物，如利尿剂、乙胺丁醇等；既往有无肾脏疾病、心血管疾病代谢综合征等可导致尿酸升高等疾病。

编码员在阅读病历时应该主要抓住近期饮食、既往病史两个方面。

（二）临床表现

1. 无症状期：仅有波动性或持续性高尿酸血症，但尚未发生痛风。从血尿酸增高至症状出现的时间可达数年,有些可终身不出现症状。

2. 急性关节炎期及间歇期:多在午夜或清晨突然起病,关节剧痛,数小时内到达高峰,受累关节出现红、肿、热、痛和功能障碍。首次发作累及单一关节,单侧第一跖趾关节最常见。发作呈自限性,多于 2 周内自行缓解,红肿消退后受累关节处皮肤脱屑。可伴高尿酸血症,但部分患者急性发作时血尿酸水平正常。关节液或痛风石中发现尿酸盐结晶,可伴有发热。

3. 痛风石及慢性关节炎期:痛风石是痛风的特征性临床表现,典型部位在耳廓,也常见于关节周围,以及鹰嘴、跟腱、髌骨滑囊处。痛风石的外观为大小不一的、隆起的、黄白色赘生物,表面菲薄,破溃后排出白色粉状或糊状物。慢性关节炎多见于未规范治疗的痛风患者,受累关节非对称性不规则肿胀、疼痛。由于关节内大量沉积的尿酸盐结晶造成关节骨质破坏,导致关节畸形,尤其在手和足,并可造成残疾。

确诊痛风的必要条件是至少发生 1 次关节肿胀、疼痛或触痛。确诊的充分条件是在关节或滑膜液中发现尿酸盐结晶或出现痛风石;若不符合此项充分条件,则依据临床症状、体征、实验室检查、影像学检查结果综合评估后,可临床诊断痛风。若在无症状期,应常规进行血尿酸检查、肾脏超声检查或 X 线检查。

(三)医技检查

1. 实验室检查:①血尿酸测定:是临床诊断痛风最重要的实验室检查。痛风患者多伴有血尿酸升高。一般应在距离患者发作 4 周后,未行降尿酸治疗情况下检测,如血尿酸波动较大,应反复监测,取最高值作为诊断依据。男性血尿酸正常值为 208~416 $\mu mol/L$,女性为 149~358 $\mu mol/L$,女性绝经后血尿酸水平可以接近男性。②尿液尿酸测定:此为常规检查,限制嘌呤饮食 5 天后,每日尿液中尿酸排出量超过 3.57 mmol(600 mg),可认为尿酸生成增多。③关节液或痛风石内容物检查:此为常规检查。急性期如踝关节、膝关节肿胀时可以抽取滑囊液进行检查,镜下可见双折光的针形尿酸钠晶体。

2. 影像学检查:未能通过关节液穿刺确诊且临床表现不典型的疑似痛风患者,需要通过影像学检查辅助诊断。关节超声检查见"双轨征",或不均匀低回声与高回声混杂团块影是痛风比较特异性的表现。X 线检查早期骨关节无明显变化,晚期关节间隙变窄,关节面不规则。关节软骨下骨可见圆形或不规则透亮区,也可以呈虫蚀样、囊状或蜂窝状,病变周围骨密度升高,界限较清。这提示尿酸盐沉着和骨质破坏吸收点,有诊断意义。痛风结石可表现为轻度钙化阴影。CT 检查在受累部位可见痛风石影像,双源 CT 能特异性地识别尿酸盐结晶,可作为影像学证据辅助诊断痛风。

编码员在进行痛风病案编码时,需查阅病历及血生化、X 线/CT 检查、超声检查报告单的诊断意见,以及影像表现描述,必要时与临床医师进一步沟通,以准确编码。

三、常见并发症

痛风的常见并发症包括痛风石形成、关节畸形、关节破溃感染、关节功能障碍、骨质破坏、病理性骨折、肾脏病变(痛风性肾病、尿酸性肾结石、急性肾衰竭)、心脑血管硬化等。

典型案例

患者,男,48 岁。因发现右足包块 2 月,右足红肿疼痛 3 天就诊。门诊查血尿酸 489 $\mu mol/L$。患者既往有高尿酸血症病史,入院前 3 天有饮酒史,并食用较多高嘌呤食物。门诊以"痛风急性发作、痛风石"收入院。查体:右足第一、二、三跖趾关节分别可见大小约 4 cm×3 cm×3 cm,3 cm×3 cm×2 cm 及 2 cm×2 cm×1 cm 包块,表面皮肤无破溃流脓,包块质较软,边界欠清晰,活动度差,关节处压痛明显,活动受限。右足背肿胀明显,表面皮肤轻微发红,肤温较高,触压痛明显。右足各趾间关节处压痛明显。入院诊断:特发性痛风急性发作伴痛风石形成。予以降尿酸与对症治疗后,病情好转出院。

主要诊断:M10.000 特发性痛风

CHS-DRG 2.0 入组:IU15 骨病及其他关节病,不伴合并症或并发症

DIP 2.0 病种:M10.0 特发性痛风

四、主要外科治疗

痛风必要时可选择剔除痛风石等手术治疗,避免长期发展导致关节变形。但目前剔除手术治疗的适应证、禁忌证及具体术式尚未完全统一。在国内开展相关治疗应严格规范手术的适应证,权衡利弊,保证治疗效果的同时,降低手术后短期以及长期并发症发生的风险。

五、编码要点

在临床诊断中,医师多侧重于体现痛风的病因,其次为临床表现。在 ICD-10 分类中,编码要点主要以病因为分类轴心,见表 3-19-1。

表 3-19-1　痛风 ICD-10 编码要点一览表

病　因	ICD 编码及名称	备　注
梅毒性	A52.7† M14.8* 梅毒性	
特发性、原发性	M10.0 特发性痛风	包括:痛风性滑囊炎、原发性痛风、心脏尿酸盐痛风石†(143.8)*
铅性	M10.1 铅性痛风	
药物性	M10.2 药物性痛风	需要时,使用附加外因编码(第二十章)标明药物。
肾功能损害性(继发)	M10.3 肾功能损害引起的痛风	
其他病因,除原发	M10.4 其他的继发性痛风	
未明确病因	M10.9 未特指的痛风	不属于 M10.0—M10.4 的病因,在临床上以 M10.0 特发性痛风多见

六、常见临床诊断与疾病编码易错点与难点

(一) 痛风石

1. 易错点及解析

临床上对痛风的分类为原发性、继发性和特发性,其中特发性痛风的原因不明,包括急性发作性关节炎、痛风石形成,以及尿酸盐肾病和硝酸盐尿路结石等。这与 ICD-10 分类不同,M10.0 特发性痛风包括原发性痛风;而 M10.9 为未特指病因的痛风。痛风石作为痛风特征性临床表现,不区分病因。

2. 典型案例

患者,男,39 岁。因右侧第一趾跖关节红肿疼痛不适 2 小时入院。查体:右侧第一趾跖关节处可见一 3 cm×2 cm×2 cm 包块,局部红肿,局部触压痛明显,关节活动受限。影像检查:双能 CT 提示第一跖趾关节尿酸盐沉积。临床诊断:右侧第一趾跖关节痛风石。行右侧第一趾跖关节痛风石切除术,术后予以对症、促进尿酸排泄等治疗后好转出院。

临床诊断:痛风石

主要手术操作:80.8801 趾关节病损切除术

编码要点:本例根据临床诊断右侧第一趾跖关节痛风石,并与临床医师沟通后确定该患者痛风石属于特发性痛风引起,故编码至 M10.000 特发性痛风。痛风石切除术的手术操作编码与痛风石侵蚀层次及手术范围有关,若痛风石切除范围在皮下组织则编码至 86.3x03 皮下组织病损切除术;若痛风石切除范围达软组织则编码至 83.3900x017 软组织病损切除术;若痛风石切除范围达关节则编码至该关节的病损切除术。该例手术切除范围在趾跖关节内则编码至 80.88 足和趾关节病损的其他局部切除术或破坏术。本例临床思维路径见图 3-19-1,质控前后的编码及 CHS-DRG 2.0 与 DIP 2.0 病种情况见表 3-19-2。

	临床表现		要点提炼
主诉	右侧第 1 趾跖关节红、肿、疼痛不适 2 小时	系统	代谢性疾病
查体	右侧第 1 趾跖关节处包块红、肿、热、痛	分型	其他病因;急性期
影像检查	双能 CT 提示第一跖趾关节尿酸盐沉积	临床诊断	右侧第一趾跖关节痛风石
		主要诊断	特发性痛风
		疾病编码	M10.000
治疗	右侧第一趾跖关节痛风石切除术	主要手术操作	趾关节病损切除术
		手术操作编码	80.8801

图 3-19-1 特发性痛风临床思维路径示意图

表 3-19-2 特发性痛风质控前后 ICD 编码与 CHS-DRG 2.0 入组/DIP 2.0 病种

项 目	质控前	质控后
主要诊断编码	M10.900x093 痛风石	M10.000 特发性痛风
其他诊断编码	—	—
主要手术操作编码	80.8801 趾关节病损切除术	80.8801 趾关节病损切除术
其他手术操作编码	—	—
DRG 组	IE45 小关节手术,不伴合并症或并发症	IE45 小关节手术,不伴合并症或并发症
DIP 病种	M10.9 未特指的痛风:80.8801 趾关节病损切除术	M10.0 特发性痛风:〔手术综合组〕80.8801 趾关节病损切除术

七、CHS-DRG 2.0 主要分组

表 3-19-3 CHS-DRG 2.0 痛风主要分组

类型	ADRG 代码	DRG 组代码	DRG 组名称
内科组	IU1	IU13	骨病及其他关节病,伴合并症或并发症
		IU15	骨病及其他关节病,不伴合并症或并发症
非手术操作组	—	—	—
外科组	IE4	IE43	小关节手术,伴合并症或并发症
		IE45	小关节手术,不伴合并症或并发症

八、DIP 2.0 主要核心病种

表 3-19-4 DIP 2.0 痛风主要核心病种

主要诊断编码	主要诊断名称	主要手术操作编码	主要手术操作名称	相关手术操作编码	相关手术操作名称
M10.0	特发性痛风	80.8602	关节镜膝关节病损切除术	—	—
M10.9	未特指的痛风	80.8201	肘关节病损切除术	—	—
M10.9	未特指的痛风	83.3900x017	软组织病损切除术	—	—
M10.9	未特指的痛风	81.9201	关节治疗性物质注射	—	—

（钟兴巧 李恒元 李 飞 严晓波）

第二十节　滑囊炎

一、概述

滑囊炎为滑囊的急性或慢性炎症。病因不明,但不管在反复发作的还是在急性的滑囊炎中,创伤在许多感染或晶体诱导的关节炎中都扮演着重要角色。滑囊是充满滑膜液的囊状间隙,或位于组织间产生摩擦的部位的潜在间隙(如肌腱或肌肉跨过骨突起的部位)。滑囊对正常运动有润滑作用,可减少运动各部位之间的摩擦力,部分滑囊可与关节相通。

(一) 好发部位

滑囊炎可发生在肩部(肩峰下或三角肌下滑囊炎),特别在肩袖肌腱炎的患者中,后者可能是肩部的原发损害。其他常见发病部位有尺骨鹰嘴(矿工肘或酒鬼肘),髌前(女佣膝)或髌上,跟骨后,跟腱(跟腱滑囊炎),髂耻部(髂腰部),坐骨部(裁缝或织工臀),大转子、鹅足滑囊炎和第一跖骨头(拇囊炎)。偶尔,滑囊破裂或与相邻关节形成慢性通道。

(二) 病因

滑囊炎有急慢性之分,以慢性滑囊炎多见。滑囊炎可以由下列原因导致:外伤;慢性劳损和(或)压力;炎性关节炎,如痛风、类风湿关节炎、银屑病性关节炎、脊柱关节炎;急性或慢性感染,如金黄色葡萄球菌引起的急性感染、分枝杆菌引起的慢性感染。

特发性或创伤是滑囊炎最常见的原因。急性滑囊炎可在异常的运动或劳损后出现,通常导致滑囊损伤,鹰嘴和髌前滑囊是最常累及的部位。

慢性滑囊炎可由先前的滑囊炎多次发作或反复受创伤所致,如长期、反复、集中和力量稍大的摩擦和压迫等原因。如瘦弱老妇久坐硬凳所致坐骨结节滑囊炎,跪位工作者的髌前滑囊炎,长期穿尖而窄的皮鞋所致趾滑囊炎等。可能会表现为滑囊壁变厚、滑膜增生、滑囊粘连、形成绒毛、赘生物及钙质沉着等。

(三) 分类

1. 急性滑囊炎:急性滑囊炎的特征是疼痛,局限性压痛和活动受限。如为浅部滑囊受累(髌前及鹰嘴),局部常红肿;化学性或细菌性滑囊炎均有剧烈疼痛,局部皮肤明显发红、温度升高,发作可持续数日到数周,且多次复发。

2. 慢性滑囊炎:慢性滑囊炎是在急性滑囊炎多次发作或反复受创伤之后发展而成。由于滑膜增生,滑囊壁变厚,滑囊最终发生粘连,形成绒毛、赘生物及钙质沉着等。因疼痛、肿胀和触痛,可导致肌肉萎缩和活动受限。

3. 损伤性滑囊炎:损伤性滑囊炎较多见,呈慢性病程。常在骨结构突出部位,因长期、反复摩擦和压迫而引起,常在慢性滑囊炎基础上突发,损伤力量较大时,可伴有血性滑液渗出。

4. 感染性滑囊炎：感染性滑囊炎由于感染病灶带来的致病细菌，可引起化脓性滑囊炎，并可引起周围组织蜂窝织炎，破溃后常残留窦道。

5. 痛风性滑囊炎：痛风性滑囊炎易发生于鹰嘴和髌前滑囊，滑囊壁可发生慢性炎症性改变，并有石灰样沉淀物沉积。患者多有慢性损伤史和与致病相关的职业史。关节附近的骨突处有呈圆形或椭圆形，边缘清楚大小不等的肿块。急性者疼痛、压痛明显，慢性者疼痛则较轻，患肢可有不同程度的活动障碍。若继发感染，则可有红、肿、热、痛表现。

二、诊断依据

（一）病史
患者多有慢性损伤史和与致病相关的职业史。

（二）临床表现
急性滑囊炎的特征是疼痛，特别是当运动时滑囊受压或拉伸时。浅部滑囊受累（如髌前及鹰嘴），局部常肿胀，或有时伴其他炎性征象（如红斑）。在鹰嘴滑囊炎中，肿胀可能比疼痛更明显。晶体诱导的滑囊炎或细菌性滑囊炎通常有滑囊上方皮肤发红、指压性水肿、疼痛和皮温升高。

慢性滑囊炎可以持续数月，且经常反复发作。每次发作可持续数天至数周。如果炎症持续存在于一个关节附近，可导致关节活动范围受限。持续活动受限会造成肌肉萎缩。

在有滑囊肿胀或有炎性征象的患者中，需怀疑浅表滑囊炎可能。如出现相应滑囊位置活动后不能解释的疼痛加重，需怀疑深部滑囊炎。

（三）医技检查
通常滑囊炎是通过临床表现诊断的。当深部滑囊无法进行视诊、触诊或穿刺时，超声或 MRI 可以帮助确定诊断或排除其他疾病。

如患者有明显红、肿、热、痛或滑囊炎累及鹰嘴或髌前滑囊，则应先通过滑囊穿刺排除感染。穿刺液检查包括细胞计数、细菌培养、显微镜下寻找晶体等。用偏振光显微镜可以很容易看到尿酸盐晶体；钙化性肌腱炎特异性表现的磷灰石晶体，其镜下表现为有光泽的非双折射厚块；慢性类风湿性滑囊炎可见胆固醇板状结晶。

（四）鉴别诊断
急性滑囊炎应该与滑囊内出血相鉴别，尤其是当使用华法林的患者中出现急性滑囊炎的表现。出血性滑囊炎与急性滑囊炎表现类似，因为血液可以导致炎症。创伤性滑囊炎抽出的液体通常是血性的。其次应与蜂窝织炎鉴别，蜂窝织炎通常不会导致滑囊渗液。在滑囊上的蜂窝织炎是滑囊穿刺的相对禁忌证，但如果高度怀疑败血症性滑囊炎，还是需要行滑囊液抽吸检查。

三、常见并发症

滑囊炎会导致患者的病变部位肿胀疼痛感关节功能受限、关节积液、半月板损伤等。

此外,滑囊内可继发细菌感染,需切开引流。

四、主要治疗

1. 非感染性急性滑囊炎:休息或患部制动,并使用非甾体抗炎药,必要时并用麻醉镇静剂可能有效。疼痛消退后,应增加主动运动。如果无效,可抽出滑液,然后向滑囊内注入糖皮质激素长效制剂。炎症过程顽固的患者需要反复抽液和注入药物。对疗效差的急性病例,在除外感染与痛风后可口服泼尼松或其他等效激素 3 日。

2. 慢性滑囊炎:慢性滑囊炎的治疗方法与急性滑囊炎基本相同,但夹板固定与休息可能不如对急性滑囊炎有效。经 X 线证实的慢性钙化性冈上肌腱炎,极少数病例需要手术切除。粘连性肩周炎需要反复关节内和关节外多部位注射肾上腺皮质激素并加强理疗。必须通过锻炼纠正肌肉萎缩,使运动范围和肌力得到恢复。有感染者需要给予适当的抗生素,引流或切开。

五、编码要点

在临床诊断中侧重于体现滑囊炎的部位,在 ICD-10 中应根据滑囊炎的病因、部位进行分类。编码要点见表 3 - 20 - 1。

表 3 - 20 - 1　滑囊炎 ICD-10 编码要点一览表

病　因	部位	ICD 编码及名称
使用、过度使用、压迫	手	M70.1 手滑囊炎
	鹰嘴	M70.2 鹰嘴囊炎
	肘	M70.3 肘的其他滑囊炎
	肩	M75.5 肩滑囊炎
	髌	M70.4 髌滑囊炎
使用、过度使用、压迫	膝	M70.5 膝的其他滑囊炎
	转子	M70.6 转子滑囊炎
	髋	M70.7 髋的其他滑囊炎
感　染	不区分部位	M71.1 其他的感染性滑囊炎

六、常见临床诊断与疾病编码易错点与难点

1. 易错点及解析

滑囊炎指封闭的滑囊出现炎症反应,滑囊发炎也是滑囊内壁、滑膜的炎症反应,滑囊炎常常引起急性发作、渗液增多,形成囊肿。滑囊炎如果没有得到及时有效的治疗,囊内还会继续充血、肿胀并伴有浆液性渗出物,当渗出物越来越多就会形成囊肿。临床医师习惯以"××部位＋囊肿"的形式书写诊断,编码员由于对该疾病病因不够了解,容易将

这种由滑囊炎演变形成的囊肿与骨囊肿混淆。

例如坐骨结节囊肿常被编码为骨囊肿。坐骨结节顶端有滑囊,通过分泌滑囊液保护坐骨的安全,但随年龄增长,体内的激素水平逐渐降低,滑囊的功能也会渐渐变弱,如果本身偏瘦,再加上喜欢久坐(特别是硬凳子),就容易使坐骨结节滑囊受压迫、摩擦,渐渐增厚或纤维化,导致滑囊炎。滑囊炎发生后如果没有得到良好治疗,囊内继续充血、肿胀并伴有浆液性渗出物,进而形成坐骨结节囊肿。因此,坐骨结节囊肿是坐骨结节下滑囊炎形成囊肿,应分类于 M71.3 其他的黏液囊囊肿。

2. 典型案例

例1　患者,女,68 岁。因发现右侧臀部包块 20 余天入院。查体:右侧臀部可触及一鸡蛋大小包块,局部红肿,质韧,边界清,活动度可,久坐时感疼痛不适,四肢感觉活动正常。在连续硬膜外麻醉下行右侧臀部包块切除术,术后病理诊断:坐骨结节囊肿。术后切口愈合后出院。

临床诊断: (右臀部)坐骨结节囊肿

手术名称: 坐骨结节囊肿切除术

编码要点: 坐骨结节囊肿并不是骨囊肿,而是坐骨结节下滑囊炎形成的囊肿,因此不能将其编码到 M85.600x052 坐骨结节囊肿,而是需要根据其病因将其编码到 M71.305 坐骨滑膜囊肿。所对应的手术不是切除坐骨病损而是软组织,需要将其编码到 83.3900x016 滑囊病损切除术。本例质控前后的编码及 CHS-DRG 2.0 入组与 DIP 2.0 病种情况见表 3-20-2。

表 3-20-2　**坐骨骨滑膜囊肿质控前后 ICD 编码与 CHS-DRG 2.0 入组/DIP 2.0 病种**

项　目	质控前	质控后
主要诊断编码	M85.600x052 坐骨结节囊肿	M71.305 坐骨滑膜囊肿
其他诊断编码	—	—
主要手术操作编码	77.6900x058 坐骨病损切除术	83.3900x016 滑囊病损切除术
其他手术操作编码	—	—
DRG 组	IE15 骨盆髋臼手术,不伴合并症或并发症	IJ15 骨骼肌肉系统的其他手术,不伴合并症或并发症
DIP 病种	M85.6 其他的骨囊肿:77.6900x058 坐骨病损切除术	M71.3 其他的黏液囊囊肿:83.3900x016 滑囊病损切除术

例2　患者,男,72 岁。因发现右腕皮下肿物 4 年余入院。患者 4 年前无诱因发现右腕皮下肿物,约黄豆大小,无压痛,无皮肤破溃渗液,未做特殊检查及治疗。起病以来发现右腕皮下肿物逐渐长大,无明显压痛,无皮肤破溃渗液,右腕活动可。查体:右腕背可触及 3 cm×4 cm×3 cm 大小皮下肿物,质软、活动度差,无压痛,无皮肤破溃渗液,右腕、右手各指活动可,末梢循环感觉可。彩超示:右侧腕背部皮下低—无回声团,结合病史考虑腱鞘囊肿。在臂丛麻醉下行右腕皮下肿物切除术,术后病理报告为:(右腕)滑囊

囊肿。术后予以对症治疗好转后出院。

临床诊断：右腕滑囊囊肿

手术操作：滑囊病损切除术

编码要点：本例术前临床诊断为腱鞘囊肿，术后病理证实为滑囊囊肿，部位为右腕，应编码为 M71.303 腕关节滑囊囊肿。ICD-9-CM-3 中"83 肌、腱、筋膜和黏液囊手术，除外手，"不包括手（82.01—82.99）。本例滑囊囊肿发病部位为右腕，属于手部，因此应该编码为 82.2900x001 手部软组织病损切除术。本例质控前后的编码及 CHS-DRG 2.0 入组与 DIP 2.0 病种情况见表 3-20-3。

表 3-20-3　腕关节滑囊囊肿质控前后 ICD 编码与 CHS-DRG 2.0 入组/DIP 2.0 病种

项　　目	质控前	质控后
主要诊断编码	M71.303 腕关节滑囊囊肿	M71.303 腕关节滑囊囊肿
其他诊断编码	—	—
主要手术操作编码	83.3900x016 滑囊病损切除术	82.2900x001 手部软组织病损切除术
其他手术操作编码	—	—
DRG 组	IJ15 骨骼肌肉系统的其他手术，不伴合并症或并发症	IH15 肌肉、肌腱手术，不伴合并症或并发症
DIP 病种	M71.3 其他的黏液囊囊肿：83.3900x016 滑囊病损切除术	M71.3 其他的黏液囊囊肿：［手术综合组］82.2900x001 手部软组织病损切除术

七、CHS-DRG 2.0 主要分组

（一）CHS-DRG 2.0 主要分组

表 3-20-4　CHS-DRG 2.0 滑囊炎主要分组

类型	ADRG 代码	DRG 组代码	DRG 组名称
内科组	IZ2	IZ23	骨骼、肌肉、肌腱、结缔组织的其他疾病，伴合并症或并发症
		IZ25	骨骼、肌肉、肌腱、结缔组织的其他疾病，不伴合并症或并发症
非手术室操作组	—	—	—
外科组	IJ1	IJ13	骨骼肌肉系统的其他手术，伴合并症或并发症
		IJ15	骨骼肌肉系统的其他手术，不伴合并症或并发症

（二）常见并发症 CC 表

滑囊炎常见并发症影响 DRG 入组，最常见的并发症为 M23.308 半月板损伤，在 CHS-DRG 2.0 中 CC 标识为 CC。

七、DIP 2.0 主要核心病种

表 3 - 20 - 5　滑囊炎 DIP 2.0 主要核心病种

主要诊断代码	主要诊断名称	主要手术操作编码	主要手术操作名称	相关手术操作编码	相关手术操作名称
M71.2	腘间隙滑膜囊肿[贝克]	83.3902	腘窝囊肿切除术		
M71.9	未特指的黏液囊病	83.3900x016	滑囊病损切除术		

（程义玲　李　飞　严晓波）

第二十一节　肌腱炎

一、概述

肌腱炎是一种因过度活动或其他原因引起的肌腱或肌腱周围组织的无菌性炎症反应。多因肌肉、肌腱过度使用、反复牵拉、刺激引起,常与肌腱小撕裂伤同时存在,一般通称为肌腱损伤或肌腱病。多发生于肩、肘、膝、踝等关节处,主要表现为病变部位疼痛、压痛、运动功能障碍及炎症反应。

（一）病因

该病的高危人群是长期、频繁、过度摩擦关节处肌腱的人群,多见于老年人和需要反复重复动作的工作者,如运动员、参训官兵、手工劳动者等。也可以是超负荷锻炼或方式错误导致肌腱急性损伤。

（二）分类

1. 按部位分类

根据其发生的部位分类,常见的类型有:腕伸肌腱炎、肱骨外上髁炎(网球肘)、肱骨内上髁炎(高尔夫球肘、棒球肘)、肩袖炎(游泳者肩、网球肩、投手肩)、肱二头肌腱炎、髌腱炎、腘肌腱炎、跟腱炎等。

（1）肱骨内上髁炎:又称高尔夫球肘,是因腕、前臂的反复运动导致肱骨内上髁附着点发生的退行性病变。多见于高尔夫球手、标枪运动员、棒球投手、保龄球手、射箭运动员、举重运动员。主要表现为肘部内侧疼痛,活动后加重。

（2）肱骨外上髁炎:又称网球肘,是由肱骨外上髁伸肌总腱的慢性劳损及牵引导致。网球、乒乓球及击剑运动员多见。主要表现为肘关节外侧疼痛,腕关节无力感。

（3）肩袖肌腱炎:肩袖是覆盖在肩关节的冈上肌、冈下肌、小圆肌、肩胛下肌等肌腱组织的总称。肩袖炎为这组肌腱的炎症,多见于反复肩部活动的游泳运动员、网球运动员。肩袖肌腱还常发生钙化性肌腱炎。据报道,钙化性肩袖肌腱炎发病率在 2.7% ~ 28%。

（4）髌腱炎：又称排球膝或篮球膝、跑步膝，多因跳跃过多，局部过劳引起。主要表现为膝关节前方疼痛，初为跳跃式疼痛，之后可表现为下蹲或下楼梯时感到疼痛。

（5）跟腱炎：多见于从事跑步和冲击性负荷的运动员，表现为足跟刺痛或烧灼痛。

2. 按病因分类

（1）钙化性肌腱炎：是一种发生于肩袖组织的钙盐沉积的自限性疾病，以疼痛为主要表现。最常见的发生部位为冈上肌腱、距离大结节肌腱止点 1.5～2 cm 近端。多见于30～50 岁的运动人群，糖尿病患者的发病率较高。钙化性肌腱炎并不一定会引起症状，出现疼痛时 1～4 周后大多可缓解。

引起肩袖组织钙盐沉着的原因尚不清楚，可能与肌腱退变、缺血缺氧、局部压力增高等因素有关。钙化性肌腱炎有一定的病理过程，可分为钙化前期、钙化期、钙化后期三个时期。

在钙化前期，肌腱中血供相对较少的地方可发生纤维软骨化生，此期患者一般没有症状；在钙化期，钙质逐渐沉积，软骨逐渐被替代、侵蚀，之后可进入病变静止阶段，患者无任何临床症状。静止阶段时间长短不一，直至钙盐开始被吸收，死腔由肉芽组织填充，吸收阶段可出现剧烈疼痛，多数患者在此时寻求治疗；在钙化后期，肉芽组织转变成为成熟的胶原组织，重新形成肌腱，此期患者也可出现疼痛。

（2）粘连性肌腱炎：手术、外伤、感染或者劳损等原因，使肌腱出现不同程度的损伤，在愈合过程中，与肌腱周围的组织出现了粘连固定，患者在运动时肌腱位置会产生不同程度的疼痛，同时可有关节活动困难，肌腱压痛，关节活动范围减小等症状。

二、诊断依据

（一）病史

肌腱炎是内源性和外源性因素相互作用的结果。内源性因素主要是身体相关因素，如肌腱本身存在退化、磨损等。外源性因素主要是生活中长期重复同样动作，使肌腱过度劳磨。

编码员阅读病历时应掌握两个关键点：①诱发因素：一是年龄，如随着年龄增大，肌腱脆性增大，容易受伤；二是特定工作，如反复重复动作或需要特定身体姿势的职业，经常进行篮球、保龄球、网球、跑步、游泳、高尔夫等特定运动；三是急性外伤病史。②疼痛部位和功能障碍。

（二）临床表现

肌腱炎多慢性起病，也可活动后急性起病。主要表现为病变部位疼痛、压痛、运动功能障碍及炎症反应。病变部位疼痛常为钝痛、触痛，多为持续性疼痛，在反复牵拉患处时疼痛加重，也可以是静息痛。患者受损部位所辖关节会有不同程度的麻木、僵硬等运动受限等症状，以及受累关节周围表现为红、肿、热、痛等炎性表现。另外，关节僵硬常在晨起时显著且不会随着活动频繁而明显缓解。当患处周围血肿吸收时，患者可出现低热，较为少见。

发生在肩袖组织的钙化性肌腱炎常分两期：①形成期（formative phase）：此期钙化形成。在肩袖肌腱内，尤其是棘上肌，发生钙盐沉积，形成钙化灶。表现为疼痛相对较轻，活动受限不明显。影像学表现：X线检查或超声检查可见肌腱内新生的、密度较低的钙化灶。②吸收期（resorptive phase）：此期钙化吸收。机体试图清除钙化灶，导致局部炎症反应。表现为疼痛剧烈，夜间痛明显，肩关节活动受限，甚至夜间痛醒。影像学表现：X线检查或超声检查可见钙化灶密度增高，周围软组织水肿。

（三）医技检查

本病确诊主要依靠影像学检查。X线检查不能显示肌腱情况，但可以排除骨与关节的疾病，钙化性肌腱炎患者可在X线上见软组织内的钙化影。超声检查是诊断和排除肌腱损伤最有效方法，可显示肌腱变厚、变薄、变性、断裂等结构变化及骨骼钙化、肌腱充血水肿等病理改变。MRI比超声检查更有诊断意义，减少由于操作者不同而产生的误差，并提供关节内的更多信息。

总之，医师需要根据症状描述，查体时是否有肌腱压痛、患处活动障碍、肌张力异常等情况，根据具体情况行超声检查、X线检查、MRI等检查，做出正确诊断。

三、常见并发症

1. 肌腱断裂：发生肌腱炎的肌腱长期磨损或多次封闭治疗后，会使肌纤维变得脆弱，易发生肌腱断裂。少于1/3的断裂无需特殊处理。一般只行保守治疗，除非运动要求很高。肌腱断裂面较大或完全断裂则需要手术修补。

典型案例

患者因腓肠肌肌腱炎行保守治疗后，疼痛无缓解。查体见外踝后侧肌腱处肿胀、压痛。MRI示：腓骨长肌肌腱断裂。以"腓肠肌肌腱断裂"收入院，行腓骨长肌肌腱清创、固定、腱鞘滑膜切除，术后好转出院。

主要诊断：M66.307 小腿屈肌腱自发性破裂

主要手术操作：83.3901 肌腱病损切除术

其他手术操作：83.8800x018 下肢肌腱固定术

　　　　　　　　83.4200x002 腱膜切除术

CHS-DRG 2.0 入组：IJ15 骨骼肌肉系统的其他手术，不伴合并症或并发症

DIP 2.0 病种：无核心病种，纳入综合病种

2. 腱鞘狭窄：肌腱炎常并发腱鞘狭窄，肌腱在腱鞘长时间的机械性摩擦，引起慢性无菌性炎症，肌腱周围组织炎症细胞随着病变进展，肌腱的胶原纤维发生退变，导致腱鞘狭窄。

典型案例

患者，女，38岁，因足底疼痛2年入院。曾多次因足底痛在外院诊断为屈趾肌腱炎，

行保守治疗,近期疼痛加重,影响行走,门诊以"腱鞘狭窄、屈趾肌腱炎"收住院。入院后行屈趾肌腱腱鞘松解术。好转出院。

主要诊断:M65.900x093 狭窄性腱鞘炎

主要手术操作:83.0102 腱鞘松解术

CHS-DRG 2.0 入组:IH15 肌肉、肌腱手术,不伴合并症或并发症

DIP 2.0 病种:M65.9 未特指的滑膜炎和腱鞘炎

83.0102 腱鞘松解术

3. 肌肉萎缩:肌腱炎引起患病部位疼痛、肿胀、麻木,使患肢关节运动功能障碍、肌肉活动减少,最终导致肌肉萎缩。当肌腱炎得到缓解,足部恢复功能锻炼,肌肉萎缩可得到一定程度恢复。

四、主要治疗

1. 保守治疗:肌腱炎以保守治疗为主,主要包括休息、冷敷、热敷和抬高患肢。急性期治疗以药物抗炎治疗配合保守治疗,避免剧烈运动和过度运动。药物治疗的主要目的是抗炎镇痛缓解症状,一般口服非甾体消炎镇痛药,严重者局部注射类固醇药物治疗。但局部注射激素治疗不宜过多,避免局部软组织变薄,增加肌腱断裂的发生率。

2. 手术治疗:保守治疗后疼痛持续存在或运动功能受限的,需要采取外科手术治疗。包括开放手术及关节镜手术,根据不同病因,可以切开狭窄部分的腱鞘,减少腱鞘对肌腱的挤压,缓解症状;切除钙盐沉积块、降低肌腱内压力。手术特点是创伤大、痛苦大、恢复期长。

3. 中医及康复治疗:肌腱炎在中医属于劳损的范畴,可以根据患者情况行中医针灸、按摩治疗;电刺激、冲击波、冷热敷等物理治疗;抬高并支具或石膏固定患肢:促进血液回流缓解肿胀,减少患处再次活动,减少患处磨损。急性期后制定适宜康复计划,提高肌肉强度,预防肌肉萎缩,避免引起关节疼痛的活动,避免再次损伤。

五、编码要点

肌腱炎在临床诊断中侧重于病因、疼痛的部位,以及功能障碍的程度,这对于诊断和制定具体治疗方案尤为关键。在 ICD-10 中,根据疼痛部位、病因对肌腱炎进行分类,编码要点见表 3-21-1、表 3-21-2。

表 3-21-1　肌腱炎 ICD-10 编码要点一览表

部　位	病因	ICD 编码及名称
肱二头肌		M75.200 二头肌肌腱炎
肱二头肌		M75.201 肱二头肌长头肌腱炎
未特指	钙化性	M65.2 钙化性肌腱炎

续表

部 位	病因	ICD 编码及名称
肩部	钙化性	M75.300 肩钙化性肌腱炎
未特指	粘连性	M65.804 粘连性肌腱炎
肩部	粘连性	M75.004 肩粘连性肌腱炎
臀部		M76.000 臀肌腱炎
髂骨		M76.100 髂肌腱炎
髌骨		M76.500 髌肌腱炎
跟骨		M76.600 跟肌腱炎
腓骨		M76.700 腓肌腱炎
腓骨		M76.701 腓肠肌内外侧头肌腱炎
胫骨		M76.806 胫后肌腱炎
肱骨		M77.001 肱骨内上髁炎
肱骨		M77.101 肱骨外上髁炎
转子		M70.6x001 转子腱炎
未特指		M77.902 肌腱炎

表 3-21-2　常见按运动方式命名的肌腱炎 ICD-10 编码

俗称	疾病诊断编码	疾病诊断名称
网球肘	M77.101	肱骨外上髁炎
高尔夫球肘	M77.001	肱骨内上髁炎
网球肩	M75.100	旋转袖综合征
排球膝	M76.500	髌腱炎

六、常见临床诊断与疾病编码易错点与难点

冈上肌钙化性肌腱炎

1. 易错点及解析

临床医师在书写临床诊断"冈上肌钙化性肌腱炎"时,容易笼统书写为"肌腱炎",或者只注重发病部位书写为"冈上肌肌腱炎",而不写明具体病因。编码员受限于专业知识水平,容易在编码库中按诊断名称检索,在找不到"冈上肌"的具体部位扩展码时,将冈上肌钙化性肌腱炎均编码至 M77.902 肌腱炎。

冈上肌肌腱炎又称冈上肌综合征、外展综合征,是指劳损和轻微外伤或受寒后逐渐引起的肌腱退行性改变,属无菌性炎症,是引起肩关节慢性疼痛的常见原因。冈上肌钙化性肌腱炎是指钙质过度沉积在肌腱中。在 ICD-10 中,根据病因不同可将冈上肌肌腱炎主要分类于 M75.3 肩钙化性肌腱炎、M75.0 肩粘连性肌腱炎。ICD-10 中 M77.902 肌腱炎归类于 M77.9 未特指的肌腱端病,查阅 ICD-10 第一卷注释表明肌腱炎 NOS 则分类于此,提示其适用于肌腱炎的病因、部位均不明确的情况。所以,在编码冈上肌肌腱炎时不能直接使用临床诊断名称,应根据临床实际情况结合 ICD 编码分类准确编码。

2. 典型案例

患者,男,70 岁。4 天前无明显诱因出现右肩部疼痛,程度较重,夜间加重,伴右上肢不能上举,不伴头痛、头晕等不适,于门诊行肩关节正位 X 线片示:右肱骨近端游离骨片形成。收入院。入院后行右肩关节 MRI 平扫示:右侧冈上肌腱钙化性肌腱炎可能性大。右侧肱骨头小囊变、骨髓水肿;右侧肱二头肌长头腱腱周少量积液;右侧肱骨上段周围软组织肿胀。临床诊断为右侧冈上肌肌腱炎,给予保守治疗后疼痛明显缓解出院。

临床诊断:右侧冈上肌肌腱炎

手术名称:右肩关节穿刺注药术

编码要点:本例中右侧冈上肌肌腱炎,结合医技检查,与临床医师核实病因为钙化性,故正确编码应为 M75.302 冈上肌肌腱钙化。本例质控前后的编码及 CHS-DRG 2.0 入组与 DIP 2.0 病种情况见表 3-21-3。

表 3-21-3　冈上肌钙化性肌腱炎质控前后 ICD 编码与 CHS-DRG 2.0 入组/DIP 2.0 病种

项　目	质控前	质控后
主要诊断编码	M77.902 肌腱炎	M75.302 冈上肌肌腱钙化
其他诊断编码	—	—
主要手术操作编码	81.9201 关节治疗性物质注射	81.9201 关节治疗性物质注射
其他手术操作编码	—	—
DRG 组	IJ15 骨骼肌肉系统的其他手术,不伴合并症或并发症	IJ15 骨骼肌肉系统的其他手术,不伴合并症或并发症
DIP 病种	M77.9 未特指的肌腱端病:[治疗性操作综合组]81.9201 关节治疗性物质注射	M75.3 肩钙化性肌腱炎:[治疗性操作综合组]81.9201 关节治疗性物质注射

七、CHS-DRG 2.0 主要分组

表 3 - 21 - 4　CHS-DRG 2.0 肌腱炎主要分组

类型	ADRG 代码	DRG 组代码	DRG 组名称
内科组	IZ2	IZ23	骨骼、肌肉、肌腱、结缔组织的其他疾病,伴合并症或并发症
		IZ25	骨骼、肌肉、肌腱、结缔组织的其他疾病,不伴合并症或并发症
非手术室操作组	—	—	
外科组	IC4	IC49	除置换/翻修外的髋、肩、膝、肘、踝和足部关节其他手术
	IH1	IH13	肌肉、肌腱手术,伴合并症或并发症
		IH15	肌肉、肌腱手术,伴合并症或并发症
	IE6	IE69	手外科手术
	IJ1	IJ13	骨骼肌肉系统的其他手术,伴合并症或并发症
		IJ15	骨骼肌肉系统的其他手术,不伴合并症或并发症

八、DIP 2.0 主要核心病种

表 3 - 21 - 5　DIP 2.0 肌腱炎主要核心病种

主要诊断编码	主要诊断名称	主要手术操作编码	主要手术操作名称	相关手术操作编码	相关手术操作名称
M65.8	其他的滑膜炎和腱鞘炎				
M75.0	粘连性肩关节囊炎	80.4101	肩关节松解术	81.9201	关节治疗性物质注射
M75.3	肩钙化性肌腱炎				
M76.6	跟腱炎				

（王　静　李恒元　李　飞　严晓波）

第二十二节　腱鞘炎与腱鞘囊肿

一、概述

腱鞘炎是肌腱在腱鞘摩擦下形成的无菌性炎症,腱鞘在无菌性炎症的情况下会磨损到肌腱,也会产生肌腱增生,增生到一定程度后,在活动手指过程中肌腱会被腱鞘卡到特殊的部位,俗称"扳机指",即经常活动而造成局部狭窄,也称为狭窄性腱鞘炎(narrow tenosynovitis),是腱鞘因机械性摩擦而引起的慢性无菌性炎症改变。

(一)病因

腱鞘分为两层,外层为纤维性鞘膜,内层为滑液膜,滑液膜又分为壁层和脏层。脏壁层两端形成盲囊,其间含有少量滑液,有润滑和保护肌腱活动度的功能。在日常生活和工作中,由于频繁活动引起过度摩擦,加之某些部位有骨性隆起或肌腱走行方向发生改变形成角度,就进一步加大了肌腱和腱鞘之间的机械摩擦力。这种机械性刺激可使腱鞘在早期发生出血、水肿、渗出等无菌性炎症反应。反复创伤或慢性迁延后则发生慢性纤维组织增生、肥厚、粘连等病理变化,腱鞘的厚度可由正常时的 1 mm 以内增厚至 2～3 mm,由于腱鞘增厚致使腱鞘狭窄,腱鞘与肌腱之间发生不同程度的粘连,肌腱也发生变性。

狭窄性腱鞘炎并非单纯腱鞘的损伤性炎症,肌腱和腱鞘均有水肿、增生、粘连和变性。腱鞘的水肿和增生使"骨—纤维隧道"狭窄,进而压迫本已水肿的肌腱,在环状韧带区腱鞘腔特别狭窄而坚韧,故使水肿的肌腱被压成"葫芦"状,阻碍肌腱的滑动。如用力伸屈手指,"葫芦"状膨大部在环状韧带处强行挤过,就产生弹拨动作和响声,并伴有疼痛,故称"弹响"指。

腱鞘囊肿是关节附近的一种囊性肿块,病因尚不太清楚。慢性损伤使滑膜腔内滑液增多而形成囊性疝,或结缔组织退行性变可能是发病的重要原因。目前临床上将手、足小关节处的滑液囊疝(腕背侧舟月关节、足背中跗关节等处)和发生在肌腱的腱鞘囊肿统称为腱鞘囊肿。而大关节的囊性疝另行命名,如膝关节后方的囊性疝称为腘窝囊肿或Baker 囊肿。

(二)分类

1. 根据解剖学分类:腱鞘和骨形成弹性极小的"骨—纤维隧道"。腱鞘的近侧或远侧缘为较硬的边缘,在掌指关节处腱鞘增厚最明显,称为环状韧带。肌腱在此韧带边缘长期、过度用力摩擦后,即可发生肌腱和腱鞘的损伤性炎症。四肢肌腱凡经过"骨—纤维隧道"处均可发生腱鞘炎,如肱二头肌长头腱鞘炎、拇长伸肌和指总伸肌腱鞘炎、腓骨长/短肌腱鞘炎、指屈肌肌腱腱鞘炎、拇长屈肌腱鞘炎、拇长展肌与拇短伸肌腱鞘炎等。其中以拇长屈肌腱鞘炎、拇长展肌与拇短伸肌腱鞘炎最多见。

2. 根据病因分类：手指长期快速活动，如织毛衣、管弦乐的练习或演奏等；手指长期用力活动，如洗衣、书写、电脑操作等慢性劳损是主要原因。如患者本身有先天性肌腱异常（小儿拇长屈肌腱鞘炎）、类风湿性关节炎、产后、病后虚弱无力等更易发生本病。腕部狭窄性腱鞘炎是最常见的腱鞘炎。在手指发生的屈肌腱鞘炎，又称"弹响"指或"扳机"指；拇指的拇长屈肌腱鞘炎，又称"弹响"拇；在腕部的拇长展肌和拇短伸肌腱鞘炎，又称桡骨茎突狭窄性腱鞘炎。

二、诊断依据

（一）病史

腱鞘炎好发于长期、快速、过度用力使用手指和腕关节的中老年妇女、轻工业工人和管弦乐器演奏家等。手与腕部狭窄性腱鞘炎是最常见的腱鞘炎。腱鞘囊肿以女性和青少年多见。腕背、桡侧腕屈肌腱及足背发病率最高，手指掌指关节及近侧指关节处也常见到。

（二）临床表现

1. 腱鞘炎：主要表现为手指、腕关节疼痛、活动受限。初时，晨起患指发僵、疼痛，缓慢活动后即消失。随病程延长逐渐出现手指活动弹响伴明显疼痛，严重者患指屈曲，不敢活动。各手指发病的频度依次为中指、环指，其次为示指、拇指，患指结节随屈肌腱上、下移动，或出现弹拨现象，并感到弹响。

小儿拇长屈肌腱鞘炎常为双侧性，表现为拇指屈伸时发生弹响，或指间关节交锁于屈曲位，掌指关节皮下可触及痛性结节。桡骨茎突狭窄性腱鞘炎表现为腕关节桡侧疼痛，逐渐加重，无力提物。检查时皮肤无炎症表现，在桡骨茎突表面或其远侧有局限性压痛，有时可触及痛性结节。握拳尺偏腕关节时，桡骨茎突处出现疼痛，称为 Finkelstein 试验阳性。

2. 腱鞘囊肿：病变部出现一缓慢长大肿物，肿物较小时无症状，长大到一定程度后，在活动关节时有酸胀感。查体可发现 0.5～2.5 cm 的圆形或椭圆形肿物，表面光滑，不与皮肤粘连。因囊内液体充盈，张力较大，扣之如硬橡皮样实质性感觉。囊颈较小者略可推动；囊颈较大者则不易推动，易误诊为骨性肿物。重压肿物有酸胀痛。用粗针穿刺可抽出透明胶状物。

三、常见并发症

腱鞘炎的并发症包括关节肿胀疼痛、僵化、腱鞘狭窄以及活动范围受限。大部分腱鞘囊肿几乎不会引起并发症。部分囊肿增大可能压迫周围组织而产生相应部位的疼痛、麻木、活动障碍等，可能引发狭窄性腱鞘炎。

四、主要外科治疗

（一）狭窄性腱鞘炎的外科治疗

狭窄性腱鞘炎通常在初始治疗中使用保守疗法，包括调整手部活动、夹板固定或（和）短期使用 NSAIDs。对于保守治疗后症状未能改善者，可行局部注射糖皮质激素。

非手术治疗无效时可考虑行狭窄的腱鞘切开减压术。小儿先天性狭窄性腱鞘炎保守治疗通常无效,应行手术治疗。

(二) 腱鞘囊肿的外科治疗

腱鞘囊肿临床治疗方法较多,但复发率高。一般以保守疗法为主,症状严重、反复发作时才有必要进行手术治疗。

1. 注射治疗:囊内容物排除后,在囊内注入药物或留置可取出的无菌异物(如缝扎粗丝线),并加压包扎,使囊腔粘连而消失。通常是在囊内注入醋酸泼尼松 0.5 ml,然后加压包扎。本方法简单、痛苦较少,但有一定复发率。

2. 手术治疗:手指腱鞘囊肿一般较小,复发率较高,多次复发可手术切除。术中应完整切除囊肿,勿残留囊壁。如系腱鞘发生者,应同时切除部分相连的腱鞘,如系关节囊滑膜疝,应在根部缝扎切除,同时修复关节囊以减少复发。

五、编码要点

(一) 腱鞘炎

在临床诊断中医师主要侧重于体现腱鞘炎的结果,而不太关注引起腱鞘炎的病因。在 ICD-10 分类中,则以引起腱鞘炎的病因为核心分类轴心,其次才是腱鞘炎结果。另外,临床上容易忽略妊娠合并腱鞘炎。腱鞘炎编码要点见表 3-22-1。

表 3-22-1 腱鞘炎 ICD-10 编码要点一览表

病　因	部　位	ICD-10 编码及名称	备　注
不明原因	未特指	M65.9 未特指的滑膜炎和腱鞘炎	医保版 2.0 扩展码:M65.900x093 狭窄性腱鞘炎、M65.910 腱鞘炎
	桡骨茎突	M65.4 桡骨茎突腱鞘炎[德奎尔万]	M65.400 桡骨茎突腱鞘炎[德奎尔万]
	肩	M75.8 其他的肩损害	医保版 2.0 扩展码:M75.804 肩腱鞘炎
先天性腱鞘炎	上肢	Q74.0 上肢(包括上肢带骨)的其他先天性畸形	医保版 2.0 扩展码:Q74.010 先天性狭窄性腱鞘炎
结核性腱鞘炎		M68.0* 分类于他处的细菌性疾病引起的滑膜炎和腱鞘炎	医保版 2.0 扩展码:结核性腱鞘炎 A18.000x062† M68.0*
梅毒性腱鞘炎			医保版 2.0 扩展码:梅毒性腱鞘炎 A52.700x009† M68.0*
淋球菌性腱鞘炎			医保版 2.0 扩展码:淋球菌性腱鞘炎 A54.405† M68.0*
妊娠合并腱鞘炎		O99.8 其他特指的疾病和情况并发于妊娠、分娩和产褥期	

（二）腱鞘囊肿

腱鞘囊肿在 ICD-10 中分类于 M67.4 腱鞘囊肿，不包括黏液囊囊肿和滑膜囊肿（M71.2—M71.3）、雅司病性腱鞘囊肿（A66.6）。临床上医师比较容易诊断，与 ICD-10 编码一致，但容易忽略的是妊娠合并腱鞘囊肿。腱鞘囊肿编码要点见表 3-23-2。

表 3-22-2　腱鞘囊肿的 ICD-10 编码要点一览表

病　因	ICD-10 编码及名称	备　注
原因不明	M67.4 腱鞘囊肿	医保版 2.0 扩展码：腱鞘囊肿 M67.400、腕腱鞘囊肿 M67.400x031、肌腱腱鞘囊肿 M67.401、关节腱鞘囊肿 M67.402
妊娠合并腱鞘囊肿	O99.8 其他特指的疾病和情况并发于妊娠、分娩和产褥期	—

六、常见临床诊断与疾病编码易错点与难点

（一）桡骨茎突腱鞘炎伴腱鞘囊肿

1. 易错点及解析

腱鞘囊肿一般由腱鞘炎发展而来。由于单纯桡骨茎突狭窄性腱鞘炎较常见，但伴发腱鞘囊肿较少见。临床医师在进行临床诊断时，容易忽略桡骨茎突腱鞘炎；编码员也容易直接将"桡骨茎突腱鞘炎伴腱鞘囊肿"编码至 M67.4 腱鞘囊肿。

临床医师主要侧重于腱鞘囊肿的结果，而忽略了桡骨茎突腱鞘炎伴腱鞘囊肿，这种情况一般编码 M65.4 桡骨茎突腱鞘炎［德奎尔万］，M67.4 腱鞘囊肿。

2. 典型案例

患者，男，63 岁，手工劳动者。患者因右腕部酸胀疼痛半年余入院。诉疼痛发作时偶尔伴右拇指活动受限，于当地医院就诊行保守治疗，效果不良，近 1 个月上述症状加重。专科查体：右侧桡骨茎突处可见一直径约 0.6 cm 硬结突起，局限性疼痛明显，手腕及拇指活动时疼痛加重，握力减弱，提物乏力，向前臂放射。彩超示：右侧腕部腱鞘囊肿。遂入院治疗，初步诊断为右侧桡骨茎突狭窄性腱鞘炎伴腱鞘囊肿。入院后在臂丛神经阻滞麻醉下行右侧桡骨茎突狭窄性腱鞘切开松解和腱鞘囊肿切除术。术后病理结果报告：腱鞘囊肿伴间质黏液变性。

临床诊断：（右侧）腕部腱鞘囊肿

手术名称：（右侧）桡骨茎突狭窄性腱鞘切开松解

　　　　　　（右侧）腱鞘囊肿切除术

编码要点：本例编码时，编码员按照临床医师的临床诊断进行编码，将腕部腱鞘囊肿作为主要编码。忽略了右侧桡骨茎突狭窄性腱鞘切开松解术主要治疗的是桡骨茎突腱鞘炎［德奎尔万］。本例质控前后的编码及 CHS-DRG 2.0 入组与 DIP 2.0 病种情况见表 3-22-3。

表 3‑22‑3　桡骨茎突腱鞘炎质控前后 ICD-10 编码与 CHS-DRG 2.0 入组/DIP 2.0 病种

项　　目	质控前	质控后
主要诊断编码	M67.400x031 腕腱鞘囊肿	M65.400 桡骨茎突腱鞘炎［德奎尔万］
其他诊断编码	—	M67.400x031 腕腱鞘囊肿
主要手术操作编码	82.0101 手部腱鞘松解术	82.0101 手部腱鞘松解术
其他手术操作编码	82.2101 手部腱鞘囊肿切除术	82.2101 手部腱鞘囊肿切除术
DRG 组	IH15 肌肉、肌腱手术，不伴合并症或并发症	IH15 肌肉、肌腱手术，不伴合并症或并发症
DIP 病种	M67.4 腱鞘囊肿：［手术综合组］82.0101 手部腱鞘松解术	M65.4 桡骨茎突腱鞘炎［德奎尔万］：［手术综合组］82.0101 手部腱鞘松解术

七、CHS-DRG 2.0 主要分组

表 3‑22‑4　CHS-DRG 2.0 腱鞘炎与腱鞘囊肿主要分组

类型	ADRG 代码	DRG 组代码	DRG 组名称
内科组	IZ2	IZ23	骨骼、肌肉、肌腱、结缔组织的其他疾病，伴合并症或并发症
		IZ25	骨骼、肌肉、肌腱、结缔组织的其他疾病，不伴合并症或并发症
	OZ1	OZ19	妊娠期相关疾病
非手术室操作组	—	—	—
外科组	IH1	IH13	肌肉、肌腱手术，伴合并症或并发症
		IH15	肌肉、肌腱手术，不伴合并症或并发症

八、DIP 2.0 主要核心病种

表 3‑22‑5　DIP 2.0 腱鞘炎与腱鞘囊肿主要核心病种

主要诊断编码	主要诊断名称	主要手术操作编码	主要手术操作名称	相关手术操作编码	相关手术操作名称
A18.0	骨和关节的结核				
M65.9	未特指的滑膜炎和腱鞘炎	82.0101	手部腱鞘松解术		
		82.0102	手腱鞘切开探查术		
		82.9100x004	手指肌腱松解术		
		82.2100	手腱鞘病损切除术		

续表

主要诊断编码	主要诊断名称	主要手术操作编码	主要手术操作名称	相关手术操作编码	相关手术操作名称
O99.8	其他特指的疾病和情况并发于妊娠、分娩和产褥期				
Q74.0	上肢（包括上肢带骨）的其他先天性畸形	82.0101	手部腱鞘松解术		
M67.4	腱鞘囊肿	82.2100	手腱鞘病损切除术		
M67.4	腱鞘囊肿	83.3100	腱鞘病损切除术		
M67.4	腱鞘囊肿	83.3101	腱鞘囊肿切除术		

（赵正慧 李 飞 严晓波）

第二十三节 腕管综合征

一、概述

腕管综合征（carpal tunnel syndrome，CTS）是各种急、慢性原因导致腕管内压力增高，导致正中神经受到卡压而发生的功能障碍，是临床上最为常见的周围神经卡压性疾病。

腕管是由腕骨构成底和两侧壁、屈肌支持带为顶的一个骨—纤维隧道。腕管内有拇长屈肌腱，2～5指的指深、浅屈肌腱和正中神经通过。正中神经最表浅，位于腕横韧带与其他肌腱之间。拇长屈肌腱被桡侧滑膜囊包裹，其他肌腱为尺侧滑膜囊包裹。当腕关节掌屈时，正中神经受压，同时用力握拳，则受压更剧（图3-23-1—图3-23-3）。

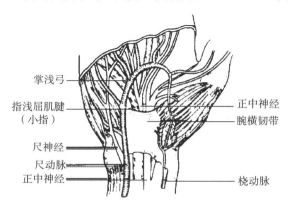

掌浅弓
指浅屈肌腱（小指）
尺神经
尺动脉
正中神经
正中神经
腕横韧带
桡动脉

图 3-23-1 腕横韧带处的解剖关系

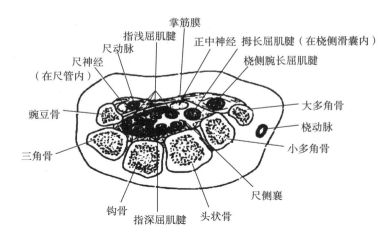

图 3-24-2 腕管横断面示意图

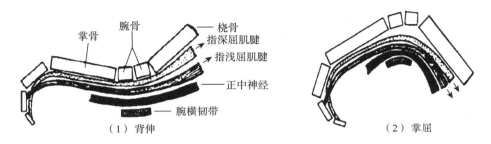

图 3-23-3 腕关节活动对正中神经的影响

腕管综合征分原发性和继发性两类。原发性腕管综合征主要是职业因素引起的,由于腕关节长期密集、反复过度活动,造成腕部持续性劳损,是本征的重要易患因素。

继发性腕管综合征常见以下几种情形:①妊娠合并腕管综合征:主要是生理因素引起,妊娠晚期全身水肿及组织压升高,而腕管的容积是固定的,导致被限制在腕管中的正中神经受压。②创伤后继发性腕管综合征:腕部骨折、脱位后畸形愈合造成腕管容积减小。③糖尿病合并腕管综合征:糖尿病神经病变是糖尿病常见的慢性并发症,其中正中神经的病变导致腕管内的正中神经敏感性增强,在劳损及轻微压迫后更容易出现神经症状。④继发于风湿性/类风湿性关节炎的腕管综合征:关节炎发作造成腕部滑膜异常增生,腕横韧带的压迫从而引起神经卡压。⑤透析相关性淀粉样变继发的腕管综合征:透析相关性淀粉样变时 B_2-MG 淀粉样物质沉积于腕管内,造成腕管腔相对狭小,正中神经受压。

二、诊断依据

(一) 病史

中年女性多见,男女患病比约为 1:9,男性常有职业病史。双腕发病率可高达 30%

以上,其中绝经期女性占双腕发病者的 90%。

(二)临床表现

患者首先感到桡侧 3 个手指端掌侧皮肤麻木或疼痛,持物无力,以中指为甚。夜间或清晨症状最重,适当抖动手腕可以减轻。有时疼痛可牵扯到前臂。体征:拇指、示指、中指有感觉过敏或迟钝。大鱼际肌萎缩,拇指对掌无力。腕部正中神经 Tinel 征阳性。屈腕试验(Phalen 征):屈肘、前臂上举,双腕同时屈曲 90°,1 分钟内病侧即会诱发出正中神经刺激症状,阳性率 70%左右。腕管内有炎症或肿块者局部隆起,有压痛或可触及肿块边缘。

(三)医技检查

肌电图检查是腕管综合征最主要的医技检查方法,它可以通过电刺激明确地显示正中神经在其区域内的传导速度,间接反映正中神经损伤的严重程度,但无法提供正中神经及其周围组织在腕管内的形态学变化。近年来,针对腕管综合征的彩超诊断研究颇多,彩超可以直观地显示腕管内组织的形态学变化以及正中神经在腕管内具体的卡压位置,为制定具体的手术方案发挥重要的指导作用。

三、常见并发症

以神经的病变为主,通常可以出现手指掌侧麻木不适,主要以拇指、示指、中指为主,严重者可以出现手部肌肉萎缩,肌力下降,手指屈伸、握拳无力,手指精细动作的功能障碍。

四、主要外科治疗

1. 药物注射治疗:腕管内注射醋酸泼尼松龙可有一定效果,但仅适合于少部分病例,禁用于肿瘤和化脓性炎症者。不应将药物注入神经内,否则可能因类固醇晶体积累而产生化学性炎症,反而加重症状。

2. 手术治疗:对腕管内腱鞘囊肿、病程长的慢性滑膜炎、良性肿瘤及异位的肌腹应手术切除。由于腕管壁增厚、腕管狭窄者可行腕横韧带切开减压术。手术中若发现正中神经已变硬或局限性膨大时,应行神经外膜切开,神经束间瘢痕切除神经松解术。

五、编码要点

医师在临床诊断中主要侧重于体现腕管综合征的结果,而不太关注引起腕管综合征的病因。

在 ICD-10 分类中,以引起腕管综合征的病因为核心分类轴心,其次才是临床侧重的腕管综合征结果。而由正中神经损伤后引起的腕管综合征、糖尿病合并腕管综合征以及透析相关性腕管综合征在医保版 2.0 编码库中并未具体体现。编码要点见表 3－23－1。

表 3‑23‑1　腕管综合征 ICD-10 编码要点一览表

病　　因		ICD-10 编码及名称	备　　注
原发性、劳损等	腕管综合征	G56.0 腕管综合征	俗称"鼠标手"
继发性	妊娠合并腕管综合征	O26.8 其他特指的与妊娠有关的情况	在国家临床版 2.0 编码库中，扩展码为妊娠合并腕管综合征 O26.800x021。在国家医保版 2.0 编码库中无单独扩展码，应编码为：O26.800 与妊娠有关的情况，其他特指的
	正中神经损伤后遗症	T92.4 上肢神经损伤后遗症	主要编码为 G56.0 腕管综合征，其他诊断为 T92.4 上肢神经损伤后遗症
	糖尿病合并腕管综合征	E10—E14.4† G59.0* 糖尿病伴有神经的并发症	腕管综合征是糖尿病神经病变常见表现形式之一，编码分类于糖尿病伴有神经的并发症.4†，为剑号编码，表达病因，不能单独使用。该编码理应与 G59.0* 的星号编码组合一起使用，表达腕管综合征的临床表现
	透析相关性腕管综合征	E85.3 继发性全身性淀粉样变	主要编码为 G56.0 腕管综合征，其他诊断为 E85.3 继发性全身性淀粉样变

六、常见临床诊断与疾病编码易错点与难点

(一) 神经根性颈椎病

1. 易错点及解析

临床医师在门诊容易将腕管综合征简单诊断为"颈椎病"收住院。入院后通过一系列的专科体检和肌电图、MRI 诊断等特殊检查后会确诊神经根型颈椎病导致的腕管综合征。

神经根型颈椎病的临床表现主要有根性疼痛，其范围与受累椎节的脊神经分布区域相一致。此时必须将其与干性痛(主要是桡神经干、尺神经干与正中神经干)和丛性痛(主要指颈丛神经、臂丛神经)相区别。与根性痛相伴随的是该神经分布区的其他感觉障碍，其中以麻木、过敏、感觉减退等为多见。根性肌力障碍以前根先受压者明显，早期肌张力增高，但很快即肌张力减弱并出现肌肉萎缩，受累范围也仅限于该神经所支配的范围，在手部以大小鱼际肌及骨间肌为明显。

颈部症状因根性受压的原因不同，轻重表现也不一，由髓核突出所致者，多伴有明显的颈痛、压痛及颈椎挤压试验阳性，尤以急性期更为明显。凡增加脊神经根张力的牵拉性试验大多阳性，尤以急性期及后根受压为主者明显。影像学检查视病因不同可出现椎节不稳、梯形变、颈椎生理曲度变异、椎间孔狭窄、钩椎关节增生等各种异常现象中的一种或数种。具有较典型的根性症状如麻木、疼痛等，且其范围与颈脊神经所支配的区域相一致。压颈试验、上肢牵拉试验多为阳性。

2. 典型案例

患者，男，55 岁。因左手及前臂麻木 3 年，加重 1 月余入院。以示指、中指、环指麻木

明显,进而出现右侧手指麻木,逐渐加重,无双下肢麻木及无力不适。无腕部外伤、糖尿病、关节炎、淀粉样变等相关病史。颈椎 MRI 提示颈椎病,门诊以"颈椎病"收入院。入院后神经肌电图示:双侧正中神经损害,双上肢轻度神经源性损害。查体:双手桡侧三指半皮肤感觉麻木,皮肤粗糙无汗,腕部 Tinel 征阳性,双手各指活动稍受限,末梢血运良好。完善术前相关检查,在局麻＋臂丛麻醉下行双侧正中神经松解＋右尺神经减压术,术后对症治疗,患者恢复良好,出院。

临床诊断: 双侧腕管综合征;

颈椎病

手术名称: 双侧正中神经松解

右侧尺神经减压术

编码要点: 本例因左手及前臂麻木为主诉,逐渐加重,门诊诊断"颈椎病"。入院后经过进一步神经肌电图和专科查体,明确诊断"双侧腕管综合征、颈椎病"。并行手术治疗。MRI 提示颈椎病,并不能说明手指麻木是由神经根受压导致的,而是由正中神经损害引起的,此时应该将主要诊断改为 G56.000 腕管综合征。本例临床思维路径见图 3-23-4。质控前后的编码及 CHS-DRG 2.0 与 DIP 2.0 病种情况见表 3-23-2。

	临床表现		要点提炼
主诉	左手及前臂麻木 3 年,加重 1 月	系统	原发性神经系统疾病
查体	双手桡侧三指半皮肤感觉麻木,腕部 Tinel 征阳性	分型	正中神经
医技检查	肌电图示双侧正中神经损害	临床诊断	双侧腕管综合征
		主要诊断	腕管综合征
		疾病编码	G56.000
治疗	双侧正中神经松解＋右尺神经减压术	主要手术操作	腕管松解术
		手术操作编码	04.4300

图 3-23-4　腕管综合征临床思维路径示意图

表 3-23-2　腕管综合征质控前后 ICD 编码与 CHS-DRG 2.0 入组/DIP 2.0 病种

项　　目	质控前	质控后
主要诊断编码	M47.201 神经根型颈椎病	G56.000 腕管综合征
其他诊断编码	—	—
主要手术操作编码	04.4300 腕管松解术	04.4300 腕管松解术
其他手术操作编码	—	—
DRG 组	IQY	BJ15 神经系统其他手术,不伴合并症或并发症

项 目	质控前	质控后
DIP 病种	M47.2 其他的脊椎关节强硬伴有神经根病： ［手术综合组］04.4300 腕管松解术	G56.0 腕管综合征： 04.4300 腕管松解术

（二）上肢神经损伤后遗症

1. 易错点及解析

后遗症是指疾病本身已不复存在，但残存着某些影响身体情况的症状、体征。对于上肢神经损伤后遗症，临床医师一般会按照临床书写习惯进行诊断描述，习惯将×××后遗症作为主要诊断，导致主要诊断为上肢神经损伤后遗症。

关于后遗症的编码原则，疾病分类中有如下规定：后遗症的类目是用来指出不复存在的情况是当前正在治疗或调查的问题的起因，编码就不强调那个不复存在的情况，而要优先编码后遗症的表现。当后遗症的表现没有指出，又不能获得进一步说明时，后遗症编码可以作为主要编码。

2. 典型案例

患者，男，55岁。因右手示中指掌指关节掌侧压痛伴拇指、示指、中指、环指夜间间断麻木半年余入院。1年前因右手外伤进行石膏外固定治疗，拆除石膏后示指、中指尺侧渐渐出现麻木、疼痛，于半年余前出现右手拇指、示指、中指、环指夜间麻木而影响睡眠，示指、中指、掌指关节掌侧压痛。门诊以"右侧腕管综合征"收入院。查体：右侧腕部掌侧正中神经处 Tinel 征阳性，示指、中指近节掌侧尺侧指神经处 Tinel 征阳性。肌电图示：正中神经感觉神经传导速度减慢。行右侧正中神经松解术，术后对症治疗，病情缓解出院。

临床诊断：上肢神经损伤后遗症；腕管综合征

手术名称：右侧正中神经松解术

编码要点：本例为陈旧性腕管综合征，病因比较明确，医师根据病因直接诊断为上肢神经损伤后遗症，而忽略了后遗症的表现是腕管综合征。本例编码时，编码员按照临床医师临床诊断进行编码，将后遗症作为主要编码。在 ICD-10 中 T92.4 是指分类于 S44.-、S54.-、S64.-和 T11.3 损伤的后遗症。一般情况下，如果后遗症有明确的表现，应该将明确的表现作为主要诊断，T90—T98 可以用作选择性附加编码。本例应将腕管综合征作为主要诊断，其他诊断为上肢神经损伤后遗症。本例质控前后的编码及 CHS-DRG 2.0 与 DIP 2.0 病种情况见表 3-23-3。

表 3-23-3　腕管综合征质控前后 ICD-10 编码与 CHS-DRG 2.0 入组/DIP 2.0 病种

项 目	质控前	质控后
主要诊断编码	T92.400x003 正中神经损伤后遗症	G56.000 腕管综合征
其他诊断编码	G56.000 腕管综合征	T92.400x003 正中神经损伤后遗症
主要手术操作编码	04.4907 正中神经松解术	04.4907 正中神经松解术

续表

项　目	质控前	质控后
其他手术操作编码	—	—
DRG 组	XR25 神经、骨骼及肌肉康复，不伴合并症或并发症	BJ15 神经系统其他手术，不伴合并症或并发症
DIP 病种	T92.4 上至神经损伤后遗症： ［手术综合组］04.4907 正中神经松解术	G56.0 腕管综合征： 04.4907 正中神经松解术

七、CHS-DRG 2.0 主要分组

（一）CHS-DRG 2.0 主要分组

表 3 - 23 - 4　CHS-DRG 2.0 腕管综合征主要分组

类型	ADRG 代码	DRG 组代码	DRG 组名称
内科组	BX2	BX23	脑神经/周围神经疾病，伴合并症或并发症
		BX25	脑神经/周围神经疾病，不伴合并症或并发症
	OZ1	OZ19	妊娠期相关疾病
非手术室操作组	—	—	—
外科组	BJ1	BJ11	神经系统其他手术，伴严重合并症或并发症
		BJ13	神经系统其他手术，伴一般合并症或并发症
		BJ15	神经系统其他手术，不伴合并症或并发症

（二）常见并发症 CC 表

腕管综合征常见并发症影响 DRG 入组，最常见的并发症是 M62.503 手肌肉萎缩，在 CHS-DRG 2.0 并发症 CC 表中标识为 CC。

八、DIP 2.0 主要核心病种

表 3 - 23 - 5　DIP 2.0 腕管综合征主要核心病种

主要诊断编码	主要诊断名称	主要手术操作编码	主要手术操作名称	相关手术操作编码	相关手术操作名称
E11.4	非胰岛素依赖型糖尿病伴有神经的并发症				
G56.0	腕管综合征	04.4300	腕管松解术		
G56.0	腕管综合征	04.4907	正中神经松解术		

注：医保版正中神经松解术分类于 04.49，检索主导词：神经松解术（周围神经）NEC 04.49 - 腕管 04.43，可见正中神经松解分类于 04.43 更符合分类轴心。

（张思源　李恒元　李　飞　严晓波）

第二十四节　肌肉、肌腱、筋膜的骨化

一、概述

平时无骨的软组织出现成骨细胞并形成骨组织,称为骨化,常为外伤、烧伤、神经损伤和重大手术后的并发症。骨化组织具备骨形成和重构能力,接受神经—内分泌调整功能,与钙化有着本质的区别。异位骨化通常早期表现为关节周围或骨化部位肌肉疼痛、发热、红肿,逐渐出现关节活动受限、周围神经嵌压和压迫性溃疡。异位骨化常发生于肌肉、肌腱、筋膜等部位。有明确局部损伤史,由于肌肉组织损伤或者出血导致的骨化,一般比较集中在肌肉内,局部疼痛不一定很明显,但有一定程度的活动受限,又称为骨化性肌炎。其基本病理改变是在纤维结缔组织中,原始细胞增殖活跃伴有丰富的毛细血管网,钙盐沉积,形成骨。成熟的异位骨化具有骨的结构,外层包裹纤维结缔组织,里面是成骨细胞,具有小梁结及类骨组织,中心是活跃的原始细胞。

本类疾病按组织和成因分两类:①按组织分类:肌肉内异位骨化、肌腱内异位骨化、筋膜骨化等。②根据成因分类:可分为获得性异位骨化和原发性异位骨化。获得性骨化在局部肌肉内,有明确损伤史的常称为骨化性肌炎。

二、诊断依据

(一)病史

获得性异位骨化包括:①创伤后骨化性肌炎:可以源于任何形式的肌肉骨骼损伤,较常见的骨折、脱位、人工关节置换、肌肉或软组织挫伤。②创伤后神经源性异位骨化:源于脊髓损伤、中枢神经系统感染、脑血管意外等。③源于其他原因的异位骨化:如烧伤、血友病、破伤风、脊髓灰质炎、多发性硬化等。多发于关节、股四头肌、内收肌以及上臂、小腿、臀、膝、肩、肘等部位的肌肉处。病变组织多为肌肉,也可为筋膜、肌腱、骨膜。发生于筋膜者表现大致同上,但不含有肌纤维。

此外,尚有少部分属于原发性异位骨化,是指遗传相关性的,如进行性骨化纤维发育不良(又称为进行性肌肉骨化症),主要的致病原因是第四对染色体长臂上的基因产生突变,为先天性遗传性疾病,有时表现为家族性发病。

(二)临床表现

1. 获得性异位骨化:主要表现为创伤后出现局限性包块,逐渐增大且变硬,伴有疼痛,引起关节活动度受限。多见于关节部位的创伤,如局部手术创伤较重、血肿较重的部位,或者反复的暴力手法被动活动等。在关节周围可以摸到异常骨块,该骨块可逐渐增大,以后又可缓慢回缩至骨块成熟。

在不同病程,临床表现有所不同:①伤后即刻到 2 周:局部软组织呈炎性反应,可表现为持续的红、肿、热、痛,在肿胀区可触及包块,关节的被动活动度逐渐减小。此期应与蜂窝织炎、血栓性静脉炎、化脓性关节炎以及骨髓炎鉴别。②伤后 3 周到 6 个月:属于骨化进展期,局部肿胀有所消减,软组织开始出现僵硬感,关节活动受限。③伤后 7~10 个月:为骨化静止期,局部软组织僵硬,肌肉萎缩,被动关节活动度不再进行性减小。

2. 进行性骨化纤维发育不良:男性较多见,常发病于婴儿或小儿。本病最主要特点为先天的骨骼异常及进行性的肌肉骨化,一般表现为软组织和肌肉逐渐消失、骨化,最终变为活石雕,俗称"珊瑚人"。

早期症状为受累部疼痛、热、肿胀,而后常于背、颈、肩部皮下组织内出现硬块,剧烈疼痛或压痛。此时,可能合并发热。随着病灶的胶样化,皮下组织肿块逐渐缩小,形成变硬而固定的肿块,可出现一组一组的肌肉、肌腱、韧带相继受累现象。轻微的外伤就可促使病情加重,因此应避免做活体组织检查。大约于 30 岁以后病情就停止进展。本病预后不佳,多见于呼吸障碍或咀嚼饥骨化所致的慢性饥饿。根据典型病史、临床表现及 X 线和基因检测即可明确诊断。

(三)医技检查

1. 获得性异位骨化:核素骨扫描或超声检查可见早期异位骨化征象。X 线检查在不同病程呈现不同的影像改变。骨化进展期显示局部组织密度增高,表现为云雾状骨化影,或类似骨结构高密度影,边缘不清,局部有新生骨像,临近骨有骨膜反应。骨化静止期显示骨化组织已近成熟,骨化范围缩小,边界清晰,肿块机化与邻近骨皮质和骨膜间有透明带。骨密度逐渐达到完全骨化,外周骨化明显致密,其内为骨小梁。CT 检查可以显示分辨其不同层次,提供异位骨化与周围组织的关系。

2. 进行性骨化纤维发育不良

(1) X 线片:在病变早期,骨化尚未形成,X 线平片仅能显示软组织的肿胀,难以确诊。骨化形成后可见病变区肌肉软组织内广泛的多形态骨化影,骨化影形态多样,可呈线状(如筋膜骨化)、条状、带状、分枝状、管状、圆形、片状及不规则形状,以带状多见,部分骨化影可见骨皮质、骨松质及髓腔。异位骨化最常见于颈部、胸部及背部肌肉。当肌腱附着于骨部位骨化时,可显示骨疣状突出影,可呈长条形平行于骨干,也可为小块状突起,颈椎僵直,生理弯曲消失。颈椎椎弓之间可见与椎弓平行的条状韧带骨化影及骨性联合。颈、胸及腰椎椎体上下缘可见关节软骨的线条状骨化影。脊柱韧带可以骨化,散在者椎间隙明显狭窄以致椎体骨性融合,或整个脊柱呈竹节样改变,形成骨桥或假关节;甚至可发生骨性强直。由于肢体活动受限,全身诸骨可显示不同程度骨质疏松,椎体可有压缩变形,致脊柱侧弯,也可有弧形后突弯曲。

(2) 其他影像学检查:CT 可以更早发现骨化之前的软组织肿胀,发现早期钙质沉着,并对较小的形态异常的骨化效果较好。MRI 可以早期发现软组织肿胀,但若发现肌肉内的软组织样病变伴周围水肿,则无法鉴别是恶性肿瘤或感染性病变。超声检查可以发现肌肉和周围结缔组织内增强的团块回声影。镓-67 柠檬酸盐、锝-99 m 放射性核素扫描可以较 X 线平片更早地发现骨化前的异常征象。这些方法并非诊断进行性骨化纤维发育不良的必要方法。

三、常见并发症

异位骨化可引起受累肌肉、肌腱相应关节的僵直和残疾。

典型案例

患者,男,45 岁。因右髋髋臼骨折行切开复位内固定术后 6 个月,出现关节疼痛、僵硬及屈伸功能轻度受限入院。X 线片及 CT 检查示髋关节 Brooker Ⅳ级骨化。入院诊断为关节内固定术后异位骨化,行手术治疗。术中见深层的外旋肌群被异位骨化替代,行异位骨化切除术,术后好转出院。

主要诊断: T84.800x010 关节内固定术后异位骨化

主要手术操作: 83.3200x012 下肢肌肉病损切除术

其他手术操作: 80.4501 髋关节松解术

CHS-DRG 2.0 入组: IH15 肌肉、肌腱手术,不伴合并症或并发症

DIP 2.0 病种: T84.8 内部矫形外科假体装置、植入物和移植物的其他并发症

[手术综合组]83.3200x012 下肢肌肉病损切除术

80.4501 髋关节松解术

四、主要治疗

异位骨化原则上应避免早期对受累局部进行热疗、超声波、按摩。缓慢、柔和的运动可预防挛缩。应采用渐进性运动练习,不当的治疗会使骨化加剧,治疗的主要目的是缓解症状。早期(反应期)可在肌肉和近关节处采用轻柔适中的抚、摸、揉、推、弹、拨等手法,以松解剥离肌腱、腱膜及肌肉的粘连,其后轻微持续牵引。中期(活跃期)依照早期手法按摩,被动活动,如遇骨性阻挡,切忌强行被动屈伸,以免再次发生骨折。晚期(骨化期)可经 3 周制动进行关节主动活动,以免再发生粘连,同时进行综合性康复治疗。对妨碍活动的骨化的切除,必须等到 9~12 个月或骨化成熟、静止后才可进行,主要行手术切除骨化组织及关节松解术。术后辅助局部小剂量放疗有助于减少复发。

五、编码要点

在临床诊断中对异位骨化侧重于病因、部位,疾病的分期,这些对于诊断和制定具体治疗方案尤为关键。在 ICD-10 中,肌肉、肌腱、筋膜骨化以病因及骨化部位为分类轴心。编码要点见表 3-24-1。

表 3‑24‑1 肌肉、肌腱、筋膜骨化 ICD-10 编码要点一览表

部位	病因	ICD 编码及名称
肌肉	外伤	M61.0 外伤性骨化性肌炎
	进行性	M61.1 进行性骨化性肌炎
	麻痹性	M61.2 肌肉麻痹性钙化和骨化
	烧伤	M61.3 与烧伤有关的肌肉钙化和骨化
	其他	M61.5 肌肉的其他骨化
肌腱		M67.8 滑膜和肌腱其他特指的疾患
韧带		M67.8 滑膜和肌腱其他特指的疾患

六、常见临床诊断与疾病编码易错点与难点

1. 易错点及解析

临床医师在进行临床诊断时容易将异位骨化笼统书写为"骨化性肌炎",不写明其发病原因。编码员受限于专业知识水平,容易在编码库中按诊断名称检索,将"骨化性肌炎"均编码至"M61.501 骨化性肌炎",导致编码错误。

骨化性肌炎为进行性骨质结构于肌肉、结缔组织内沉积所引起的肌肉硬化的一种疾病。病因不清。其发生部分与剧烈运动或外伤引起肌肉血肿有关。发病部位是在肌肉内,发病机制是由于关节内或关节附近发生骨折、脱位后,固定不良、反复粗暴地整复。其主要病理改变是血肿的机化或钙化。

在 ICD-10 中,将骨化性肌炎分类于"M61 肌肉钙化或骨化",并根据病因细分为 7 个亚目:M61.0 外伤性骨化性肌炎、M61.1 进行性骨化性肌炎、M61.2 肌肉麻痹性钙化和骨化、M61.3 与烧伤有关的肌肉钙化和骨化、M61.4 肌肉的其他钙化、M61.5 肌肉的其他骨化、M61.9 未特指的肌肉钙化和骨化。编码库中的"M61.501 骨化性肌炎"分类为"M61.5 肌肉的其他骨化",意味着其并非外伤/烧伤、进行性、肌肉麻痹等原因所致,而这一结论与临床实际情况往往不符。所以,在编码骨化性肌炎时不能直接使用临床诊断名称。应根据临床实际情况结合 ICD 编码分类准确编码。

2. 典型案例

患者,男,39 岁。11 个月前发生交通事故伤,现患者四肢活动差,可保持轮椅坐位,日常生活不能自理,为进一步治疗收入院。**查体**:右侧膝关节疼痛、肿胀,屈伸挛缩伴内翻畸形,膝关节内侧可触及质地硬隆起,膝关节僵硬,活动度约 30°～40°。右侧膝关节正侧位 X 线片示:右侧膝关节骨化性肌炎。膝关节 MRI 示:结合右膝关节 DR,考虑右侧膝关节骨化性肌炎。临床诊断为"右侧膝关节骨化性肌炎",在静吸复合全麻下行右侧膝关节。镜下关节粘连松解、关节清理术,术后给予抗感染、镇痛、抑酸、补液等对症治疗,指导患者进行术后功能锻炼。患者病情平稳出院。

临床诊断:(右侧)膝关节骨化性肌炎

手术名称：(右侧)膝关节镜下关节粘连松解、关节清理术

编码要点：本例 11 个月前发生交通事故伤，目前右膝关节发生骨化性肌炎。与临床医师沟通，考虑其骨化性肌炎与交通事故伤之间存在因果关系。故不应按临床诊断名称编码为 M61.501 骨化性肌炎，正确主要诊断编码应为 M61.000 外伤性骨化性肌炎。本例质控前后的编码及 CHS-DRG 2.0 入组与 DIP 2.0 病种情况见表 3-24-2。

表 3-24-2 外伤性骨化性肌炎质控前后 ICD 编码与 CHS-DRG 2.0 入组/DIP 2.0 病种

项　目	质控前	质控后
主要诊断编码	M61.501 骨化性肌炎	M61.000 外伤性骨化性肌炎
其他诊断编码	—	—
主要手术操作编码	80.4603 关节镜膝关节松解术	80.4603 关节镜膝关节松解术
其他手术操作编码	80.7601 关节镜膝关节滑膜切除术	80.7601 关节镜膝关节滑膜切除术
DRG 组	IC49 除置换/翻修外的髋、肩、膝、肘、踝和足部关节其他手术	IC49 除置换/翻修外的髋、肩、膝、肘、踝和足部关节其他手术
DIP 病种	无核心病种，纳入综合病种	无核心病种，纳入综合病种

七、CHS-DRG 2.0 主要分组

表 3-24-3 CHS-DRG 2.0 肌肉、肌腱、筋膜骨化主要分组

类　型	ADRG 代码	DRG 组名称
内科组	IZ2	骨骼、肌肉、肌腱、结缔组织的其他疾患
	IU1	骨病及其他关节病
	IZ1	肌肉骨骼系统植入物/假体的康复照护
非手术室操作组	—	—
外科组	IH1	肌肉、肌腱手术
	IJ1	骨骼肌肉系统的其他手术

八、DIP 2.0 主要核心病种

表 3-24-4 DIP 2.0 肌肉、肌腱、筋膜骨化主要核心病种

主要诊断编码	主要诊断名称	主要手术操作编码	主要手术操作名称	相关手术操作编码	相关手术操作名称
M25.8	其他特指的关节疾患	83.3902	腘窝囊肿切除术		
M25.8	其他特指的关节疾患	80.8601	膝关节病损切除术		

续表

主要诊断编码	主要诊断名称	主要手术操作编码	主要手术操作名称	相关手术操作编码	相关手术操作名称
M67.8	滑膜和肌腱其他特指的疾患				

（王　静　李　飞　严晓波）

第二十五节　肢体畸形

一、概述

肢体畸形是指由于先天、后天的肢体上发育异常引起的运动功能障碍。肢体骨骼发育的异常有多指、少指、并指，但是多指、并指并不会引起大部分的功能障碍。如果是缺指，可能会引起肢体功能障碍。

肢体畸形可以根据病因分为先天性肢体畸形和后天性肢体畸形两种。一类是先天性因素有一定的遗传倾向；也有部分患者是宫内发育畸形引起的，比如手指的缺如等。还有先天性疾病，如骨纤维异常增殖症引起肢体负重之后，会导致患者出现 O 形腿、X 形腿等。另一类是后天性因素，如后期脑瘫这类疾病，虽然不遗传，但会引起肢体上的肌张力异常，导致患者出现屈髋屈膝、平足外翻、平足内翻、足下垂等症状。肢体畸形也可以根据部位分为不同的部位肢体畸形。

二、诊断依据

（一）病史

先天性肢体畸形一般包括遗传因素、环境因素等。由遗传因素所引起的先天性畸形，包括染色体畸变和基因突变有关。导致先天性畸形的环境因素统称为致畸因素。影响胚胎发育的环境有三个方面，即母亲周围的外部环境、母亲的内部环境和胚胎周围的微环境。后天性肢体畸形是患者遭遇疾病或者外伤有关。

（二）临床表现

肢体畸形患者最直观的临床表现就是从外观看出肢体畸形。同时若涉及承重关节部位的肢体畸形，患者还会诱发关节炎导致局部疼痛，也可能伴随功能障碍。

（三）医技检查

通过 X 线、CT 检查等影像学检查可以明确肢体畸形是否存在骨畸形发育，也可以进行基因检查进一步明确肢体畸形是否由于先天性因素导致。

三、主要外科治疗

1. 切除术：针对多指（趾）、囊肿、外翻等畸形，临床上多采用多指（趾）切除术、骨赘切除术等方式进行手术治疗。

2. 关节融合与关节置换：对于锤状趾、先天性髋内翻、髋外翻等畸形，临床上采用关节融合或关节置换的方式进行手术治疗。如锤状趾趾间关节融合术、髋内翻患者行全髋关节置换。

3. 畸形矫正术：肢体畸形矫正术是肢体畸形手术治疗的常用方法，如第一拇趾关节囊肿行囊肿切除术伴软组织矫正术和第一跖骨切开术；或囊肿切除术伴软组织矫正术和关节固定术。

四、编码要点

医师在临床诊断中侧重体现肢体畸形的位置、类型。在 ICD-10 肢体畸形的分类中，以先天性和后天性为核心分类轴心，后天性畸形突出指（趾）与四肢的区别，再次才是畸形的类型。编码要点见表 3-25-1。

表 3-25-1　肢体畸形 ICD-10 编码要点一览表

病因	部　位	ICD 编码及名称	备　注
先天性	髋关节	Q65 髋先天性变形	不包括：R29.4 弹响髋
	足	Q66 足先天性变形	不包括：Q72.- 足短小缺陷、M21.0 外翻变形（后天性）、M21.1 内翻变形（后天性）
先天性	手、膝、股骨、胫骨、腓骨、肘、前臂	Q68 肌肉骨骼的其他先天性变形	不包括：Q71—Q73 四肢短小缺陷
	多指（趾）	Q69 多指（趾）畸形	
	并指（趾）	Q70 并指（趾）畸形	
	上肢	Q71 上肢短小缺陷	
	下肢	Q72 下肢短小缺陷	
	四肢缺如	Q73 未特指四肢的短小缺陷	
	四肢其他畸形	Q74 四肢的其他先天性畸形	不包括：Q69.- 多指（趾）、Q70.- 并指（趾）、Q71—Q73 肢体短小缺陷

续表

病因	部　位	ICD 编码及名称	备　注
后天性	手指、脚趾	M20 手指和脚趾的后天性变形	不包括：Z89.- 手指和脚趾的后天性缺失；Q71.3 和 Q72.3 先天性无手指和脚趾；Q66.-、Q68—Q70 和 Q74.- 先天性手指和脚趾变形和畸形
	四肢	M21 四肢其他后天性变形	不包括：Z89.- 四肢后天性缺失、M20.- 指或趾后天性变形；Q71—Q73 先天性无四肢；Q65—Q66，Q68—Q74 先天性四肢变形和畸形
		Z89 四肢后天性缺失	包括手术后、创伤后四肢丧失；此类目包括指、趾、四肢

　　在 ICD-10 中，指（趾）的畸形的分类区别于四肢畸形，既有单独的亚目，还有单独的类目，见表 3-25-2。

表 3-25-2　手指和脚趾畸形疾病编码分类

部　位	ICD 编码及名称	备　注
无手指	Q71.3 手和手指的先天性缺如	拇指、指、掌骨缺如
无趾	Q72.3 足和趾先天性缺如	趾和单足缺如
趾畸形	Q66.3 足的其他先天性内翻变形	先天性内翻
指畸形	Q68.1 手先天性变形	先天性畸形指：杵状指、拇指内收畸形、拇指发育不全等
	Q74.0 上肢（包括上肢带骨）的其他先天性畸形	扳机指、巨指、细长指、拇指三节指畸形
多指（趾）	Q69 多指（趾）畸形 Q69.0 副指 Q69.1 副拇指 Q69.2 副趾（副趾） Q69.9 为特指的多余指（趾）畸形	单纯多指（趾）分类于 Q69，多指和并指联合畸形分类于 Q70.4
并指（趾）	Q70 并指（趾）畸形 Q70.0 指融合（复合性并指伴有骨连结） Q70.1 蹼状指（简单并指不伴有骨连结） Q70.2 趾融合（复合性并趾伴有骨连结） Q70.3 蹼状趾（简单并趾不伴有骨连结） Q70.4 多指（趾）和并指（趾）畸形 Q70.9 未特指的并指（趾）畸形［指（趾）关节粘连 NOS］	
手指	M20.0 手指变形	分类轴心：拇指和其余四指

部　位	ICD 编码及名称	备　注
手指、足趾	M20.1 外翻(后天性)	医保版 2.0 编码库中 M20.1—M20.6 亚目名称都是足趾,与临床版编码不同,在工作中需要注意
手指、足趾	M20.2 僵	
足趾	M20.3 其他(后天性)变形	
	M20.4 其他(后天性)锤状趾	
	M20.5 趾其他(后天性)变形	
	M20.6 未特指的趾后天性变形	

五、常见临床诊断与疾病编码易错点与难点

(一)并指(趾)畸形

1. 易错点及解析

临床医师在进行临床诊断时,对于并指(趾)畸形的骨连结情况不予说明,编码员受限于专业知识水平,容易将其分类于 Q70.9 并指(趾)畸形。

Q70 并指(趾)畸形的分类轴心是骨连结,其次是解剖部位手指、脚趾,Q70.4 是多指(趾)和并指(趾)联合畸形,Q70.9 是未特指的并指(趾)畸形。在编码时要注意 X 线等医技检查提示并合组织情况,若并合组织仅为皮肤和皮下组织,则分类于不伴有骨连结;若并合的组织涉及骨关节,则分类于伴有骨连结;若 X 线提示肌腱、神经、血管、指甲等互相连接或合而为一需要和临床医师沟通明确诊断。根据临床实际情况结合 ICD 编码分类准确编码,编码要点见表 3-25-3。

表 3-25-3　并指畸形疾病编码分类

轴　心	解剖位置	ICD 编码	备　注
伴有骨连结	指	Q70.0	复合性并指伴有骨连结
	趾	Q70.2	复合性并趾伴有骨连结
不伴有骨连结	指	Q70.1	简单并指不伴有骨连结
	趾	Q70.3	简单并趾不伴有骨连结
多指(趾)和并指(趾)联合畸形	手指和脚趾	Q70.4	多指(趾)和并指(趾)畸形
未说明并指(趾)单纯性还是骨性连接	未特指畸形	Q70.9	未特指的并指(趾)畸形

2. 典型案例

患者,女,3 岁。因双手并指畸形 3 年入院。查体:左手示指环指连接,右手小指环指并指,拇指示指并指,屈伸活动受限。手正侧位 X 线片示:双手并指改变。予以择期手术,行双手并指分离术,腹部全厚皮片取皮术,右手中环指左手示中指全厚皮片游离移植

术。手术经过：患者麻醉满意后，患肢外展，术区碘伏消毒，铺无菌巾。手术于右手拇指示指、左手中环指并指处设计皮瓣，指蹼设计矩形皮瓣，指甲分开后可见甲沟处污物，脉冲冲洗各创口，止血，于腹部取全厚皮片游离植于分指后皮肤缺损区域，打包缝合，逐层缝合创口，包扎，术毕。术后予以镇痛、抗炎消肿、促进愈合、指导功能练习等对症支持治疗后好转出院。

临床诊断：双手并指畸形

手术名称：双手并指分离术，腹部全厚皮片取皮术，右手中环指左手示中指全厚皮片游离移植术

编码要点：本例双手并指畸形，在 ICD 分类时应确定主导词为：并指（趾）Q70.9；——简单（不伴有骨连结）Q70.9；—手指 Q70.1；或者：主导词并指（趾）Q70.9；—手指（不伴有骨连结）Q70.1。在医保版 2.0 编码库中编码为 Q70.100 蹼状指。手术：并指分离术，主导词：矫正术；—并趾 86.85；或者主导词：修补术；—并趾 86.85，核对第一卷 86.85 并指（趾）矫正术，亚目 86.8 皮肤和皮下组织的其他修补术和重建术，符合手术情况。在医保版 2.0 编码库中编码为 86.8502 并指矫正术。

其他手术腹部全厚皮片取皮术的编码思路，主导词：移植物；—皮肤；—特指部位 NEC86.69；——全层 86.63。核对第一卷，86.63 其他部位全层皮肤移植术，在医保版 2.0 编码库中编码为 86.6300x001 腹部全厚皮片移植术。

其他手术全厚皮片游离移植术的编码思路，主导词：移植物；—皮肤；—带；——附着至部位（前移的）（双）（旋转的）（滑动的）86.74；——手（交叉手指）（囊袋）86.73。核对第一卷 86.73 手的带蒂皮瓣或皮瓣移植附着术。在医保版 2.0 编码库中编码为 86.7300x003 手带蒂皮瓣移植术。

本例编码过程中，编码员要理解并指（趾）畸形的分类轴心，明确诊断是否伴有骨连结；阅读手术记录明确手术的范围是否涉及连结骨的手术，以及植皮厚度、取皮部位，皮瓣移植术的分类轴心是手与其他部位，所以手部手术在分类编码时要格外用心。本例质控前后的编码及 CHS-DRG 2.0 入组与 DIP 2.0 病种情况见表 3-25-4。

表 3-25-4 蹼状指质控前后 ICD 编码与 CHS-DRG 2.0 入组/DIP 2.0 病种

项　目	质控前	质控后
主要诊断编码	Q70.900 并指（趾）畸形	Q70.100 蹼状指
其他诊断编码	—	—
主要手术操作编码	86.8501 并指矫正术	86.8501 并指矫正术
其他手术操作编码		86.7300x003 手带蒂皮瓣移植术 86.6300x001 腹部全厚皮片移植术
DRG 组	IE69 手外科手术	IE69 手外科手术
DIP 病种	无核心病种，纳入综合病种	无核心病种，纳入综合病种

（二）多指畸形

1. 易错点及解析

临床医师在进行临床诊断时,容易给多指(趾)的诊断,编码员想当然地按照临床诊断将多指(趾)畸形分类于 Q69.9。

在 ICD-10 分类中,Q69 多指(趾)畸形分类轴心首先是手指和脚趾,然后是拇指和其余四指。应根据根据 X 线检查等临床情况,明确解剖位置结合 ICD 编码分类准确编码。编码要点见表 3-25-5。

表 3-25-5　多指畸形疾病编码要点

临床诊断	解剖位置	ICD 编码	备注
多指	副指	Q69.0	除拇指外的多余指
	副拇指	Q69.1	拇指多余指
	副趾	Q69.2	脚趾的多余趾,不区分趾与其余四趾
	未特指的多指(趾)畸形	Q69.9	多余指(趾)NOS,未明确是拇指(趾)、其余指(趾)

2. 典型案例

患者,男,2 岁。因右手指多指 2 年入院。查体:右手拇指多指,副指感觉及血运可,无活动,右手末梢血运感觉良好,右手第一、二掌骨间距较健侧增大。右侧手正斜位 X 线片示:右拇指多指。予以择期手术,行右手拇指多指切除,关节囊修复,拇短展肌止点重建,皮瓣成形术。手术经过:患者麻醉满意后,仰卧位,右上肢外展位,术区碘伏消毒,铺无菌巾。于右手拇指桡侧做弧形切口,切开皮肤,皮下组织,切断桡侧指肌腱,显露拇指桡侧指掌指关节,切除桡侧拇指多指,修整掌指关节面,设计创口处皮瓣,冲洗创口,止血,缝合掌指关节囊,将拇短展肌肌腱止点重建于拇指近节指骨,"Z"形皮瓣覆盖伤口,缝合创口,包扎,术毕,安返病房。术后予以镇痛等对症支持治疗后好转出院。

临床诊断：（右侧）拇指多指

手术名称：（右侧）拇指多指截指术

（右侧）关节囊修复,拇短展肌止点重建,皮瓣成形术

编码要点：本例右手拇指多指,在编码时应确定主导词为:多余(先天性);—拇指,找到编码 Q69.1,核对第一卷 Q69.1 副拇指,在医保版 2.0 编码库中编码为 Q69.100 副拇指。手术拇指多指截指术,主导词:去除;—多余指,明确编码 86.26,核对第一卷发现细目 86.26 是皮肤附件结扎术,亚目 86.2 是皮肤和皮下组织病损或组织的切除术或破坏术,与手术实际情况切除桡侧拇指指骨,不符。所以更换主导词:截断术,—手指;除拇指外 84.01;—拇指 84.02;明确编码为 84.02。核对第一卷 84.02 拇指截断术和拇指关节离断术,在医保版 2.0 编码库中编码为 84.0201 拇指截断术。

本例编码不能想当然地直接从医院信息系统内的诊断编码和手术操作编码库中查找诊断和手术操作,需要按步骤明确主导词、查找编码、核对编码,尤其要核对不可遗漏。本例质控前后的编码及 CHS-DRG 2.0 入组与 DIP 2.0 病种情况见表 3-25-6。

表 3-25-6　副拇指质控前后 ICD 编码与 CHS-DRG 2.0 入组/DIP 2.0 病种

项　目	质控前	质控后
主要诊断编码	Q69.900x001 多指	Q69.100 副拇指
其他诊断编码	—	—
主要手术操作编码	86.2601 多余指切除术	84.0201 拇指截断术
其他手术操作编码	—	82.5301 手术肌腱止点重建术 86.8403 皮肤 Z 型成形术
DRG 组	IQY	IE69 手外科手术
DIP 病种	Q69.9 未特指的多指[趾]畸形： [手术综合组] 86.2601 多余指切除术	Q69.1 副拇指： 84.0201 拇指截断术

（二）非创伤性髋关节脱位

1. 易错点及解析

临床医师在进行临床诊断时，容易将非创伤性髋关节脱位，诊断为"髋关节脱位"。受限于编码员专业知识水平，也容易直接将"非创伤性髋关节脱位"编码至 S73.0。

髋关节结构十分稳固，一般不易发生脱位，创伤性髋关节脱位的外力一般很大，软组织损伤较严重，往往合并其他部位或多发损伤。根据脱位后股骨头的位置，髋关节脱位分：股骨头停留在髂坐线（Nelaton 线）的前方为前脱位；停留在该线后方者为后脱位；股骨头向中线，冲破髋臼底部或穿过髋臼底而进入盆腔者为中央性脱位。非创伤性髋关节脱位分复发性髋关节脱位和髋先天性变形。编码时查看影像学检查报告、阅读手术记录，与医师沟通后，准确编码。编码要点见表 3-25-7。

表 3-25-7　髋关节脱位疾病编码要点

临床诊断	性质	ICD 编码	备　注
髋关节脱位	创伤性	S73.0	S73.0 创伤性髋脱位
	复发性	M24.4	M24.4 关节复发性脱位和不全脱位
	先天性	Q65.-	Q65.0 先天性髋脱位，单侧 Q65.1 先天性髋脱位，双侧 Q65.2 先天性髋脱位，未特指 Q65.3 先天性髋半脱位，单侧 Q65.4 先天性髋半脱位，双侧 Q65.5 未特指的先天性髋半脱位 Q65.6 不稳定髋 Q65.8 髋的其他先天性变形 Q65.2 髋未特指的先天性变形

2. 典型案例

患者，女，37 岁。因左髋部疼痛伴活动受限 10 天入院。查体：左髋关节皮温无明显增高，左髋关节压痛、叩击痛阳性，局部关节屈伸活动受限，"4"字试验阳性，局部无明显畸形，患肢较健侧轻微缩短。X 线骨盆正位检查示：双侧股骨头形态小、密度不均，见囊变影。双侧股骨头向外上移位,双侧髋臼关节盂空虚,左侧髂骨局部骨质硬化,见小囊变影,左侧股骨小转子区囊变。予以择期行左侧人工髋关节置换术,术后予以镇痛、预防并发症、抗炎等对症治疗后好转出院。

临床诊断:(左侧)髋关节脱位

手术名称:(左侧)人工髋关节置换术

编码要点:本例左侧髋关节脱位,不存在损伤情况,是非创伤性髋关节脱位,仔细阅读手术记录,得知术中所见为:髋关节脱位,股骨头变形,缺血性坏死,髋臼发育不良。临床诊断"左侧髋关节脱位"表达的是先天性髋臼发育不良导致髋关节脱位。髋关节发育不良是儿童常见的四肢发育疾病,病理改变从轻微的髋臼发育不良到髋关节完全性脱位不等,是导致髋关节置换的主要原因之一。此时应按照引起髋关节脱位的病因先天性髋臼发育不良编码至 Q65.802。本例质控前后的编码及 CHS-DRG 2.0 入组与 DIP 2.0 病种情况见表 3-25-8。

表 3-25-8 先天性髋臼发育不良质控前后 ICD 编码与 CHS-DRG 2.0 入组/DIP 2.0 病种

项　　目	质控前	质控后
主要诊断编码	S73.000x003 髋臼脱位	Q65.802 先天性髋臼发育不良
其他诊断编码	—	—
主要手术操作编码	81.5100 全髋关节置换	81.5100 全髋关节置换
其他手术操作编码	00.7600 髋轴面,陶瓷与陶瓷	00.7600 髋轴面,陶瓷与陶瓷
DRG 组	IC29 髋、肩、膝、肘和踝关节置换术	IC29 髋、肩、膝、肘和踝关节置换术
DIP 病种	S73.0 髋脱位: [手术综合组] 81.5100 全髋关节置换	Q65.8 髋的其他先天性变形: 81.5100 全髋关节置换

七、CHS-DRG 2.0 主要分组

后天性肢体畸形(M20、M21)CHS-DRG 无手术操作时 ADRG 组别为 IZ2 骨骼、肌肉、肌腱、结缔组织的其他疾患,先天性肢体畸形(Q65—Q66,Q68—Q74)无手术操作治疗时 ADRG 组别为 IV1 除脊柱外先天性骨骼肌肉系统疾患。肢体畸形手术组根据部位不同、手术不同,进入不同 ADRG 组,见表 3-25-9、表 3-25-10。

表 3-25-9 肢体畸形手术 CHS-DRG 2.0 主要 ADRG 组

手术类别	ADRG 组
关节畸形矫正术	IC1 髋、肩、膝、肘和踝关节假体翻修/修正手术
	IC2 髋、肩、膝、肘和踝关节置换术
	IC3 除置换/翻修外的髋、肩、膝、肘、踝和足部关节的修复、重建手术
	IC4 除置换/翻修外的髋、肩、膝、肘、踝和足部关节其他手术
	IE1 骨盆髋臼手术

续表

手术类别	ADRG 组
趾的手术	IE4 小关节手术
	IE3 除股骨以外的下肢骨手术
手指、手部手术	IE6 手外科手术
四肢手术	IE5 上肢骨手术
	IE2 股骨手术
	IE3 除股骨以外的下肢骨手术
肌腱松解术	IH1 肌肉、肌腱手术

表 3-25-10 CHS-DRG 2.0 肢体畸形主要分组

类型	ADRG 代码	DRG 组代码	DRG 组名称
内科组	IZ2	IZ23	骨骼、肌肉、肌腱、结缔组织的其他疾病,伴合并症或并发症
		IZ25	骨骼、肌肉、肌腱、结缔组织的其他疾病,不伴合并症或并发症
	IV1	IV19	除脊柱外先天性骨骼肌肉系统疾病
外科组	IC1	IC19	髋、肩、膝、肘和踝关节假体翻修/修正手术
	IC2	IC29	髋、肩、膝、肘和踝关节置换术
	IC3	IC39	除置换/翻修外的髋、肩、膝、肘、踝和足部关节的修复、重建手术
	IC4	IC49	除置换/翻修外的髋、肩、膝、肘、踝和足部关节其他手术
	IE4	IE43	小关节手术,伴合并症或并发症
		IE45	小关节手术,不伴合并症或并发症
	IE1	IE13	骨盆髋臼手术,伴合并症或并发症
		IE15	骨盆髋臼手术,不伴合并症或并发症
	IE5	IE59	上肢骨手术
	IE6	IE69	手外科手术
	IE2	IE21	股骨手术,伴严重并发症或合并症
		IE25	股骨手术,不伴严重并发症或合并症
	IE3	IE39	除股骨以外的下肢骨手术
	IH1	IH13	肌肉、肌腱手术,伴合并症或并发症
		IH15	肌肉、肌腱手术,不伴合并症或并发症

八、DIP 2.0 主要核心病种

表 3 - 25 - 11　DIP 2.0 肢体畸形主要核心病种

主要诊断编码	主要诊断名称	主要手术操作编码	主要手术操作名称	相关手术操作编码	相关手术操作名称
M20.1	拇外翻(后天性)	77.5100	拇囊肿切除术伴软组织矫正术和第一跖骨切开术		
M21.1	内翻变形,不可归类在他处者				
Q65.8	髋的其他先天性变形	81.5100	全髋关节置换		
Q69.1	副拇指	84.0201	拇指截断术		
Q69.9	未特指的多指〔趾〕畸形	84.0100x001	多指截指术		

（祝　豫　李恒元　李　飞　严晓波）

第四章　骨伤篇

第一节　骨折

一、概述

骨折是骨的连续性和完整性中断。多见于儿童及老年人,中青年人也时有发生。患者常为一个部位骨折,少数为多发性骨折。骨折一般可按病因分类、按发生骨折处是否与外界相通分类。

（一）按病因分类

1. 暴力性骨折

（1）直接暴力:暴力直接作用于骨骼某一部位而致该部骨折,使受伤部位发生骨折,常伴不同程度软组织损伤。如车轮撞击小腿,于撞击处发生胫腓骨骨干骨折;肌肉突然猛烈收缩,可拉断肌肉附着处的骨质,临床上亦称为"撕脱性骨折"。

（2）间接暴力:间接暴力作用时通过纵向传导、杠杆作用或扭转作用使远处发生骨折,如从高处跌落足部着地时,躯干因重力关系急剧向前屈曲,胸腰脊柱交界处的椎体发生压缩性或爆裂骨折。

2. 应力性骨折:又称疲劳性骨折或积累性劳损,是一种过度使用造成的骨骼损伤,当肌肉过度使用疲劳后,不能及时吸收反复碰撞所产生的震动,将应力传导至骨骼,这样长期、反复、轻微的直接或间接损伤可引起特定部位小的骨裂或骨折,多发生于身体承重部位,如小腿胫腓骨和足部(跟骨、足舟骨、跖骨)骨折。

3. 病理性骨折

（1）骨质疏松性骨折:在患有骨质疏松的基础上,由于骨强度下降,轻微创伤或日常活动中即可发生骨折。常见骨折部位是脊柱、髋部和桡、尺骨远端,其他部位也易发生骨折。

（2）肿瘤性骨折:由于骨肿瘤破坏骨质,导致骨的强度减弱,受轻微外力或者没有发生外力的作用下发生骨折。良、恶性肿瘤均有可能引发骨折,但在临床上以恶性肿瘤所致多见。

（3）骨髓炎性骨折:由于骨髓炎破坏骨质,导致骨的强度减弱,受轻微外力或者没有发生外力的作用下发生骨折。

（二）按发生骨折处是否与外界相通

1. 闭合性骨折：骨折处皮肤或黏膜完整，不与外界相通。

2. 开放性骨折：骨折附近的皮肤或黏膜破裂，骨折处与外界相通，细菌可从伤口进入，容易造成感染。开放性骨折的创口可自外向内形成，例如火器伤骨折；亦可由锐利的骨折端自内向外刺破软组织而形成，如耻骨与坐骨支同时骨折时容易导致后尿道和膀胱损伤，骶尾骨骨折可能会刺破直肠。

尺桡骨开放性骨折常见以下几种类型：①科雷骨折（Colles fracture）：指骨折线在桡骨下端 2.5 cm 以内的关节外骨折，骨折远端向桡侧及背侧移位。②史密斯骨折（Smith fracture）：指骨折线也在桡骨下端 2.5 cm 以内，但骨折远端向尺侧及掌侧移位，与科雷骨折远端移位方向相反。③巴顿骨折（Barton fracture）：指桡骨远端背侧缘或掌侧缘骨折（后者又称为反巴顿骨折）合并腕关节半脱位。④孟氏骨折（Monteggia fracture）：指尺骨上 1/3 骨折合并桡骨头脱位。⑤盖氏骨折（Galeazzi fracture）：指桡骨下 1/3 骨折合并下尺桡关节脱位。⑥贝内特骨折（Bennett fracture）：指是第一掌骨近端纵形骨折合并掌腕关节脱位。

二、诊断依据

（一）病史

通常骨折的发生都伴随一定的暴力机制，因此病史中通常能体现外伤的情况。但病理性骨折的患者伤前可能即存在疼痛，外伤也往往十分轻微；疲劳性骨折的患者致伤外力也多很轻微。应力性骨折通常伴有职业特点，这些对明确诊断会有所帮助。

编码员在编码骨折病历时，应详尽阅读病历，掌握外伤病史应主要抓住三个方面问题：受伤情况（怎样受的伤）、疼痛（什么地方痛）和功能障碍（运动障碍、感觉障碍、排尿障碍等）。

（二）临床表现

1. 一般表现：骨折主要表现为局部疼痛、肿胀和功能障碍。骨折时，骨髓、骨膜以及周围组织血管破裂出血，在骨折处形成血肿，以及软组织损伤所致水肿，致患肢严重肿胀，甚至出现张力性水疱和皮下瘀斑，由于血红蛋白的分解，可呈紫色、青色或黄色。骨折局部出现剧烈疼痛，特别是移动患肢时加剧，伴明显压痛。局部肿胀或疼痛使患肢活动受限，若为完全性骨折，可使受伤肢体活动功能完全丧失。

2. 骨折特有体征：①畸形：骨折端移位可使患肢外形发生改变，主要表现为缩短、成角或旋转畸形。②异常活动：正常情况下肢体不能活动的部位，骨折后出现异常活动。③骨擦音或骨擦感：骨折后，两骨折端相互摩擦时，可产生骨擦音或骨擦感。具有以上体征之一即可诊断骨折。但有些骨折如裂缝骨折、嵌插骨折、脊柱骨折及骨盆骨折，没有上述典型的骨折体征，应常规进行影像学检查确诊。

（三）医技检查

X线检查、CT检查是临床诊断骨折最常见、最重要的医技检查。通常在X线检查、CT检查报告中提示透亮线、皮质不连续、移位、错位、分离等描述，一般可以依此诊断。MRI检查对于X线平片及CT检查未能发现的隐匿性骨折及周围组织损伤诊断明确具有重要意义。

在实际进行骨折病案编码时，编码员可查阅X线检查、CT检查、MRI检查报告单的诊断意见或影像表现，以准确完整编码。对于病理性骨折的病例，若临床诊断对病因描述不清时，编码员还可查阅实验室检查、骨密度检查、病理学检查等对于骨髓炎、骨肿瘤等骨病的描述，同时还可结合其他检查如全身骨核素显像等。可与临床医师进一步沟通明确病因。

三、常见并发症

（一）早期并发症

骨折的早期并发症包括休克、脂肪栓塞综合征、肝脾破裂、肺损伤、膀胱和尿道损伤、直肠损伤、重要血管损伤、周围神经损伤、脊髓损伤、骨筋膜室综合征。通常和骨折的暴力程度、骨折部位等相关。如骨盆骨折常见膀胱和尿道损伤、直肠损伤，且骨盆骨折易因盆腔出血而发生休克，膝关节周围骨折常见腘动脉损伤，腓骨小头骨折常伴有腓总神经损伤，胫腓骨骨折易发生骨筋膜室综合征等。

典型案例

患者因外伤致右侧膝关节肿痛，小腿活动受限1小时入院。X线片示：右侧胫骨平台骨折。CT检查示：右侧胫骨平台塌陷2mm。急诊以"右侧胫骨平台骨折"入院。入院时医师查体发现右足背动脉波动差，末梢皮温偏低，右足趾被动牵拉痛阳性，监测小腿筋膜室压力增高，补充诊断"右侧小腿骨筋膜室综合征"，急诊行右侧小腿筋膜室切开减压术，术后好转出院。

主要诊断：T79.600x006 下肢骨筋膜室综合征

主要手术操作：83.0900x003 筋膜间隙切开减压术

CHS-DRG 2.0 入组：IJ15 骨骼肌肉系统的其他手术，不伴合并症或并发症

DIP 2.0 病种：无核心病种，纳入综合病种

（二）晚期并发症

晚期并发症可有坠积性肺炎、压疮、下肢深静脉血栓形成、伤口感染、化脓性骨髓炎、损伤性骨化、创伤性关节炎、关节僵硬、急性骨萎缩、缺血性骨坏死、缺血性肌挛缩、尿路感染及结石、骨生长畸形。

典型案例

患者因右侧股骨颈骨折内固定术后6个月，右侧髋部疼痛4个月入院。患者6个月

前因外伤致右侧髋关节疼痛 1 小时入院,入院经相关检查诊断右侧股骨颈骨折,行右侧股骨颈骨折闭合复位螺钉内固定术。近 4 个月来患者出现右侧髋部疼痛,来院复诊。X 线片示:右侧股骨头轻度移位,股骨头局部塌陷,股骨头形态改变。入院诊断为右侧股骨头坏死,行右侧全髋关节置换术+右侧股骨内固定取出术。

主要诊断:M87.203 创伤后股骨头坏死

手术操作:81.5100 全髋关节置换

00.7600 髋轴面,陶瓷与陶瓷

78.6501 股骨内固定装置去除术

CHS-DRG 2.0 入组:IC29 髋、肩、膝、肘和踝关节置换术

DIP 2.0 病种:M87.2 以前创伤引起的骨坏死

81.5100 全髋关节置换

四、主要外科治疗

(一) 复位

骨折复位方法有闭合复位(又称手法复位)和切开复位。闭合复位是应用手法使骨折或脱位复位。切开复位即手术切开骨折部位的软组织,暴露骨折端,在直视下将骨折复位。

(二) 固定

1. 外固定:用于身体外部的固定(固定器材位于体外)。常用的外固定有小夹板、支具、石膏绷带、持续牵引和骨外固定支架等。

2. 内固定:用于身体内部的固定(固定器材位于体内)。内固定主要用于闭合或切开复位后,采用金属内固定物,如钢板、螺钉、髓内钉、克氏针、钢丝、钉棒系统等,将已复位的骨折予以固定。

(三) 关节融合与关节置换

对于近关节骨折和关节内骨折,临床上有时采用关节融合或关节置换的方式进行手术治疗。如复杂的关节内指骨骨折行指间关节融合术,股骨颈骨折行全髋关节置换术。

五、编码要点

医师在临床诊断中侧重于体现骨折的部位,其次为骨折处是否与外界相通、骨折的程度和形态,这些对于手术部位、手术时机以及具体治疗方案选择尤为关键。在 ICD-10 分类中,造成骨折的病因作为核心分类轴心,其次才是临床侧重的部位。而骨折的程度和形态在 ICD-10 分类、医保版 2.0 编码库中并未具体体现。编码要点见表 4-1-1。

表 4-1-1 骨折 ICD-10 编码要点一览表

病　因	部　位	ICD 编码及名称	备　注
暴力性骨折	颅骨、面骨	S02 颅骨和面骨骨折	①在第 19 章损伤、中毒和外因的某些其他后果（S00—T98）提供第五位细目用以表明伤口的开放性与闭合性。其中 0 代表闭合性；1 代表开放性。如：S52.20 闭合性尺骨干骨折，S52.21 开放性尺骨干骨折。②部位随第二位数字增加由上至下、由躯干向四肢顺序排列
	颈部	S12 颈部骨折	
	肋骨、胸骨、胸部脊柱	S22 肋骨、胸骨和胸部脊柱骨折	
	腰椎、骨盆	S32 腰椎和骨盆骨折	
	肩、上臂	S42 肩和上臂骨折	
	前臂	S52 前臂骨折	
	腕、手	S62 在腕和手水平的骨折	
	股骨	S72 股骨骨折	
	小腿（包括踝）	S82 小腿（包括踝）骨折	
	足	S92 足骨折，除外踝	
暴力性骨折（产伤—新生儿）	颅骨	P13.0 产伤引起的颅骨骨折	—
	股骨	P13.2 股骨产伤	—
	除股骨、锁骨以外的长骨	P13.3 其他长骨的产伤	—
	锁骨	P13.4 产伤引起的锁骨骨折	—
	除颅骨与长骨以外的骨	P13.8 骨骼其他部位的产伤	—
	未指明	P13.9 未特指的骨骼产伤	当临床未指明产伤造成的具体骨折部位时使用
暴力性骨折（产科创伤—产妇）	骨盆	O71.6 伤及骨盆关节和韧带的产科损害	在妊娠、分娩和产褥期发生与非产伤性创伤按照编码原则分类至第十九章损伤、中毒和外因的某些其他后果（S00—T98）
应力性骨折	脊柱	M48.4 脊柱疲劳性骨折	—
	除脊柱以外的部位	M84.3 应力性骨折，不可归类在他处者	—
骨质疏松性骨折	—	M80 骨质疏松伴有病理性骨折	根据造成骨质疏松的病因进一步区分亚目。如：M80.0 绝经后骨质疏松伴有病理性骨折

续表

病　因	部　位	ICD 编码及名称	备　注
肿瘤性骨折	—	M90.7* 肿瘤病引起的骨折(C00—D48†)	该编码为星号编码,在医保版 2.0 编码库中不能单独使用。该编码理应与(C00—D48†)的所有亚目组合,但目前医保版 2.0 编码库只有 D48.903† M90.7* 肿瘤性病理性骨折供使用,故建议编码 D48.903† M90.7* 肿瘤性病理性骨折,同时附加明确部位的肿瘤编码。 无论何种形态的肿瘤引起的骨折都应编码至 M90.7* 肿瘤性病理性骨折
骨髓炎性骨折/原因不明病理性骨折	—	M84.4 病理性骨折,不可归类在他处者	包含除骨质疏松性、肿瘤性以外的病理性骨折,以及未指明病因的病理性骨折
插入矫形外科的植入物、关节假体或骨板后的骨折	—	M96.6 插入矫形外科的植入物、关节假体或骨板后的骨折	指在原有矫形外科装置的基础上,受轻微外力或者没有发生外力的作用下发生骨折

在 ICD-10 第十九章损伤、中毒和外因的某些其他后果(S00—T98)中,骨折部位随第二位数字按照由上至下、由躯干向四肢顺序排列分类到各类目。分类到各类目以后,在类目中再次按照具体的解剖位置分类到不同亚目,如 S82 小腿(包括踝)骨折疾病编码。编码要点见表 4-1-2、表 4-1-3。

表 4-1-2　S82 小腿(包括踝)骨折疾病编码分类

部　位	ICD 编码及名称	备　注
髌骨	S82.0 髌骨骨折	—
胫骨	S82.1 胫骨上端骨折	胫骨髁、胫骨头、胫骨近端骨折,提及或未提及腓骨骨折
	S82.2 胫骨骨干骨折	提及或未提及腓骨骨折
	S82.3 胫骨下端骨折	不包括:内踝(S82.5)
仅腓骨	S82.4 仅腓骨骨折	不包括:外踝(S82.6)
内、外踝	S82.5 内踝骨折	胫骨骨折累及踝关节、踝
	S82.6 外踝骨折	腓骨骨折累及踝关节、踝
小腿多处	S82.7 小腿多处骨折	不包括:胫骨和腓骨均骨折:上端(S82.1)、骨干(S82.2)、下端(S82.3)

续表

部　位	ICD 编码及名称	备　注
除髌骨、胫腓骨、内外踝以外的小腿骨折	S82.8 小腿其他部位的骨折	未指明具体部位的踝骨折、双踝、三踝
未指明骨的小腿骨折	S82.9 小腿部位未特指的骨折	未指明具体骨的小腿骨折

表 4-1-3　常见按人名命名骨折 ICD-10 编码

疾病诊断编码	疾病诊断名称	疾病诊断编码	疾病诊断名称
S52.200x011	孟氏骨折	S52.500x021	巴顿骨折
S52.300x011	盖氏骨折	S52.500x022	史密斯骨折
S52.500x011	科雷骨折	S62.201	贝内特骨折

六、常见临床诊断与疾病编码易错点与难点

（一）陈旧性骨折

1. 易错点及解析

在临床上,陈旧性骨折是与新发骨折相对而言的,主要是指超过 3 周的骨折。医师在进行临床诊断时,容易将超过 3 周的骨折均诊断为"陈旧性骨折"。编码员临床知识有限,也容易直接将"陈旧性骨折"编码至 T90—T98。

陈旧性骨折处往往存在延迟愈合、不愈合或畸形愈合,以延迟愈合多见。骨折延迟愈合是指骨折经过治疗,超过通常愈合所需要的时间(4～8 个月),骨折断端仍未出现骨折连接的情况。骨折不愈合是指骨折经过治疗,超过一般愈合时间(9 个月以上),经再度延迟治疗(3 个月),仍达不到骨性愈合的情况。骨折畸形愈合是指骨折愈合的位置未达到功能复位的要求,存在成角、旋转或重叠畸形。

在医保版 2.0 编码库中,陈旧性骨折扩展至 T90—T98 损伤、中毒和外因的其他后果的后遗症,其中所谓"后遗症"包括特指为后遗症或晚期效应者,以及在急性损伤后一年或更长时间仍然存在的那些情况。所以,在编码"陈旧性骨折"时不能直接使用临床诊断名称。应根据临床实际情况结合 ICD 编码分类规则准确编码。陈旧性骨折编码要点见表 4-1-4。

表 4-1-4　陈旧性骨折疾病编码要点

临床诊断	病程	编码	备　注
陈旧性骨折	超过 3 周	—	不建议主要诊断编码陈旧性骨折(T90—T98),而应根据实际情况分析进行编码,例如:骨折、骨折延迟愈合、骨折不愈合、骨折畸形愈合
	超过 1 年	T90—T98	该编码表达为后遗症或晚期效应,以及在急性损伤后一年或更长时间存在残余情况。可见该编码是用于表达"残余情况"发生的原疾病,故原则上不能作为主要编码

临床诊断	病程	编码	备 注
骨折延迟愈合	超过 3～6 个月	M84.2	①虽在第十八章损伤、中毒和外因的某些其他后果的注释中可见骨折伴有或不伴有骨折延迟愈合均分类于该章。但从索引查找路径"骨折—延迟愈合 M84.2""延迟—愈合,骨折 M84.2"及核对 M84.2 骨折延迟愈合,未查见不包括骨折的内容。②在 ICD 分类中骨折延迟愈合分为两类:3～6 个月内未出现骨折连接,编码至第十八章损伤、中毒和外因的某些其他后果具体部位的骨折;骨折时间已超过 3～6 个月未出现骨折连接,临床诊断明确为骨折延迟愈合,编码至 M84.2 骨折延迟愈合
骨折不愈合	超过 9 个月	M84.1	不包括:融合或关节融合术后假关节形成(M96.0 融合或关节固定术后假关节)
骨折畸形愈合	—	M84.0	—

2. 典型案例

患者,男,39 岁。因外伤致右侧胫骨中段骨折 1 个月入院。查体:右侧小腿部见小夹板固定牢靠,松紧度适宜,局部见少量瘀青,触痛明显,右侧下肢远端血循环及感觉正常。X 线检查:右侧胫骨中段骨折,骨折对位对线欠佳。择期行右侧胫骨骨折闭合复位髓内钉内固定术,术后予以抗感染、活血化瘀、消肿镇痛等对症治疗后好转出院。

临床诊断:右侧胫骨中段陈旧性骨折

手术名称:右侧胫骨骨折闭合复位髓内钉内固定术

编码要点:本例右侧胫骨中段骨折 1 个月,不存在骨折延迟愈合、骨折不愈合、骨折畸形愈合。临床诊断右侧胫骨中段陈旧性骨折表达的是胫骨骨折时间超过 3 周,而在医保版 2.0 编码库的陈旧性骨折表达的是骨折后遗症,虽然名称相近但内涵不同。此时应按照损伤类型及部位编码至 S82.200x081 胫骨干骨折。本例质控前后的编码及 CHS-DRG 2.0 入组与 DIP 2.0 病种情况见表 4-1-5。

表 4-1-5 胫骨骨折质控前后 ICD 编码与 CHS-DRG 2.0 入组/DIP 2.0 病种

项 目	质控前	质控后
主要诊断编码	T93.203 陈旧性胫骨骨折	S82.200x081 胫骨干骨折
其他诊断编码	—	—
主要手术操作编码	79.1600x004 胫骨骨折闭合复位髓内针内固定术	79.1600x004 胫骨骨折闭合复位髓内针内固定术
其他手术操作编码	—	—
DRG 组	XR25 神经、骨骼及肌肉康复,不伴合并症或并发症	IE39 除股骨以外的下肢骨手术
DIP 病种	T93.2 下肢其他骨折的后遗症:[手术综合组] 79.1600x004 胫骨骨折闭合复位髓内针内固定术	S82.2 胫骨骨干骨折:79.1600x004 胫骨骨折闭合复位髓内针内固定术

（二）骨挫伤

1. 易错点及解析

目前诊断系统没有骨挫伤的诊断,骨挫伤的临床诊断名称尚存在争议。这类损伤主要是指 X 线平片检查常无异常改变,但 MRI 提示病变区出血、水肿和微小骨小梁断裂。临床上和影像学报告会做出"骨挫伤"诊断,当临床医师在编码字典库中未检索到"骨挫伤"的编码时,容易编码至相应部位的骨折。部分编码员也存在类似的疾病分类思维,在未进行 ICD-10 第三卷索引的前提下盲目将骨挫伤编码至相应部位的骨折。

骨挫伤比较隐匿,MRI 是检测骨髓水肿最敏感的影像方法,可以显示早期和轻微的骨髓水肿。骨挫伤损伤程度与治疗同软组织的挫伤更为接近。

在 ICD-10 中,通过编码查找路径"挫伤—骨 NEC T14.0 身体未特指部位的浅表损伤""挫伤—颈椎 S10.8 颈部其他部位的浅表损伤",结合 ICD-10 的浅表损伤是包括挫伤的,故在进行编码时应将骨挫伤按照部位的不同编码至浅表损伤的分类。编码要点见表 4 - 1 - 6。

表 4 - 1 - 6　骨挫伤 ICD-10 编码要点一览表

部　位	ICD 编码及名称	备　注
头部	S00 头部浅表损伤	①当临床诊断指明多部位损伤的各部位时,各部位需逐一编码,且将损伤程度最严重的部位作为主要诊断编码。②当临床诊断对于多部位损伤的部位未指明时,一般临床认为累及部位多且损伤程度较轻无明显差异,此时可按多部位损伤综合编码,如:T00.300x001 下肢多处浅表损伤
颈部	S10 颈部浅表损伤	
胸部	S20 胸部浅表损伤	
腹部、下背和骨盆	S30 腹部、下背和骨盆浅表损伤	
肩和上臂	S40 肩和上臂浅表损伤	
前臂	S50 前臂浅表损伤	
腕和手	S60 腕和手浅表损伤	
髋和大腿	S70 髋和大腿浅表损伤	
小腿	S80 小腿浅表损伤	
踝和足	S90 踝和足浅表损伤	
损伤身体多部位	T00 累及身体多个部位的浅表损伤	
未指明	T14.0 身体未特指部位的浅表损伤	此编码只有在临床诊断未体现具体损伤部位时,且向临床求证无果后才能使用。如临床诊断软组织挫伤,此诊断只表达损伤的层次及类型,未指明部位

2. 典型案例

患者,男,28 岁。因外伤致左侧小腿部疼痛不适 1 天入院。查体:左侧小腿部瘀青肿胀、局部触压痛明显,四肢远端血循及感觉正常,余未见明显异常。X 线检查示:左侧胫腓骨未见骨折。MRI 检查示:左侧胫骨干骨髓水肿。予对症治疗后好转出院。

临床诊断：左侧胫骨干骨挫伤

编码要点：本例因外伤致左侧胫骨干骨髓水肿，未达到临床诊断"骨折"的标准，故临床诊断左侧胫骨干骨挫伤。此时按照损伤部位编码至 S80.101 小腿挫伤。本例质控前后的编码及 CHS-DRG 2.0 入组与 DIP 2.0 病种情况见表 4-1-7。

表 4-1-7　小腿挫伤质控前后 ICD 编码与 CHS-DRG 2.0 入组/DIP 2.0 病种

项　目	质控前	质控后
主要诊断编码	S82.200x081 胫骨干骨折	S80.101 小腿挫伤
其他诊断编码	—	—
主要手术操作编码	—	—
其他手术操作编码	—	—
DRG 组	IS29 除前臂、腕、手足外的损伤	JT19 乳房、皮肤、皮下组织创伤
DIP 病种	S82.2 胫骨骨干骨折	S80.1 小腿其他和未特指部位的挫伤

（二）多发性损伤综合编码

1. 难点及解析

对于临床上多发性损伤的患者，部分临床医师及编码员在进行主要诊断选择或 ICD 编码时存在困惑。在主要诊断选择时，按照《医疗保障基金结算清单填写规范》中主要诊断选择要求"第十九条，多部位损伤，选择明确的最严重损伤和（或）主要治疗的疾病诊断为主要诊断"选择主要诊断。

在 ICD 编码时，只要有可能，损伤就应遵循多编码的原则，遵循多处损伤如果能够确定哪一个最严重，则以最严重的损伤作为主要编码，否则要以综合编码为主要编码。多发性损伤的编码规则如下：①同一身体区域的同种类型损伤：分类到 S00—S99 中同一类目的第四位数.7 中。例如：膀胱和尿道的损伤主要编码：S37.7 多个盆腔器官损伤（附加编码：S37.2 膀胱损伤、S37.3 尿道损伤）。②同一身体区域的不同类型损伤：分类到通常是每一节编码的最后类目的第四位数.7，即 S09.7、S19.7、S29.7 等。③不同身体区域的同种类型损伤：分类到 T00—T05。注意双侧肢体同时骨折的情况，比如双侧股骨骨折编码至 T02.5，不要遗漏。

2. 典型案例

患者，男，39 岁。因外伤致全身多处疼痛不适 2 小时入院。查体：左侧上臂、左侧胸部、左侧髋部可见肿胀、瘀血，局部触压痛明显，胸廓挤压试验（＋），左侧髋关节活动明显受限，四肢远端血循环及感觉正常，余未见明显异常。X 线检查示：左侧股骨颈骨折（经颈型）；左侧第 5—7 肋骨骨折；左侧上臂未见骨折征象。择期予以左侧全髋关节置换术，术后予以对症治疗后好转出院。

临床诊断：（左侧）股骨颈骨折（经颈型）

　　　　　（左侧）第 5—7 肋骨骨折

　　　　　（左侧）上臂、左侧胸部、左侧髋部软组织挫伤

手术名称：(左侧)全髋关节置换术

编码要点：本例临床诊断对于各损伤类型的部位均描述清楚,故按临床诊断逐一编码,同时主要诊断选择最严重损伤和(或)主要治疗的疾病左侧股骨颈骨折。此处还需要注意,"当同一部位有更严重的损伤时,其浅表的擦伤或挫伤不编码"。由于骨折本身就必然会造成局部的软组织损伤,所以骨折诊断本身就表达了软组织损伤,故左侧胸部、左侧髋部软组织挫伤无需编码。本例临床思维路径见图4-1-1,质控前后的编码及CHS-DRG 2.0与DIP 2.0病种情况见表4-1-8。

	临床表现		要点提炼
主诉	外伤致全身多处疼痛不适2小时	系统	运动系统疾病
查体	左侧上臂、胸部、髋部肿胀、瘀血、压痛,胸廓挤压试验(+),髋关节活动明显受限	分型	闭合性损伤
影像检查	股骨颈骨折;肋骨骨折	临床诊断	股骨颈骨折
			第5—7肋骨骨折
		主要诊断	股骨颈经颈骨折
		疾病编码	S72.000x041
治疗	左侧全髋关节置换术	主要手术操作	全髋关节置换
		手术操作编码	81.5100

图4-1-1　股骨颈骨折临床思维路径示意图

表4-1-8　股骨颈经颈骨折质控前后 ICD 编码与 CHS-DRG 2.0 入组/DIP 2.0 病种

项　目	质控前	质控后
主要诊断编码	T02.900 多处骨折	S72.000x041 股骨颈经颈骨折
其他诊断编码	T00.901 多处挫伤	S22.400x031 三根肋骨骨折不伴第一肋骨骨折,S40.001 上臂挫伤
主要手术操作编码	81.5100 全髋关节置换	81.5100 全髋关节置换
其他手术操作编码	00.7600 髋轴面,陶瓷与陶瓷	00.7600 髋轴面,陶瓷与陶瓷
DRG 组	IC29 髋、肩、膝、肘和踝关节置换术	IC29 髋、肩、膝、肘和踝关节置换术
DIP 病种	T02.9 未特指的多处骨折: [手术综合组] 81.5100 全髋关节置换	S72.0 股骨颈骨折: 81.5100 全髋关节置换

(三) 疾病和死亡的外因

1. 易错点及解析

ICD-10 第二十章疾病和死亡的外因(V01—Y98)在以前的国际疾病分类修订本中被指定为补充分类,可以作为损伤、中毒和其他有害效应的原因对环境事件和情况进行分类,并附加在其他各章的编码后面以指明这种情况的性质,以第十九章损伤、中毒和外因的某些其他后果(S00—T98)为常见。目前,我国在填报病案首页时疾病和死亡的外因(V01—Y98)应填报在损伤中的外部原因而不应填报在出院诊断;而医疗保障基金结算清单暂无对应填报项目。在进行疾病编码时,部分编码员未能准确掌握 ICD-10 编码原则及医院信息系统未做限制的情况下,易将疾病和死亡的外因(V01—Y98)作为疾病诊断编码填报。

2. 典型案例

患者,女,6 岁。因狗咬伤右侧小腿部 1 小时入院。查体:右侧小腿中段外侧可见一处蚕豆大小的开放性伤口,少量渗血,局部触压痛明显,余未见明显异常。予以对症治疗后好转出院。

临床诊断:(右侧)小腿犬咬伤

编码要点:本例根据编码查找路径"狗咬伤—见伤口,开放性",编码至 S81.800x081腓部开放性损伤。见表 4-1-9。

表 4-1-9　腓部开放性损伤质控前后 ICD 编码与 CHS-DRG 2.0 入组/DIP 2.0 病种

项　　目	质控前	质控后
主要诊断编码	W54.x00 被狗咬伤或抓伤	S81.800x081 腓部开放性损伤
其他诊断编码	—	—
主要手术操作编码	—	—
其他手术操作编码	—	—
DRG 组	—	VR19 损伤
DIP 病种	—	S81.8 小腿其他部位的开放性伤口

七、CHS-DRG 2.0 主要分组

(一) CHS-DRG 2.0 主要分组

表 4-1-10　CHS-DRG 2.0 骨折主要分组

类型	ADRG 代码	DRG 组代码	DRG 组名称
内科组	IR1	IR19	骨盆骨折
	IR2	IR29	股骨骨折
非手术室操作组	—	—	—
外科组	IE2	IE21	股骨手术,伴严重合并症或并发症
		IE25	股骨手术,不伴严重合并症或并发症
	IE3	IE39	除股骨以外的下肢骨手术

如果骨折患者发生两处及以上严重创伤(头颈部创伤、胸部创伤、腹部创伤、泌尿系

统创伤、生殖系统创伤、躯干/脊柱创伤、上肢创伤、下肢创伤、骨盆创伤),会优先分入MDCZ多发严重创伤。编码要点见表4-1-11。

表4-1-11　CHS-DRG 2.0多发骨折主要分组

类型	ADRG 代码	DRG 组代码	DRG 组名称
内科组	ZZ1	ZZ11	多发性重要创伤无手术,伴严重合并症或并发症
		ZZ15	多发性重要创伤无手术,不伴严重合并症或并发症
非手术室操作组	—	—	
外科组	ZB1	ZB19	多发性严重创伤开颅术
	ZC1	ZC11	多发性严重创伤的脊柱、髋、股或肢体手术,伴严重合并症或并发症
		ZC15	多发性严重创伤的脊柱、髋、股或肢体手术,不伴严重合并症或并发症

(二)骨折常见并发症 CC 表

骨折常见并发症影响 DRG 入组,最常见的并发症是 R57.101 失血性休克,在 CHS-DRG 2.0 并发症列表中标识为 MCC。

八、DIP 2.0 主要核心病种

表4-1-12　DIP 2.0 骨折主要核心病种

主要诊断编码	主要诊断名称(无操作)	主要手术操作编码	主要手术操作名称	相关手术操作编码	相关手术操作名称
M80.8	其他的骨质疏松伴有病理性骨折	81.6500	经皮椎骨成形术	77.4904	椎骨活组织检查
S02.6	下颌骨骨折	76.7602	下颌骨骨折切开复位内固定术		
S32.0	腰椎骨折	03.5305	腰椎骨切开复位内固定术		
S42.3	肱骨干骨折	79.3100x005	肱骨骨折切开复位钢板内固定术	81.8300x006	肩袖修补术
		79.3101	肱骨骨折切开复位内固定术	81.8300x006	肩袖修补术
S72.0	股骨颈骨折	81.5100	全髋关节置换		
S72.0	股骨颈骨折	81.5100	全髋关节置换	83.1405	髂胫束切断术
S72.0	股骨颈骨折	79.3500x018	股骨骨折切开复位髓内针内固定术		

主要诊断编码	主要诊断名称（无操作）	主要手术操作编码	主要手术操作名称	相关手术操作编码	相关手术操作名称
S82.2	胫骨骨干骨折	79.1600x004	胫骨骨折闭合复位髓内针内固定术		
S82.2	胫骨骨干骨折	79.3600x013	胫骨骨折切开复位钢板内固定术	78.0700x004	胫骨人工骨植骨术
S92.0	跟骨骨折	79.3700x018	跟骨骨折切开复位钢针内固定术		

（郑　彬　李秀茅　李　飞　严晓波）

第二节　创伤与骨折术后的并发症

一、概述

现代外科手术并发症的定义是在应用外科手术治疗某一种原发病即基础病的过程中,由于手术创伤的打击,机体抵御疾病能力减退,机体特异体质,或机体解剖变异等,或手术操作失误,或其他由手术所带来的机体综合因素改变,使机体遭受新的损害,这种或这次损害称为外科手术并发症。骨科手术并发症即由于骨科手术引起的一系列损害,根据损害原因来源分类和根据并发症发生时间分类。

1. 根据损害原因来源分类

（1）医院因素:个别医师职业道德缺乏,或医疗技术不精;误诊致采用错误的手术治疗方法,或违反操作规程,或使用质量低劣的手术器械;医院管理混乱,术前准备不足,术中粗心大意,术后观察护理失当等。

（2）患者因素:机体生理解剖变异,个体敏感差异,心理脆弱,患者隐瞒病情等,这些都是手术并发症难以控制或无法控制的因素。

2. 根据并发症发生时间分类

（1）早期并发症:手术后疼痛、手术后发热、手术后静脉血栓栓塞症、手术后重要血管和神经损伤、周围神经损伤等。

（2）晚期并发症:手术切口感染、内植物并发症、压疮、关节僵硬、骨生长畸形等。骨科手术并发症中病案编码最难的是内植物相关并发,本节重点介绍。

二、诊断依据

（一）病史

骨折内固定术后并发症往往有明确外伤史及手术史,在此病史的基础上出现与此相关的临床症状。

编码员阅读病历主要抓住三个方面：①受伤情况：怎样受的伤；②疼痛：什么部位疼痛与疼痛性质；③功能障碍：了解是运动障碍，还是感觉障碍，是否有排尿障碍等。同时，应重点关注患者是否合并其他疾病，尤其是否有骨感染的高危因素。

（二）临床表现

根据不同并发症的类型，可有不同的临床表现。如切口感染主要表现为局部红、肿、热、痛，伤口愈合欠佳，局部存在血肿，可伴有全身症状，如发热、乏力等；延迟期感染兼有早期和慢性期的临床症状，如局部血肿（早期）、窦道/瘘管（慢性期）；慢性期感染症状多不典型，可表现为肢体功能障碍、局部肿胀、压痛、红斑以及窦道/瘘管形成，但常缺乏全身症状。

（三）医技检查

1. X线检查：是怀疑骨折内固定术后感染的常规影像学检查方式，能迅速评估骨折复位、愈合情况以及内置物的状态，通过动态随访观察骨质变化情况。早期的骨感染 X线片可无明显异常表现，到晚期出现骨破坏以及骨折部位以外的异常反应性新骨的形成，对于怀疑低毒力致病菌所致或早期骨感染 X线片表现不典型时，建议持续动态摄片，密切随访观察。超声检查能较好地评估局部脓肿形成等软组织感染情况。

2. CT检查：CT检查能更好地评估骨质变化、骨折断端是否接触、内置物位置、骨不连情况等，能明确与窦道相通骨病灶的位置。对于髓内固定，CT检查一旦发现髓腔内存在气体，高度提示感染可能性。CT检查的主要不足在于无法判定软组织感染情况，对骨髓水肿变化的敏感性较低，且易受金属内植物伪影的干扰。

3. MRI检查：MRI对于感染早期的诊断具有重要价值，在感染早期即可发现骨髓水肿变化，对骨组织及周围软组织的变化监测均比较敏感，能清晰显示骨组织/软组织感染的范围，有助于确定清创界限，但易受金属内植物伪影的干扰。

三、常见并发症

（一）早期并发症

骨筋膜室综合征是骨科术后重要的早期并发症。急性骨筋膜室综合征（ACS）是指由骨、骨间膜、肌间隔和深筋膜形成的筋膜室内肌肉、神经等组织因急性缺血、缺氧而引起的一系列临床综合征。

（二）晚期并发症

疼痛伴活动障碍是骨科术后常见晚期并发症。

典型案例

患者，男性，48岁。因右侧全髋关节置换术后6年，疼痛伴活动障碍3个月入院。患者6年前因双侧股骨头坏死在外院行右侧全髋关节置换术。3个月前开始出现右髋及大腿疼痛伴活动障碍，活动时疼痛加重，休息后减轻。查体：跛行，右侧下肢较左侧短缩3 cm，右髋屈曲、内收、外展受限。在全麻下行右侧全髋关节翻修术，术后 X线片测量结果：右侧下肢较左侧长 0.8 cm。右侧大腿无疼痛，出院。

主要诊断：T84.003 髋关节假体障碍

主要手术与操作：00.7000x001 全髋关节假体翻修术

CHS-DRG 2.0 入组：IC19 髋、肩、膝、肘和踝关节假体翻修/修正手术

DIP 2.0 病种：T84.0 内部关节假体的机械性并发症

00.7000x001 全髋关节假体翻修术

四、主要外科治疗

1. 外科清创：大多骨科择期手术切口是Ⅰ类切口，绝大多数切口可以达到甲级愈合，但由于骨科手术患者存在并存疾病或其他危险因素，手术切口可发生渗液、渗血、瘀斑、水泡、感染、愈合不良等并发症，影响切口愈合。当发生伤口愈合不良时，需及时行清创缝合。

2. 内固定物取出：骨折内固定后发生的感染处理起来比较矛盾。当感染发生在内固定物周围时，若不取出内固定物则感染伤口难以愈合；若过早取出内固定物，又将因为缺乏良好的固定影响骨折愈合，但是为了控制感染，又必须保证骨折的稳定性。所以对于能够保持骨折稳定的内固定物，应继续让其保留在原位，直至骨折达到愈合；而对于不能保证骨折稳定性的内固定物，就应尽快取出。

3. 人工关节置换术后翻修：关节翻修术是通过再手术的方法，更换人工髋关节，消除初期关节置换所带来的并发症，是解除患者的病痛、纠正畸形、恢复关节功能的一种行之有效的方法。针对假体的无菌性松动、假体周围感染、假体断裂、假体位置不当造成关节脱位累及周围的组织和器官等应及时进行关节翻修术。

五、编码要点

针对手术后并发症进行治疗的，主要编码选择具体的手术后并发症；如果是针对手术后的其他新情况住院的，而且之前的手术与本次住院治疗的疾病没有关联，主要编码要选择导致患者入院的新情况，骨折手术史可以作为附加编码填写；如果是对手术植入物的管理、维护、置换、拆除，就选择相应的入院主要治疗目的作为主要编码。编码要点见表 4－2－1。

表 4－2－1　骨折术后并发症 ICD-10 编码要点一览表

住院目的	相关情况	ICD 编码及名称	备　注
本次入院仅仅是为了复查	骨折术后随诊检查	Z09.4 骨折治疗后的随诊检查	
本次入院是因为手术后的后续治疗	骨折术后（涉及康复操作治疗）	Z50.9 康复医疗	本次康复治疗涉及相关操作治疗
	骨折术后（恢复期）	Z54.000x022 骨折术后恢复期	进行术后换药、拆线、对症处理等

续表

住院目的	相关情况	ICD 编码及名称	备　注
本次入院是因为出现术后并发症,主要是处理并发症	骨折术后并发症	骨折术后具体并发症的对应编码	
手术后取除内固定装置	骨折手术后内固定装置取出	Z47.0 取出内固定装置	
手术后调整内固定装置	骨内固定装置调整	Z45.800x011 骨内固定装置调整	

　　在骨折治疗中,内固定术是最常见的治疗方式之一。内固定术是指通过手术切开复位用钢板、钢针、髓内针、螺丝钉等材料进行固定。临床医师习惯使用骨折内固定术后作为诊断,易导致疾病分类编码错误。编码员在编码时应注意内固定装置引起的临床表现以准确分类。编码要点见表 4-2-2。

表 4-2-2　骨折内固定术后并发症 ICD-10 编码要点一览表

病因	临床表现	ICD 编码及名称	备　注
内固定物	感染或炎症	T84.5 内部关节假体引起的感染和炎症性反应	附加编码 Y83.1 人工内部装置植入手术作为患者异常反应或以后并发症的原因,而在操作当时并未提及意外事故;附加编码 Y79.2 与有害事件有关的矫形外科装置,如假体和其他植入物、材料和附件装置
		T84.6 内部固定装置〔任何部位〕引起的感染和炎症性反应	
	固定不良	T84.2 其他骨内部固定装置的机械性并发症	
	内固定物过敏排斥或疼痛	T84.8 内部矫形外科假体装置、植入物和移植物的其他并发症	
伤口	手术切口感染	T81.4 操作后的感染,不可归类于他处者	手术切口感染要根据具体分析感染源于手术操作还是患者自身原因,选择正确的外因编码

六、常见临床诊断与疾病编码易错点与难点

1. 易错点及解析

　　骨折术后指骨折手术后的状况或入院的理由。临床医师习惯在病案首页主要诊断书写为"骨折术后",未注明术后来院的目的,也容易忽略并发症的相关情况,编码员如果不仔细阅读病历,往往容易编码错误。

　　当术后发生并发症而再住院时,则以并发症为主要诊断并进行编码。医疗并发症按如下规则编码:①不被认为是操作的特有情况的迟发并发症,按临床表现归入系统章中

的某一个疾病编码(可以用 Y83—Y84 作为附加编码说明)。②不能归入某一个具体疾病编码的迟发性并发症,归入系统章中专设的手术操作后类目。③一些早期的医疗并发症和不能归类到系统章的并发症,归类于 T80—T88(手术和医疗的并发症,不可归类在他处者)。

2. 典型案例

患者,男,76 岁。15 年前行左侧人工全髋关节置换术,术后恢复良好出院,渐进性功能锻炼。2 年前无明显诱因出现左髋外侧及左大腿外侧近端疼痛,行走及变换体位时加重,休息可稍缓解,为求诊治再次入院。X 线片示:全髋关节假体松动。临床诊断:髋关节置换术后。经术前准备,在全麻下行左侧全髋关节置换翻修术。术中切开后关节囊,松解瘢痕组织脱位,见股骨柄松动明显,取出股骨柄,清理髓腔内骨水泥,打通髓腔,探查髋臼见髋臼微动,取出髋臼假体,清理骨水泥,髋臼处置入金属臼杯及防脱位高分子聚乙烯内衬,股骨近端植入骨水泥型人工股骨柄假体,安装陶瓷人工股骨头,复位,检查左侧髋关节活动良好,手术顺利。术后予对症治疗后好转出院。

编码要点:髋关节置换翻修手术在许多方面与初次置换手术截然不同。翻修术必须取出失效的假体,对假体失效和前次手术所产生的骨缺损及软组织破坏进行有效处理后,更换新的假体(全部或部分)。按照手术操作分类规则,对于髋关节置换翻修术有对应的分类编码,被称为髋关节置换修复术。此外,髋关节翻修术与置换术一样,应该另编码任何轴面类型。本案例为髋关节假体松动行全髋关节假体翻修术,主要诊断编码为 T84.002 髋关节假体松动,主要手术编码 00.7000x001 全髋关节假体翻修术。本例质控前后的编码及 CHS-DRG 2.0 入组与 DIP 2.0 病种情况见表 4-2-3。

表 4-2-3　髋关节假体松动质控前后 ICD 编码与 CHS-DRG 2.0 入组/DIP 2.0 病种

项　目	质控前	质控后
主要诊断编码	Z98.800x602 骨折术后	T84.002 髋关节假体松动
损伤、中毒的外部原因及编码	Y79.200 与有害事件有关的矫形外科假体和其他植入物、材料和附件装置	Y79.200 与有害事件有关的矫形外科假体和其他植入物、材料和附件装置
主要手术操作编码	00.7000x001 全髋关节假体翻修术	00.7000x001 全髋关节假体翻修术
其他手术操作编码	84.5700x001 水泥间隔物取出术	84.5700x001 水泥间隔物取出术
	00.7400 金属与聚乙烯	00.7400 金属与聚乙烯
DRG 组	—	IC19 髋、肩、膝、肘和踝关节假体翻修/修正手术
DIP 病种	无核心病种,纳入综合病种	T84.0 内部关节假体的机械性并发症:00.7000x001 全髋关节假体翻修术

七、CHS-DRG 2.0 主要分组

表 4－2－4　CHS-DRG 2.0 创伤与骨折术后并发症主要分组

类型	ADRG 组	DRG 组	DRG 组名称
内科组	SS1	SS19	手术后及创伤后感染
	IZ2	IZ23	骨骼、肌肉、肌腱、结缔组织的其他疾病,伴合并症或并发症
		IZ25	骨骼、肌肉、肌腱、结缔组织的其他疾病,不伴合并症或并发症
	IZ1	IZ13	肌肉骨骼系统植入物/假体的康复照护,伴合并症或并发症
		IZ15	肌肉骨骼系统植入物/假体的康复照护,不伴合并症或并发症
	VT1	VT13	医疗后遗症,伴合并症或并发症
		VT15	医疗后遗症,不伴合并症或并发症
非手术室操作组	—	—	—
外科组	IC1	IC19	髋、肩、膝、肘和踝关节假体翻修/修正手术
	IJ1	IJ13	骨骼肌肉系统的其他手术,伴合并症或并发症
		IJ15	骨骼肌肉系统的其他手术,不伴合并症或并发症

八、DIP 2.0 主要核心病种

表 4－2－5　DIP 2.0 创伤与骨折术后并发症主要核心病种

主要诊断编码	主要诊断名称	主要操作代码	主要手术操作名称	相关手术操作编码	相关手术操作名称
T79.3	创伤后伤口感染,不可归类在他处者	86.0400x011	皮肤和皮下组织切开引流术		
T79.3	创伤后伤口感染,不可归类在他处者	86.2200x011	皮肤和皮下坏死组织切除清创术	86.0401	创面封闭式负压引流术(VSD)
T84.0	内部关节假体的机械性并发症	00.7000x001	全髋关节假体翻修术		
T84.0	内部关节假体的机械性并发症	00.8000x001	全膝关节假体翻修术		
T84.2	其他骨内部固定装置的机械性并发症	78.6907	脊柱内固定装置去除术		
T84.5	内部关节假体引起的感染和炎症性反应	00.8000x001	全膝关节假体翻修术		
T84.8	内部矫形外科假体装置、植入物和移植物的其他并发症	78.6907	脊柱内固定装置去除术		

主要诊断编码	主要诊断名称	主要操作代码	主要手术操作名称	相关手术操作编码	相关手术操作名称
T84.8	内部矫形外科假体装置、植入物和移植物的其他并发症	00.8000x001	全膝关节假体翻修术		

（陈　曦　李秀茅　李　飞　严晓波）

第三节　骨折术后

一、概述

骨折术后指患者具有既往遭遇骨折并行手术治疗的病史。导致患者骨折术后就医的主要原因可大致分为术后原发病未治愈、术后并发症、术后随诊医疗、术后随诊检查、术后恢复性疗养以及术后无医疗干预等几种情况。

（一）术后原发病未治愈

1. 骨折延迟愈合：是指骨折经过治疗，超过通常愈合所需要的时间（4～8 个月），骨折断端仍未出现骨折连接，称骨折延迟愈合，见图 4-3-1。

2. 骨折不愈合：指骨折经过治疗，超过一般愈合时间（9 个月以上），经再度延迟治疗（一般 3 个月），仍达不到骨性愈合，称为骨折不愈合，见图 4-3-2。

3. 骨折畸形愈合：是指骨折愈合的位置未达到功能复位的要求，存在成角、旋转或重叠畸形，见图 4-3-3。

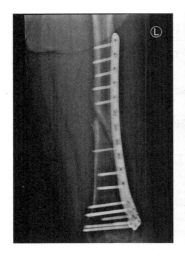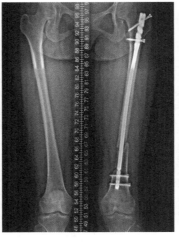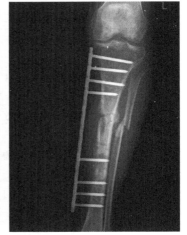

图 4-3-1　骨不连 X 线影像图

（二）术后并发症

1. 骨折术后切口并发症：骨折手术后切口发生感染、切口愈合不良、脂肪液化等现象。手术后切口感染是最常见的手术并发症之一，细菌、真菌、支原体、衣原体等病原微生物均可导致手术后局部感染，甚至会引起全身感染，严重者可导致患者死亡。

2. 骨折术后内固定并发症：骨折术后因内固定物造成感染、固定物出现固定不良等机械因素、内固定物出现过敏排斥反应或疼痛，以及出现的一些被认定为是骨折术后内固定特有的情况。

（三）术后随诊医疗

1. 骨折术后取出内固定：骨折完全愈合后，需择期行内固定装置取出手术。骨折内固定物的取出一般建议在骨性愈合以后半年左右。临床上要求骨性愈合的标准是：①局部无压痛，无纵向叩击痛，无异常活动；②X线片显示骨折线模糊，有连续性骨痂通过骨折线；③解除外固定以后，肢体能承受以下要求：上肢向前平伸持重 1 kg 达到 1 min，下肢不扶拐在平地上连续行走 3 min，并且不少于 30 步。观察两周，骨折处不变形者，同时X线片显示骨折骨痂通过骨折线，骨折线已经消失。

达到骨性愈合标准，在麻醉下，沿原手术切口进入，切开皮肤后，分离皮下组织，切开筋膜组织，按照原切口手术入路进入。进入后分离肌肉，暴露骨折端内固定物，完整取出内固定物。

2. 术后康复：手术后可能会留下不同程度的功能障碍，根据患者创伤程度（骨折是否稳定）、手术类型、是否采用内固定来制订个体化康复计划。康复方法可分为肌力训练、关节松动术、关节活动度练习、步行训练、非受累肢体和全身训练，相应的冷热疗、电疗、光疗等物理治疗。

术后康复可促进消肿，防止关节囊挛缩、关节粘连和僵硬；可促进骨折的愈合，患肢肌肉的活动可刺激骨细胞的活性，有利于骨折的愈合；可促进血液循环，预防血栓的形成。早期进行肢体功能锻炼，可减少和预防骨质的丢失，以及肌肉萎缩等骨折并发症的发生。对于关节内的骨折，早期功能锻炼可以通过关节软骨面间的相互挤压和摩擦，刺激软骨修复，恢复关节面的平整。还可以促进呼吸系统、消化系统、心血管系统的功能恢复，促进全身各器官的新陈代谢。

3. 术后状态：当骨折术后住院无任何医疗干预措施，但能体现患者健康因素，对本次住院医疗有影响因素时（如治疗的难度、风险的评估、康复的延迟等），则不可缺漏对术后状态的编码，应作为其他诊断说明相关情况，如：Z96.-具有其他功能性植入物；Z98.8 骨折术后。

二、诊断依据

（一）病史

患者存在既往骨折手术的病史。对于因骨折术后来院就诊患者，需要了解患者之前病史，通过阅读病历，了解患者本次住院原因，充分与临床沟通，区分住院原因与病因，明确治疗目的,切忌直接套用临床给予的"骨折术后"的诊断。

(二)临床表现

骨折术后就医原因很多,不同情况的临床表现见表 4-3-1。

表 4-3-1　骨折术后就医原因临床表现

就医原因	临床表现
骨折延迟愈合	患者骨折处局部轻度疼痛并且骨折处肿胀、压痛、叩击痛,主动活动明显受限,不能进行负重活动
骨折不愈合	典型症状为疼痛、功能受限,以骨折位置疼痛较明显,邻近关节功能障碍。骨折位置可能存在畸形或出现反常活动
骨折畸形愈合	骨折处肿胀,双侧肢体不对称,关节活动受限,肌力变弱
骨折术后切口并发症	手术部位浅表和深部切口红、肿、热、痛,查体压痛,有切口渗出等现象,也可能出现发热、切口裂开和炎性标志物升高
骨折术后内固定并发症	局部可出现红、肿、热、痛及分泌物等症状
骨折术后取出内固定	一般无明显临床表现,可见骨折手术切口愈合瘢痕
术后康复	多存在局部疼痛、肢体功能障碍等情况
术后状态	一般无明显临床表现,可见骨折手术切口愈合瘢痕

(三)医技检查

X 线检查、CT 检查、MRI 检查是临床诊断骨折术后最常见、最重要的医技检查。在实际进行骨折术后病案编码时,编码员可查阅 X 线检查、CT 检查、MRI 检查报告单的诊断意见或影像表现,以准确完整编码。

骨折术后不同情况的影像学改变:①骨折延迟愈合:在 X 线平片显示骨折端骨痂少,轻度脱钙,骨折线仍明显,但无骨硬化表现。②骨折不愈合:根据 X 线平片表现分为肥大型和萎缩型两种。肥大型 X 线平片表现为骨折端膨大、硬化,呈象足样,说明曾有骨再生,但由于断端缺乏稳定性,新生骨痂难以跨过骨折线。萎缩型骨折端无骨痂,断端分离、萎缩,说明骨折端血运差,无骨再生,骨髓腔被致密硬化的骨质所封闭。③骨折畸形愈合:可发现骨折愈合对位对线差,严重者甚至肉眼可见肢体畸形。

三、主要外科治疗

1. 骨折延迟愈合:除全身营养不良等因素外,主要原因是骨折复位和固定不牢固,骨折端存在剪力和旋转力或者牵引过度所致的骨端分离。骨折延迟愈合仍有继续愈合的能力和可能性,针对原因进行适当的处理后,仍可达到骨折愈合。

2. 骨折不愈合:当发现骨折延迟愈合并针对原因进行处理一段时间后,骨折仍未能进一步的愈合,多由于骨折端间嵌夹软组织,开放性骨折清创时去除较多骨片而造成骨缺损,多次手术对骨的血液供应破坏较大及内固定失败等因素所致。一旦发生骨折不愈合,不可能再通过延长治疗时间而达到愈合,而需根据病因做相应的处理,修复骨缺损,行植骨、重新内固定,必要时还需加用石膏绷带外固定予以治疗。

3. 畸形愈合:可能由于骨折复位不佳、固定不牢固或过早拆除固定物,断端受肌肉牵拉、肢体重量和不恰当负重的影响所致。畸形较轻,对功能影响不大者,可不予处理。畸形明显,影响肢体功能者,需行矫正手术治疗,如骨折术后再予以切开复位内固定术。

4. 骨折术后切口并发症:需要积极地进行换药消毒,一般用过氧化氢溶液、0.9%氯化钠溶液冲洗,碘伏消毒,要定期换药控制感染,但是对于伤口感染非常严重的,脓性分泌物非常多的,一般需要积极行彻底的清创手术治疗,必要时还需拆除内固定装置。

5. 骨折术后内固定并发症:在临床上多根据骨折愈合程度及并发症的严重程度选择不同的手术方式。如取除骨折内固定装置、重新进行骨折固定等。

6. 骨折术后取出内固定:在骨折达到内固定取除标准以后,予以取除骨折内固定装置。

7. 术后康复:对于物理康复治疗疗效欠佳患者,也会行关节松解术等手术治疗。

四、编码要点

骨折术后是外科常见诊断,当进行术后诊断编码时,要明确患者治疗的原因、目的,编码员在对骨折术后进行诊断编码时,要仔细阅读分析病历,加强与临床医师沟通,准确表达患者本次采取的医疗干预。ICD-10 对骨折术后诊断的不同情况编码见表 4－3－2。

表 4－3－2　骨折术后 ICD-10 编码要点一览表

术后情况	就医原因	ICD 编码及名称	备注
术后原发病未治愈	骨折延迟愈合	M84.2 骨折延迟愈合	本次医疗干预应明确入院治疗目的、骨折发生的时间及骨折愈合情况,骨折术后 Z98.8 可作为附加编码,但不可再同时编码 T90—T94 中的陈旧性骨折
	骨折不愈合	M84.1 骨折不连接[假关节]	
	骨折畸形愈合	M84.0 骨折连接不正	
术后并发症	手术后切口感染	T81.4 操作后的感染,不可归类在他处者	当本次医疗干预为术后并发症时,应该以并发症作为主要诊断编码。术后并发症分类:①一些术后并发症归于身体系统章节,通常是迟发并发症,有明确的临床表现且可归入某一个疾病编码;②一些手术后并发症分类于身体系统章节中专设的手术操作后类目,这些情况通常是一些不能归入某一个具体疾病编码的迟发并发症;③一些医疗并发症归于 T80—T88 手术和医疗的并发症,可分为早期并发症和晚期并发症。同时应注意损伤中毒的外部原因编码,应使用第二十章编码作为附加编码说明
	手术切口愈合不良、脂肪液化、皮肤坏死	T81.8 操作的其他并发症,不可归类在他处者	
	骨折术后内固定装置并发症	T84.-内固定并发症	
	骨折术后插入假体或骨板后的骨折	M96.6 插入矫形外科的植入物、关节假体或骨板后的骨折	不包括:内部矫形外科装置、植入物或移植物的并发症(T84.-)

续表

术后情况	就医原因	ICD 编码及名称	备注
术后随诊医疗	取除内固定物	Z47.- 取出内固定	骨折已得到治疗,本次医疗干预处理残留状态
	更换敷料、拆除缝线	Z48.0 手术敷料和缝线的维护	该类患者一般在门诊进行治疗,若住院诊疗存在低指征入院问题
	骨折术后围术期治疗	Z47.8 矫形外科的随诊医疗,其他特指的	用于在上级医院进行骨折手术治疗后,前往下级医院进行围术期对症治疗的病例
术后随诊检查	术后检查	Z09.4 骨折治疗后的随诊检查	以检查为目的而住院,且无治疗。若住院诊疗存在低指征入院问题
术后恢复性疗养	术后康复治疗	Z50.- 康复治疗	骨折术后为恢复功能,接受恢复性的康复医疗,若骨折术后经过治疗出现并发症,此时应该使用并发症为主要诊断,省略编码 Z50.-
	术后恢复期	Z54.0 骨折术后恢复期	医疗干预只进行恢复性疗养,处在恢复期
术后无医疗干预	具有功能性植入物	Z96.- 其他功能性植入物	无任何医疗干预措施,表达一个状态,但不作为主要诊断进行填报,只能用作其他诊断
	骨折手术史	Z98.8 骨折术后	

五、常见临床诊断与疾病编码易错点与难点

(一)骨折术后取出内固定

1. 易错点及解析

临床医师在进行临床诊断时,容易将本次来取骨折内固定诊断为"骨折术后";编码员专业知识水平有限,也容易直接将"骨折术后取内固定"编码至 Z98.8-。

在临床上,患者骨折内固定术后,经过一段时间的恢复,达到骨性愈合标准,入院目的为取出内固定物,不能用"骨折术后"表达,"骨折术后"治疗的结果不同,疾病分类就会不同,本次医疗干预不同,疾病分类也会不同。

在医保版 2.0 编码库中,骨折术后扩展分类在第二十一章:Z98.-其他手术后状态。本节分类不作为主要诊断编码,作为附加编码表达一个术后状态呈现。入院目的为取出内固定分类在第二十一章 Z47.0 涉及骨折板和其他内固定装置的随诊医疗。所以,在编码"骨折术后"时不能直接使用临床诊断名称,应根据临床实际情况结合 ICD-10 编码分类准确编码。编码要点见表 4-3-3。

表 4 - 3 - 3　骨折术后取出内固定 ICD-10 编码要点

临床诊断	情　况	ICD 编码及名称	备　注
骨折术后取出内固定	只属于某种疾病的伴随情况时	Z98.-其他手术后状态	作为附加编码
	只为某种特殊目的而入院时	Z47.-其他矫形外科的随诊医疗	作为主要编码

2. 典型案例

患者,男,40 岁。2 年前外伤致右侧桡骨中段骨折,在我院行桡骨骨折钢板内固定术,患者术后恢复良好,无切口处疼痛、红肿,无畸形愈合,为取出内固定收治入院。查体:右侧桡骨处可见一纵行 8 cm 左右陈旧性手术瘢痕,愈合良好,活动度可,未见其他异常。X 线片检查示:右侧桡骨中段骨折内固定术后,内固定器在位,断端对位线可。入院后行"右桡骨骨折术后取出内固定术",术后予对症治疗后好转出院。

临床诊断:(右侧)桡骨术后

手术名称:(右侧)桡骨骨折术后取出内固定术

编码要点:本例 2 年前的损伤已经得到治疗,本次是为取出内固定术而入院,此时应按照入院治疗的实际情况编码至 Z47.001 取除骨折内固定装置。本例质控前后的编码及 CHS-DRG 2.0 入组与 DIP 2.0 病种情况见表 4 - 3 - 4。

表 4 - 3 - 4　取除骨折内固定装置质控前后 ICD 编码与 CHS-DRG 2.0 入组/DIP 2.0 病种

项　目	质控前	质控后
主要诊断编码	Z98.800x602 骨折术后	Z47.001 取除骨折内固定装置
其他诊断编码	—	—
主要手术操作编码	78.6301 桡骨内固定装置去除术	78.6301 桡骨内固定装置去除术
其他手术操作编码	—	—
DRG 组	—	IF19 骨科固定装置去除/修正术
DIP 病种	无核心病种,纳入综合病种	Z47.0 涉及骨折板和其他内固定装置的随诊医疗: 78.6301 桡骨内固定装置去除术

(二)骨折术后康复

1. 易错点及解析

在临床上,患者骨折内固定术后,经过一段时间后来院康复,入院目的为接受康复性医疗,分类在 ICD-10 第二十一章 Z50.- 涉及使用康复操作的医疗。临床医师在进行临床诊断时,容易将本次来院康复的患者诊断为"骨折术后";编码员专业知识水平有限时,也容易将这类患者直接编码至 Z98.8 其他特指的手术后状态。

患者原有的疾病或损伤已经经过手术,术后为功能恢复入住康复科,接受康复性医疗,此时康复治疗可作为主要诊断编码,在编码这类疾病诊断时,不能直接使用"骨折术后"临床诊断名称,应根据临床实际情况结合 ICD 编码分类准确编码。编码要点见表 4 - 3 - 5。

表 4 - 3 - 5　骨折术后 ICD-10 编码要点

临床诊断	情　况	ICD 编码	备　注
骨折术后	只属于某种疾病的伴随情况时	Z98.- 其他手术后状态	作为附加编码(其他诊断)
	只为某种特殊目的而入院时	Z50.- 涉及使用康复操作的医疗	作为主要编码

2. 典型案例

患者,男,30 岁。半年前外伤致左踝骨骨折,在我院行"踝骨骨折钢板内固定术",现为恢复正常行走功能,收治入院,在康复科进行步态等康复训练,情况好转后出院。

临床诊断: 左踝骨折术后

手术名称: 行走和步态训练

编码要点: 本例半年前的损伤已经得到治疗,本次目的是康复医疗,此时应按照入院治疗的实际情况编码至 Z50.100x001 物理治疗。本例质控前后的编码及 CHS-DRG 2.0 入组与 DIP 2.0 病种情况见表 4 - 3 - 6。

表 4 - 3 - 6　物理治疗质控前后 ICD 编码与 CHS-DRG 2.0 入组/DIP 2.0 病种

项　目	质控前	质控后
主要诊断编码	Z98.800x602 骨折术后	Z50.100x001 物理治疗
其他诊断编码	—	—
主要手术操作编码	93.2200 行走和步态训练	93.2200 行走和步态训练
其他手术操作编码	—	—
DRG 组	不入组	XR25 神经、骨骼及肌肉康复,不伴合并症或并发症
DIP 病种	无核心病种,纳入综合病种	Z50.1 其他物理治疗:[治疗性操作综合组] 93.2200 行走和步态训练

(三) 骨折术后胫骨干骨折

1. 易错点及解析

临床上将骨折内固定术后的再次骨折笼统诊断为胫骨骨折的情况最多,其次诊断为"内固定松动"。编码员专业知识水平有限时,容易直接将胫骨再次骨折编码至 T84.-。

ICD-10 中将外力因素造成的创伤性骨折分类于第十九章损伤、中毒和外因的某些其他后果 S 编码中,常见于青壮年,由严重外伤导致;第十九章中不仅包括损伤还包括了医疗并发症的分类 T 编码,早期骨折手术并发症分类于 T84.-,并使用 Y 编码标明损伤外因,编码员应仔细阅读病历,必要时与临床沟通,应根据临床实际情况结合 ICD-10 编码分类准确编码。编码要点见表 4 - 3 - 7。

表 4 - 3 - 7　骨折术后胫骨干骨折 ICD-10 编码要点

临床诊断	病因	ICD 编码	备注
胫骨骨折	内部固定装置引起胫骨骨折	T84.100 肢骨内部固定装置的机械性并发症	医疗并发症
	外力引起的创伤性胫骨骨折	S82.2 胫骨骨干骨折	以交通事故多见

2. 典型案例

患者,男,46 岁。在散步中被小车撞到后由 120 急诊入院。X 线片示左胫骨干骨折。1 年前因摔伤导致左胫骨骨折,行左胫骨骨骨折钢板内固定术,术后恢复良好,无切口处疼痛、红肿,无畸形愈合。2 周前常规复查 CT 显示左胫骨骨折钢板内固定螺丝未松动,内固定器在位。入院后行左胫骨骨折切开复位钢板内固定术,术后予以对症治疗后好转出院。

临床诊断: 内固定松动

手术名称: 胫骨骨折切开复位钢板内固定术

编码要点: 本例 2 周前 CT 检查左胫骨骨折钢板内固定螺丝未松动,结合本次患者主诉、临床检查,本次骨折是受到外力因素造成的,而不是内固定装置并发症造成的,此时应按照损伤、中毒和外因的某些其他后果编码至 S 编码中,附加外因编码。本例质控前后的编码及 CHS-DRG 2.0 入组与 DIP 2.0 病种情况见表 4 - 3 - 8。

表 4 - 3 - 8　胫骨干骨折质控前后 ICD 编码与 CHS-DRG 2.0 入组/DIP 2.0 病种

项 目	质控前	质控后
主要诊断编码	T84.100 肢骨内部固定装置的机械性并发症	S82.200x081 胫骨干骨折
其他诊断编码	—	—
主要手术操作编码	79.3600x013 胫骨骨折切开复位钢板内固定术	79.3600x013 胫骨骨折切开复位钢板内固定术
其他手术操作编码	—	—
DRG 组	IE39 除股骨以外的下肢骨手术	IE39 除股骨以外的下肢骨手术
DIP 病种	无核心病种,纳入综合病种	S82.2 胫骨骨干骨折: 79.3600x013 胫骨骨折切开复位钢板内固定术

六、CHS-DRG 2.0 主要分组

表 4-3-9   CHS-DRG 2.0 骨折术后主要分组

类型	ADRG 代码	DRG 组代码	DRG 组名称
内科组	IU1	IU13	骨病及其他关节病,伴合并症或并发症
		IU15	骨病及其他关节病,不伴合并症或并发症
	IU3	IU39	骨骼、肌肉、结缔组织恶性病损、病理性骨折
	IZ1	IZ13	肌肉骨骼系统植入物/假体的康复照顾,伴合并症或并发症
		IZ15	肌肉骨骼系统植入物/假体的康复照顾,不伴合并症或并发症
	IZ2	IZ23	骨骼、肌肉、肌腱、结缔组织的其他疾病,伴合并症或并发症
		IZ25	骨骼、肌肉、肌腱、结缔组织的其他疾病,不伴合并症或并发症
非手术室操作组	—	—	—
外科组	IF1	IF19	骨科固定装置去除/修正术
	IJ1	IJ13	骨骼肌肉系统的其他手术,伴合并症或并发症
		IJ15	骨骼肌肉系统的其他手术,不伴合并症或并发症

七、DIP 2.0 主要核心病种

表 4-3-10   骨折术后 DIP 2.0 主要核心病种

主要诊断编码	主要诊断名称	主要手术操作编码	主要手术操作名称	相关手术操作编码	相关手术操作名称
M84.2	骨折延迟愈合				
M84.1	骨折不连接［假关节］				
M84.0	骨折连接不正				
T81.4	操作后的感染,不可归类在他处者	86.0401	创面封闭式负压引流术（VSD）	86.2200x011	皮肤和皮下坏死组织切除清创术
T84.2	其他骨内部固定装置的机械性并发症	78.6907	脊柱内固定装置去除术		
Z47.0	涉及骨折板和其他内固定装置的随诊医疗	78.6701	胫骨内固定装置去除术	80.2600	关节镜膝关节检查

续表

主要诊断编码	主要诊断名称	主要手术操作编码	主要手术操作名称	相关手术操作编码	相关手术操作名称
Z47.0	涉及骨折板和其他内固定装置的随诊医疗	78.6201	肱骨内固定装置去除术	78.6303	尺骨内固定装置去除术

（林佳骆　李秀茅　李　飞　严晓波）

第四节　脊髓损伤

一、概述

脊髓损伤(spinal cord injury，SCI)是指由于各种原因导致的椎管内神经结构(包括脊髓、神经根和马尾神经)的损害，并出现损伤水平及以下的感觉、运动功能障碍。一般按病因或按脊髓损伤程度分类。

（一）按病因分类

1. 外伤性脊髓损伤：外伤性脊髓损伤是因脊柱、脊髓受到机械外力作用，直接或间接地造成脊髓结构与功能的损害。当外力造成脊柱损伤而破坏了脊柱的稳定性后，脊柱不稳定可以进一步造成脊髓损伤，是继发性损伤的主要原因。

（1）直接外力：刀刃刺伤脊髓或子弹、弹片直接贯穿脊髓可造成直接的脊髓损伤。石块或重物直接打击于腰背部，造成脊柱骨折而间接损伤脊髓。火器损伤于脊柱或椎旁组织，弹道虽未直接经过脊髓组织，但高速的火器如子弹进入人体后产生的局部震荡效应也可间接损伤脊髓。

（2）间接外力：交通事故、高处坠落及跳水意外时，外力多未直接作用于脊柱、脊髓，但间接外力可引起各种类型的脊柱骨折、脱位，导致脊髓损伤。

2. 非外伤性脊髓损伤

（1）发育性病因：脊柱侧弯、脊椎裂、脊椎滑脱等。脊柱侧弯主要是先天性脊柱侧弯易引起脊髓损伤，而脊椎裂主要引起脊髓栓系综合征。

（2）获得性病因：感染(脊柱结核、脊柱化脓性感染、横贯性脊髓炎等)；肿瘤(脊柱或脊髓的肿瘤)；脊柱退行性疾病；代谢性疾病；医源性疾病等。

（二）按脊髓损伤的程度分类

1. 脊髓震荡：脊髓震荡系脊髓的功能性损害，脊髓实质在光学显微镜下无明显改变或有少量渗出，甚至出血。伤后早期表现为不完全截瘫，24小时内开始恢复，且在2～3周完全恢复。由于其早期表现与不完全性截瘫难以鉴别，故为回顾性诊断，即在6周后获得完全恢复者的最后诊断。

2. 脊髓休克:脊髓与高级中枢的联系被阻断后,平面以下的脊髓暂时丧失反射活动,处于无反应状态。主要表现为在平面以下脊髓所支配的骨骼肌紧张性减退或消失,外周血管扩张、血压下降、括约肌功能障碍及发汗反射消失,这表明损伤面以下躯体和内脏反射均减退或消失。脊髓休克只是暂时现象,损伤后数周至数月可逐渐恢复。

3. 脊髓不完全性损伤:脊髓损伤平面以下至最低位骶段(骶 3—5)仍有运动或感觉功能存留。不完全性脊髓损伤提示脊髓损伤平面未发生完全性的横贯性损害,有不同程度的恢复可能,此时还存在的反射活动包括:①伸肌反射:患者卧位,被动屈曲下肢,用手掌推压患者的足,股四头肌及小腿后肌强烈收缩,肢体伸直。②屈肌反射:给予患者足底伤害性刺激可出现屈肌反射,但较小而且只达到膝部;与此同时,常出现对侧肢体强烈伸展。③轻度屈曲一侧肢体能引出对侧肢体伸展,屈曲肢体随后伸展,两对侧肢体屈曲,每侧肢体交互变化,犹如跨越步态。

4. 完全性脊髓损伤:临床标准为损伤平面以下深浅感觉完全丧失,包括鞍区感觉及震颤感丧失;运动完全瘫痪,肌肉的主动收缩也不存在;浅反射消失,深反射消失或亢进。以上症状持续 24 小时以上,或在同期两次体感诱发电位(SEP)均为阴性,即可诊断完全性脊髓损伤。

5. 特殊类型的脊髓损伤综合征

(1)中央损伤综合征:颈椎过伸型损伤可引起颈脊髓中央索损伤,损伤多为不完全性。血管损伤时,脊髓中央先开始受累。由于上肢运动神经偏于脊髓中央,下肢的运动神经偏于脊髓的周围,所以上肢瘫痪重于下肢。

(2)半切综合征:常见于刀伤或枪伤,脊髓结构只损伤一半。由于痛温觉纤维在脊髓交叉,因此造成同侧运动功能或本体感觉丧失而对侧的痛温觉丧失。

(3)前束综合征:脊髓前部结构损伤,造成损伤平面以下不同程度的运动和痛温觉丧失而本体感觉存在。

(4)后束综合征:脊髓后部结构损伤,损伤平面以下本体感觉丧失,而运动和痛温觉存在。

(5)圆锥综合征:脊髓圆锥损伤可致膀胱、肠道和下肢反射消失、会阴区感觉丧失,而下肢运动与感觉功能存在。

(6)马尾综合征:表现为相应节段肌肉的弛缓性瘫痪及膀胱、肛门括约肌和下肢反射消失。

二、诊断依据

(一)病史

随着交通及建筑业的发展,脊柱及脊髓损伤的发病率呈增高趋势,外伤患者的病情也更加复杂多变。医师需要首先从病史中了解其复杂的受伤情况,再结合查体、医技检查等全面分析,才能及时做出较正确的诊断。

脊髓损伤多是高能量损伤造成,合并伤多,病情复杂,特别合并有头部受伤时,患者不能很准确地表述,容易发生误诊及漏诊,因此要进行细致的全身体格检查,不仅要确定损伤部位、损伤程度、损伤平面、有无合并伤,还要确定是完全性损伤还是不完全性损伤。编码员要结合病史,明确损伤的外部原因、损伤的部位和类型。

(二)临床表现

1. 一般特点:脊髓损伤具有骨折所特有的剧烈疼痛,除昏迷或重度休克病例外,几乎每个病例均出现,尤其在搬动躯干时为甚,患者常感疼痛无法忍受。查体有压痛、叩痛及传导痛,骨折局部均有明显压痛及叩痛,并与骨折的部位相一致,但一般不做叩击检查以免增加患者痛苦。单纯椎体骨折压痛较深时,主要通过棘突传导;椎板及棘突骨折压痛较浅表。除单纯棘突、横突骨折外,一般均有间接叩痛,疼痛部位与损伤部位相一致。无论哪种类型的骨折,脊柱均出现明显的活动受限。

2. 脊髓、马尾神经或神经根受累症状:高位颈髓伤指颈 1、颈 2 或枕颈段骨折脱位所引起的颈髓损伤,如该处的生命中枢直接受到压迫并超过其代偿限度时,患者多立即死亡。下位颈髓伤指颈 3 以下部位的颈髓损伤,严重者不仅四肢瘫痪,且胸部呼吸肌多受累而仅保留腹式呼吸。完全性瘫痪者损伤平面以下呈痉挛性瘫痪,平面以下感觉、运动及膀胱、直肠功能均出现障碍。胸段或胸腰结合段脊髓损伤以完全性损伤多见。马尾神经损伤视受损范围不同,其症状差异较大,除下肢运动及感觉有程度不同的障碍外,直肠、膀胱功能亦可被波及。神经根性损害常因神经根受压而引起剧烈疼痛,可与脊髓症状同时出现,尤以完全性脊髓伤者多见。

3. 其他体征:①肌肉痉挛:指受损椎节椎旁肌肉的防御性挛缩,腹肌痉挛或假性急腹症,常见于胸腰段骨折,主要原因是由于椎体骨折所致的腹膜后血肿刺激局部神经丛,造成反射性腹肌紧张或痉挛。②发热反应:多见于高位脊髓伤者。③急性尿潴留:除脊髓伤外,单纯胸腰段骨折亦可发生。后者主要由于腹膜后出血反射性反应所致。④全身反应:除全身创伤性应激反应外,还可能发生如休克、创伤性炎症反应及其他各种并发症。

(三)神经学分级

脊髓损伤常见的分级方法有 Frankel 分级和美国脊髓损伤协会(ASIA)分级。

1. Frankel 分级:由 Frankel 于 1969 年提出,将损伤平面以下感觉和运动存留情况分为 5 个级别,见表 4-4-1。

表 4-4-1　脊髓损伤 Frankel 分级

等级	功能状况
A	损伤平面以下深浅感觉完全消失,肌肉动功能完全消失
B	损伤平面以下运动功能完全消失,仅存某些包括骶区感觉
C	损伤平面以下仅有某些肌肉运动功能,无有用功能存在
D	损伤平面以下肌肉运动功能不完全,可扶拐行走
E	深浅感觉、肌肉运动及大小便功能良好,可有病理反射

Frankel 分级对脊髓损伤的程度进行了粗略的分级,对脊髓损伤的评定有较大的实用价值,着重功能的判断,符合临床应用。但对脊髓圆锥和马尾损伤的评定有一定缺陷,不能区分脊髓和马尾损伤,也不涉及上级或下级神经元瘫痪;缺乏反射和括约肌功能判断,尤其是对膀胱、直肠括约肌功能状况表达不够清楚。

2. ASIA 分级:1992 年美国脊髓损伤协会(ASIA)与国际截瘫医学会(IMOP)合作提出了新的 ASIA 标准。新标准增加了通过关键感觉点检查的感觉评分,引入骶段保留的概念来定义完全性或不完全性脊髓损伤,制定了 ASIA 损伤分级取代原来的 Frankel 分级作为脊髓损伤功能的评价工具。感觉评分检查每侧 28 个关键感觉点(CZ—S1,S0 和 S5 作为一个平面)的针刺觉和轻触觉(每一点分 3 级,得 0~2 分),针刺觉和轻触觉分别评分,总分为 0~112 分。

1996 年修订的 ASIA 损伤分级,明确了区分运动不完全性损伤(C 级和 D 级)的关键肌的数量。2000 年更进一步明确了运动不完全性损伤的定义,运动不完全性损伤必须要有自主的肛门括约肌收缩,或者有骶段的感觉保留与运动平面以下存在 3 个节段以上的运动功能残留。研究表明,ASIA 分级标准对脊髓损伤神经功能的敏感度最高,被认为是迄今最为可靠的脊髓损伤神经学评价工具(表 4 - 4 - 2)。

表 4 - 4 - 2　脊髓损伤 ASAI 分级(2020)

等级	功能状况
A	完全性损伤,在骶段(骶 4/5)无任何感觉和运动功能保留
B	不完全性损伤,在神经平面以下包括骶段(骶 4/5)存在感觉功能,但无运动功能
C	不完全性损伤,在神经平面以下存在运动功能,大部分肌的肌力<3 级
D	不完全性损伤,在神经平面以下存在运动功能,大部分肌的肌力≥3 级
E	正常,感觉和运动功能正常

(四)医技检查

X 线平片和 CT 检查是脊柱损伤最常规的影像学检查手段,可发现损伤部位的脊柱骨折或脱位。经椎间盘和韧带结构的损伤,X 线平片和 CT 检查可能难以发现的,称为无放射线检查异常的脊髓损伤,多见于颈椎外伤。

MRI 检查常用于急慢性脊髓损伤的早期诊断。MRI 检查能够在脊髓损伤后精确显示脊髓细节变化,使创伤进一步被细分为外源性压迫和脊髓自身源性压迫。如骨折后骨折碎片,椎间盘的脱出,硬膜外血肿都会造成脊髓和神经根的压迫。MRI 影像学表现:①肿胀:脊髓轮廓的平滑增大。②水肿:表现为长 T1 长 T2 加权像信号,压脂序列呈高信号。③出血:高低信号混杂,不同时期信号表现不一。急性脊髓出血最可靠的诊断是 T2 加权像短信号。颈髓血肿和完全神经功能缺损直接相关,是最严重的损伤,并伴随高病死率(特别是枕骨和寰椎的连接处)。

三、常见并发症

脊髓损伤的并发症颇多,可有高热与低温、自主神经反射异常、脊髓震荡、疼痛、水肿、休克、低血压、低钠血症、呼吸衰竭、肺炎、肺不张、压疮、下肢深静脉血栓形成、肺栓塞、痉挛、静脉炎、神经源性膀胱、泌尿系统感染及结石、骨质疏松、异位骨化、肌肉萎缩等。

四、主要外科治疗

复位治疗

1. 闭合复位:适用于颈椎单侧脱位、半脱位、寰枢椎单侧脱位;胸腰段及腰椎骨折脱位合并不全或完全性脊髓损伤。常见复位方法有手法复位、姿势复位及练功复位。

2. 牵引治疗:主要用于颈椎损伤合并脊髓损伤的患者。常见方法有颅骨牵引、枕颌带牵引及头环牵引。

3. 减压手术与稳定手术

(1)减压手术:目的是去除椎骨碎片以及任何造成脊髓压迫的异物,减轻神经根的压力并最大限度减少继发性损伤。常用的脊髓减压手术有:①椎板切开术:从椎骨后部(椎板)切除一部分;②椎板切除术:去除整个椎板;③椎间盘切除术:去除椎间盘的一部分;④椎间孔切开术:去除大量骨质以扩大神经根开口。

(2)稳定手术:脊髓损伤后稳定脊柱的手术为脊柱融合术,是以脊椎病损区为中心、上下位的正常脊椎之间为手术区间做植骨术,使多个脊柱节段发生骨性融合,形成一个力学整体,从而达到治疗脊柱疾病、消除疼痛、控制畸形发展、重建脊柱稳定性及保护脊髓神经等目的。脊柱融合术包含了骨移植术和骨内固定术,按其手术适应证不同,其手术方式、融合部位与手术入路均不相同。

五、编码要点

在 ICD-10 中,根据病因和部位对脊髓损伤进行分类。编码要点见表 4-4-2。

表 4-4-2 脊髓损伤 ICD-10 编码要点一览表

病　因	部位	ICD 编码及名称	备　注
非外伤性	—	G95 脊髓的其他疾病	
挥鞭伤	颈椎	S13.4 颈椎扭伤和劳损	定义为由后方或侧方撞击所致的颈部加速降速机制所造成的骨或软组织损伤
外伤性	颈部	S14.0 颈部脊髓震荡和水肿	
		S14.1 颈部脊髓其他和未特指的损伤	

病　因	部位	ICD 编码及名称	备　注
外伤性	胸部	S24.0 胸部脊髓震荡和水肿	
		S24.1 胸部脊髓其他和未特指的损伤	
	腰部	S34.0 腰部脊髓震荡和水肿	
		S34.1 腰部脊髓其他和未特指的损伤	
	多部位	T06.0 颅神经损伤伴有在颈水平的神经和脊髓损伤	分类于 S04.-和 S06.-的损伤伴有分类于 S14.-的损伤
		T06.1 累及身体其他多个部位的神经和脊髓损伤	
外伤性	未特指部位	T09.3 脊髓损伤,水平未特指	当记录损伤具体的水平位置,应编码至相应水平的脊髓损伤;只有当未特指部位时,才能编码至 T09.3
孕产妇	—	O99.3 精神障碍和神经系统疾病并发于妊娠、分娩和产褥期	妊娠合并截瘫孕产妇分类于此处
新生儿产伤	—	P11.5 脊椎和脊髓的产伤	
医源性	—	T88.800x001 医源性脊髓损伤	
后遗症	—	T91.3 脊髓损伤后遗症	

六、常见临床诊断与疾病编码易错点与难点

(一) 脊髓损伤后瘫痪

1. 易错点及解析

脊髓损伤是引起瘫痪的主要原因之一。高颈段(颈 1—颈 4):四肢瘫均为痉挛性瘫痪;颈膨大段(颈 5—胸 1):上肢表现为松弛性瘫痪,下肢为痉挛性瘫痪。胸段(胸 2—胸 12):上肢正常,下肢痉挛性瘫痪(截瘫);腰膨大段(腰 1—骶 2):上肢正常,下肢松弛性瘫痪(截瘫)。瘫痪按照肌张力分类,分为痉挛性瘫痪和弛缓性瘫痪,痉挛性瘫痪表现为肌张力增高、肢体屈曲内收等。临床医师书写诊断"四肢瘫痪",编码库中有与临床诊断名称完全一致的编码"G82.500 四肢瘫痪",归类于残余类目"G82.5 未特指的四肢瘫痪"。编码员临床知识有限和专业能力不足时,如不了解四肢瘫痪的疾病分类规则,忽视其临床表现对编码准确性的影响,就会导致编码错误。

按照国际疾病分类原则,偏瘫分类于 G81,截瘫和四肢瘫分类于 G82,其他麻痹(瘫痪)综合征分类于 G83。G81 和 G82 又根据瘫痪的临床表现(截瘫或四肢瘫、松弛性瘫痪或痉挛性瘫痪)进一步细分。例如四肢瘫痪,可分为 G82.3 松弛性四肢瘫痪、G82.4 痉挛性四肢瘫痪、G82.5 未特指的四肢瘫痪。在"G83 其他麻痹(瘫痪)综合征"类目下注释"包括:麻痹[瘫痪](完全性)(不完全性),除外 G80—G82 中者"。因此,编码时应注意只

有无法分类到 G81 和 G82 的情况下，才允许分类到 G83。进行瘫痪编码时，应注意区分临床表现，结合病历实际情况与国际疾病分类规则准确编码。

2. 典型案例

患者，男，49 岁。因外伤后四肢活动不灵 4 月余入院。患者 4 个月前在楼梯摔伤，伤及颈部，影像学检查确诊为颈 5 损伤，行颈椎后路单开门手术，术后给予针灸、电动起立床等治疗。入院查体：四肢活动不灵，双肘及剑突下麻木，左肩关节活动受限，被动前屈、外展 80°，左肘活动受限，被动屈曲 20°。左手手指屈曲，轻度水肿。双侧膝关节以下浅感觉减退，四肢末端深感觉减退，四肢腱反射活跃，双侧 Babinski 征阳性。入院后给予营养神经等药物治疗，肢体综合训练等综合康复训练。

临床诊断：四肢瘫痪

手术名称：肢体综合训练

编码要点：本患者损伤部位为脊髓颈 5 损伤，造成四肢瘫痪。根据患者临床表现，属于痉挛性瘫痪，编码为"G82.400 痉挛性四肢瘫痪"。主要针对瘫痪肢体进行支撑力、握力等多肌肉进行综合训练，故主要手术操作为"肢体综合训练"。肢体综合训练实际是一组综合的以物理治疗为主的康复方法，以"疗法"为关键词进行查找，正确编码为"93.3804 截瘫肢体综合训练"。本例临床思维路径见图 4-4-1，质控前后的编码及 CHS-DRG 2.0 与 DIP 2.0 病种情况见表 4-4-3。

	临床表现		要点提炼
主诉	外伤后四肢瘫痪 4 月	系统	神经系统疾病
病史	颈 5 骨折，颈椎手术		外伤性脊髓损伤
查体	四肢运动、感觉障碍，腱反射活跃，双侧 Babinski 征（＋）	分型	脊髓损伤 ASAI 分级 3 级
影像检查	—	临床诊断	四肢瘫痪
		主要诊断	痉挛性四肢瘫痪
		疾病编码	G82.400
治疗	肢体综合训练	主要手术操作	截瘫肢体综合训练
		手术操作编码	93.3804

图 4-4-1　痉挛性四肢瘫痪临床思维路径示意图

表 4-4-3　痉挛性四肢瘫痪质控前后 ICD 编码与 CHS-DRG 2.0 入组/DIP 2.0 病种

项　　目	质控前	质控后
主要诊断编码	G82.500 四肢瘫痪	G82.400 痉挛性四肢瘫痪
其他诊断编码	—	—

续表

项　目	质控前	质控后
主要手术操作编码	93.3804 截瘫肢体综合训练	93.3804 截瘫肢体综合训练
其他手术操作编码	—	—
DRG 组	BY25 脊髓伤病及功能障碍,不伴合并症或并发症	BY25 脊髓伤病及功能障碍,不伴合并症或并发症
DIP 病种	G82.5 未特指的四肢瘫痪：[治疗性操作综合组] 93.3804 截瘫肢体综合训练	G82.4 痉挛性四肢瘫痪：[治疗性操作综合组] 93.3804 截瘫肢体综合训练

（二）脊柱骨折伴脊髓损伤

1. 易错点及解析

骨折的复杂性及临床实际诊疗中由于患者的病情特殊,加上医师习惯书写的疾病诊断与 ICD 疾病分类不同,将导致病情记录描述缺陷。根据骨折病因,ICD-10 将骨折划分为创伤性骨折和病理性骨折两大类,区分依据为"轻微外力作用"。"轻微外力作用"是工作中让编码员最为困惑的一个问题,仅通过人为主观很难确认什么样的外伤归于轻微外力作用。中华医学会骨科分会骨质疏松学组 2017 年《骨质疏松性骨折诊疗指南》指出："通常不会引起骨折外力"指人体从站立高度或低于站立高度跌倒产生的作用力。病案员对这些情况无从知晓,可见创伤与非创伤骨折的判断一定来自临床,临床医师对损伤情况的描述对骨折外因的判断起着决定作用。

脊柱骨折以椎体损伤为主,胸腰段骨折发生率最高,其次为颈椎、腰椎,胸椎骨折发生率最低。区分该界定比较困难,也会导致错误编码。对脊柱骨折进行编码,应根据脊柱骨折类型及其病因、部位、病理、临床表现及治疗方法等情况综合分析,以准确完整编码。脊柱骨折编码要点见表 4-4-4、表 4-4-5。

表 4-4-4　脊柱骨折 ICD-10 编码要点一览表

骨折类型	ICD 编码	备　注
病因明确且椎体塌陷不可归类他处者	M48.5	
脊椎转移性肿瘤骨折	C79.5† M49.5*	
脊椎疲劳性骨折	M48.4	
骨质疏松伴有病理性骨折	M80.-	
脊柱骨折延迟愈合	M84.2	
新生儿产伤引起的脊柱骨折	P11.5	
先天性椎弓峡部不连	Q76.4	
颈椎部位骨折	S12.-	
胸部脊柱骨折	S22.-	
腰部脊柱骨折	S32.-	

表 4-4-5　常见脊柱骨折 ICD-9-CM-3 手术操作编码要点

术式	手术操作名称	主要编码	手术与操作
椎弓根钉内固定术	脊椎骨折复位术	03.53	84.82
经皮穿刺椎体成形术(PVP)	经皮椎体成形	81.65	
球囊扩张椎体后凸成形术(PKP)	经皮椎体球囊扩张成形	81.66	
脊柱融合术	脊柱骨折复位,植骨融合可伴有椎间盘切除、椎板切除	81.0	81.62、84.51、80.51、03.53

2. 典型案例

患者,男,35 岁。2 天前被小货车撞伤,入院后完善相关检查,诊断为多发性腰椎骨折(腰 1,腰 2)、腰部脊髓损伤、不完全性截瘫、头皮血肿。完善术前准备,行后路椎管扩大成形术、神经根管减压术、腰椎后路切开复位内固定术。术后对症处理,切口愈合后出院。

临床诊断: 腰部脊髓损伤

多发性腰椎骨折

手术名称: 后路椎管扩大成形术

神经根管减压术

腰椎后路切开复位内固定术

编码要点: 本例为脊柱骨折伴有脊髓损伤,住院期间主要治疗的资源消耗目标是针对脊柱骨折进行的,因此应将 S32.702 多发性腰椎骨折作为主要诊断,主要手术应为 03.0900x026 腰椎后路椎板切除减压术。本例质控前后的编码及 CHS-DRG 2.0 入组与 DIP 2.0 病种情况见表 4-4-6。

表 4-4-6　多发性腰椎骨折质控前后 ICD 编码与 CHS-DRG 2.0 入组/DIP 2.0 病种

项　目	质控前	质控后
主要诊断编码	S34.100x001 腰部脊髓损伤	S32.702 多发性腰椎骨折
其他诊断编码	S32.702 多发性腰椎骨折	S34.100x001 腰部脊髓损伤
主要手术操作编码	03.0900x026 腰椎后路椎板切除减压术	03.0900x026 腰椎后路椎板切除减压术
其他手术操作编码	03.5305 腰椎骨折切开复位内固定	03.5305 腰椎骨折切开复位内固定
DRG 组	BY25 脊髓伤病及功能障碍,不伴合并症或并发症	IB35 与脊柱有关的其他手术,不伴严重合并症或并发症
DIP 病种	S34.1 腰部脊髓其他损伤:[手术综合组] 03.0900x026 腰椎后路椎板切除减压术	S32.7 腰椎和骨盆多处骨折:[手术综合组] 03.0900x026 腰椎后路椎板切除减压术

七、CHS-DRG 2.0 主要分组

表 4-4-7　CHS-DRG 2.0 脊髓损伤主要分组

类型	ADRG 代码	DRG 组代码	DRG 组名称
内科组	BY2	BY21	脊髓伤病及功能障碍,伴严重合并症或并发症
		BY23	脊髓伤病及功能障碍,伴一般合并症或并发症
		BY25	脊髓伤病及功能障碍,不伴合并症或并发症
非手术室操作组	—	—	—
外科组	IB3	IB31	与脊柱有关的其他手术,伴严重合并症或并发症
		IB35	与脊柱有关的其他手术,不伴严重合并症或并发症

如果脊髓损伤患者发生两处及以上严重创伤会优先分入 MDCZ 多发严重创伤。

表 4-4-8　CHS-DRG 2.0 多发创伤主要分组

类型	ADRG 代码	DRG 组代码	DRG 组名称
内科组	ZZ1	ZZ11	多发性重要创伤无手术,伴严重合并症或并发症
		ZZ15	多发性重要创伤无手术,不伴严重合并症或并发症
外科组	ZC1	ZC11	多发性严重创伤的脊柱、髋、股或肢体手术,伴严重合并症或并发症
		ZC15	多发性严重创伤的脊柱、髋、股或肢体手术,不伴严重合并症或并发症

八、DIP 2.0 主要核心病种

表 4-4-9　DIP 2.0 脊髓损伤主要核心病种

主要诊断编码	主要诊断名称（无操作）	主要手术操作编码	主要手术操作名称	相关手术操作编码	相关手术操作名称
S13.4	颈椎扭伤和劳损				
S14.0	颈部脊髓震荡和水肿				
S14.1	颈部脊髓其他和未特指的损伤	03.0900x003	颈椎后路单开门椎管减压术		
S14.1	颈部脊髓其他和未特指的损伤	81.0200x001	前入路颈椎融合术		
S24.1	胸部脊髓其他和未特指的损伤				
S34.1	腰部脊髓其他损伤				
T09.3	脊髓损伤,水平未特指				

（陈　曦　李秀茅　李　飞　严晓波）

第五节　血管、神经、肌肉、肌腱损伤

一、概述

(一) 血管损伤

血管损伤是指任何外来直接或间接暴力侵袭血管,均可能发生血管损伤。血管损伤较常见,其中以四肢血管损伤最为多见;其次为颈部、骨盆、胸部和腹部的血管损伤。近年来随着血管腔内治疗的开展和普及,医源性血管损伤也日益增加。在血管损伤中,动脉损伤多于静脉,伴行动静脉的合并损伤及单独的静脉损伤也均有发生。

以损伤原因进行分类时,可分为碾挫伤、刀刺伤、切割伤等;以损伤类型分类时,可分为血管开放性损伤、血管闭合性损伤等;以血管连续性情况分类时,可分为血管裂伤、血管断裂、血管穿通伤等。

(二) 神经损伤

神经在遭受外界因素打击时会引起切割、牵拉、挤压等损伤,从而引起受该神经支配的区域出现感觉障碍、运动障碍和营养障碍。

按损伤严重程度分为神经传导功能障碍、神经轴突断裂、神经断裂;按损伤部位分为头、颈、胸、腹、四肢等部位神经损伤。

(三) 肌肉、肌腱损伤

肌肉、肌腱损伤在临床上很常见。钝性暴力或尖细锐物或锐器直接作用于肌肉和肌腱,导致肌肉、肌腱的挫伤、挫裂伤、切伤、刺伤,严重的会使肌肉、肌腱发生断裂。手指、腕部、跟腱、股四头肌腱为常见损伤部位。

通常分为一般性损伤、撕裂伤、断裂伤三种程度。一般性损伤可见小血管破裂出血、水肿和渗出;肌肉、肌腱无断裂。撕裂伤可见有肌肉筋膜、肌腱的中断(部分断裂)。断裂伤可见肌肉、肌腱完全中断(完全撕裂)。损伤部位常见的有冈上肌腱断裂,肱二头肌腱断裂,指伸、屈肌腱断裂,跟腱断裂等。

二、诊断依据

(一) 病史

血管、神经、肌肉、肌腱损伤一般均有外伤史。

(二) 临床表现

1. 血管损伤:最主要表现是出血。如果局部症状是开放性损伤,容易被发现,主要表现为喷射性出血或活动性出血,一般提示较大的动脉或静脉损伤。此外,皮肤苍白也是主要表现,最重要的是要注意远处供血部位的缺血表现,这是血管损伤最重要的体征。如腘窝血管损伤表现为皮肤苍白、寒战、皮肤温度降低、患者感觉障碍、足背动脉或胫后动脉搏动不能触及。当发生严重出血时,可出现失血性休克。

2. 神经损伤:主要有运动障碍、感觉障碍、自主神经功能障碍。神经损伤的种类较多,不同周围神经损伤症状不同,几种常见的神经损伤临床表现如下。

(1)臂丛神经损伤:主要表现为神经根型分布的运动障碍、感觉障碍。臂丛神经上部损伤表现为整个上肢下垂,上臂内收,不能外展外旋,前臂内收伸直,不能旋前旋后或弯曲,肩胛、上臂和前臂外侧有一狭长的感觉障碍区。臂丛神经下部损伤表现为手部小肌肉全部萎缩而呈爪形,手部尺侧及前臂内侧有感觉缺失,有时出现霍纳综合征。

(2)腋神经损伤:主要表现为运动障碍,肩关节外展幅度减小。三角肌区皮肤感觉障碍。三角肌萎缩,肩部失去圆形隆起的外观,肩峰突出,形成"方形肩"。

(3)肌皮神经损伤:肌皮神经受伤后肱二头肌、肱肌及前臂外侧的皮肤感觉障碍。

(4)正中神经损伤:第一、二、三指屈曲功能丧失;拇对掌运动丧失;大鱼际肌萎缩,出现猿掌畸形;食指、中指末节感觉消失。

(5)桡神经损伤:桡神经为全身诸神经中最易受损伤者,常并发于肱骨中段骨折。主要表现为伸腕力消失,"垂腕"为典型体征;拇外展及指伸展力消失;手背第一、二掌骨间感觉完全消失。

(6)尺神经损伤:第四和第五指末节不能屈曲;骨间肌瘫痪,手指内收外展功能丧失;小鱼际萎缩变平;小指感觉完全消失。

(7)股神经损伤:运动障碍,股前肌群瘫痪,行走时抬腿困难,不能伸小腿。感觉障碍,股前面及小腿内侧面皮肤感觉障碍。股四头肌萎缩,髌骨突出,膝反射消失。

(8)坐骨神经损伤:坐骨神经完全断裂时,临床表现与胫腓神经联合损伤时类同。踝关节与趾关节无自主活动,足下垂呈马蹄样畸形,踝关节可随患肢移动呈摇摆样运动。小腿肌肉萎缩,跟腱反射消失,膝关节屈曲力弱,伸膝正常。小腿皮肤感觉除内侧外,常因压迫皮神经代偿而仅表现为感觉减退。坐骨神经部分受伤时,股二头肌常麻痹,而半腱肌和半膜肌则很少受累。另外,小腿或足底常伴有跳痛、麻痛或灼痛。

(9)腓总神经损伤:垂足畸形,患者为了防止足趾拖于地面,步行时脚步高举,呈跨越步态;足和趾不能背伸,也不能外展外翻;足背及小趾前外侧感觉丧失。

3. 肌肉、肌腱损伤:肌腱断裂后,相应的关节失去活动功能。如指深屈肌腱断裂,表现为远侧指间关节不能屈曲;指深、浅屈肌腱均断裂,则远近侧指间关节均不能屈曲。伸肌腱不同部位断裂,其相应关节不能伸展,并可出现畸形。有时肌腱不完全断裂,关节虽仍能活动,但行抗阻力试验时无力、疼痛。

（三）医技检查

1. 血管损伤:彩超可探及血管内的血流方向、速度、血管口径变化,是否连续,有无破裂、狭窄及血栓形成。假性动脉瘤时,声像图在动脉外伤处可见到无回声的肿块,边界清晰,无明确囊回声。

经动脉穿刺血管造影可以显示动脉破裂情况,部分断裂时可见造影剂流向血管腔外。动脉完全断裂时,近心端动脉可能形成血栓显示血流中断,或造影剂流向血管外而远端动脉不显影。动脉瘤内有血栓及血块存在时，可显示不规则影像。动静脉瘘时可以明确瘘口的部位、大小、附近血管和侧支循环情况，瘘口大时可见静脉扩张明显，远端可显示静脉增多和曲张。

2. 神经损伤：通过肌电图及诱发电位检查判断神经损伤范围、程度以及神经吻合术后恢复情况。超声检查可以显示外周神经损伤病变的不同形态，如神经增粗、水肿，神经的连续性、受损平面。

3. 肌肉、肌腱损伤：X线平片对于评价肌肉病变缺乏足够的对比分辨率，但可发现肌腱损伤处是否存在骨折等。MRI对确诊肌腱损伤是十分有效的检查手段。超声检查操作方便且成本低廉，也能够评估肌肉损伤和肌腱断端的情况。高频彩色多普勒超声技术是利用彩色多普勒原理实时显示血流的频谱，可以提供更为清晰和准确的肌肉及其他组织损伤的结构图像。

三、常见并发症

重要的血管损伤常伴大出血、休克及肢体缺血坏死，早期处理不当常可危及生命。神经损伤并发症为运动感觉障碍、肌肉萎缩和肢体畸形等。肌腱损伤若不予以及时修复会引起肢体功能障碍，甚至肢体残疾。

四、主要外科治疗方法

（一）血管损伤

血管吻合或缝合手术是最主要的治疗手段。尖锐利器所造成的穿透伤，伤口清洁，血管切裂伤较小而整齐，估计术后管腔不至于有显著狭窄的情况时，可行单纯修复。当血管有缺损不能直接缝合时，常用血管移植。移植的血管可选用自体动脉、静脉，或同种异体动、静脉，或人造血管。

（二）神经损伤

1. 神经修复术：是神经损伤最主要的治疗手段，神经损伤原则上越早修复越好。锐器伤应争取一期修复，火器伤早期清创时不作一期修复，待伤口愈合后3～4周行二期修复。锐器伤如早期未修复，亦应争取二期修复。二期修复时间以伤口愈合后3～4周为宜。

2. 神经松解术和神经缝合术：适用于神经本身无损伤，但其周围瘢痕或缺血挛缩、肌肉压迫或绞窄导致的继发性神经损伤。去除继发性神经损伤的原因（瘢痕松解、神经束膜切开松解），使神经松解。神经缝合术是将神经两断端在无张力下缝合。

3. 神经转移术和移植术：神经转移术主要应用在手外伤，可利用残指的神经转移修复其他神经损伤手指的神经。在上肢，可用桡神经浅支转移修复正中神经远侧的感觉神经或尺神经浅支。在臂丛神经根性损伤时，可用膈神经转移修复肌皮神经、颈丛神经运动支转移修复腋神经或肩胛上神经等。神经移植术首选自体神经移植，常用于移植的神经有腓肠神经、隐神经、前臂内侧皮神经、股外侧皮神经及桡神经浅支等。

4. 肌肉转移术：在神经伤不能修复时，施行肌肉转移术重建功能。如桡神经伤不能修复时,可转移屈肌属代替伸拇肌、伸指总肌及伸腕肌;尺神经不能修复时,可用指浅屈肌转移代替骨间肌和蚓状肌;正中神经鱼际肌支不能修复时,可用环指浅屈肌、尺侧腕伸肌或小指外展肌转移代替拇对掌肌;肌皮神经不能修复时,可用背阔肌的一部分或胸大肌转移代替肱二头肌等等。

(三)肌肉、肌腱损伤

主要外科治疗方法为肌肉肌腱缝合术和肌肉肌腱移植术。对于急性开放性伸肌腱损伤要首先依据伤口的污染程度,先进行清创,将污染和坏死的肌腱组织予以清除。如果污染不严重,肌腱不存在缺损,可以直接进行缝合修复;如果污染较重,清创后存在肌腱缺损,可以取肌腱进行移植修复;如果污染严重或合并广泛的软组织损伤,预估术后感染的风险较大,可以先行清创,将肌腱缺损旷置,待感染控制、软组织修复后,再行肌腱移植修复。

五、编码要点

血管、神经、肌肉、肌腱损伤疾病编码原则性应与损伤中毒外因编码联合使用,临床医师书写病历时应明确损伤发生的时间、地点及受伤经过。编码员在编码过程中应注意以下几点。

1. 不同解剖部位损伤的编码要点:在 ICD-10 中,第 19 章 S 编码是按照解剖部位由头到足的顺序排列,每个部位有 10 个类目,如 S40—S49 肩和上臂损伤,S50—S59 肘和前臂损伤,S60—S69 腕和手损伤。每个部位的 10 个类目分别为不同的损伤类型,如 S—4 神经损伤,S—5 血管损伤,S—6 肌肉肌腱损伤。编码要点见表 4-5-1。此外需注意,第一掌骨、拇指(趾)的损伤是单独分类的。

表 4-5-1　肢体各部位血管损伤、神经损伤、肌肉和肌腱损伤 ICD-10 编码要点一览表

损伤类别	编码	编码名称
血管损伤	S45	在肩和上臂水平的血管损伤
	S55	在前臂水平的血管损伤
	S65	在腕和手水平的血管损伤
	S75	在髋和大腿水平的血管损伤
	S85	在小腿水平的血管损伤
	S95	在踝和足水平的血管损伤
神经损伤	S44	在肩和上臂水平的神经损伤
	S54	在前臂水平的神经损伤
	S64	在腕和手水平的神经损伤
	S74	在髋和大腿水平的神经损伤
	S84	在小腿水平的神经损伤
	S94	在踝和足水平的神经损伤

续表

损伤类别	编码	编码名称
肌肉和肌腱损伤	S46	在肩和上臂水平的肌肉和肌腱损伤
	S56	在前臂水平的肌肉和肌腱损伤
	S66	在腕和手水平的肌肉和肌腱损伤
	S76	在髋和大腿水平的肌肉和肌腱损伤
	S86	在小腿水平的肌肉和肌腱损伤
	S96	在踝和足水平的肌肉和肌腱损伤

2. 同一区域多处损伤的编码要点：同一身体区域存在多处（两个及以上）同种及不同种类型的损伤，编码时应给予不同种类型损伤的综合编码。如前臂同时具有多处神经损伤或肌肉损伤，应给予综合编码 S59.7。编码要点见表 4-5-2。

表 4-5-2　同一身体区域血管损伤、神经损伤、肌肉肌腱损伤 ICD-10 编码要点一览表

同一区域不同类型多处损伤	同一区域同类型多处损伤	编码	编码名称
前臂多处损伤（S59.7）	前臂水平的多神经损伤（S54.7）	S54.0	在前臂水平的尺神经损伤
		S54.1	在前臂水平的正中神经损伤
		S54.2	在前臂水平的桡神经损伤
	前臂水平的多处肌肉和肌腱损伤（S56.7）	S56.0	在前臂水平的拇指屈肌和肌腱损伤
		S56.1	在前臂水平的其他手指屈肌和肌腱损伤
		S56.2	在前臂水平的其他屈肌和肌腱损伤
		S56.4	在前臂水平的其他手指伸肌和肌腱损伤

3. 不同身体区域的同种类型损伤编码要点：不同身体区域的同种类型损伤分类于 T00—T06。编码要点见表 4-5-3。

表 4-5-3　多部位血管损伤、神经损伤、肌肉肌腱损伤 ICD-10 编码要点一览表

编码	编码名称
T06.2	累及身体多个部位的神经损伤
T06.3	累及身体多个部位的血管损伤
T06.4	累及身体多个部位的肌肉和肌腱损伤

六、常见临床诊断与疾病编码易错点与难点

（一）下肢肌肉损伤

1. 易错点及解析

ICD-10 对于未特指部位损伤也有相应编码，这些编码大多数情况下是不使用的。临

床医师书写血管损伤、神经损伤、肌肉损伤、肌腱损伤等诊断时,习惯在信息系统的编码库中搜索相应诊断直接书写笼统的诊断名称,给编码员准确编码带来困难。因此,临床医师接诊损伤患者时,应详尽地了解患者病因、临床表现及体征,结合查体,准确定位损伤部位,书写疾病诊断时应明确损伤具体部位、损伤类型、损伤程度等,准确书写疾病名称。编码员编码时应通读病历,发现有更多诊断细节时应与临床医师核实诊断的准确性与书写规范性,请医师修正诊断后,再正确编码。

2. 典型案例

患者,男,50 岁。因右小腿扭伤 8 天入院。患者于 8 天前下楼摔伤,伤后右小腿疼痛,右踝关节跖屈、背伸受限,受伤当时无头痛、头晕、昏迷等不适症状,未予特殊处理。近日患者发现右小腿肿胀,疼痛未缓解。门诊以"右下肢肌肉损伤"收入院治疗。双小腿 MRI 检查示:右侧小腿比目鱼肌损伤肿胀,右小腿深层肌间隙内少量积液;右胫前软组织肿胀。因无手术指征,建议保守治疗,指导患者进行功能锻炼。经治疗患者病情好转出院。

临床诊断:(右侧)下肢肌肉损伤

编码要点:躯干、四肢或身体未特指部位的损伤(T08—T14)一般不使用。下肢肌肉损伤 T13.501 为部位未特指的损伤。本例影像学检查已明确下肢肌肉损伤为比目鱼肌,应建议临床医师修正诊断,具体编码至 S86.100x002 小腿后部肌群肌肉损伤。本例质控前后的编码及 CHS-DRG 2.0 入组与 DIP 2.0 病种情况见表 4-5-4。

表 4-5-4 小腿后部肌群肌肉损伤质控前后 ICD 编码与 CHS-DRG 2.0 入组/DIP 2.0 病种

项 目	质控前	质控后
主要诊断编码	T13.501 下肢肌肉损伤	S86.100x002 小腿后部肌群肌肉损伤
其他诊断编码	—	—
损伤、中毒的外部原因及编码	W10.x00 在楼梯或台阶上跌倒和跌落	W10.x00 在楼梯或台阶上跌倒和跌落
主要手术操作编码	—	—
其他手术操作编码	—	—
DRG 组	IS29 除前臂、腕、手足外的损伤	IS29 除前臂、腕、手足外的损伤
DIP 病种	T13.5 下肢未特指肌肉和肌腱的损伤,水平未特指	无核心病种,纳入综合病种

(二)拇指损伤

1. 易错点及解析

ICD-10 对于第一掌骨、拇指(趾)的损伤是单独分类的。临床医师书写手外伤诊断时,习惯在编码库中搜索相应诊断直接书写,导致诊断不具体。临床医师在书写诊断时应明确损伤具体手指、损伤类型等疾病名称和编码要素。编码员要详细阅读病历,特别是影像报告、手术记录等资料,提取有价值的编码信息。对临床医师填写的诊断是否完整、正确,认真核对,发现疏漏和错误时,应与医师交流沟通,弥补遗漏的编码,修正错误的编码。

2. 典型案例

患者,男,39 岁。右手被电锯割伤 6 小时急诊入院。6 小时前工作中被电锯割伤致右手疼痛、出血,于当地医院急诊行右手正斜位 X 线片示:右手第一掌骨可见骨折线,建议转上级医院就诊。查体:右手第一掌骨背侧可见斜行伤口,长约 6 cm,皮缘不整齐,伤口污染,深达骨面,可见肌腱及断端外露,以"(右侧)手开放性掌骨骨折、(右侧)手部指伸肌腱损伤、(右侧)桡动脉损伤"收入院。完善术前检查,排除手术禁忌后,在神经阻滞麻醉下行右手外伤清创缝合、拇短伸肌腱断裂缝合、右手掌背动脉断裂缝合术,手术顺利,术后给予对症治疗,好转出院。

临床诊断:(右侧)手开放性掌骨骨折

(右侧)手部指伸肌腱损伤

(右侧)手部桡动脉损伤(掌背动脉断裂)

手术名称:(右侧)拇短伸肌腱断裂缝合

(右侧)手掌背动脉断裂缝合术

编码要点:手外伤涉及肌腱损伤的编码需要注意损伤的平面(手、腕、前臂),伸指肌/屈指肌,以及是拇指还是其他手指。本例明确为拇指外伤,应编码至 S66.200x009 手部拇指伸肌腱损伤。本例质控前后的编码及 CHS-DRG 2.0 入组与 DIP 2.0 病种情况见表 4-5-5。

表 4-5-5 拇指伸肌腱损伤质控前后 ICD 编码与 CHS-DRG 2.0 入组/DIP 2.0 病种

项　　目	质控前	质控后
主要诊断编码	S66.300x009 手部指伸肌腱损伤	S66.200x009 手部拇指伸肌腱损伤
其他诊断编码	S62.311 开放性掌骨骨折 S65.100x002 手部桡动脉损伤 S69.700 腕和手多处损伤	S62.311 开放性掌骨骨折 S65.100x002 手部桡动脉损伤 S69.700 腕和手多处损伤
损伤、中毒的外部原因及编码	W29.x00 接触其他动力手工工具和家用机械	W29.x00 接触其他动力手工工具和家用机械
主要手术操作编码	82.4500x013 伸指肌腱缝合术	82.4500x013 伸指肌腱缝合术
其他手术操作编码	39.3113 桡动脉缝合术 86.2200x011 皮肤和皮下坏死组织切除清创术	39.3113 桡动脉缝合术 86.2200x011 皮肤和皮下坏死组织切除清创术
DRG 组	IH15 肌肉、肌腱手术,不伴合并症或并发症	IH15 肌肉、肌腱手术,不伴合并症或并发症
DIP 病种	S66.3 在腕和手水平的其他手指伸肌和肌腱损伤: [主要手术]82.4500x013 伸指肌腱缝合术 [相关手术]82.3601 手部肌肉清创术	S66.2 在腕和手水平的拇指伸肌和肌腱损伤: [主要手术]82.4500x013 伸指肌腱缝合术

（三）多发伤

1. 易错点及解析

多处损伤一般按损伤的严重程度依次编码：内部脏器损伤＞骨折＞开放性伤口＞浅表损伤；颅内出血＞颅内损伤＞骨折＞开放性伤口＞浅表损伤；动脉损伤＞神经损伤＞肌腱损伤。

临床医师多根据既往习惯的临床诊断书写顺序填写主要诊断，不熟悉病案首页主要诊断选择原则。编码员对多发伤主要诊断选择规则和编码规则掌握不够，未发现医师的主要诊断选择错误，不能及时予以纠正，容易造成错误编码。编码员应认真阅读病历，当发现主要诊断选择有疑问时，应及时与临床医师沟通，结合患者实际和主要诊断选择原则，正确选择主要诊断并准确编码。

2. 典型案例

患者，男，37 岁。入院 4 小时前右肘部不慎被玻璃划伤并出血，伤后自觉右肘部严重疼痛，来院急诊，急诊科以"右上肢外伤"收入院。查体：右肘部见一长约 8 cm 横形伤口，肌腱断端外露。右前臂远端及右手麻木，桡动脉搏动未触及，手指末梢血运较差。完善相关检查后，在臂丛神经阻滞麻醉下急诊行右肘部外伤清创缝合神经肌腱血管探查术、右侧肱动脉吻合术、右侧肱静脉、头静脉吻合术、右侧正中神经吻合术、右侧肌皮神经吻合术，手术顺利。术后给予对症治疗，患者切口愈合后病情平稳出院。

临床诊断：（右侧）肘开放性伤口

（右侧）肱动脉损伤

（右侧）肱静脉损伤

（右侧）在上臂水平的正中神经损伤

（右侧）肌皮神经损伤

（右侧）肘部多处肌肉和肌腱损伤

手术名称：（右侧）肘部外伤清创缝合神经肌腱血管探查术

（右侧）肱动脉吻合术

（右侧）肱静脉、头静脉吻合术

（右侧）正中神经吻合术

（右侧）肌皮神经吻合术

编码要点：多处损伤尽可能采用多编码原则，进行逐一编码，反映损伤的复杂性。选择最严重的、对生命威胁最大的情况作为主要诊断编码，其他的损伤作为附加编码。具体病历根据病程记录以及和临床医师沟通来判断损伤的严重程度。本例经与临床医师沟通，考虑患者最严重损伤为肱动脉损伤，分类于 S45.101。本例临床思维路径见图 4-5-1，质控前后的编码及 CHS-DRG 2.0 与 DIP 2.0 病种情况见表 4-5-6。

	临床表现		要点提炼
主诉	玻璃划伤右侧肘部 4 小时	系统	创伤与损伤
查体	肘部开放伤,肌腱断端;前臂远端及手麻木,桡动脉搏动未触及,末梢血较差。	分型	血管损伤
影像检查	—	临床诊断	肘开放性伤口
		主要诊断	创伤性肱动脉损伤
		疾病编码	S45.101
治疗	清创缝合术;肱动脉、肱静脉、头静脉吻合术;正中神经、肌皮神经吻合术	主要手术操作	肱动脉缝合术
		手术操作编码	39.3112

图 4-5-1　创伤性肱动脉损伤临床思维路径示意图

表 4-5-6　创伤性肱动脉损伤质控前后 ICD 编码与 CHS-DRG 2.0 入组/DIP 2.0 病种

项　目	质控前	质控后
主要诊断编码	S51.000 肘开放性伤口	S45.101 创伤性肱动脉损伤
其他诊断编码	S45.101 创伤性肱动脉损伤 S45.200x002 肱静脉损伤 S55.200x001 前臂静脉损伤 S44.100x001 上臂正中神经损伤 S44.400 肌皮神经损伤 T06.400x001 多处肌肉和肌腱损伤 T06.800x001 身体复合部位的损伤	S45.200x002 肱静脉损伤 S55.200x001 前臂静脉损伤 S44.100x001 上臂正中神经损伤 S44.400 肌皮神经损伤 T06.400x001 多处肌肉和肌腱损伤 T06.800x001 身体复合部位的损伤
损伤、中毒的外部原因及编码	W25.x00 接触锋利的玻璃	W25.x00 接触锋利的玻璃
主要手术操作编码	39.3112 肱动脉缝合术	39.3112 肱动脉缝合术
其他手术操作编码	39.3202 肱静脉缝合术 39.3200x006 头静脉缝合术 04.3x10 正中神经缝合术 04.3x09 肌皮神经缝合术 86.2200x011 皮肤和皮下坏死组织切除清创术	39.3202 肱静脉缝合术 39.3200x006 头静脉缝合术 04.3x10 正中神经缝合术 04.3x09 肌皮神经缝合术 86.2200x011 皮肤和皮下坏死组织切除清创术
DRG 组	VR19 损伤	FF23 外周血管(除大隐静脉外)其他的手术,伴合并症或并发症
DIP 病种	无核心病种,纳入综合病种	无核心病种,纳入综合病种

七、CHS-DRG 2.0 主要分组

（一）CHS-DRG 2.0 主要分组

表 4 - 5 - 7　CHS-DRG 2.0 血管、神经、肌肉和肌腱损伤主要分组

类型	ADRG 代码	DRG 组代码	DRG 组名称
内科组	IS1	IS19	前臂、腕、手或足损伤
	BX2	BX23	脑神经/周围神经疾病，伴合并症或并发症
		BX25	脑神经/周围神经疾病，不伴合并症或并发症
非手术室操作组	—	—	—
外科组	FF1	FF19	外周血管手术伴介入操作
	FF3	FF23	外周血管（除大隐静脉外）其他的手术，伴合并症或并发症
		FF25	外周血管（除大隐静脉外）其他的手术，不伴合并症或并发症
外科组	VJ1	VJ11	其他损伤的手术，伴严重合并症或并发症
		VJ13	其他损伤的手术，伴一般合并症或并发症
		VJ15	其他损伤的手术，不伴合并症或并发症

（二）常见并发症 CC 表

血管损伤、神经损伤、肌肉损伤、肌腱损伤并发症影响 DRG 入组，在 CHS-DRG 2.0 中常见的并发症见表 4 - 5 - 8。

表 4 - 5 - 8　血管、神经、肌肉肌腱损伤 DRG 常见并发症表

疾病名称	疾病编码	CC 标识	疾病名称	疾病编码	CC 标识
创伤性休克	T79.400	MCC	下肢缺血	I73.803	CC
上肢缺血	I73.802	CC	创伤后指骨坏死	M87.202	CC

八、DIP 2.0 主要核心病种

表 4 - 5 - 9　DIP 2.0 血管、神经、肌肉和肌腱损伤主要核心病种

主要诊断编码	主要诊断名称（无操作）	主要手术操作编码	主要手术操作名称	相关手术操作编码	相关手术操作名称
S66.1	在腕和手水平的其他手指屈肌和肌腱损伤	82.4400x002	屈指肌腱缝合术		
S66.2	在腕和手水平的拇指伸肌和肌腱损伤	82.4501	手部伸肌腱缝合术		

续表

主要诊断编码	主要诊断名称（无操作）	主要手术操作编码	主要手术操作名称	相关手术操作编码	相关手术操作名称
S66.3	在腕和手水平的其他手指伸肌和肌腱损伤	82.4500x013	伸指肌腱缝合术	82.3601	手部肌肉清创术
S61.0	手指开放性伤口不伴有指甲损害	82.3601	手部肌肉清创术		

（王卫卫　李秀茅　李　飞　严晓波）

第六节　离断伤

一、概述

离断伤指肢体在外力作用下发生完全或不完全的断离。多见于暴力损伤,可由刀具切割、钝器碾伤、轮带或离心机将肢体撕断、爆炸、挤压等原因引起。

离断伤根据损伤程度可分为完全离断和不完全离断两种类型。完全性断肢（指）是外伤所致肢（指）断离,没有任何组织相连或虽有受伤失活组织相连,清创时必须切除。不完全性断肢（指）是伤肢（指）断面有主要血管断裂合并骨折脱位,伤肢断面相连的软组织少于断面总量的1/4,伤指断面相连皮肤不超过周径的1/8,如不吻合血管,伤肢（指）远端将发生坏死。

二、诊断依据

（一）病史

有刀具切割、钝器碾伤、轮带或离心机将肢体撕断、爆炸、挤压等明确外伤史。

（二）临床表现

离断伤的典型症状与离断的类型有关。完全离断表现为离断肢体苍白,近端肢体有活动性出血,伴有剧烈疼痛和局部肿胀,离断肢体活动障碍或丧失。

不完全离断时,若其他组织离断,仅有皮肤相连,且相连皮肤内无血管,表现为远端肢体苍白;有静脉相连者,远端肢体呈灰色,有缓慢毛细血管充盈;有动脉相连时,远端肢表现为暗紫色,远端某一部位切开放血后,肢体颜色变为红色,合并离断肢体的肿胀、疼痛、出血。

（三）医技检查

离断伤的辅助诊断手段主要为 X 线片、CT 等影像学检查,以及常规实验室检查。

三、常见并发症

离断伤的常见并发症有伤口感染、皮肤坏死、失血性休克、畸形愈合、关节僵硬等。

四、主要外科治疗

离断伤的主要外科治疗方法有原位缝合术和残端修剪术、皮瓣修复术、断肢(指)再植术等。

五、编码要点

在 ICD-10 中,第十九章 S 编码是按照解剖部位由头到足的顺序排列,每个部位有 10 个类目,如 S40—S49 肩和上臂损伤,S50—S59 肘和前臂损伤,S60—S69 腕和手损伤。每个部位的 10 个类目分别为不同的损伤类型,如 S-8 离断伤。多部位离断伤分类于 T05。编码要点见表 4-6-1。

表 4-6-1 离断伤 ICD-10 编码分类

损伤类型	编码	编码名称
单部位离断伤	S48	肩和上臂创伤性切断
	S58	前臂创伤性切断
	S68	腕和手创伤性切断
	S78	髋和大腿创伤性切断
	S88	小腿创伤性切断
	S98	踝和足创伤性切断
多部位离断伤	T05.0	双手创伤性切断
	T05.1	一只手和另一臂的创伤性切断[任何水平,除外手]
	T05.2	双臂创伤性切断[任何水平]
	T05.3	双足创伤性切断
	T05.4	一只足和另一小腿的创伤性切断[任何水平,除外足]
	T05.5	双小腿创伤性切断[任何水平]
	T05.6	上肢和下肢任何组合的创伤性切断[任何水平]
	T05.8	累及身体其他复合部位的创伤性切断

六、常见临床诊断与疾病编码易错点与难点

(一)完全离断伤

1. 易错点及解析

临床医师对外伤造成的手指缺损,在病案首页诊断字段中,常常直接选用信息系统编码库中的诊断,如创伤性手指缺如。编码员如果专业知识不足,未熟练掌握编码规则,也容易直接根据疾病诊断名称进行编码。

临床医师不了解损伤疾病分类的结构,对于创伤性切断没有概念,容易选择跟临床

实际贴近的编码名称作为诊断名称。编码员需要阅读病历中查体、医技检查、手术记录等资料,对于损伤类型是开放性损伤(骨折、血管、神经、肌肉)、毁损伤还是离断伤有初步判断,然后与临床医师沟通,根据临床实际情况,结合 ICD 编码分类准确编码。

2. 典型案例

患者,男,64 岁。因左手挤压伤 3 小时入院。3 小时前患者劳动中左手不慎被农用机械挤压,受伤后自觉左手严重疼痛,伴出血,遂就诊于急诊科,急诊以"左手开放伤"收入院。查体:左手示指、中指及小指开放伤,指腹缺损;中指指骨外露,远节缺失,残端泥灰多,污染重。X 线片示左手中指末节离断。于局部浸润麻醉下急诊行左手中指清创残端修整术、左示指清创缝合术、左小指清创术。术后给予对症治疗,切口愈合后出院。

临床诊断：(左侧)创伤性中指缺如

　　　　　　(左侧)示指皮肤软组织缺损

　　　　　　(左侧)小指皮肤软组织缺损

手术名称：(左侧)中指清创残端修整术

　　　　　　(左侧)示指清创缝合术

　　　　　　(左侧)小指清创术

编码要点：本例 3 个手指损伤,结合病史、临床表现及医技检查结果,经与临床医师沟通,考虑患者中指完全离断,示指、中指及小指开放性损伤。分别分类于 S68.100x002 单指完全离断、S61.000x001 手指开放性损伤。本例质控前后的编码及 CHS-DRG 2.0 入组与 DIP 2.0 病种情况见表 4 - 6 - 2。

表 4 - 6 - 2　单指完全离断质控前后 ICD 编码与 CHS-DRG 2.0 入组/DIP 2.0 病种

项　目	质控前	质控后
主要诊断编码	T92.600x002 创伤性手指缺如	S68.100x002 单指完全离断
其他诊断编码	S61.000x001 手指开放性损伤	S61.000x001 手指开放性损伤
损伤、中毒的外部原因及编码	W30.x00 接触农业机械	W30.x00 接触农业机械
主要手术操作编码	84.0100x002 手指关节离断术	84.0100x002 手指关节离断术
其他手术操作编码	86.8900x011 残端皮肤修整术 86.2200x011 皮肤和皮下坏死组织切除清创术	86.8900x011 残端皮肤修整术 82.3601 手部肌肉清创术
DRG 组	VJ15 其他损伤的手术,不伴合并症或并发症	VJ15 其他损伤的手术,不伴合并症或并发症
DIP 病种	T92.6 上肢挤压伤和创伤性切断后遗症: [手术综合组] 84.0100x002 手指关节离断术	S68.1 其他单个手指创伤性切断(完全)(部分): [手术综合组] 86.8900x011 残端皮肤修整术

注:注意不要混淆 86.2200×0011 皮肤和皮下坏死组织切除清创术和 82.3601 手部肌肉清创术。

编码思路：

86.22 亚目 伤口、感染或烧伤的切除性清创术

不包括：手(82.36)

82.36 亚目 手的其他肌肉切除术

不包括：肌病损切除术(86.22)

查索引主导词"清创术"—切除的—肌肉—手 86.22 手软组织切除性清创术,是病损的切除,包括切除性去除:坏死组织、坏死物、腐肉等,所以仍然编码至 86.22。

（二）不全离断伤

1. 易错点及解析

临床医师不具备疾病分类的相关知识,在病案首页书写诊断时常从信息系统的编码库中直接选择与临床实际情况近似的编码诊断名称,不能完整、准确表达患者的实际损伤类型。编码员如果不完整阅读病历加以鉴别,往往导致编码错误。

所以,编码员应加强临床知识与疾病分类专业知识学习,认真阅读病历中关于查体、医技检查、手术记录等资料,对于损伤类型有初步判断后,与临床医师沟通确认,根据临床实际情况结合 ICD 编码分类准确编码。

2. 典型案例

患者,男,70 岁。入院前 3 小时不慎右手示指被电锯划伤,受伤后自觉手指严重疼痛,伴出血,遂就诊于急诊科。急诊查体见右手示指远节部分缺如,右手 X 线正斜位片示远节指骨部分缺如。以"右手示指开放伤"收入院。查体:右手示指远节部分缺如,伴骨外露,局部疼痛。完善术前检查,心电图示心房颤动,予以纠正复律药物治疗,心房颤动纠正后,在局部浸润麻醉下行右手示指残端修整术。术后予以消肿、镇痛及预防感染等药物治疗,恢复良好出院。

临床诊断：（右侧）示指指骨远节骨折（部分缺如）

心房颤动

手术名称：（右侧）示指开放伤残端修整术

编码要点： 本例右手示指远节部分缺如,伴骨外露。编码时应注意判断损伤类型,正确使用离断伤编码。结合病史、临床表现及医技检查结果,经与临床医师沟通,考虑患者右手示指不完全离断,分类至 S68.100x001 单指不全切断。本例质控前后的编码及 CHS-DRG 2.0 入组和 DIP 2.0 病种情况见表 4-6-3。

表 4-6-3 单指不全切断质控前后 ICD 编码与 CHS-DRG 2.0 入组/DIP 2.0 病种

项　目	质控前	质控后
主要诊断编码	S62.611 开放性指骨骨折	S68.100x001 单指不全切断
其他诊断编码	I48.x01 心房颤动	I48.x01 心房颤动
损伤、中毒的外部原因及编码	W29.x00 接触其他动力手工工具和家用机械	W29.x00 接触其他动力手工工具和家用机械
主要手术操作编码	84.0100x002 手指关节离断术	86.8900x011 残端皮肤修整术
其他手术操作编码	86.8900x011 残端皮肤修整术	86.8900x011 残端皮肤修整术

续表

项　目	质控前	质控后
DRG 组	IE69 手外科手术	IJ15 骨骼肌肉系统的其他手术,不伴合并症或并发症
DIP 病种	S62.6 其他手指骨折: ［手术综合组］84.0100x002 手指关节离断术	S68.1 其他单个手指创伤性切断(完全)(部分): ［手术综合组］84.8900x011 残端皮肤修整术

七、CHS-DRG 2.0 主要分组

(一) CHS-DRG 2.0 主要分组

表 4 - 6 - 4　CHS-DRG 2.0 离断伤主要分组

类型	ADRG 代码	DRG 组代码	DRG 组名称
内科组	VR1	VR19	损伤
	IS1	IS19	前臂、腕、手或足损伤
非手术室操作组	—	—	—
外科组	VJ1	VJ11	其他损伤的手术,伴严重合并症或并发症
		VJ13	其他损伤的手术,伴一般合并症或并发症
		VJ15	其他损伤的手术,不伴合并症或并发症
	IE6	IE69	手外科手术
	ZC1	ZC11	多发性严重创伤的脊柱、髋、股或肢体手术,伴严重合并症或并发症
		ZC15	多发性严重创伤的脊柱、髋、股或肢体手术,不伴严重合并症或并发症

(二) 常见并发症 CC 表

离断伤的并发症影响 DRG 入组,在 CHS-DRG 2.0 中,离断伤常见并发症见表 4 - 6 - 5。

表 4 - 6 - 5　离断伤常见并发症表

疾病名称	疾病编码	CC 标识
创伤性休克	T79.400	MCC
创伤后趾骨坏死	M87.204	CC
指骨骨折连接不正	M84.000x041	CC
手术后皮肤坏死	T81.813	CC

八、DIP 2.0 主要核心病种

表 4-6-6 DIP 2.0 离断伤主要核心病种

主要诊断编码	主要诊断名称（无操作）	主要手术操作编码	主要手术操作名称	相关手术操作编码	相关手术操作名称
S68.1	其他单个手指创伤性切断（完全）（部分）	84.2201	手指断指再植术		
S68.1	其他单个手指创伤性切断（完全）（部分）	84.3x00	截断残端的修复术		
S68.1	其他单个手指创伤性切断（完全）（部分）				
S68.2	仅两个或更多手指创伤性切断（完全）（部分）				

（王卫卫　李秀茅　李　飞　严晓波）

第七节　血管、神经、肌肉之外的软组织损伤

一、概述

软组织损伤是指软组织受到强力撞击、扭转、牵拉、压迫等外力作用,或者因为体质薄弱、劳累过度以及寒冷等各种原因导致的损伤,是骨科最常见的疾病之一。软组织损伤属于中医学"筋伤"范畴,包括人体的皮肤、皮下组织、肌肉、肌腱、筋膜、韧带、关节囊、骨膜、滑膜囊、部分软骨及周围神经、血管的损伤。血管、神经、肌肉肌腱损伤已有章节阐述,本节阐述血管、神经、肌肉之外的软组织损伤。

（一）发病机制

由于组织结构的特点,软组织本身对损伤有一定的抵御能力,只有在特定损伤性因素的作用下,造成软组织结构的破坏和生理功能紊乱时,才能造成损伤。由于损伤因素作用力的强弱和作用持续时间不同,所造成软组织损伤程度不同,有的为较轻的可复性损伤,有的为严重的不可复性损伤。

（二）分类

1. 急性软组织损伤:急性软组织损伤是由于快速、突发的外力所致,与外伤、劳动或运动有关,具有较强的意外性和偶然性,一般指伤后不超过 2 周的新鲜损伤。根据外力的性质及软组织损伤的情况可分为擦伤、挫伤、撕裂伤、动物撕咬伤、刺伤、切割伤、扭伤、断裂伤、爆震伤、火器伤、挤压伤、碾压伤等。按伤口是否和外界相通分为开放性软组织损伤和闭合性软组织损伤。

2. 慢性软组织损伤：慢性软组织损伤包括两种情况，一种是急性损伤后因失治或治疗不当而形成的损伤，一般是急性软组织损伤超过 2 周未愈的；另一种是由于微弱不足以致伤的机械性刺激，长期反复累积作用于身体某一特定部位而致该部位软组织损伤，临床上有时也称为慢性劳损。与肌肉、筋膜和肌腱致骨骼附着处的粘连、挛缩等病理改变有关。慢性软组织损伤好发于多动关节和负重部位，如颈、肩、膝、踝关节、腰、背等部位。临床上慢性软组织损伤比急性软组织损伤多见，且治疗相对困难。

3. 病理性损伤：病理性损伤是指由于某种疾病而导致局部或全身的软组织损伤。如肿瘤压迫导致的周围软组织缺血坏死，骨折导致的局部软组织感染和骨化性肌炎，邻近组织炎症导致的关节周围韧带与肌腱粘连、糖尿病足等。

4. 废用性损伤：废用性损伤是指肢体或身体局部组织由于某些原因而长期处于静止状态所发生的损伤，如废用性肌肉萎缩、压疮等。

5. 理化及生物因素损伤：物理因素主要指来源于光、热、电和放射等物理致伤性因素激所引起的组织损伤，如电击伤、激光灼伤、火焰烧伤、热液烫伤、冻伤、射线伤等。此外，化学物质与细胞或组织发生化学反应引起全身中毒反应，或通过接触造成腐蚀性软组织损伤，如强酸强碱腐蚀伤。而细菌、病毒、寄生虫等均可以其毒性代谢产物或分泌物引起组织损伤，或通过引起变态反应造成软组织损伤。

二、诊断依据

（一）病史

病史信息通常在患者入院记录的现病史、既往史、外伤史等资料中体现。详细地了解患者病史有助于明确损伤的部位、性质、程度、全身性变化及并发症等情况。如急性软组织损伤往往有明确的外伤史，此时应了解暴力的大小、着力部位作用方式、作用持续时间、伤后的经过及反应等，受伤时的体位、受伤的时间和地点等对诊断也有帮助。如直接暴力的主要特点是软组织损伤程度较重，易合并神经、血管损伤；间接暴力，如扭转、传导、肌肉牵拉等，常可造成有明显移位的骨折，移位易伤及毗邻的重要脏器或组织。如慢性劳损则有长期重复某一动作或保持某种行为习惯，或长期从事某一种职业，如电脑、刺绣、缝纫等需长期低头静坐的工作，或搬运、建筑施工等体力劳动。此外，还应了解患者有无其他相关疾病，如高血压、冠心病、糖尿病史等。

（二）临床表现

软组织损伤的症状主要是疼痛、肿胀和功能障碍等，具体临床表现因致伤外力的大小、性质、程度和受伤部位的不同而有所不同。临床上常见于踝关节扭伤、急性腰扭伤、掌指关节扭挫伤等。

1. 疼痛：急性软组织损伤疼痛较剧烈；慢性软组织损伤疼痛较缓和，多为胀痛、酸痛，或与活动牵拉有关。神经挫伤后有麻木感或电灼样放射性剧痛。肌肉、神经或血管损伤一般在受伤后立即出现持续性疼痛，而肌腱、筋膜、肋软骨等损伤产生的疼痛常在突然发作后缓解一段时间，然后疼痛又渐渐加重。

2. 肿胀:软组织损伤早期的肿胀是局限性的,肿胀而有波动感,说明内有积血或积液。陈旧性软组织损伤肿胀不明显。急性软组织损伤出血肿胀,并有局部肤色青紫。瘀血被吸收时局部肤色变黄,范围扩大。

3. 畸形:软组织损伤畸形多由肌肉、韧带断裂收缩所致。肌肉、韧带断裂后可出现收缩性隆凸,断裂缺损处有空虚凹陷畸形。如桡神经损伤时出现腕下垂畸形,前锯肌损伤可以出现翼状肩胛畸形。

4. 功能障碍:软组织损伤后的肢体大多会出现不同程度的功能障碍。如神经系统损伤可引起支配区域感觉障碍或肢体功能丧失。如主动活动障碍,被动活动正常,一般是由于神经损伤、肌腱断裂引起。如关节主动活动和被动活动都受限者,一般是因为损伤后肌肉、肌腱、关节囊粘连挛缩而引起。

5. 肌肉萎缩:常见于慢性损伤患者,由于长期不能做某种动作导致失用性萎缩。

(三) 医技检查

MRI 检查可清楚显示肌腱、血管、神经的损伤程度或病变局部,甚至局部不同结构间的关系,被广泛用于软组织损伤的诊断。应力位 X 线片主要用于检查平片所不能显示的关节松弛、关节脱位和韧带损伤。肌电图检查可以确定神经损伤的部位,评估神经肌肉损伤程度和判断预后。严重挤压伤患者尿肌红蛋白测定对判断是否有骨筋膜间室综合征起着关键作用。

医技检查是临床分析诊断软组织损伤的重要依据,影像学诊断不能代替临床诊断,因此编码员在编码时不能根据影像学诊断进行编码,可以此为依据和临床医师沟通确认。

三、常见并发症

(一) 早期并发症

软组织损伤早期并发症常见创伤性休克、感染、挤压综合征和骨筋膜间室综合征。开放性皮肤软组织损伤由于皮肤的污染和手术时期的延误,加上不合理的手术方法等,均可造成感染。挤压综合征是指肢体、臀部等肌肉丰富部位受到外力压迫、长时间自身重力挤压,而造成肌肉组织的缺血坏死,解除压迫后,出现以肢体肿胀、肌红蛋白尿为特点的急性肾衰竭等一系列综合征。对于严重挤压伤可能导致骨筋膜间室综合征,即骨、骨间膜、肌间隔和深筋膜形成的骨筋膜间室内的肌肉和神经因缺血而产生的一系列症状和体征。

(二) 晚期并发症

软组织损伤晚期并发症常见关节僵硬、关节不稳。创伤愈合后关节正常活动功能障碍称为关节僵硬,分为纤维性粘连和骨性连接两种类型。此外,关节的稳定结构因创伤或失去神经支配而引起关节正常位置发生改变,出现关节活动性疼痛、功能障碍、畸形,常发生于肩关节、膝关节、腕关节。

部分患者可发生骨化性肌炎。骨化性肌炎分为外伤性和进行性两种。进行性骨化性肌炎是先天性疾病。外伤性骨化性肌炎常发生于肌肉与骨膜或骨接近之处,外伤引起的软组织内出血、变性、坏死可能出现骨化,其特点为纤维组织、骨组织与软骨组织的增生及骨化。好发于肱前肌、股内收肌、股四头肌等处。

四、主要外科治疗

(一) 微创治疗

1. 封闭疗法:通过在某一特定部位或压痛点注射药物,使局部组织神经传导被阻滞,肌紧张松弛,疼痛可明显缓解。

2. 神经阻滞疗法:通过在脑神经、脊神经或内脏神经的节根、干、丛或末梢等处的神经内或神经附近注入局部麻醉药或以物理方法阻滞神经传导功能,阻断"疼痛—肌肉痉挛—缺血—疼痛"路径,以达到镇痛效果。

3. 小针刀疗法:小针刀疗法是将中医传统针刺和现代手术疗法结合在一起的一种闭合性手术疗法。小针刀的机械刺激通过剥离粘连、缓解痉挛、松解瘢痕,而达到疏通阻滞、柔筋通脉、促进气血运行的作用。被广泛应用于治疗滑膜炎、腱鞘炎、神经卡压综合征、慢性劳损等多种软组织损伤。

(二) 手术治疗

大多数软组织损伤通过保守治疗可获得较满意的疗效,保守治疗效果不佳者可酌情行手术治疗,临床上要严格掌握手术适应证。软组织损伤的手术主要适用于肌腱、韧带的断裂伤,神经、血管的严重损伤,以及关节软骨的损伤等,通过手术预防感染坏死,修复肌腱、韧带、神经、血管等软组织的连续性和生理形态,恢复组织结构功能。

主要手术方法:①清创术:适用于开放性浅表软组织损伤,清除污染或坏死组织。②松解术:有些软组织粘连、软组织受压需要通过手术切割、剥离才能缓解疼痛、恢复功能。③修补术:通过缝合、移植、重建等方式恢复损伤组织的连续性和组织形态完整性。

五、编码要点

(一) 软组织损伤编码基本原则

软组织损伤的临床诊断通常侧重于体现损伤部位、性质和临床表现,如左前臂玻璃切割伤、左前臂软组织挫裂伤并缺损、全身多处软组织挫伤等,而损伤因素通常需要通过阅读病历才能获取信息,有时甚至需要跟临床医师沟通才能明确。

在 ICD-10 分类中,软组织损伤编码以造成损伤的病因为第一分类轴心,包括创伤性、非创伤性、产伤三大病因。其中创伤性因素包括机械外力损伤、理化因素损伤等;非创伤性因素包括慢性劳损、病理性损伤、废用性损伤、生物因素损伤等;产伤包括产妇产伤和新生儿产伤。本节重点讲述创伤性软组织伤损伤的 ICD-10 分类。

损伤时间是软组织损伤编码的第二分类轴心,分为近期损伤和陈旧性损伤。部位和临床表现(包括损伤性质、损伤程度等)分别是软组织损伤编码的第三分类轴心和第四分类轴心。损伤因素和损伤时间决定软组织损伤编码的章节级分类,部位和临床表现决定了软组织损伤编码的类目和亚目级分类,软组织损伤编码大体 ICD-10 章节分布见表 4-7-1。

表 4-7-1 软组织损伤 ICD-10 分类章分布情况

损伤病因	损伤时间	ICD-10 分类章节名称及编码范围		对应的临床分类
创伤性	近期	第十九章	损伤、中毒和外因的某些其他后果	急性软组织损伤 慢性劳损伴急性损伤 理化因素损伤
	陈旧性	第十九章	损伤、中毒和外因的某些其他后果	急性损伤后遗症
		第十三章	肌肉骨骼系统和结缔组织疾病	某些急性损伤的慢性期
非创伤性	—	根据损伤组织分类到各系统章节中		慢性劳损不伴急性损伤 病理性损伤 废用性损伤 生物因素损伤
产伤	产妇产伤	近期	第十五章 妊娠、分娩和产褥期	—
		陈旧性	第十四章 泌尿生殖系统疾病	—
	新生儿产伤	—	第十六章 起源于围生期的某些情况	—

(二)创伤性软组织损伤编码要点

1. 近期软组织损伤:根据致伤因素分为机械外力性创伤、烧伤、腐蚀伤、冻伤等。

(1)机械外力导致的软组织损伤编码至 S00—T14:机械外力导致的软组织损伤根据身体区域、损伤类型分类到不同类目中,再根据更细的解剖部位分类到不同亚目中。单一身体区域损伤编码类目以 S 字母开头,类目的第一个数字 0—9 依次代表不同的身体解剖区域,从上到下依次为头部、颈部、胸部、腹背部和骨盆区、肩和上臂、前臂、腕和手、髋和大腿、小腿、踝和足。类目的第二个数字表示损伤类型,包括浅表损伤(皮肤和皮下组织损伤)、开放性伤口(皮肤和皮下组织损伤)、脱位/扭伤/劳损(关节软组织损伤)、神经损伤、血管损伤、肌肉和肌腱损伤、挤压伤、创伤性切断、其他和未特指损伤。亚目表示当前身体区域中进一步细化的解剖部位,比亚目更细的解剖部位则需要通过扩展编码来体现。

大部分近期软组织损伤的临床诊断会提及亚目级甚至更细的解剖部位。多个身体区域损伤编码类目以 T 字母开头,类目的第二个数字同样表示损伤类型。具体分类详见表 4-7-2。

表 4‑7‑2 创伤性软组织损伤 ICD-10 编码一览表

损伤性质	部位	类目编码及名称	备注
浅表损伤(皮肤和皮下组织损伤)	头部	S00 头部浅表损伤	包括擦伤、挫伤、浅表异物、昆虫咬伤等
	颈部	S10 颈部浅表损伤	
	胸部	S20 胸部浅表损伤	
	腹部、下背和骨盆	S30 腹部、下背和骨盆浅表损伤	
	肩和上臂	S40 肩和上臂浅表损伤	
浅表损伤(皮肤和皮下组织损伤)	前臂	S50 前臂浅表损伤	
	腕和手	S60 腕和手浅表损伤	
	髋和大腿	S70 髋和大腿浅表损伤	
	小腿	S80 小腿浅表损伤	
	踝和足	S90 踝和足浅表损伤	
	多部位	T00 累及身体多个部位的浅表损伤	
开放性伤口(皮肤和皮下组织损伤)	头部	S01 头部开放性伤口	包括动物咬伤、切割伤、撕裂伤、穿刺伤等
	颈部	S11 颈部开放性伤口	
	胸部	S21 胸部开放性伤口	
	腹部、下背和骨盆	S31 腹部、下背和骨盆开放性伤口	
	肩和上臂	S41 肩和上臂开放性伤口	
	前臂	S51 前臂开放性伤口	
	腕和手	S61 腕和手开放性伤口	
	髋和大腿	S71 髋和大腿开放性伤口	
	小腿	S81 小腿开放性伤口	
	踝和足	S91 踝和足开放性伤口	
	多部位	T01 累及身体多个部位的开放性伤口	
脱位、扭伤和劳损(关节软组织损伤)	头部	S03 头部关节和韧带脱位、扭伤和劳损	包括关节软骨、关节囊、韧带的撕脱、撕裂伤、扭伤、劳损及关节结构脱位;不包括伴有关节骨折的脱位,关节骨折伴脱位按骨折编码
	颈部	S13 在颈水平的关节和韧带脱位、扭伤和劳损	
	胸部	S23 胸部关节和韧带脱位、扭伤和劳损	
	腹部、下背和骨盆	S33 腰椎和骨盆关节和韧带脱位、扭伤和劳损	
	肩和上臂	S43 肩胛带关节和韧带脱位、扭伤和劳损	
	前臂	S53 肘关节和韧带脱位、扭伤和劳损	
	腕和手	S63 在腕和手水平的关节和韧带脱位、扭伤和劳损	
	髋和大腿	S73 髋关节和韧带脱位、扭伤和劳损	

损伤性质	部位	类目编码及名称	备注
脱位、扭伤和劳损（关节软组织损伤）	小腿	S83 膝关节和韧带脱位、扭伤和劳损	
	踝和足	S93 在踝和足水平的关节和韧带脱位、扭伤和劳损	
	多部位	T03 累及身体多个部位的脱位、扭伤和劳损	
神经损伤	头部	S04 脑神经损伤	包括神经和脊髓的创伤性切断，以及出血、麻痹等
	颈部	S14 在颈水平的神经和脊髓损伤	
	胸部	S24 在胸水平的神经和脊髓损伤	
	腹部、下背和骨盆	S34 在腹、下背和骨盆水平的神经和腰部脊髓损伤	
	肩和上臂	S44 在肩和上臂水平的神经损伤	
	前臂	S54 在前臂水平的神经损伤	
	腕和手	S64 在腕和手水平的神经损伤	
	髋和大腿	S74 在髋和大腿水平的神经损伤	
	小腿	S84 在小腿水平的神经损伤	
	踝和足	S94 在踝和足水平的神经损伤	
血管损伤	颈部	S15 在颈水平的血管损伤	包括血管撕脱、撕裂伤、切割伤；创伤性动脉瘤、动静脉瘘和破裂等
	胸部	S25 胸部血管损伤	
	腹部、下背和骨盆	S35 在腹、下背和骨盆水平的血管损伤	
	肩和上臂	S45 在肩和上臂水平的血管损伤	
	前臂	S55 在前臂水平的血管损伤	
	腕和手	S65 在腕和手水平的血管损伤	
	髋和大腿	S75 在髋和大腿水平的血管损伤	
	小腿	S85 在小腿水平的血管损伤	
	踝和足	S95 在踝和足水平的血管损伤	
肌肉和肌腱损伤	颈部	S16 在颈水平的肌肉和肌腱损伤	包括肌肉、筋膜和肌腱的撕脱、撕裂伤、破裂、切割伤等
	肩和上臂	S46 在肩和上臂水平的肌肉和肌腱损伤	
	前臂	S56 在前臂水平的肌肉和肌腱损伤	
	腕和手	S66 在腕和手水平的肌肉和肌腱损伤	
	髋和大腿	S76 在髋和大腿水平的肌肉和肌腱损伤	
	小腿	S86 在小腿水平的肌肉和肌腱损伤	
	踝和足	S96 在踝和足水平的肌肉和肌腱损伤	

续表

损伤性质	部位	类目编码及名称	备注
挤压伤	头部	S07 头部挤压伤	
	颈部	S17 颈部挤压伤	
	胸部	S28.0 胸部挤压伤	
	腹部、下背和骨盆	S38.0—S38.1 腹部、下背和骨盆的挤压伤	
	肩和上臂	S47 肩和上臂挤压伤	
挤压伤	前臂	S57 前臂挤压伤	
	腕和手	S67 腕和手挤压伤	
	髋和大腿	S77 髋和大腿挤压伤	
	小腿	S87 小腿挤压伤	
	踝和足	S97 踝和足挤压伤	
	多部位	T04 累及身体多个部位的挤压伤	
创伤性切断	头部	S08 头的部分创伤性切断	
	颈部	S18 在颈水平的创伤性切断	
	胸部	S28.1 胸的部分创伤性切断	
	腹部、下背和骨盆	S38.2—S38.3 腹部、下背和骨盆的创伤性切断	
	肩和上臂	S48 肩和上臂创伤性切断	
	前臂	S58 前臂创伤性切断	
	腕和手	S68 腕和手创伤性切断	
	髋和大腿	S78 髋和大腿创伤性切断	
	小腿	S88 小腿创伤性切断	
	踝和足	S98 踝和足创伤性切断	
	多部位	T05 累及身体多个部位的创伤性切断	
其他和未特指损伤	头部	S09 头部其他和未特指的损伤	实际工作中避免使用未特指类型或未特指部位的损伤编码
	颈部	S19 颈部其他和未特指的损伤	
	胸部	S29 胸部其他和未特指的损伤	
	腹部、下背和骨盆	S39 腹部、下背和骨盆其他和未特指的损伤	
	肩和上臂	S49 肩和上臂其他和未特指的损伤	
	前臂	S59 前臂其他和未特指的损伤	
	腕和手	S69 腕和手其他和未特指的损伤	
	髋和大腿	S79 髋和大腿其他和未特指的损伤	
	小腿	S89 小腿其他和未特指的损伤	

损伤性质	部位	类目编码及名称	备注
其他和未特指损伤	踝和足	S99 踝和足其他和未特指的损伤	
	多部位	T06 累及身体多个部位的其他损伤,不可归类在他处者	
	多部位	T07 未特指的多处损伤	
水平未特指损伤	脊柱和躯干	T09 脊柱和躯干的其他损伤,水平未特指	
	上肢	T11 上肢的其他损伤,水平未特指	
	下肢	T13 下肢的其他损伤,水平未特指	
	未特指部位	T14 身体未特指部位的损伤	

注:具体神经、血管、肌肉肌腱、半月板损伤和离断伤相关编码详见本书相应章节。

(2)烧伤和腐蚀伤编码至 T20—T31:在 ICD-10 中,以身体解剖区域为烧伤和腐蚀伤的第一分类轴心,即类目分类轴心,身体区域划分与机械外力性创伤分类基本一致;以致伤因素和损伤程度为亚目分类轴心,烧伤和腐蚀伤均区分Ⅰ、Ⅱ、Ⅲ三个程度分别编码。ICD-10 还提供 T31 和 T32 两个类目用于分类烧伤和腐蚀伤累及的体表面积,每 10 个百分点划分为一个亚目,一般情况下体表面积编码不能作为主要编码。编码要点见表 4-7-3。

表 4-7-3　烧伤和腐蚀伤 ICD-10 编码要点一览表

部位	类目编码及名称	损伤性质	损伤程度	亚目编码及名称
头和颈	T20 头和颈烧伤和腐蚀伤	烧伤	未特指程度	T20.0 头和颈未特指程度的烧伤
			Ⅰ度	T20.1 头和颈Ⅰ度烧伤
			Ⅱ度	T20.2 头和颈Ⅱ度烧伤
			Ⅲ度	T20.3 头和颈Ⅲ度烧伤
		腐蚀伤	未特指程度	T20.4 头和颈未特指程度的腐蚀伤
			Ⅰ度	T20.5 头和颈Ⅰ度腐蚀伤
			Ⅱ度	T20.6 头和颈Ⅱ度腐蚀伤
			Ⅲ度	T20.7 头和颈Ⅲ度腐蚀伤
躯干	T21 躯干烧伤和腐蚀伤	烧伤	未特指程度	T21.0 躯干未特指程度的烧伤
			Ⅰ度	T21.1 躯干Ⅰ度烧伤
			Ⅱ度	T21.2 躯干Ⅱ度烧伤
			Ⅲ度	T21.3 躯干Ⅲ度烧伤
		腐蚀伤	未特指程度	T21.4 躯干未特指程度的腐蚀伤
			Ⅰ度	T21.5 躯干Ⅰ度腐蚀伤

部位	类目编码及名称	损伤性质	损伤程度	亚目编码及名称
躯干	T21 躯干烧伤和腐蚀伤	腐蚀伤	Ⅱ度	T21.6 躯干Ⅱ度腐蚀伤
			Ⅲ度	T21.7 躯干Ⅲ度腐蚀伤
肩和上肢	T22 肩和上肢烧伤和腐蚀伤,除外腕和手	同上	同上	同上
腕和手	T23 腕和手烧伤和腐蚀伤			
髋和下肢	T24 髋和下肢烧伤和腐蚀伤,除外踝和足			
踝和足	T25 踝和足烧伤和腐蚀伤			
多个部位	T29 身体多个部位的烧伤和腐蚀伤			
未特指部位	T30 烧伤和腐蚀伤,身体部位未特指			
不区分部位	T31 根据体表累及范围分类的烧伤	烧伤	—	T31.0 累及体表 10% 以下的烧伤
				T31.1 累及体表 10%～19% 的烧伤
				T31.2 累及体表 20%～29% 的烧伤
				T31.3 累及体表 30%～39% 的烧伤
				T31.4 累及体表 40%～49% 的烧伤
				T31.5 累及体表 50%～59% 的烧伤
				T31.6 累及体表 60%～69% 的烧伤
				T31.7 累及体表 70%～79% 的烧伤
				T31.8 累及体表 80%～89% 的烧伤
				T31.9 累及体表 90% 及以上的烧伤
	T32 根据体表累及范围分类的腐蚀伤	腐蚀伤	—	亚目面积划分同烧伤

（3）冻伤编码至 T33—T35:冻伤的分类首先应区分损伤的程度,分为浅表性冻伤和伴有组织坏死的冻伤;再根据身体区域分别编码到不同亚目中,身体区域划分与机械外

力性创伤分类基本一致。编码要点见表 4 - 7 - 4。

表 4 - 7 - 4　冻伤 ICD-10 编码要点一览表

损伤程度	类目编码及名称	部　位	亚目编码及名称
浅表损伤	T33 浅表冻伤	头部	T33.0 头部浅表冻伤
		颈部	T33.1 颈部浅表冻伤
		胸部	T33.2 胸部浅表冻伤
		腹壁、下背和骨盆	T33.3 腹壁、下背和骨盆浅表冻伤
		臂	T33.4 臂浅表冻伤
		腕和手	T33.5 腕和手浅表冻伤
		髋和大腿	T33.6 髋和大腿浅表冻伤
		膝和小腿	T33.7 膝和小腿浅表冻伤
		踝和足	T33.8 踝和足浅表冻伤
		其他和未特指	T33.9 其他和未特指部位的浅表冻伤
伴组织坏死	T34 冻伤伴有组织坏死	头部	T34.0 头部冻伤伴有组织坏死
		颈部	T34.1 颈部冻伤伴有组织坏死
		胸部	T34.2 胸部冻伤伴有组织坏死
		腹壁、下背和骨盆	T34.3 腹壁、下背和骨盆冻伤伴有组织坏死
		臂	T34.4 臂冻伤伴有组织坏死
		腕和手	T34.5 腕和手冻伤伴有组织坏死
		髋和大腿	T34.6 髋和大腿冻伤伴有组织坏死
		膝和小腿	T34.7 膝和小腿冻伤伴有组织坏死
		踝和足	T34.8 踝和足冻伤伴有组织坏死
		其他和未特指	T34.9 其他和未特指部位的冻伤伴有组织坏死
	T35 累及身体多个部位的冻伤和未特指的冻伤	多部位	T35.0 累及身体多个部位的浅表冻伤
		多部位	T35.1 累及身体多个部位的冻伤伴有组织坏死
		头和颈部	T35.2 头和颈部未特指的冻伤
		胸部、腹部、下背和骨盆	T35.3 胸部、腹部、下背和骨盆未特指的冻伤
		上肢	T35.4 上肢未特指的冻伤
		下肢	T35.5 下肢未特指的冻伤
		多部位	T35.6 累及身体多个部位未特指的冻伤
		未特指部位	T35.7 未特指部位未特指的冻伤

2. 陈旧性软组织损伤：在临床上，陈旧性损伤的诊断并没有严格的时间界限，并不是所有损伤时间超过 2 周的软组织损伤都会被诊断为陈旧性损伤。临床常见的陈旧性软组织损伤主要是陈旧性关节软组织损伤，如陈旧性膝关节交叉韧带损伤、陈旧性半月板撕裂、陈旧性关节脱位等。

在 ICD-10 分类中，通常使用后遗症相关类目或亚目编码表示这类损伤：①临床诊断特指为后遗症或晚期效应或陈旧性或静止性或非活动性的疾病，如带状疱疹后遗症；②某些疾病或情况在发病一年以上的仍残留表现，如踝关节扭伤后关节僵硬。

实际上，临床所指的陈旧性软组织损伤包括急性损伤的慢性期和后遗症期两个不同时期的情况，编码时应区别对待，根据诊疗情况和索引进行编码，不能将所有的陈旧性损伤都分类于 T90—T98。

当临床诊断陈旧性软组织损伤时，如住院目的仍为治疗软组织损伤本身，且损伤时间不超过 1 年时，应分类于索引特指为陈旧性损伤的编码，如陈旧性踝关节韧带断裂 M24.2，如索引中无特指，则分类于急性损伤的编码。如软组织损伤本身已经不存在，本次住院目的是治疗损伤后遗症，则以后遗症的具体临床表现为主要编码，后遗症编码作为附加编码填报，如 M25.6 膝关节僵硬，T93.3 下肢扭伤后遗症。

（三）非创伤性软组织损伤编码要点

非创伤性软组织损伤包括慢性劳损、感染、临近组织结构炎症、退行性病变等因素造成的损伤。本节主要阐述慢性劳损造成的软组织损伤的分类。

慢性劳损引起的软组织损伤多因是反复、长期地作用于人体某一部位较小的外力作用所致，如长期弯腰工作而致的腰肌劳损，反复伸腕用力而致的网球肘等疾病。慢性劳损引起的软组织损伤根据损伤部位、损伤组织和疾病性质分类到 ICD-10 的各系统章节的相关类目和亚目中，其中分类到第十三章和第六章的疾病最为常见，如腰肌劳损分类于 M54.5，其他肌肉劳损分类于 M62.6，劳损引起的滑囊炎分类于 M70，腕管综合征分类于 G56.0，网球肘分类于 G56.2 等。

（四）产伤造成的软组织损伤

分娩过程中由于产道、产力和胎儿多方面因素相互作用或助产器械的使用，会造成产妇软产道裂伤和胎儿或新生儿的损伤，损伤的主体不同，编码不同。

1. 产妇的产科损伤：产妇的产科损伤分类首先需要区分近期产科损伤和陈旧性产科损伤。近期产科损伤分类于第十五章，陈旧性产科损伤分类于第十四章。会阴裂伤是最常见的产科损伤，在 ICD-10 分类中，会阴裂伤的分类需要区分损伤程度，其他部位的产科损伤不区分程度。编码要点见表 4-7-5。

表 4-7-5　产妇的产伤性软组织损伤 ICD-10 编码一览表

部　　位	损伤时期	类目编码及名称	损伤性质及程度	备　　注
外阴和会阴	近期损伤	O70.0 分娩时Ⅰ度会阴裂伤	Ⅰ度裂伤	产科损伤需要区分近期产科损伤和陈旧性产科损伤。此外,会阴裂伤的程度是亚目分类轴心,区分 4 个不同程度的裂伤;其他部位的产科损伤不区分程度
		O70.1 分娩时Ⅱ度会阴裂伤	Ⅱ度裂伤	
		O70.2 分娩时Ⅲ度会阴裂伤	Ⅲ度裂伤	
		O70.3 分娩时Ⅳ度会阴裂伤	Ⅳ度裂伤	
	陈旧性损伤	O71.4 产科高位阴道裂伤	裂伤	
		N81.8 其他的女性生殖器脱垂(N81.801 陈旧性会阴裂伤)		
		N90.8 外阴和会阴其他特指的非炎性疾病(N90.803 外阴陈旧性裂伤)		
骨盆关节和韧带	近期损伤	O71.6 伤及骨盆关节和韧带的产科损害	不区分类型	
盆腔软组织		O71.7 盆腔的产科血肿	血肿	
	陈旧性损伤	N81.8 其他的女性生殖器脱垂(N81.800x005 盆底肌肉陈旧性裂伤)	裂伤	

2. 新生儿的产伤:新生儿产伤根据损伤的组织部位和临床表现分类于第十六章,其中损伤的组织部位是类目分类轴心,临床表现(损伤性质)为亚目的分类轴心。新生儿的创伤性软组织损伤则根据损伤部位和损伤性质分类于第十九章。编码要点见表4-7-6。

表 4-7-6　新生儿的产伤性软组织损伤 ICD-10 编码一览表

组织部位	类目编码及名称	备　　注
头皮	P12.0 产伤引起的头颅血肿	新生儿产伤性软组织损伤区分损伤性质和损伤部位,不区分损伤程度
	P12.1 产伤引起的热带毛孢子菌病	
	P12.2 产伤引起的颅骨腱膜下出血	
	P12.3 产伤引起的头皮挫伤	
	P12.4 新生儿头皮监测性损伤	
	P12.8 其他的头皮产伤	
	P12.9 未特指的头皮产伤	
周围神经	P14.0 产伤引起的埃尔布麻痹	
	P14.1 产伤引起的克隆普克麻痹	
	P14.2 产伤引起的膈神经麻痹	
	P14.3 其他臂丛神经的产伤	
	P14.8 周围神经系统其他部位的产伤	
	P14.9 未特指的周围神经系统的产伤	

续表

组织部位	类目编码及名称	备　注
其他	P15.0 肝的产伤	
	P15.1 脾的产伤	
	P15.2 产伤引起的胸骨乳突肌损伤	
	P15.3 眼的产伤	
	P15.4 面部产伤	
	P15.5 外生殖器产伤	
	P15.6 产伤引起的皮下脂肪坏死	
	P15.8 其他特指的产伤	
	P15.9 未特指的产伤	

六、常见临床诊断与疾病编码易错点与难点

（一）开放性软组织损伤

1. 易错点及解析

收治住院的软组织损伤病例多伴随骨折或内脏损伤,临床通常诊断为"(某部位)软组织挫裂伤+(某部位)骨折""(某部位)皮肤裂伤+(某器官)损伤"等。开放性软组织损伤也较为常见,临床通常诊断为"(某部位)软组织挫裂伤""(某部位)刀割伤""(某部位)皮肤裂伤+肌腱断裂"等。

不同情况的开放性软组织损伤编码原则不同。开放性伤口伴有同部位骨折或同部位内脏损伤时,通过共用第四位数细目标明损伤是否与外界相通,"0"表示闭合性损伤,"1"表示开放性损伤。开放性伤口省略编码。开放性伤口伴其他软组织损伤时,根据多编码原则,需同时编码软组织损伤和开放性伤口。

2. 典型案例

患者,男,36 岁。因交通意外伤致右足疼痛、出血,伴脚趾活动受限 2 小时急诊入院。急查 X 线右足正斜位片示:右足背软组织损伤,右足软组织内斑点状高密度影,异物存留? 入院后完善相关检查,行急诊手术。术中探查见右足约 5 cm×6 cm 创口,拇长伸肌腱断裂伴断端外露,创面异物残留。行右足清创术、肌腱断裂缝合术。术后予消肿镇痛、定期换药,好转出院。

临床诊断:(右侧)足软组织裂伤

(右侧)拇长伸肌腱断裂

手术名称:(右侧)足外伤清创术

肌腱断裂缝合术

编码要点:患者系右足皮肤裂伤伴拇长伸肌腱断裂,原主要诊断和主要手术编码分别为 S91.303 足裂伤、86.2200x011 皮肤和皮下坏死组织切除清创术。按照主要诊断选

择原则选择最严重损伤和（或）主要治疗的情况为主要诊断，主要诊断编码调整为 S96.101 足拇长伸肌腱断裂。主要手术编码为 83.6400x015 拇长伸肌腱缝合术，清创术被认为是肌腱缝合的前驱步骤，可省略编码。本例质控前后的编码及 CHS-DRG 2.0 入组与 DIP 2.0 病种情况见表 4-7-7。

表 4-7-7　足拇长伸肌腱断裂质控前后 CHS-DRG 2.0 入组/DIP 2.0 病种

项　目	质控前	质控后
主要诊断编码	S91.303 足裂伤	S96.101 足拇长伸肌腱断裂
其他诊断编码	S96.101 足拇长伸肌腱断裂	S91.303 足裂伤
主要手术操作编码	86.2200x011 皮肤和皮下坏死组织切除清创术	83.6400x015 拇长伸肌腱缝合术
其他手术操作编码	83.6400x015 拇长伸肌腱缝合术	
DRG 组	IQY	IH15 肌肉、肌腱手术，不伴合并症或并发症
DIP 病种	S91.3 足的其他部位的开放性伤口：86.2200x011 皮肤和皮下坏死组织切除清创术	S96.1 在踝和足水平趾长伸肌和肌腱损伤：83.6400x015 拇长伸肌腱缝合术

(二) 撕脱伤

1. 易错点及解析

撕脱伤通常指在外力作用下使皮肤和皮下组织、软组织或骨骼从身体大片剥离的损伤。常见于四肢和头皮，通常伴有肌肉、肌腱、神经及血管的损伤。撕脱伤是开放性损伤的一个特殊类型，编码时需要根据具体损伤的部位和损伤类型进行编码。

2. 典型案例

患者，女，34 岁。因机器绞伤致左手疼痛、出血 4 小时急诊收入院。入院后完善相关检查，行左手外伤清创，血管、神经、肌腱探查修复，石膏固定术。术中探查见左手中指背侧掌指关节处弧形约 5 cm 创口，指骨外露，左中指伸肌腱完全断裂断端外露，少许回缩，左中、环指指神经断裂，撕脱，活动性出血；掌侧拇指、示指、中指、环指掌指关节水平不规则伤口长约 8 cm，局部皮瓣撕脱，中指屈肌腱部分断裂断端外露，桡掌侧指固有动脉、神经断裂，伴活动性出血。行急诊手术。术后好转出院，嘱定期行肢体功能训练，物理治疗等治疗。

临床诊断：(左手)撕脱伤

(左侧)中指屈/伸肌腱断裂

(左侧)中/环指指神经手外伤清创

(左侧)手指肌腱/指神经/指动脉缝合修复术

石膏固定术

编码要点：患者为典型的手部多发性损伤，临床以撕脱伤为主要诊断。案例中无法判断神经、血管、肌腱三者的损伤孰轻孰重，因此选择 S69.700 腕和手多处损伤为主要诊断编码,具体损伤类型作为其他诊断逐一编码。主要手术为 04.3x13 指神经缝合术,除清创术省略编码外,其他手术逐一编码。本例质控前后的编码及 CHS-DRG 2.0 入组与 DIP 2.0 病种情况见表 4-7-8。

表 4-7-8　腕和手多处损伤质控前后 CHS-DRG 2.0 入组/DIP 2.0 病种

项　目	质控前	质控后
主要诊断编码	S69.700 腕和手多处损伤	S69.700 腕和手多处损伤
其他诊断编码	S61.902 手套撕脱伤 S66.100x009 手部指屈肌腱损伤 S66.300x009 手部指伸肌腱损伤 S64.400x001 指神经损伤 S65.501 创伤性指动脉破裂	S61.902 手套撕脱伤 S66.100x009 手部指屈肌腱损伤 S66.300x009 手部指伸肌腱损伤 S64.400x001 指神经损伤 S65.501 创伤性指动脉破裂
主要手术操作编码	86.2200x011 皮肤和皮下坏死组织切除清创术	04.3x13 指神经缝合术
其他手术操作编码	82.4400x002 屈指肌腱缝合术 82.4500x013 伸指肌腱缝合术 39.3100x018 指动脉缝合术 04.3x13 指神经缝合术	39.3100x018 指动脉缝合术 82.4400x002 屈指肌腱缝合术 82.4500x013 伸指肌腱缝合术
DRG 组	IQY	IG19 周围神经手术
DIP 病种	无核心病种,纳入综合病种	无核心病种,纳入综合病种

(三)肩袖损伤

1. 易错点及解析

肩袖是一个复合的结构,由冈上肌、冈下肌、肩胛下肌及小圆肌共同组成,各肌腱和前后关节囊贴合紧密。肩袖损伤时往往是其组成结构中的某一或某些肌肉的损伤,并非全部组成结构同时损伤。临床上根据致病因素,将肩袖损伤分为创伤性损伤和非创伤性肩袖损伤。创伤性肩袖损伤多是由于跌倒时手外展着地,或者手持重物,肩关节突然外展上举或扭伤而引起,外力越大,肩袖断裂越严重,多见于青少年。非创伤性肩袖损伤又可以分为由于供血不足引起的肩袖组织退行性变和肩部撞击引起的慢性损伤,多见于中年人。

但病案首页中医师书写的临床诊断名称通常不体现肩袖损伤的原因,多直接诊断"肩袖损伤",或者将肩袖损伤拆分诊断,如冈上肌肌腱损伤、肩胛下肌肌腱损伤等,出现诊断不规范的情况,由于编码员临床专业知识有限,或者临床病历书写不规范,编码员无法从病案中获取有用的疾病分类依据。国内大多数医院编码员配备不足,编码员为按时完成编码任务,无法做到逐一阅读病案查找分类依据,多数情况下只能按临床诊断给予编码,如将肩袖损伤编码至创伤性的肩袖损伤(S46.0)。AI 病案编码系统的应用可以在一定程度上减少此类错误。

在 ICD-10 中,根据损伤原因和损伤时间对肩袖损伤进行分类,非创伤性肩袖损伤分类于 M75.1 旋转袖综合征;创伤性肩袖损伤分类于 S46.0 肩回旋套肌腱损伤;急性损伤后一年或更长时间的陈旧性肩袖损伤分类于 T92.5 上肢肌肉和肌腱损伤后遗症。由于临床诊断和分类诊断存在一定的差异,临床医师应在病历中体现对肩袖损伤的病因、损伤时间等诊疗过程的分析。编码员需要仔细查阅入院记录的现病史、既往史、专科检查、手术记录等以明确具体的损伤,获取分类依据再给予正确的编码,不能直接根据医师诊断进行编码。

在医保版 2.0 编码库中,有关肩袖损伤的扩展编码共有 16 条,具体详见表 4-7-9。肩袖又称旋转袖、肌腱袖,是由冈上肌、冈下肌、小圆肌和肩胛下肌四块肌肉组成的一个袖套样结构。旋转袖综合征检索 ICD-10 第三卷,主导词:撕裂,撕裂伤—回旋套(完全)(不完全)(非创伤性)M75.1—创伤性(肌腱)S46.0。核对 ICD-10 第一卷,旋转袖或冈上肌撕裂或破裂(完全性)(不完全性),未特指为创伤性;冈上肌综合征。表明组成肩袖的单个肌肉和肌腱的慢性损伤也包含在 M75.1 中。

同理,S46.0 肩回旋套肌腱损伤,也就是创伤性肩袖损伤,同样包括了单个肌肉或肌腱损伤,但在 S46 扩展编码中,把创伤性的肩袖单个肌肉或肌腱的损伤扩展到了 S46.8,这与该编码的分类轴心不相符。编码要点见表 4-7-9。

表 4-7-9 肩袖损伤的扩展 ICD-10 编码要点一览表

类 型	ICD 编码	诊断名称
慢性损伤	M75.100	旋转袖综合征
	M75.101	非创伤性冈上肌撕裂
	M75.102	冈上肌综合征
	M75.103	肩袖自发性破裂
急性创伤性损伤	S43.400x003	肩袖关节囊扭伤
	S46.000	肩回旋套肌肉和肌腱损伤
	S46.000x001	肩袖肌腱损伤
	S46.002	肩袖损伤
	S46.800x002	冈上肌肌肉损伤
	S46.800x003	冈上肌肌腱损伤
	S46.800x004	冈下肌肌肉损伤
	S46.800x005	冈下肌肌腱损伤
	S46.800x006	肩胛下肌肌肉损伤
	S46.800x007	肩胛下肌肌腱损伤
	S46.801	创伤性冈上肌断裂
后遗症	T92.500x016	肩袖损伤后遗症

2. 典型案例

患者,男,48 岁。因撞伤致左侧肩部剧烈疼痛,手不能抬起,局部皮肤肿胀 1 周入院,MRI 检查示:左侧肩胛下肌肌腱部分撕裂可能性大;左侧肩关节冈上肌肌腱损伤(变性为主）。入院后予完善相关检查,行左侧肩关节镜下肩袖损伤缝合修复术,术后予对症支持等治疗好转出院。

临床诊断:(左侧)肩胛下肌肌腱撕裂伤

（左侧）冈上肌肌腱损伤

手术名称: 肩关节镜下肩袖损伤缝合修复术

编码要点: 患者有明显的外伤史,损伤时间为1周,属于急性损伤。编码员根据临床诊断选择主要编码为S46.800x007肩胛下肌肌腱损伤,其他诊断编码为S46.800x003冈上肌肌腱损伤。病案质控中,通过阅读病案,并与临床医师的沟通了解到患者为长期进行体力劳动的农民工,冈上肌肌腱损伤主要由于慢性劳损导致的肌腱变性损伤,此次撞击主要造成肩胛下肌肌腱撕裂伤。肩胛下肌和冈上肌均为肩袖的组成结构之一,根据损伤原因实际主诊编码应为S46.000x001肩袖肌腱损伤,其他诊断编码为M75.101非创伤性冈上肌撕裂,主要手术操作编码为83.6300回旋肌环带修补术。

由于主诊断与主手术不在同一MDC组里,导致该病例进入QY病组。国家医保2.0编码库中将肩关节镜下肩袖修补术扩展到81.83肩关节的其他修补术中,将手术编码调整为81.8300x008肩关节镜下肩袖修补术可以正常入组。本例质控前后的编码及CHS-DRG 2.0入组与DIP 2.0病种情况见表4-7-10。

表4-7-10 肩袖肌腱损伤质控前后ICD编码与CHS-DRG 2.0入组/DIP 2.0病种

项 目	质控前	质控后	质控后调整
主要诊断编码	S46.800x007肩胛下肌肌腱损伤	S46.000x001肩袖肌腱损伤	S46.000x001肩袖肌腱损伤
其他诊断编码	S46.800x003冈上肌肌腱损伤	S46.800x003冈上肌肌腱损伤	M75.101非创伤性冈上肌撕裂
主要手术操作编码	83.6300回旋肌环带修补术	83.6300回旋肌环带修补术	81.8300x008肩关节镜下肩袖修补术
其他手术操作编码	80.2100关节镜肩关节检查	80.2100关节镜肩关节检查	—
DRG组	IQY	IQY	IC39除置换/翻修外的髋、肩、膝、肘、踝和足部关节的修复、重建手术
DIP病种	—	S46.0肩回旋套肌肉和肌腱损伤: [手术综合组]83.6300回旋肌环带修补术	S46.0肩回旋套肌肉和肌腱损伤: [主要手术]81.8300x008肩关节镜下肩袖修补术: [相关手术]80.7101关节镜肩关节滑膜切除术83.8800x014肩关节镜下肱二头肌肌腱长头固定术

(四）关节扭伤和劳损

1. 易错点及解析

扭伤是引起关节脱位、骨折、关节软组织破裂/挫伤等损伤的外力因素,扭伤导致的软组织损伤患者入院前均有明显的外伤史,属于急性软组织损伤。临床通常根据损伤组织的损伤程度进行具体诊断,如踝关节骨折、踝内侧副韧带损伤、踝距腓前韧带断裂等,也有部分医师习惯笼统诊断为踝关节扭伤、寰枢关节扭伤、腰扭伤等。容易被笼统分类到关节扭伤编码,实际应按具体损伤组织的损伤情况进行编码。

劳损引起的软组织损伤属于慢性软组织损伤,由不足以致伤的微弱机械性刺激长期反复累积性作用于身体某一部位导致该部位的软组织损伤,临床诊断为劳损的患者入院前通常没有明显外伤史,如肩关节劳损、颈部肌肉劳损、腰肌劳损等。当临床诊断某关节劳损时,则容易被当成急性损伤分类到 S 开头的编码。

在 ICD-10 分类中,根据损伤性质和损伤部位,扭伤被分类于第十九章相应类目中,如按部位分为 S83.6 膝关节扭伤、S93.4 踝关节扭伤;按损伤组织分为关节软骨损伤、关节囊损伤、关节韧带损伤,如 S83.2 膝关节半月板损伤、S83.4 膝关节副韧带损伤、S83.5 膝关节十字韧带损伤、S83.6 膝关节囊损伤。

关于劳损的编码,入院前有明显外伤作为诱因的慢性劳损软组织损伤,与扭伤分类于相同亚目。入院前无明显外伤史的慢性劳损软组织损伤,根据疾病性质、损伤组织及部位被分类于第十三章,如腰肌劳损被分类到 M54.5 下背痛,学生肘被分类到 M70.2 鹰嘴囊炎,劳损导致的肌腱自发性破裂被分类到 M66 滑膜和肌腱的自发性破裂。有外伤史的关节扭伤和劳损的后遗症被分类于 T91—94。

在医保版 2.0 编码库中,带"扭伤""劳损"关键字的扩展编码见表 4-7-11。如过于依赖字典库进行编码,很容易导致编码错误。

表 4-7-11　关节扭伤和劳损 ICD-10 医保版 2.0 扩展编码一览表

类　　型	ICD 编码	诊断名称
慢性肌肉劳损	M54.505	腰肌劳损
	M62.600	肌肉劳损
	M62.601	上臂肌肉劳损
	M62.602	前臂肌肉劳损
	M62.603	大腿肌肉劳损
	M62.604	小腿肌肉劳损
	M62.605	头颈部肌肉劳损
	M70.901	体位性劳损
急性关节扭伤和劳损	S13.400	颈椎扭伤和劳损
	S13.400x003	颈部前纵韧带扭伤

类　型	ICD 编码	诊断名称
急性关节扭伤和劳损	S13.400x005	寰枕关节扭伤
	S33.501	腰部扭伤
	S43.400x001	肩关节扭伤
	S43.400x003	肩袖关节囊扭伤
	S43.401	肩关节劳损
	S53.400	肘关节扭伤和劳损
	S73.100	髋扭伤和劳损
	S73.100x021	髋关节囊韧带扭伤
	S73.101	髋扭伤
	S83.200x005	膝内侧半月板撕裂
	S83.200x006	膝外侧半月板撕裂
	S83.201	膝内侧半月板损伤
	S83.202	膝外侧半月板损伤
	S83.500x002	膝关节十字韧带扭伤
	S83.500x011	膝关节前十字韧带扭伤
	S83.500x021	膝关节后十字韧带扭伤
	S83.501	膝关节十字韧带劳损
	S83.601	膝关节扭伤
	S93.400x004	踝内侧副韧带扭伤
	S93.401	踝关节扭伤

2. 典型案例

患者,男,45 岁。因不明原因肩关节疼痛、活动受限 1 个月入院。入院后完善相关检查,患者无手术指征,住院主要予作业疗法、耐力训练、手指点穴、中频电治疗等康复训练治疗,病情好转出院。

临床诊断:左肩关节劳损

手术操作:作业疗法

编码要点:编码员根据临床诊断将主要诊断编码为 S43.401 肩关节劳损。患者无明显的外伤史,损伤时间为 1 个月,属于无创伤诱因的慢性肩关节劳损,对于劳损的组织及具体损伤情况未能在病历中获取,因此只能按关节疼痛编码至 M25.501 肩关节痛。本例质控前后的编码及 CHS-DRG 2.0 入组与 DIP 2.0 病种情况见表 4-7-12。

表 4-7-12 肩关节痛质控前后 ICD 编码与 CHS-DRG 2.0 入组/DIP 2.0 病种

项 目	质控前	质控后
主要诊断编码	S43.401 肩关节劳损	M25.501 肩关节痛
其他诊断编码	—	—
主要手术操作编码	93.8301 作业疗法	93.8301 作业疗法
其他手术操作编码	93.3904 场效应治疗	93.3904 场效应治疗
DRG 组	IS29 除前臂、腕、手足外的损伤	IU15 骨病及其他关节病,不伴合并症或并发症
DIP 病种	S43.4 肩关节扭伤和劳损:[治疗性操作综合组] 93.8301 作业疗法	M25.5 关节痛:[治疗性操作综合组] 93.8301 作业疗法

(五)陈旧性膝关节韧带损伤

1. 易错点及解析

临床上,慢性软组织损伤可根据病因分为由急性损伤转化形成的损伤(损伤 2 周以上仍未愈者)和慢性劳损。慢性劳损见"关节扭伤和劳损",此处不再赘述。由急性软组织转化而成的慢性软组织损伤的临床诊断通常由"陈旧性＋部位＋组织＋损伤性质"组成,超过 2 周和超过 1 年的损伤临床诊断相同,如陈旧性膝关节韧带扭伤、陈旧性跟腱断裂等。

当急性软组织损伤时间超过 2 周以上仍未愈者,临床通常诊断为陈旧性软组织损伤,如陈旧性膝关节前交叉十字韧带断裂;当编码员专业知识不扎实又过于依赖字典库进行编码时,往往容易混淆使用 M23 和 T90—T98 相关编码。

在 ICD-10 分类中,急性膝关节韧带损伤根据部位按近期损伤分类于 S83.4—S83.7,慢性膝关节韧带损伤分类于 M23.5—M23.8,超过 1 年的膝关节韧带损伤后遗症分类于 T93.3 下肢脱位、扭伤和劳损后遗症。一般情况下,后遗症相关的编码不作为主要诊断编码,主要诊断应选择患者就医的主要情况。编码员应仔细阅读病案,了解患者的现病史和既往史以及住院就诊目的选择正确编码。

2. 典型案例

患者,男,21 岁。因打篮球时摔伤致右膝关节疼痛 1 月余入院。MRI 检查示:右侧膝关节前交叉韧带断裂、膝多发骨挫伤、右侧膝关节积液伴周围软组织肿胀。入院后经完善相关检查,排除手术禁忌证,行手术治疗。术中探查见右侧前交叉韧带自股骨附着处断裂,外侧半月板后角纵行撕裂,内侧半月板和后交叉韧带正常,予行右侧膝关节镜下自体肌腱移植前交叉韧带重建术、外侧半月板缝合修复术,术程顺利。术后予患肢适当锻炼、预防感染、消肿镇痛等对症支持治疗,患者好转出院。

临床诊断:(右侧)膝关节陈旧性前交叉韧带损伤

　　　　　　(右侧)膝外侧半月板损伤

手术名称:膝关节镜下(右侧)前交叉韧带重建术

　　　　　　(右侧)外侧半月板缝合修复术

编码要点：本例膝关节损伤系由于1个月前运动导致的,临床诊断为膝关节陈旧性前交叉韧带损伤和陈旧性外侧半月板损伤,可按慢性损伤编码为 M23.201 陈旧性前十字韧带损伤和 M23.210 陈旧性膝外侧半月板损伤,手术编码为 81.4504 关节镜膝关节前交叉韧带重建术、81.4700x013 膝关节镜下半月板缝合术及 83.4100x001 肌腱切取术。核对编码,M23.2 陈旧性撕裂或损伤引起的半月板紊乱,编码为 M23.201 陈旧性前十字韧带损伤错误。通过阅读病历,前交叉韧带为断裂伤,转换主导词查"破裂—韧带——膝———陈旧性(慢性)M23.5",所以,膝关节陈旧性前交叉韧带损伤应编码于 M23.501 陈旧性膝韧带破裂。本例虽然规范编码未改变入组结果,但统一规范使用编码,才能保证数据质量,促使入组结果和实际诊疗逐步向合理化、同质化发展。本例质控前后的编码及 CHS-DRG 2.0 入组与 DIP 2.0 病种情况见表4-7-13。

表4-7-13　陈旧性膝韧带破裂质控前后 ICD 编码与 CHS-DRG 2.0 入组/DIP 2.0 病种

项　目	质控前	质控后
主要诊断编码	M23.201 陈旧性前十字韧带损伤	M23.501 陈旧性膝韧带破裂
其他诊断编码	M23.210 陈旧性膝外侧半月板损伤	M23.210 陈旧性膝外侧半月板损伤
主要手术操作编码	81.4504 关节镜膝关节前交叉韧带重建术	81.4504 关节镜膝关节前交叉韧带重建术
其他手术操作编码	81.4700x013 膝关节镜下半月板缝合术 83.4100x001 肌腱切取术	81.4700x013 膝关节镜下半月板缝合术 83.4100x001 肌腱切取术
DRG 组	IC39 除置换/翻修外的髋、肩、膝、肘、踝和足部关节的修复、重建手术	IC39 除置换/翻修外的髋、肩、膝、肘、踝和足部关节的修复、重建手术
DIP 病种	M23.2 陈旧性撕裂或损伤引起的半月板紊乱:〔手术综合组〕81.4504 关节镜膝关节前交叉韧带重建术	无核心病种,纳入综合病种

七、CHS-DRG 2.0 主要分组

(一) CHS-DRG 2.0 主要分组

表4-7-14　CHS-DRG 2.0 软组织损伤主要分组

类型	ADRG 代码	DRG 组代码	DRG 组名称
内科组	IU1	IU13	骨病及其他关节病,伴合并症或并发症
		IU15	骨病及其他关节病,不伴合并症或并发症
内科组	IU2	IU29	颈腰背疾病
	IZ2	IZ23	骨骼、肌肉、肌腱、结缔组织的其他疾病,伴合并症或并发症
		IZ25	骨骼、肌肉、肌腱、结缔组织的其他疾病,不伴合并症或并发症

类型	ADRG 代码	DRG 组代码	DRG 组名称
外科组	IC3	IC39	除置换/翻修外的髋、肩、膝、肘、踝和足部关节的修复、重建手术
	IC4	IC49	除置换/翻修外的髋、肩、膝、肘、踝和足部关节其他手术
	IH1	IH13	肌肉、肌腱手术,伴合并症或并发症
		IH15	肌肉、肌腱手术,不伴合并症或并发症
	IJ1	IJ13	骨骼肌肉系统的其他手术,伴合并症或并发症
		IJ15	骨骼肌肉系统的其他手术,不伴合并症或并发症

如果发生多部位神经、血管急性损伤或挤压伤,将会被分入 MDCZ 多发严重创伤。这里的多部位按头颈部创伤、胸部创伤、腹部创伤、泌尿系统创伤、生殖系统创伤、躯干/脊柱创伤、上肢创伤、下肢创伤、骨盆创伤 9 个解剖区域划分,涉及 2 个或以上区域的损伤。当急性损伤未跨越上述 2 个或以上解剖区域,而又被分类到相应类目的.7/.8/.9 较为笼统的扩展编码时,则会被分入 MDCV 创伤、中毒及药物毒性反应。实际工作中,因急性软组织损伤分入 MDCV 和 MDCZ 的情况较少。

(二) 常见并发症 CC 表

DRG 的并发症表是以历史数据为基础,通过统计学方法测算出病例其他诊断对医疗费用的影响,选出导致医疗费用增长超过 20% 的情况形成 CC/MCC 表。CC 和 MCC 的划分也符合临床诊疗实际,临床上认定为严重并发症的情况被分入 MCC 组,如休克、心力衰竭、呼吸衰竭、脓毒血症,其他身体解剖区域严重的内部器官损伤、严重的创伤性切断、严重的挤压伤等;其他相对较轻的并发症合并症则被分入 CC 组,如其他部位的骨折、损伤后软组织感染、电解质代谢紊乱、伴有并发症的糖尿病等。也有部分临床较为重视的并发症未被列入 CC 表,如创伤性骨筋膜室综合征(T79.601),而非创伤性的骨筋膜室综合征(M62.200x001)则在 CC 表中,这可能与历史数据的诊断和编码质量有关。在 CHS-DRG 2.0 中软组织损伤的常见并发症见表 4-7-15。

表 4-7-15 软组织损伤常见并发症表

疾病名称	疾病编码	CC 标识
失血性休克	R57.101	MCC
创伤性休克	T79.400	MCC
挤压综合征	T79.501	MCC
坏死性筋膜炎	M72.600	MCC
创伤后伤口感染	T79.300x001	CC
创伤性骨筋膜室综合征	T79.601	—
骨筋膜室综合征	M62.200x001	CC

疾病名称	疾病编码	CC 标识
电解质代谢紊乱	E87.801	CC
低钾血症	E87.600	CC
手术后切口感染	T81.406	CC
下肢静脉肌间血栓形成	I80.300x006	CC
关节僵硬(四肢)	M25.6	—
关节积血(四肢)	M25.0	—
创伤性关节积血(四肢)	S43.400x002 S53.400x002 S63.500x003 S73.100x002 S83.600x003 S93.400x003	CC

八、DIP 2.0 主要核心病种

表 4 - 7 - 16　DIP 2.0 软组织损伤主要核心病种

主要诊断 编码	主要诊断名称 (无操作)	主要手术 操作编码	主要手术 操作名称	相关手术 操作编码	相关手术 操作名称
S83.5	累及膝关节(前)(后)十字韧带的扭伤和劳损	81.4504	关节镜膝关节前交叉韧带重建术	80.2600	关节镜膝关节检查
S83.5	累及膝关节(前)(后)十字韧带的扭伤和劳损	81.4504	关节镜膝关节前交叉韧带重建术	80.2600＋80.7601＋81.47 00x013	关节镜膝关节检查＋关节镜膝关节滑膜切除术＋膝关节镜下半月板缝合术
S83.5	累及膝关节(前)(后)十字韧带的扭伤和劳损	81.4504	关节镜膝关节前交叉韧带重建术	80.2600＋81.4700x013	关节镜膝关节检查＋膝关节镜下半月板缝合术
S83.5	累及膝关节(前)(后)十字韧带的扭伤和劳损	81.4504	关节镜膝关节前交叉韧带重建术	80.7601＋81.4700x005	关节镜膝关节滑膜切除术＋膝关节镜下半月板成形术
S61.0	手指开放性伤口不伴有指甲损害	82.3601	手部肌肉清创术		

269

续表

主要诊断编码	主要诊断名称（无操作）	主要手术操作编码	主要手术操作名称	相关手术操作编码	相关手术操作名称
S61.0	手指开放性伤口不伴有指甲损害	86.2200x011	皮肤和皮下坏死组织切除清创术		
S61.0	手指开放性伤口不伴有指甲损害	83.2900x002	手肌腱、血管、神经探查术		
S61.0	手指开放性伤口不伴有指甲损害	82.4500x013	伸指肌腱缝合术		
S61.1	手指开放性伤口伴有指甲损害	86.2701	甲床清创术		

（张红敏　李秀茅　李　飞　严晓波）

第八节　半月板损伤

一、概述

半月板是膝关节股骨与胫骨间的半月形软骨板,切面呈三角形,按其位置分为前角、体部、后角,每个膝关节都有内、外两个半月板。半月板可以起缓冲作用,从而防止关节面软骨受冲击造成的损伤。半月板损伤可由于外伤引起,也可以由退变引起。因剧烈外伤引起的半月板损伤,可并发膝部软组织的损伤,如侧副韧带损伤、交叉韧带损伤、关节囊损伤、软骨面损伤等,往往也是产生损伤后肿胀的原因。根据半月板损伤的部位、损伤程度及不同病理特点,将半月板损伤分为四型。

1. 半月板撕裂:半月板撕裂主要是间接暴力引起的,一般内侧半月板撕裂多于外侧,而在我国半月板撕裂外侧多于内侧。在伸屈运动中,半月板与胫骨平台关系密切,膝关节伸直时,半月板向前移动,屈曲时向后,而在膝关节旋转内外翻时,它又和股骨髁一起活动,使半月板与胫骨平台间产生摩擦。因此,在膝关节伸屈过程中如果同时又有膝的扭转内外翻动作,则半月板本身就出现不一致的活动,也即矛盾运动,容易造成损伤。

半月板撕裂可发生在前角、体部或后角。根据裂口的方向分为水平撕裂(裂口与半月板表面平行)和垂直撕裂(裂口与半月板表面垂直)。根据裂口在半月板表面走行的方向分为:纵行撕裂、斜行撕裂、横行撕裂。另外,还有活瓣状撕裂(实际上是一种特殊类型的斜裂)、复合撕裂以及半月板退行性撕裂。

2. 半月板变性或半月板周围炎:是指半月板没有明显的撕裂,而半月板组织变性或半月板周围组织的慢性炎症。不少运动员的半月板"损伤"属于此类。可以认为，运动对半月板反复轻微的扭伤、挤压甚至震动，虽然不致引起半月板破裂，但足以引起半月板及周围组织的退行性变及慢性炎症，如排球防守的半蹲和起动动作、举重运动员的抓举动作等。病理改变表现为肿胀、增厚，一个角或中外部分呈银白色斑点或条状的"石棉样变"。半月板边缘及周围组织可有血管增生、组织增殖、水肿及慢性炎症，炎症可以波及脂肪垫，引起脂肪垫炎。

3. 盘状半月板损伤：膝关节盘状软骨（或称盘状半月板）一般认为是半月板的发育畸形。外侧多见于内侧，我国发生率较国外为高。盘状软骨（盘状半月板）较正常半月板大，它不像正常半月板仅在关节间隙的边缘充填关节隙，而往往垫在股骨髁和胫骨平台之间，使两骨面不直接接触。严重的盘状畸形上面呈两个小面，有一横嵴横过其间。伸屈时股骨髁越过此嵴发生弹响出现酸痛症状。由于软骨盘大，运动中容易出现症状，且损伤机会远比正常半月板多。盘状半月板损伤临床上可分为原始型、中间型、婴儿型；也有学者将盘状半月板损伤分为方型、圆型、逗点型。

4. 半月板过度活动：没有破裂的完整半月板由于边缘或前后角附着处松弛，使半月板活动范围变大而引起疼痛症状，甚至类似交锁的卡感。除有压痛外，做摇摆试验可触到半月板移动增加的感觉。麦氏征可呈阳性，最后是在关节镜检查或做手术时打开关节，牵拉半月板发现明显松动但又无撕裂而确诊。

二、诊断依据

（一）病史

对半月板损伤的诊断，要依据病史及体征。在损伤急性期，虽然可以假想有半月板损伤，但常因急性创伤性滑膜炎导致的疼痛、肿胀，不能详查确诊。因此，除有典型绞锁存在或半月板明显脱位突出外，多不能确诊。此时，主要应除外其他急性外伤，以免漏诊延误治疗。

（二）临床表现

1. 交锁现象：半月板损伤后，在膝关节的伸屈活动时，常有突然"卡住"致使膝关节不能伸屈的现象，称为交锁现象。这种情况往往出现在慢性期，当走路或做某个动作时突然膝不能伸屈，常伴有剧烈疼痛。这是破裂的半月板突然移位，卡在股骨髁与胫骨平台之间引起的，有时患者再伸屈或扭转时可自行"解锁"（往往突然发生痛响），或经推拿"解锁"。

2. 局部压痛：半月板损伤后多数患者可出现膝关节间隙压痛，根据压痛点部位可以大致判断出半月板损伤的部位，内侧半月板前角撕裂痛点位于内侧间隙前方，外侧前角撕裂则位于外侧膝眼处，后角损伤在腘窝部有压痛，屈曲位时明显。而半月板体部损伤则压痛多不明显。

3. 关节肿胀：半月板损伤受伤当时或几小时后，患者可出现膝关节的肿胀，有时出现皮下淤血。肿胀是由于损伤使滑液分泌增加、渗出增多，从而发生了关节内的积液所致。

受伤早期产生急性创伤性滑膜炎或同时有韧带损伤,可引起关节积血而加重疼痛。抽出积血后疼痛可减轻。慢性期,在运动中因半月板异常活动牵扯滑膜,常出现少量积液,一般是黄色透明的黏稠液体,即所谓"慢性创伤性滑膜炎",积液多少与运动量及强度有一定的关系。

4. 活动响声:在活动时有膝关节内的响声,多因破裂的半月板在膝关节活动时与胫骨、股骨发生异常的摩擦和弹动而产生。膝关节活动时在损伤侧可听到清脆的响声,有时伴有该侧疼痛,响声也应恒定在一侧的关节隙。

(三)几种特殊试验

判断半月板损伤,查体时应行几种特殊试验以辅助诊断:①过伸试验:膝关节完全伸直并轻度过伸时,半月板破裂处受牵拉或挤压而产生疼痛。②过屈试验:将膝关节极度屈曲,破裂的后角被卡住而产生疼痛。③半月板旋转挤压试验(Mc Muray 试验):患者仰卧,患膝完全屈曲,检查者一手放在关节间隙处做触诊,另一手握住足跟后,在对膝关节联合施加外旋和外翻应力的同时,逐渐伸直膝关节,出现疼痛提示外侧半月板撕裂;同理,检查内侧半月板撕裂时需联合施加内旋和内翻应力。半月板撕裂的患者通常在检查中可感受到后外侧或者后内侧出现疼痛,有时可出现典型的"弹响"。④研磨试验(Apley试验):患者俯卧,膝关节屈曲呈 90°,检查者将小腿用力下压,并且作内旋和外旋运动,使股骨与胫骨关节面之间发生摩擦,若外旋产生疼痛,提示为内侧半月板损伤。此后将小腿上提,并作内旋和外旋运动,如外旋时引起疼痛,提示为内侧副韧带损伤。⑤蹲走试验:主要用来检查半月板后角有无损伤。没有一种试验是诊断膝关节半月板损伤的唯一依据,应综合临床症状、压痛点、上述试验结果,才能做出最后诊断。

(四)医技检查

1. 影像学检查:虽然膝关节正侧位和髌骨轴位 X 线片并不能观察半月板的损伤情况,但对于鉴别诊断很重要,如骨和骨软骨损伤、骨关节炎、骨结核、骨肿瘤、髌骨软骨软化、髌股关节病变及关节游离体等。负重位关节间隙的大小可以推测膝关节盘状半月板的存在或软骨损伤的严重程度。超声检查对半月板损伤有一定诊断价值,MRI 是诊断膝关节半月板损伤的可靠影像技术,具有准确度高、假阳性和假阴性率低、无创伤等优点。膝关节半月板的扫描层厚、部分容积效应等对诊断也有一定的影响,需要丰富的阅片经验,还要结合临床症状和体征方能得出正确的诊断结果。

2. 关节镜检查:关节镜检查不仅可以发现影像学难以察觉的半月板损伤,还可以同时发现有交叉韧带、关节软骨和滑膜病变。不仅可以用于诊断,还可以进行手术治疗。

三、常见并发症

半月板损伤的常见并发症主要有软骨损伤、关节畸形、交叉韧带损伤、侧副韧带损伤等。

四、主要外科治疗

半月板损伤发现后若无明显阳性体征,一般行保守治疗,若查体发现阳性体征多需手术,一般采取半月板成形术,尽可能多地保留正常半月板。

根据半月板损伤的类型及缺损的大小,现在临床应用中可选择采用关节镜下半月板切除(完全切除、次全切除、部分切除、成形)、半月板锉磨、半月板缝合修补、胶原半月板移植治疗部分缺损、同种异体半月板移植治疗整个半月板缺损。有交锁症状者,多系半月板受损所致,可通过关节镜将部分半月板切除。症状持续影响生活者,可通过关节镜将破裂的半月板部分或全部切除,并注意术后股四头肌的功能锻炼。

盘状半月板合并破裂的治疗原则与一般半月板破裂相似,以局部切除为主,一般不宜将半月板全部切除。

五、编码要点

在临床诊断中根据半月板损伤的部位、损伤程度及不同病理特点,将半月板损伤分为半月板撕裂、半月板变性(半月板周围炎)、盘状半月板损伤、半月板过度活动及半月板囊肿。这种诊断分型方法对于手术部位、手术时机以及具体治疗方案尤为关键。而在 ICD-10 编码过程中,首先区分半月板损伤的病因,陈旧性或退变性损伤编码应分类于 M 编码,创伤性损伤则分类于 S 编码。根据患者病史,仔细阅读 MRI 报告和手术记录,区分半月板损伤的类型,尤其关注内侧、外侧、前角和后角四个关键词,以准确编码。编码要点见表 4 - 8 - 1。

表 4 - 8 - 1　半月板损伤 ICD-10 编码要点一览表

侧性	损伤部位	损伤类型	损伤病因	ICD 编码及名称
膝内侧 膝外侧	半月板(半月板体部); 半月板后角(半月板后根); 半月板前角; 半月板伴副韧带; 半月板伴十字韧带	损伤;撕裂;盘状撕裂(桶柄状撕裂)	急性	S83.2 半月板撕裂,近期的(桶柄状撕裂:NOS、外侧半月板、内侧半月板)
				S83.7 膝的多处结构的损伤[包括半月板(外侧)(内侧)合并(副)十字韧带的损伤]
			陈旧性	M23.2 陈旧性撕裂或损伤引起的半月板紊乱(包括陈旧性桶柄状撕裂)
			退变性	M23.3 其他的半月板紊乱(包括变性的、脱离的、保留的半月板)

六、常见临床诊断与疾病编码易错点与难点

1. 易错点及解析

临床医师在做出半月板损伤临床诊断时,因名称相近容易将急性损伤、陈旧性损伤、退行性变直接笼统诊断为半月板损伤。如果编码员临床知识不足、专业能力有限,也容易将三者混淆,导致编码错误。

临床上判断 3 周以内的损伤为急性损伤,分类于 S 编码,诊断编码为 S83.2 半月板撕裂,近期的;半月板受伤时间超过 3 个月,应分类于 M 编码,诊断编码为 M23.2 陈旧性撕裂或损伤引起的半月板紊乱;若无明显诱因下出现半月板损伤,考虑应为半月板退行

性病变,应分类于 M 编码,诊断编码为 M23.3 其他的半月板紊乱。

2. 典型案例

例1 患者,男,26 岁。因外伤致左侧膝部疼痛、肿胀 1 天入院。1 天前因外伤致左侧膝部疼痛,渐肿胀,活动受限,起立困难。MRI 检查示:左侧膝外侧半月板后角 Ⅱ 度损伤,左侧膝关节前部软组织轻度水肿。行关节镜下左侧半月板缝合术。术后予以抗感染、消肿镇痛等对症治疗后好转出院。

临床诊断:左膝外侧半月板损伤

手术名称:膝关节镜下半月板缝合术

编码要点:本例属于急性损伤,临床医师在病案首页选择外侧半月板损伤作为主要诊断。而在医保版 2.0 编码库中,外侧半月板损伤分类在 M23.306,与 S83.202 膝外侧半月板损伤名称相近但内涵不同。此时应按照损伤病因及部位编码至 S83.202 膝外侧半月板损伤。本例质控前后的编码及 CHS-DRG 2.0 入组与 DIP 2.0 病种情况见表 4-8-2。

表 4-8-2 膝外侧半月板损伤质控前后 ICD 编码与 CHS-DRG 2.0 入组/DIP 2.0 病种

项 目	质控前	质控后
主要诊断编码	M23.306 外侧半月板损伤	S83.202 膝外侧半月板损伤
其他诊断编码	—	—
主要手术操作编码	81.4700x013 膝关节镜下半月板缝合术	81.4700x013 膝关节镜下半月板缝合术
其他手术操作编码	—	—
DRG 组	IC39 除置换/翻修外的髋、肩、膝、肘、踝和足部关节的修复、重建手术	IC39 除置换/翻修外的髋、肩、膝、肘、踝和足部关节的修复、重建手术
DIP 病种	M23.3 其他的半月板紊乱: [主要手术]81.4700x013 膝关节镜下半月板缝合术 [相关手术]80.7601 关节镜膝关节滑膜切除术	S83.2 半月板撕裂,近期的: [主要手术]81.4700x013 膝关节镜下半月板缝合术 [相关手术]80.7601 关节镜膝关节滑膜切除术

例2 患者,男,38 岁。半年前因外伤致左侧膝疼痛不适,活动后加重,未予特殊诊治,症状渐缓解。近 1 个月来左侧膝疼痛加重。MRI 检查示:左侧膝关节少许积液,左侧膝内侧半月板后角撕裂。行膝关节镜下半月板成形术。术后予以对症治疗后好转出院。

临床诊断:左侧膝内侧半月板撕裂

手术名称:膝关节镜下半月板成形术

编码要点:本例左侧膝受伤时间超过 3 周,结合患者的年龄,考虑应为陈旧性创伤性损伤,应分类于 M 编码,诊断编码为 M23.2 陈旧性撕裂或损伤引起的半月板紊乱。本例质控前后的编码及 CHS-DRG 2.0 入组与 DIP 2.0 病种情况见表 4-8-3。

表 4‑8‑3 陈旧性膝内侧半月板损伤质控前后 ICD 编码与 CHS-DRG 2.0 入组/DIP 2.0 病种

项　目	质控前	质控后
主要诊断编码	S83.200x005 膝内侧半月板撕裂	M23.205 陈旧性膝内侧半月板损伤
其他诊断编码	—	—
主要手术操作编码	81.4700x005 膝关节镜下半月板成形术	81.4700x005 膝关节镜下半月板成形术
其他手术操作编码	—	—
DRG 组	IC39 除置换/翻修外的髋、肩、膝、肘、踝和足部关节的修复、重建手术	IC39 除置换/翻修外的髋、肩、膝、肘、踝和足部关节的修复、重建手术
DIP 病种	S83.2 半月板撕裂，近期的： [主要手术]81.4700x005 关节镜下半月板成形术 [相关手术]80.7601 关节镜膝关节滑膜切除术	M23.2 陈旧性撕裂或损伤引起的半月板紊乱： [主要手术]81.4700x005 关节镜下半月板成形术 [相关手术]80.7601 关节镜膝关节滑膜切除术

例3 患者，男，66岁。1年前无明显诱因下出现左膝关节疼痛不适，行走、睡眠翻身时疼痛明显，休息时有所缓解。MRI 检查示：左侧膝关节退行性改变；左侧膝内侧半月板后角Ⅲ度损伤，左侧膝关节周围软组织水肿。行关节镜下左侧膝内侧半月板部分切除。术后予以抗感染、消肿镇痛等对症治疗后好转出院。

临床诊断：左膝内侧半月板损伤

手术名称：关节镜膝内侧半月板部分切除术

编码要点：本例为老年男性，无明显诱因下出现半月板损伤，考虑应为半月板退行性病变，应分类于 M 编码，诊断编码为 M23.3 其他的半月板紊乱。本例质控前后的编码及 CHS-DRG 2.0 入组与 DIP 2.0 病种情况见表 4‑8‑4。

表 4‑8‑4 内侧半月板后角损伤质控前后 ICD 编码与 CHS-DRG 2.0 入组/DIP 2.0 病种

项　目	质控前	质控后
主要诊断编码	M23.205 陈旧性膝内侧半月板损伤	M23.302 内侧半月板后角损伤
其他诊断编码	—	—
主要手术操作编码	80.6x07 关节镜膝内侧半月板部分切除术	80.6x07 关节镜膝内侧半月板部分切除术
其他手术操作编码	—	—
DRG 组	IC49 除置换/翻修外的髋、肩、膝、肘、踝和足部关节其他手术	IC49 除置换/翻修外的髋、肩、膝、肘、踝和足部关节其他手术
DIP 病种	M23.2 陈旧性撕裂或损伤引起的半月板紊乱： 80.6x07 关节镜膝内侧半月板部分切除术	M23.3 其他的半月板紊乱： 80.6x07 关节镜膝内侧半月板部分切除术

七、CHS-DRG 2.0 主要分组

表 4-8-5　CHS-DRG 2.0 半月板损伤主要分组

类型	ADRG 代码	DRG 组代码	DRG 组名称
内科组	IS2	IS29	除前臂、腕、手足外的损伤
非手术室操作组	—	—	—
外科组	IC2	IC29	髋、肩、膝、肘和踝关节置换术
	IC3	IC39	除置换/翻修外的髋、肩、膝、肘、踝和足部关节的修复、重建手术
	IE4	IE43	小关节手术,伴合并症或并发症
		IE45	小关节手术,不伴合并症或并发症

八、DIP 2.0 主要核心病种

表 4-8-6　DIP 2.0 半月板损伤主要核心病种

主要诊断编码	主要诊断名称（无操作）	主要手术操作编码	主要手术操作名称	相关手术操作编码	相关手术操作名称
M23.2	陈旧性撕裂或损伤引起的半月板紊乱	81.4700x005	膝关节镜下半月板成形术	80.7601	关节镜膝关节滑膜切除术
M23.2	陈旧性撕裂或损伤引起的半月板紊乱	81.4700x013	膝关节镜下半月板缝合术		
M23.2	陈旧性撕裂或损伤引起的半月板紊乱	80.6x07	关节镜膝内侧半月板部分切除术		
M23.2	陈旧性撕裂或损伤引起的半月板紊乱	80.6x08	关节镜膝外侧半月板部分切除术		
M23.3	其他的半月板紊乱	81.4700x005	膝关节镜下半月板成形术	78.4600x003	膝关节镜下髌骨成形术
M23.3	其他的半月板紊乱	81.4700x013	膝关节镜下半月板缝合术	80.7601	关节镜膝关节滑膜切除术
M23.3	其他的半月板紊乱	80.6x07	关节镜膝内侧半月板部分切除术		
M23.3	其他的半月板紊乱	80.6x08	关节镜膝外侧半月板部分切除术		

续表

主要诊断编码	主要诊断名称（无操作）	主要手术操作编码	主要手术操作名称	相关手术操作编码	相关手术操作名称
S83.2	半月板撕裂,近期的	81.4700x005	膝关节镜下半月板成形术	80.7601	关节镜膝关节滑膜切除术
S83.2	半月板撕裂,近期的	81.4700x013	膝关节镜下半月板缝合术		
S83.2	半月板撕裂,近期的	80.6x07	关节镜膝内侧半月板部分切除术		
S83.2	半月板撕裂,近期的	80.6x08	关节镜膝外侧半月板部分切除术		

（郑慧玲　李秀茅　李　飞　严晓波）

第九节　脱位

一、概述

脱位是指组成关节的各骨的关节面失去正常的对应关系,俗称脱臼。临床上可分为损伤性脱位、先天性脱位及病理性脱位。关节面完全失去对合关系时称为完全脱位,部分对合的称为半脱位。

（一）按病因分类

1. 先天性脱位:先天性脱位因胚胎发育异常,导致先天性骨关节发育不良而发生的脱位。如先天性髋关节脱位、先天性髌骨脱位、先天性膝关节脱位。

2. 外伤性脱位:凡关节遭受外力作用,使构成关节的骨端关节面脱离正常位置,引起功能障碍者,称为外伤性脱位。关节脱位后,关节囊、韧带、关节软骨及肌肉等软组织也有损伤,此外关节周围肿胀,可有血肿,若不及时复位,血肿机化、关节粘连,使关节不同程度丧失功能。

3. 病理性脱位:关节结构被病变破坏而导致的脱位。临床上常见的有关节结核、化脓性关节炎等疾病使关节破坏,导致病理性完全脱位或半脱位。

4. 习惯性脱位:习惯性脱位原因主要有关节发育不良或先天性畸形;另外,关节外伤性脱位后未给予恰当地固定,致使软组织修复不良,而关节囊松弛,或骨质有缺陷,影响关节的稳定性。第一次脱位时大多数有明显外伤史,但以后的每次脱位其外力甚为轻微,或不是因外伤所致,而是在关节活动时,由于肌肉收缩使原来已不稳定的关节突然发生脱位。最常见于肩关节和髋股关节。

（二）按脱位程度分类

按脱位程度分为全脱位与半脱位。全脱位是指组成关节的各骨端关节面完全脱出,互不接触。半脱位是两个关节的关节面失去正常的对合关系,但还没有达到完全性脱位的程度,即关节间保持有一定程度的对合,但同时存在一定程度的脱位。

(三)按脱位时间分类

按脱位时间分为新鲜脱位(发生在 2～3 周以内的脱位)和陈旧性脱位(发病 2～3 周以上)。但单纯以时间为界分类是不全面的,对不同年龄、不同关节的脱位应区别对待。如肩关节脱位 3 周以上仍多能复位,而肘关节脱位 10 天以上就很难整复。

(四)其他分类方法

按脱位的方向分为四肢及颞颌关节脱位以远端骨端移位方向为准,脊柱脱位则以上段椎体移位方向而定。分为前脱位、后脱位、上脱位、下脱位及中心脱位。

按有无合并损伤分为单纯性脱位和复杂性脱位。单纯性脱位指无合并损伤的脱位;复杂性脱位合并有骨折或血管、神经、内脏损伤的脱位。

按脱位关节是否与外界相通分为闭合性脱位和开放性脱位。

二、诊断依据

(一)病史

脱位与年龄、性别、体质、局部解剖结构特点等有关。外伤性脱位多见于青壮年,儿童和老年人较少见。儿童体重轻,关节周围韧带和关节囊柔软,不易撕裂,关节软骨富有弹性,缓冲作用大,虽遭受暴力的机会多,但不易脱位,而常常造成骨骺滑脱。老年人活动相对较少,遭受暴力的机会少,因其骨质相对疏松,在遭受外力时易发生骨折,故发生脱位者也较少。男性外出工作较多,工作量较大,关节活动范围较大,发生关节脱位的机会相应也大于女性。年老体弱者肌肉肌腱松弛,易发生关节脱位,尤以颞颌关节脱位较多见。关节的局部解剖特点及生理功能与发病密切相关,如肩关节的关节盂小而浅,肱骨头较大,同时关节囊的前下方较松弛,且肌肉少,加上关节活动范围大,活动较频繁,受伤机会较多,故肩关节较易发生脱位。

病理因素先天性关节发育不良、关节和关节周围韧带松弛较易发生脱位,如先天性髋关节脱位。关节脱位后经手法复位成功,如未能固定足够的时间或根本未固定,关节囊和关节周围韧带的损伤未能很好修复或修复不全,常可导致关节再脱位或习惯性脱位。关节内病变或近关节病变可引起骨端或关节面损坏,导致病理性关节脱位。如化脓性关节炎、骨关节结核等疾病的中、后期可并发关节脱位。

编码员阅读病历掌握外伤病史应该主要抓住三个方面的问题:受伤情况(怎么受的伤)、疼痛(什么地方痛)和功能障碍(运动障碍、感觉障碍等)。

(二)临床表现

脱位一般表现为疼痛、肿胀、局部压痛、关节功能障碍。关节脱位后,关节囊、韧带、关节软骨及肌肉等软组织也有损伤,此外关节周围肿胀,可有血肿,若不及时复位,血肿机化,关节粘连,使关节不同程度丧失功能。

脱位的体征主要有畸形、弹性固定和关节盂空虚。关节脱位后肢体出现旋转内收或外展,外观变长或缩短等畸形,与健侧不对称,关节的正常骨性标志发生变化。关节脱位后由于关节囊周围肌肉牵拉,使患肢固定在异常的位置,被动活动时感到弹性阻力,称为弹性固定。此外,脱位后可触及空虚的关节盂,移位的骨端可在邻近的异常位置触及,但肿胀严重者难以触之。

（三）医技检查

X线检查、CT检查是临床诊断脱位最常见、最重要的医技检查。X线片提示两个骨性关节面的对位不良、错位等描述可以基本明确关节脱位的诊断以及脱位的方向。部分患者需要进行健侧和患侧关节同时摄片对比,比如肩锁关节脱位。

CT可以更清楚地显示脱位的方向和程度,对于关节脱位合并骨折者,CT可以更好地判断骨折块的移位方向以及和脱位关节的关系。大部分关节脱位都会合并关节周围软组织、韧带的撕裂损伤,比如肩关节脱位常合并肩袖的损伤,需要进行MRI检查。

在实际进行脱位病案编码时,编码员应完整阅读病历,查阅X线检查、CT检查、MRI检查报告单的诊断意见或影像表现,实现准确完整编码。对于病理性脱位,若临床诊断对病因描述不清时,编码员还应查阅实验室检查、病理学检查等对于关节结核、化脓性关节炎等骨病的描述,结合全身骨显像等检查结果,与临床医师进一步沟通明确病因,以完整准确编码。

三、常见并发症

（一）早期并发症

1. 骨折:在脱位过程中,骨断端的碰击、关节囊、韧带牵拉均可造成骨折。

2. 肌腱损伤:关节的固定通常需要肌肉、肌腱、关节囊功能作用,脱位发生时,这些软组织或多或少会有损伤,特别是关节支持韧带,如膝关节的交叉韧带、侧副韧带、肩关节的肩袖等。

3. 神经损伤:由于脱位骨端牵拉压迫神经干造成的损伤,并发神经挫伤,少数还会导致神经断裂,通常要观察3个月左右,如果神经功能无恢复迹象,就要行神经探查术。

4. 血管损伤:由于脱位骨端压迫、牵拉周围的软组织造成血管损伤,多数为血管挫伤、血管撕裂伤,所以复位成功后,肢体血运没有改善,或发生大血管破裂,立刻进行探查、修补或吻合、结扎。

5. 感染:有些是开放性脱位,没有及时清创或者清创不彻底,轻者出现创面感染,重者可发生化脓性关节炎。开放性脱位的创面污染往往比较严重,有泥土、碎屑等污染物,甚至会发生特异性感染,比如破伤风、气性坏疽,都可以危及生命,所以对脱位的早期并发症,要及时、准确、有效地进行处理,避免造成严重后果。

（二）晚期并发症

1. 关节僵硬:关节内、外的血肿机化以及关节囊及其周围的韧带、肌肉、肌腱等软组织结构的挛缩,从而发生僵硬。

2. 骨化性肌炎:脱位时损伤关节附近的骨膜,随着血肿机化和骨样组织形成,可引起骨化性肌炎,好发于肘、膝、肩等处。

3. 骨缺血性坏死：由于暴力导致关节囊和关节内、外的韧带损伤，使这些组织的血管遭到破坏，发生骨的缺血坏死，好发部位有股骨头、月骨、腕舟骨等。

4. 创伤性关节炎：由于脱位造成关节软骨面损伤，关节面不平整，或者整复操作不当，关节之间未恢复原来的位置关系，日久会出现关节面磨损，进而发生创伤性关节炎。好发于膝关节。

四、主要治疗

（一）非手术治疗

脱位的非手术治疗主要是复位和固定。复位方法有闭合复位（又称手法复位）和切开复位。固定方法有外固定和内固定两类。

（二）手术治疗

手术治疗方法主要有 4 种：①切开复位：即手术切开脱位部位的软组织，暴露脱位关节，在直视下复位。②关节结构加固手术：习惯性肩关节脱位可通过开放或者关节镜重建关节盂的结构来达到关节稳定的目的。③关节融合：对一些病理性脱位，如关节感染引起的膝关节脱位，其支持结构通常都被已破坏、感染，又不适合采取假体置换，通常采用关节融合术治疗。④关节置换：对反复脱位，关节结构不稳定者可行关节置换术。

五、编码要点

医师在临床诊断中侧重于体现脱位的部位，其次为脱位病因、脱位程度、脱位时间，这对于明确手术部位、手术时机以及具体治疗方案尤为关键。在 ICD-10 分类中，以造成脱位的病因为核心分类轴心，其次才是临床侧重的脱位发生的部位。编码要点见表 4－9－1。

表 4－9－1　脱位 ICD-10 编码要点一览表

病　因	部　位	ICD 编码及名称	备　注
外伤性脱位	头部	S03.0 颌关节脱位	部位随第二位数字增加由上至下、由躯干向四肢顺序排列
	颈部	S13.1 颈椎脱位	
	胸部	S23.1 胸椎脱位	
	腰椎、骨盆	S33.1 腰椎脱位	
	肩	S43.1 肩锁关节脱位	
		S43.2 胸锁关节脱位	
	肘	S53.1 未特指的肘关节脱位	
	腕、手	S63.0 腕关节脱位	
	髋	S73.0 髋脱位	
	膝	S83.1 膝关节脱位	
	踝、足	S93.0 踝关节脱位	

病　因	部　位	ICD 编码及名称	备　注
病理性脱位	颈	M24.301 自发性寰枢椎脱位	部位随第五位数字增加由上至下顺序排列,且区分脱位程度;脊柱(除寰枢椎)为单独类目
		M24.302 自发性寰枢椎半脱位	
	髋	M24.303 髋关节病理性脱位	
		M24.304 髋关节病理性不全脱位	
	膝	M24.305 膝关节病理性脱位	
		M24.306 膝关节病理性不全脱位	
	踝	M24.307 踝关节病理性脱位	
		M24.308 踝关节病理性不全脱位	
	足	M24.309 足关节病理性脱位	
		M24.310 足关节病理性不全脱位	
	脊柱	M53.212 病理性脊柱关节脱位	
复发性脱位	髌骨	M22.0 复发性髌骨脱位	部位随第五位数字增加由上至下顺序排列,且区分脱位程度;髌骨、脊柱为单独类目
		M22.1 复发性髌骨不全脱位	
	肩	M24.401 复发性肩关节脱位	
		M24.402 复发性肩关节不全脱位	
	肘	M24.403 复发性肘关节脱位	
		M24.404 复发性肘关节不全脱位	
	腕	M24.405 复发性腕关节脱位	
		M24.406 复发性腕关节不全脱位	
	手	M24.407 复发性手骨间关节脱位	
		M24.408 复发性手骨间关节不全脱位	
	髋	M24.409 复发性髋关节脱位	
		M24.410 复发性髋关节不全脱位	
	膝	M24.411 复发性膝关节脱位	
		M24.412 复发性膝关节不全脱位	
	踝	M24.414 复发性踝关节脱位	
		M24.415 复发性踝关节不全脱位	
	脊柱	M43.3 复发性寰枢不完全性脱位伴有脊髓病	
		M43.4 其他的复发性寰枢不完全性脱位	
		M43.5 其他的复发性脊椎不完全性脱位	

续表

病　因	部　位	ICD 编码及名称	备　注
先天性脱位	肩	Q68.802 先天性肩关节脱位	先天性髋脱位注意区分脱位部位与脱位程度
	肘	Q68.810 先天性肘关节脱位	
	腕	Q68.800x006 先天性桡骨小头半脱位	
		Q68.800x021 先天性腕关节半脱位	
		Q68.800x022 先天性尺桡关节脱位	
	髋	Q65.0—Q65.5 先天性髋脱位	
	髌	Q74.106 先天性髌骨脱位	
	骨盆	Q74.2 先天性骶髂关节脱位	
	脊柱	Q76.2 先天性脊柱滑脱	
陈旧性脱位	脊柱	T91.800x006 陈旧性脊柱脱位	——
	上肢	T92.3 陈旧性上肢脱位	
	下肢	T93.3 陈旧性下肢脱位	
	多部位	T94.0 陈旧性多部位脱位	
暴力性脱位（产科创伤—产妇）	骨盆	O71.601 产伤性耻骨联合分离	——
内部关节假体的机械性并发症	——	T84.0 人工关节置换术后假体松动	——
生物力学损害	脊柱	M99.1 不全脱位复征（椎骨的）	如果疾病可分类于他处,则不要使用此类目
		M99.2 椎管不全脱位性狭窄	
		M99.6 椎间孔骨性和不全脱位性狭窄	
其他类型脱位	——	M24.8 其他特指的关节紊乱,不可归类在他处者（包含陈旧性关节脱位）	M24.8 中编码名称多为陈旧性某关节脱位,注意与 T90—T98 损伤、中毒和外因的其他后果的后遗症中的"陈旧性脱位"区分
	脊柱	M43.0 脊椎骨脱离	——
		M43.1 脊椎前移	

六、常见临床诊断与疾病编码易错点与难点

1. 易错点及解析

临床医师在填写病案首页的诊断时,因名称相近容易将陈旧性脱位、习惯性脱位、病理性脱位直接笼统诊断为创伤性脱位。编码员也因临床知识缺如、疾病分类专业知识不

足等原因将其混淆。

在临床上,反复多次的脱位称为复发性脱位,也称习惯性脱位;关节结构被病变破坏而导致的脱位称病理性脱位。在医保版 2.0 编码库中,复发性脱位分类于 M24.4、M22、M43,而病理性脱位分类于 M24.3。所以编码员在编码时一定要仔细阅读病史、相关检查结果和手术记录,根据临床实际情况,结合 ICD 分类规则,准确编码。

2. 典型案例

例 1　患者,女,25 岁。因左侧膝关节疼痛、活动受限 4 年入院。既往史:患者分别于 4 年前、1 年前因髌骨脱位行保守治疗。查体:左侧膝关节稍肿胀,髌骨活动度大,周围稍压痛,活动受限,活动时疼痛。CT 检查示:左侧髌骨脱位。择期行膝关节镜下膝关节内侧髌股韧带重建术,术后予以抗感染、活血化瘀、消肿镇痛等对症治疗后,病情好转出院。

临床诊断:陈旧性髌骨脱位

手术名称:膝关节镜下膝关节内侧髌股韧带重建术

编码要点:本例 4 年间反复发生 3 次髌骨脱位,结合查体、检查结果可编码为习惯性髌骨脱位。临床诊断"陈旧性髌骨脱位"表达的是脱位时间过长,虽然有一定的道理,但内涵不同,此时应按照损伤类型及部位编码至 M22.0 复发性髌骨脱位。本例质控前后的编码及 CHS-DRG 2.0 入组与 DIP 2.0 病种情况见表 4 - 9 - 2。

表 4 - 9 - 2　复发性髌骨脱位质控前后 ICD 编码与 CHS-DRG 2.0 入组/DIP 2.0 病种

项　目	质控前	质控后
主要诊断编码	T93.301 陈旧性髌骨脱位	M22.0 复发性髌骨脱位
其他诊断编码	—	—
主要手术操作编码	81.9600x022 膝关节镜下膝关节内侧髌股韧带重建术	81.4403 髌骨习惯性脱位韧带成形术
其他手术操作编码	—	—
DRG 组	XR25 神经、骨骼及肌肉康复,不伴合并症或并发症	IC49 除置换/翻修外的髋、肩、膝、肘、踝和足部关节其他手术
DIP 病种	无核心病种,纳入综合病种	M22.0 复发性髌骨脱位:[手术综合组] 81.4403 髌骨习惯性脱位韧带成形术

例 2　患者,女,32 岁。因颈背部疼痛 3 天入院。现病史:患者 3 天前无明显诱因出现颈背部疼痛,呈持续性胀痛,活动后加重,休息时缓解,活动稍受限。查体:颈部活动受限,脊柱生理弯曲存在,颈背部棘突间有压痛及叩击痛,病理征未引出。CT 检查示:寰枢关节半脱位。予卧床休息、枕颌带持续牵引及对症支持治疗后好转出院。

临床诊断:寰枢椎半脱位

手术名称:颈椎牵引术

　　编码要点：本例临床诊断"寰枢椎半脱位"为 S 编码外伤引起脱位，但患者并无明显外伤情况和既往病史，因长期伏案工作颈部长期固定于同一姿势出现的颈背部疼痛，结合查体及检查结果，此时应按照损伤类型及部位编码至 M24.302 自发性寰枢椎半脱位。本例质控前后的编码及 CHS-DRG 2.0 入组与 DIP 2.0 病种情况见表 4-9-3。

表 4-9-3　自发性寰枢椎半脱位质控前后 ICD 编码与 CHS-DRG 2.0 入组/DIP 2.0 病种

项　目	质控前	质控后
主要诊断编码	S13.102 寰枢椎半脱位	M24.302 自发性寰枢椎半脱位
其他诊断编码	—	—
主要手术操作编码	93.4201 颈椎牵引术	93.4201 颈椎牵引术
其他手术操作编码	—	—
DRG 组	IU29 颈腰背疾病	IU29 颈腰背疾病
DIP 病种	S13.1 颈椎脱位：[治疗性操作综合组] 93.4201 颈椎牵引术	M24.3 关节病理性脱位和不全脱位，不可归类在他处者：[治疗性操作综合组] 93.4201 颈椎牵引术

七、CHS-DRG 2.0 主要分组

表 4-9-4　脱位 CHS-DRG 2.0 主要分组

类型	ADRG 代码	DRG 组代码	DRG 组名称
内科组	IS2	IS29	除前臂、腕、手足外的损伤
	IU2	IU29	颈腰部疾病
	IZ1	IZ13	肌肉骨骼系统植入物/假体的康复照护，伴合并症或并发症
		IZ15	肌肉骨骼系统植入物/假体的康复照护，不伴合并症或并发症
非手术室操作组	—	—	—
外科组	IB2	IB29	脊柱 2 节段及以下脊柱融合术
	IC1	IC19	髋、肩、膝、肘和踝关节假体翻修/修正手术
	IC3	IC39	除置换/翻修以外的髋、肩、膝、肘、踝和足部关节的修复、重建手术

　　如果脱位患者发生两处及以上(头颈部创伤、胸部创伤、腹部创伤、泌尿系统创伤、生殖系统创伤、躯干/脊柱创伤、上肢创伤、下肢创伤、骨盆创伤)严重创伤会优先分入MDCZ多发严重创伤。见表 4-9-5。

表 4 - 9 - 5　多发伤 CHS-DRG 2.0 主要分组

类型	ADRG 代码	DRG 组代码	DRG 组名称
内科组	ZZ1	ZZ11	多发性重要创伤无手术,伴严重合并症或并发症
		ZZ15	多发性重要创伤无手术,不伴合并症或并发症
非手术室操作组	—	—	—
外科组	ZC1	ZC11	多发性严重创伤的脊柱、髋、股或肢体手术,伴严重合并症或并发症
		ZC15	多发性严重创伤的脊柱、髋、股或肢体手术,不伴合并症或并发症

八、DIP 2.0 主要核心病种

表 4 - 9 - 6　DIP 2.0 脱位主要核心病种

主要诊断编码	主要诊断名称	主要手术操作编码	主要手术操作名称	相关手术操作编码	相关手术操作名称
M24.4	关节复发性脱位和不全脱位				
S43.1	肩锁关节脱位	79.8100x003	肩关节脱位切开复位内固定术		
S43.1	肩锁关节脱位	79.8100x004	肩锁关节脱位切开复位术		
S43.1	肩锁关节脱位	79.8100x006	肩锁关节脱位切开复位内固定术		
S83.0	髌骨脱位	81.9600x022	膝关节镜下膝关节内侧髌股韧带重建术	81.9600x030	膝关节镜下髌骨外侧支持带松解术
S83.0	髌骨脱位	81.9600x026	膝关节镜下髌骨内侧支持带紧缩缝合术		
T84.0	内部关节假体的机械性并发症	00.7000x001	全髋关节假体翻修术		
T84.0	内部关节假体的机械性并发症	00.7100x001	髋关节髋臼假体翻修术		
T84.0	内部关节假体的机械性并发症	00.8000x001	全膝关节假体翻修术		

（郑慧玲　李秀茅　李　飞　严晓波）

第三篇　骨科手术与操作ICD-9-CM-3实操

第五章　脊柱手术

第一节　经皮椎体成形术（PVP）/
球囊扩张椎体后突成形术（PKP）

一、概述

经皮椎体成形术（percutaneous vertebro plasty，PVP）是一种微创脊椎外科技术，指经皮通过椎弓根或椎弓根外向椎体内注入骨水泥，以达到增加椎体强度和稳定性，防止塌陷，缓解疼痛，甚至部分恢复椎体高度为目的。

经皮椎体后凸成形术（percutaneous kyphoplasty，PKP）是经皮椎体成形术的改良与发展，它使用一种可膨胀性扩骨球囊，经皮穿刺后，在椎体内气囊扩张，使椎体复位，在椎体内部形成空间，这样可减小注入骨水泥时所需的推力，而且骨水泥置于椎骨内不易流动。这种方式和常规方式相比，两者生物力学性质无区别，不仅可解除或缓解疼痛症状，还可以明显恢复被压缩椎体的高度，增加椎体的刚度和强度，使脊柱的生理曲度得到恢复，并可增加胸腹腔的容积，改善脏器功能，提高患者生活质量。

二、适应证

PVP/PKP 手术主要适用于椎体压缩性骨折，尤其是骨质疏松引起的胸腰椎骨折；也适用于椎体良性或恶性肿瘤引起的椎体压缩骨折，如椎体血管瘤、骨髓瘤等引起的压缩骨折；疼痛性的椎体骨折伴有骨坏死等。

三、手术记录概要

手术名称：腰 2 椎体压缩性骨折椎体球囊扩张成形术（PKP）

手术经过：患者取俯卧位，取两枚粗针头（11#）在腰椎斜位（正位）X 线透视下定位腰 2 左侧椎弓根外缘 10 点处并标记。常规消毒、铺无菌手术巾，0.5% 或 1% 利多卡因注射液于标记点周围行浸润麻醉。

麻醉效果满意后，以标记点为中心取长约 0.5 cm 纵行切口，依次切开皮肤皮下及深筋膜，直达骨质，前后位 X 线透视下开口锥于椎弓根外缘 10 点处沿椎弓根走向入针（进针隧道),确保开口锥没有突破椎弓根内缘。

在侧位 X 线透视下,当开口锥进入椎体后缘 1～2 mm 时,行正位 X 线透视以证实开口锥在椎弓根投射影内,确保开口锥没突破椎弓根内侧缘,再继续深入至椎体中后 1/3 处。抽出套芯,植入扩髓钻头,钻至距椎体前缘 3 mm 处,行正位相 X 线透视以证实钻头未超出椎弓根至棘突。退出钻头,植入球囊撑开器至椎体前中 1/3 处,正位相 X 线透视以证实撑开器的位置准确。

侧位 X 线透视下缓慢加压撑开椎体,根据造影剂充盈情况,行正位相 X 线透视以判断椎体撑开情况。椎体撑开满意后,缓慢减压使球囊回缩,在侧位相 X 线透视下将装有骨水泥的注射器植入工作套管内至椎体后中 1/3 处,注入骨水泥,同步观察充盈情况,以确保骨水泥未进入椎管,边注入边向后退注射器。根据情况判断骨水泥的注入量,行正位相 X 线透视以观察骨水泥的充盈情况,充盈满意后拔出工作套管,无菌敷料及手术敷贴覆盖伤口。

术毕,手术顺利,麻醉满意,术中无明显出血,无副损伤,患者生命体征平稳,术后安送患者返回病房。

四、手术操作编码要点

编码员要通过仔细阅读手术记录确定 PVP/PKP 术主要手术步骤来把握 ICD-9-CM-3 编码要点。以上述手术记录为例,编码要点见表 5-1-1。

表 5-1-1   PKP 手术操作步骤及 ICD-9-CM-3 编码要点

序号	手术步骤	编码要点
1	定位腰 2 左侧椎弓根外缘 10 点处并标记	确定手术部位为腰 2 椎体
2	植入球囊撑开器撑开椎体,撑开后缓慢减压使球囊回缩	81.66 经皮椎体增强与 81.65 经皮椎骨成形术最大的区别就在于是否需要通过球囊/装置撑开椎体恢复椎体高度,若有此操作则编码于 81.66 经皮椎体增强,若无此操作则编码于 81.65 经皮椎骨成形术。本例编码至 81.66 经皮椎体增强
3	C 形臂透视下通过穿刺针注入骨水泥	由于 81.66 经皮椎体增强包含在向骨空隙注射填补物(骨水泥)(多甲基甲基丙烯酸酯,PMMA)或其他物质之前,先对需要创建空腔(空隙)置入膨胀球囊、骨填塞或其他装置以置换(去除)(夯实)骨,所以无需另编码 81.65 经皮椎骨成形术

根据以上手术操作编码要点,该手术记录病案手术操作编码为 81.6600x002 腰椎骨折球囊扩张成形术。

五、手术操作编码总结

在 ICD-9-CM-3 中,PVP/PKP 按手术方式进行分类,编码要点见表 5-1-2。若多个椎体手术时,既有椎体行 81.65 经皮椎骨成形术,也有椎体行 81.66 经皮椎体增强,则同时编码 81.65 与 81.66 以表达不同椎体的不同术式。

表 5 - 1 - 2 PVP/PKP 手术操作名称与 ICD-9-CM-3 编码要点一览表

术式	ICD-9-CM-3 编码及名称	注　释
PVP	81.65 经皮椎骨成形术	在医保版 2.0 编码库中不进行部位（椎体）区分，统一编码至 81.6500 经皮椎骨成形术。由于 81.65 经皮椎骨成形术本身包含骨水泥等填充物的注入（表 5 - 1 - 1），故无需编码体现骨水泥等填充物的注入
PKP	81.66 经皮椎体增强	在医保版 2.0 编码库中，根据不同骨折部位进一步扩展编码，应根据实际部位进行编码。81.65 经皮椎骨成形术与 81.66 经皮椎体增强均是对椎体进行成形，二者区别在于是否有创建空腔置入膨胀球囊，故根据手术实际发生过程选择其中一个术式即可，不可同时编码

六、CHS-DRG 2.0 主要分组

表 5 - 1 - 3 CHS-DRG 2.0 中 PVP/PKP 的主要分组

ADRG 代码	DRG 组代码	DRG 组名称
IB3	IB31	与脊柱有关的其他手术，伴严重合并症或并发症
	IB35	与脊柱有关的其他手术，不伴严重合并症或并发症
ID1	ID19	脊柱、骨盆的骨与软组织肿瘤手术

七、DIP 2.0 主要核心病种

表 5 - 1 - 4 DIP 2.0 中 PVP/PKP 主要核心病种

主要诊断编码	主要诊断名称	主要手术操作编码	主要手术操作名称	相关手术操作编码	相关手术操作名称
M48.4	脊椎疲劳性骨折	81.6500	经皮椎骨成形术	77.4904	椎骨活组织检查
M80.8	其他的骨质疏松伴有病理性骨折	81.6500	经皮椎骨成形术		
M80.8	其他的骨质疏松伴有病理性骨折	81.6600x002	腰椎骨折球囊扩张成形术		
S22.0	胸椎骨折	81.6500	经皮椎骨成形术		
S22.0	胸椎骨折	81.6600x003	胸椎骨折球囊扩张成形术		
S32.0	腰椎骨折	81.6500	经皮椎骨成形术		
S32.0	腰椎骨折	81.6600x002	腰椎骨折球囊扩张成形术		
M80.8	其他的骨质疏松伴有病理性骨折	81.6600x001	经皮穿刺脊柱后凸成形术		
S32.0	腰椎骨折	81.6600x001	经皮穿刺脊柱后凸成形术		

（钟兴巧　李　飞　严晓波）

第二节　脊柱融合术

一、概述

脊柱融合术是通过手术的方法使两个或多个椎体融为一体,融合的上下两端为正常活动节段,从而使整个脊柱能正常发挥功能,以达到重建脊柱的结构和恢复脊柱的功能。

脊柱融合术是一个复杂的复合型手术,涉及病灶切除、椎体的融合,包含骨移植术和骨内固定术。自 1911 年 Hibbs 提出后已进行了很多种改进,目前脊柱融合的方法很多:①按照植骨的部位分:椎体间融合术后外侧融合术(posterior lateral fusion, PLF)、椎体环周 360°融合术、横突间融合、棘突椎板间融合、关节突关节融合、峡部不连局部融合等。②按手术入路分:椎体间融合术又分为前路椎体间融合(AIF)、后路椎体间融合(PIF)、经椎间孔椎体间融合(TIF)、极外侧椎体间融合术(XIF)、经皮轴向椎体间融合术(Axial-IF)等。

椎体间融合的效果优于后外侧融合,因为椎体间接触面积大,提供了更理想的植骨空间,也因此有较高的植骨融合率,而椎体间的融合也使重建后的脊柱更加稳定。此外,由于椎间间隙的恢复,扩大了椎间孔通道,也有利于神经根减压。目前椎体间融合既可通过传统开放手术也可以通过微创手术完成。

二、适应证

椎体融合术现已广泛应用于脊柱各种疾病治疗,包括椎间盘疾病、椎管狭窄、椎体滑脱、脊柱畸形、脊柱肿瘤、脊柱感染(如结核)、脊柱创伤、椎间高度塌陷及各种退变性疾病。

三、手术记录概要

手术名称:腰 3/4、腰 4/5 椎间盘切除术＋椎管扩大减压术＋椎间融合术＋脊髓神经根粘连松解术

手术经过:麻醉成功后取俯卧位,腹侧放置支架,X 线透视确定病椎椎弓根并做好标记,常规消毒铺巾。取腰椎后正中切口,自腰 2 至腰 5 棘突长约 10 cm,切开皮肤、皮下、筋膜层,沿两侧棘突及椎板骨面剥离棘旁肌至小关节突外侧并牵开,显露腰 3 至腰 5 椎板间隙。

于腰 3/4、腰 4/5 上关节突人字缝顶点为进针点,并沿椎弓根锥孔,放置定位针,术中 X 线透视见定位针位置好,于腰 4、腰 5 各拧入两枚万向椎弓根螺钉,安装预弯的连接杆,稍撑开椎体,再次行 X 线透视见钉棒系统位置良好。

次全咬除腰 3—腰 5 右侧及腰 3、腰 4 左侧的椎板骨质,咬除相应黄韧带及小关节突内侧部分骨质,松解神经根周围组织粘连,直视下予切除腰 3/4、腰 4/5 椎间盘及其髓核。

用绞刀清除腰 3—腰 5 相应的上下软骨板至骨皮质,将咬下的棘突椎板骨块修整后填充于椎体间融合器内,并将塑胶融合器植于腰 3—腰 5 椎间,检查见融合器无滑脱趋势,X 线透视见钉棒及融合器位置良好。安装横连器,经皮置胶管引流,有效止血,清点器械用品无误,反复冲洗伤口,逐层缝合切口,包扎敷料,术毕。

四、手术操作编码要点

编码员应通过阅读手术记录确定脊柱融合术主要手术步骤,来确定 ICD-9-CM-3 编码要点。以上述手术记录为例,编码要点见表 5-2-1。

表 5-2-1　脊柱融合术手术操作步骤及 ICD-9-CM-3 编码要点

序号	手术步骤	编码要点
1	取俯卧位,取腰椎后正中切口	明确手术入路为后入路
2	椎弓根钉置入,安装连接杆	此步骤属于脊柱融合的手术过程。81.0 脊柱融合术包括:脊柱关节固定术用内固定;且 84.82 椎弓根动力稳定装置的置入或置换术,不包括:初次置入椎弓根螺钉伴脊柱融合—省略编码。此步骤无需编码
3	咬除椎板、黄韧带、小关节突内侧部分骨质。切除椎间盘。	此步骤是为切除椎间盘提供手术通道。03.09 椎管其他探查术和减压术不包括:80.51 椎板切除术伴椎间盘切除术。此步骤应编码 80.51 椎间盘切除术
4	松解神经根粘连	80.51 椎板切除术伴椎间盘切除术下注释:椎间盘切除术伴同一水平的脊髓神经根减压术;对任何切除部位的不同水平伴随脊髓神经根减压术,需要附加编码。故此步骤无需编码
5	塑胶融合器植于腰 3、4、5 椎体间	此步骤为脊椎融合装置的类型明确(或通过手术植入材料标签明确)、融合椎体的数量、融合椎体的部位提供依据

根据以上手术操作编码要点,该手术记录病案手术操作编码为:81.0801 腰椎椎体间融合术,后入路;80.5108 腰椎间盘切除伴椎管减压术;84.5100x005 塑胶脊椎融合物置入术;81.6200 2—3 个椎骨融合或再融合。

五、手术操作编码总结

在 ICD-9-CM-3 中,脊柱融合术按手术入路、融合部位(脊柱解剖位置)、融合术式(脊柱融合与再融合)进行分类。编码要点见表 5-2-2。

表 5-2-2　脊柱融合术手术操作名称与 ICD-9-CM-3 编码要点一览表

术式	脊柱椎体	解剖部位	入路	ICD-9-CM-3 编码及名称
脊柱融合	寰—枢	不区分	不区分	81.01 寰—枢脊柱融合
	其他颈椎	前柱	前路法	81.02 前柱其他颈(椎)融合,前路法
		后柱	后路法	81.03 其他颈后柱融合,后路法
	胸椎和胸腰椎	前柱	前路法	81.04 前柱背和背腰融合,前路法
		不区分	后路法	81.05 背和背腰(脊柱)融合,后路法
	腰椎和腰骶椎	前柱	前路法	81.06 前柱腰和腰骶部融合,前路法
			后路法	81.08 前柱腰和腰骶部融合,后路法
		后柱	后路法	81.07 后柱腰和腰骶部融合,后路法
	临床未指明			81.00 脊柱融合 NOS
脊柱再融合	寰—枢	不区分	不区分	81.31 寰—枢脊柱再融合术
	其他颈椎	前柱	前路法	81.32 其他颈椎再融合,前柱,前路法
		后柱	后路法	81.33 其他颈脊再融合,后柱,后路法
	胸椎和胸腰椎	前柱	前路法	81.34 背和背腰椎再融合,前柱,前路法
		不区分	后路法	81.35 背和背腰椎再融合,后路法
	腰椎和腰骶椎	前柱	前路法	81.36 腰和腰骶部脊椎再融合,前柱,前路法
		前柱	后路法	81.38 腰和腰骶部脊椎再融合,前柱,后路法
		后柱	后路法	81.37 腰和腰骶部脊椎再融合,后柱,后路法
	临床未指明			81.30 脊柱再融合 NOS

　　注:在 ICD-9-CM-3 中,后柱指椎弓根、椎板、关节突、横突,或"沟"的后部结构。前柱指椎体与椎间盘的前方结构。

编码说明与注意事项归纳如下:

1. 81.0 脊柱融合:81.0 脊柱融合包括脊柱关节固定术,用骨移植术、内固定术。需要结合手术内容另编码:

—84.51 任何椎体脊椎融合装置置入

—84.52 任何重组骨形态形成蛋白的置入

—77.70—77.79 任何(局部)采集骨的切除用于移植

—81.62—81.64 融合椎骨的总数

脊柱融合术至少要有两个编码:81.00—81.08 融合的椎体、解剖部位和入路和81.62—81.64 融合椎骨的总数。

2. 81.3 脊柱再融合:81.3 脊柱再融合包括脊柱关节固定术,用骨移植术、内固定术、脊柱假关节固定术。需要结合手术内容另编码:

—84.51 任何椎体脊椎融合装置置入

—84.52 任何重组骨形态形成蛋白的植入

——77.70—77.79 任何(局部)采集骨的切除用于移植

——81.62—81.64 融合椎骨的总数

3. 手术病灶切除范围编码要点:仅切除椎间盘,编码 80.51 椎间盘切除术;若椎体部分切除、椎体次全切、椎体切除术同时椎间盘切除,编码 80.99 其他特指部位关节的其他切除术。

4. 脊柱融合装置类型编码要点:在 84.51 椎体脊椎融合装置中置入的有碳纤维、陶瓷、金属、塑胶、钛合金、3D 打印材料等材质分类,要有不同编码(表 5-2-3)。随着材料科学的发展,以 PEEK 为基础的新型强化复合材料越来越多,羟基磷灰石(HA)强化型 PEEK 融合器、钛涂层 PEEK 融合器已在国际上渐成主流,尤其是后者有更好的植骨融合表现。

表 5-2-3　不同脊柱融合装置 ICD-9-CM-3 编码要点一览表

手术操作编码	手术名称	材料类型
84.5100x002	碳纤维脊椎融合物置入术	碳纤维加强的聚芳醚酮(CFR-PEKEKK,CFRP)材料
84.5100x003	陶瓷脊椎融合物置入术	氮化硅陶瓷(S_3N_4)材料,目前也可使用 3D 打印技术
84.5100x004	金属脊椎融合物置入术	不锈钢等金属
84.5100x005	塑胶脊椎融合物置入术	聚醚酮(PEEK LT1)树脂,可复合碳纤维、玻璃纤维、硅酸钙等
84.5100x006	钛合金脊椎融合物置入术	钛合金(titanium alloy, Ti)
84.5100x007	3D 打印脊椎融合物置入术	3D 打印作为铸型技术,可用于多种材料类型,如钛合金、塑胶、陶瓷等

5. 手术使用材料:主要有椎体脊椎融合器的置入和植骨材料。因椎间融合器空间植骨量有限,所以需要选择成块的纯净松质骨,其周边植骨更为重要。减压切碎的自体碎骨同髂骨植骨,联合骨生长因子,也就是有生物活性的人工骨,最常见的是骨形态发生蛋白-2(BMP-2)。植骨材料包括自体骨、异体骨、异种骨、活性生物骨等。81.0 脊柱融合术包括:“脊柱关节固定用:骨移植术”,因此骨移植(包括自体骨、异体骨、异种骨)无需另编码。如采集自体非手术部位切除的骨(如髂骨、腓骨等)用于移植,需另编码 77.7 骨切除术用作移植物,以表达移植骨的来源;如使用重组人骨形态发生蛋白活性生物骨(rhBMP-2)的植入,也就是生物活性材料进行非结构性填充时,包括磷酸钙、硫酸钙人工骨、BAG 和 DBM/BMP 复合人工骨,编码 84.55、84.52;应用在结构性填充(融合器)时,包括纳米羟基磷灰石/聚酰胺 66 复合材料(n-HA/PA66)、珊瑚羟基磷灰石(CHA)和 Ti/HA 涂层 PEEK 椎间融合器等,编码 84.51。

需重点注意的是:这里不可以另编码 78.0 骨移植术,核对 ICD-9-CM-3 第一卷“78 骨的其他手术,除外面骨”下注释:“不包括手术:关节结构(80.00—81.99)”,表示当骨移植是为了进行关节的融合时,应该用 80.00—81.99 编码。而 78.0 下的各种移植骨类型是为了临床使用方便后期给予的扩展,不能作为骨移植的类型(人工骨、同种异体骨)给予编码,它并不是该编码的分类轴心。

六、CHS-DRG 2.0 主要分组

表 5 - 2 - 4　CHS-DRG 2.0 中脊柱融合术主要分组

ADRG 代码	DRG 组代码	DRG 组名称
IB1	IB19	复杂脊柱疾病或 3 节段及以上脊柱融合手术或翻修手术
IB2	IB29	脊柱 2 节段及以下脊柱融合术

七、DIP 2.0 主要核心病种

表 5 - 2 - 5　DIP 2.0 中脊柱融合术主要核心病种

主要诊断编码	主要诊断名称	主要手术操作编码	主要手术操作名称	相关手术操作编码	相关手术操作名称
M48.0	椎管狭窄	81.0601	腰椎椎体间融合术,前入路		
M51.1	腰和其他椎间盘疾病伴有神经根病(G55.1*)	81.0801	腰椎椎体间融合术,后入路	84.5100x005	塑胶脊椎融合物置入术
M51.2	其他特指的椎间盘移位	81.0801	腰椎椎体间融合术,后入路	84.5100x005	塑胶脊椎融合物置入术
		81.0800x018	经椎间孔入路腰椎体融合术	84.5100x005	塑胶脊椎融合物置入

(朱季香　李　飞　严晓波)

第三节　椎间盘手术

一、概述

椎间盘手术是一类复杂的复合型手术,涉及全椎板切除、半椎板切除、椎间盘手术、椎体融合术等,手术目的主要是直接切除病变椎间盘髓核,解除神经根压迫而达到治疗目的。

椎间盘手术一般有微创和常规两种方式。微创手术就是通过椎间孔镜、椎间盘镜等通道下行椎间盘切除、破坏术或修补术,通过小的切口在电视镜监测下直达患处,部分去除突出的椎间盘,达到减压的目的。常规手术方式主要是从背部切口到达椎板,咬除部分椎板,然后完整切除突出的椎间盘。同时可以根据情况来选择植骨融合固定的方式来达到脊柱稳定的目的。

二、适应证

椎间盘手术主要适用于治疗椎间盘疾病。

三、手术记录概要

手术名称：椎间孔镜下腰 5(L5)骶 1(S1)椎间盘切除术＋椎管扩大减压术＋脊髓神经根粘连松解术

手术经过：麻醉满意后,患者俯卧于脊柱体位床上,C 型臂 X 线透视下取标准正侧位,确定腰 5/骶 1 椎间隙平面并标记,棘突右侧与骶 1 上终板平面交点处为穿刺点,常规消毒铺巾。

穿刺点处切开皮肤约 2 cm,扩张套管定位腰 5/骶 1 椎板间及腰 5 下椎板,C 型臂 X 线透视见位置满意后置入工作通道;顺利连接椎间孔镜,转镜下操作。

使用磨钻、小骨刀行腰 5 下椎板、关节突、关节内侧椎板切除,使腰 5/骶 1 右侧椎板间隙扩大,咬除增生肥厚的黄韧带,松解神经根周围组织粘连。术野下可见骶 1 神经根水肿,沿右侧骶 1 神经根腹侧探查,见腰 5/骶 1 椎间盘右后方突出,纤维环破裂,后纵韧带增生粘连,镜下取出椎间盘内退变髓核组织共约 2 g 送病理检查。咬除部分增生后纵韧带,再次探查右侧骶 1 神经根松弛,镜下活动度满意。

射频系统行纤维环成形。镜下探查见神经根及硬膜囊松弛,无压迫,搏动好,镜下无明显出血,退出内镜,拔出通道,缝合皮肤。

手术顺利,术中出血约 10 ml,术后麻醉苏醒后安返病房。遵医嘱可活动下肢,疼痛症状消失。

四、手术操作编码要点

编码员应通过阅读手术记录确定椎间盘手术主要手术步骤,来把握 ICD-9-CM-3 编码要点。以上述手术记录为例,编码要点见表 5－3－1。

表 5－3－1　椎间盘手术操作步骤及 ICD-9-CM-3 编码要点

序号	手术步骤	编码要点
1	连接椎间孔镜,转镜下操作	明确手术入路为椎间孔镜
2	小骨刀切除椎板、黄韧带、小关节突,松解神经根粘连	此步骤是为切除椎间盘髓核组织提供手术通道,结合 03.09 椎管其他探查术和减压术不包括 80.51 椎板切除术伴椎间盘切除术;以及 80.51 椎间盘切除术下注释:同一水平的脊髓神经根减压术无需编码,不同水平伴随的脊髓神经根减压术需单独编码。故此步骤省略编码
3	切除椎间盘内髓核组织,镜下取出椎间盘内退变髓核组织共约 2 g	编码 80.51 椎间盘切除术

序号	手术步骤	编码要点
4	射频系统行纤维环成形	此步骤为手术过程用射频刀头对患者破裂的纤维环行修补术,手术记录射频消融术主要作用是对纤维环进行凝固和重塑。并核对 80.51 椎间盘切除术可见另编码:同时进行的脊柱融合(81.00—81.09)、纤维环修补术(80.53—80.54),故应另编码 80.54 其他和未特指的椎间盘纤维环修补术

根据以上手术操作编码要点,该手术记录病案手术操作编码为:80.5111 内镜下腰椎髓核切除术、80.5400x001 经皮椎间盘电热纤维环成形术(IDET)。

五、手术操作编码总结

在 ICD-9-CM-3 中,椎间盘手术按术式进行分类,椎间盘切除术可同时进行融合术,以帮助运动员、重体力劳动或脊柱不稳的患者稳定脊柱。如同时进行融合术,按脊柱融合术的编码原则进行编码。编码要点见表 5 - 3 - 2。

表 5 - 3 - 2　椎间盘手术操作名称与 ICD-9-CM-3 编码要点一览表

术式	ICD-9-CM-3 编码及名称	备注
未指明具体术式的椎间盘手术	80.50 椎间盘切除术或破坏术,未特指的	由于临床进行手术后一定能明确具体的术式,故该编码不能使用
椎间盘切除术	80.51 椎间盘切除术	另编码:同时进行的脊柱融合(81.00—81.09);纤维环修补术(80.53—80.54)
椎间盘破坏术	80.52 椎间盘化学溶解术	
	80.59 椎间盘的其他破坏术	如:激光椎间盘破坏术、椎间盘射频消融术
椎间盘的修补术	80.53 纤维环修补术伴移植物或假体	另编码任何,如:应用或使用粘连屏障物质(99.77);椎间盘切除术,如实施(80.51);局部取筋膜用作移植物(83.43)
	80.54 其他和未特指的椎间盘纤维环修补术	另编码任何,如:应用或使用粘连屏障物质(99.77);椎间盘切除术,如实施(80.51)

编码说明与注意事项归纳如下:

1. 80.51 腰椎间盘切除术:编码 80.51 腰椎间盘切除术要注意是否为同一水平的脊髓神经根减压术,在内镜下行腰椎间盘切除术往往是单节段椎管手术,不需另编码椎管减压术 03.09。脊柱融合术可以是多节段的椎管手术,需要仔细阅读手术记录。若行椎间盘切除术后,使用同样方法在不同部位行椎管减压术,往往需编码椎管减压术 03.09;存在另编码:81.00—81.09 同时进行的脊柱融合术、80.53—80.54 纤维环修补术。

2. 80.52 椎间盘化学溶解术:80.52 椎间盘化学溶解术是通过经皮穿刺,向椎间盘内注入能选择性降解椎间盘髓核组织的溶解酶,使髓核组织中某些特定成分降解,继发性的降低椎间盘内部压力,使突出的椎间盘缩小或消失。减轻或解除对神经根的刺激和压迫,达到消除和缓解症状的目的。适宜于保守治疗无效的腰椎间盘突出症,以及有手术指征但又不愿手术者;注意若患者有并发症不宜采用此法。

3. 80.53 纤维环修补术伴移植物或假体:80.53 纤维环修补术伴移植物或假体编码是指通过筋膜自体移植、张力带的软组织再对合修补、手术网状织物等具有移植物或假体的纤维环修补术。需注意手术中如有 99.77 应用或使用粘连屏障物质、80.51 椎间盘切除术、83.43 局部取筋膜用作移植物等步骤时,需进行另编码来完整表达手术。

4. 80.54 其他和未特指的椎间盘纤维环修补术:注意该编码与 80.53 纤维环修补术伴移植物或假体要点的区别,共同点是都在进行纤维环的修补,但 80.54 是没有移植物或假体的纤维环修补,比如纤维环的直接缝合、经皮椎间盘电热纤维环成形术(IDET)等。如手术中存在 99.77 粘连屏障物质的应用、80.51 椎间盘切除术等步骤时需另编码。

5. 80.59 椎间盘的其他破坏术:80.59 椎间盘的其他破坏术是通过热破坏髓核和纤维环的结构,减轻神经根的压迫,缓解患者的疼痛。80.59 椎间盘射频消融术和 80.54 椎间盘纤维环修补术可能会混淆,编码员要理解两个手术操作的含义,根据手术记录,与临床医师沟通后再进行编码。

六、CHS-DRG 2.0 主要分组

表 5-3-3 CHS-DRG 2.0 中椎间盘手术分组

ADRG 代码	DRG 组代码	DRG 组名称
IB1	IB19	复杂脊柱疾病或 3 节段及以上脊柱融合手术或翻修手术
IB2	IB29	脊柱 2 节段及以下脊柱融合术
BD1	BD19	脊柱脊髓手术
BJ1	BJ11	神经系统其他手术,伴严重合并症或并发症
	BJ13	神经系统其他手术,伴一般合并症或并发症
	BJ15	神经系统其他手术,不伴合并症或并发症

七、DIP 2.0 主要核心病种

表 5-3-4 DIP 2.0 中椎间盘手术主要核心病种

主要诊断编码	主要诊断诊断名称	主要手术操作编码	主要手术操作名称	相关手术操作编码	相关手术操作名称
M50.2	其他的颈椎间盘移位	81.0200x001	前入路颈椎融合术	78.0000x003	同种异体骨植骨术
M51.1†	腰和其他椎间盘疾病伴有神经根病(G55.1*)	80.5100x033	椎间盘镜下后入路腰椎间盘切除术	03.0914	椎间盘镜下椎管减压术

主要诊断编码	主要诊断诊断名称	主要手术操作编码	主要手术操作名称	相关手术操作编码	相关手术操作名称
M51.1†	腰和其他椎间盘疾病伴有神经根病(G55.1*)	80.5200	椎间盘化学溶解术		
M51.2	其他特指的椎间盘移位	80.5100x037	经皮腰椎间盘髓核切吸术		
M51.2	其他特指的椎间盘移位	80.5110	内镜下腰椎间盘切除术		
M51.2	其他特指的椎间盘移位	03.9100x004	椎管内止痛剂注入术		
M47.9	未特指的脊椎关节强硬	80.5900x001	椎间盘射频消融术		
M48.0	椎管狭窄	80.5111	内镜下腰椎髓核切除术	03.0914	椎间盘镜下椎管减压术
M48.0	椎管狭窄	81.0801	腰椎椎体间融合术,后入路	81.0701+84.5100x004	腰椎后柱融合术,后入路＋金属脊椎融合物置入术

(李艳娟　李恒元　李　飞　严晓波)

第六章 关节手术

第一节 关节置换术

一、概述

关节置换术是用人工关节(通常由金属、高分子材料和陶瓷制成)替换受损关节的手术。目前,几乎全身的活动关节均可行人工关节置换,其中应用最广泛的是髋关节和膝关节,肩关节、肘关节的应用也逐步增多。近年来,骨科机器人在临床的应用日趋广泛,如骨科应用最广泛的 Mako 关节机器人目前在全世界的装机量已达到 1 500 台,总手术量超 100 万例次,国产机器人品牌也陆续通过验证进入临床使用。通过机器人辅助关节置换的截骨步骤,提供更为精确的截骨面和假体安装位置,给关节置换术的效率和关节置换的手术质量带来重要变革。同时,由于骨科耗材产品通过国家集中采购后价格大幅下降,使得在同样的医保资源支持下,患者可以获得更好更先进的医疗技术服务,对这一新技术的普及提供了更为友好的条件。

二、适应证

关节置换术主要用于治疗关节炎(特别是骨关节炎)、骨折、缺血性坏死等原因引起的关节疼痛、僵硬、活动受限、功能障碍等。

三、手术记录概要

(一)髋关节机器人辅助人工关节置换术

手术名称: 右侧髋关节机器人辅助人工关节置换术

手术经过: 腰椎麻醉生效后,患者侧卧位,右侧在上,术野常规消毒铺单。取右侧髋部后外侧入路,切口长 12 cm,切开皮肤皮下,电灼止血,切开深筋膜,纵行劈开臀大肌,切断梨状肌以及旋后肌股骨止点,暴露下方关节囊。"T"形切开关节囊,切开关节囊,见髋关节退行性变,关节间隙变窄消失。

于大转子内打入参考架,根据术前设计操作机械臂进行股骨颈截骨,取出股骨头,清理髋臼内软组织,切除髋臼盂唇及骨赘,使用探针注册髋臼数据,根据术前设计,利用机械臂进入髋臼磨挫,髋臼依次磨锉至设计目标值,观察髋臼壁渗血良好,冲洗彻底后依据机械臂安放臼杯至设计角度,安放直径 48 mm 生物型髋臼假体,并放置聚乙烯内衬。股骨髓腔依次刮髓后安装股骨假体柄,试模测试后安放标准陶瓷头。复位后检查髋关节假体稳定。

冲洗术野,放置引流管 1 根,缝合外旋肌、深筋膜、皮下组织,闭合皮肤切口,术毕。

(二) 半髋关节置换术

手术名称:左侧髋人工股骨头置换术

手术经过:腰椎麻醉生效后,患者侧卧位,左侧在上,术野常规消毒铺单。取左侧 K-L 切口,长 12 cm,切开皮肤皮下,电灼止血,切开深筋膜及部分臀大肌,切断梨状肌等部分外旋肌,切开关节囊,见股骨颈骨折,呈头下型。

取出股骨头,于股骨小转子上方 1 cm 垂直股骨颈电锯截断骨质。股骨髓腔依次括髓后安装股骨假体柄,试模测试后安放双极头(钴铬钼合金/超高分子量聚乙烯)。复位后检查假体稳定,长度适中,右髋关节屈曲 90°、内旋 45°,无脱位。

脉冲冲洗术野,放置引流管 1 根,缝合外旋肌、深筋膜、皮下组织,闭合皮肤切口,术毕。

(三) 机器人援助膝关节置换术

手术名称:机器人援助左侧膝人工关节置换术

手术经过:腰椎麻醉生效后,患者平卧位,术野常规消毒铺单,驱血至大腿上段,止血带压力 360 mmHg。大腿以及小腿合适位置分别置入参考架和参考钉。小腿侧植入参考钉。取左膝前正中切口,切开皮肤皮下,沿髌骨内缘切开关节囊,见关节软骨退行性变,骨赘形成。切除两侧半月板及交叉韧带,清理骨赘,松解内侧副韧带,将髌骨翻向外侧。

通过探针注册,导入机器人计算机,注册完成后清除骨赘。通过术前导入的设计模型,确定截骨平面。评估屈伸间隙张力,系统微调内外翻及后倾角。确定截骨方案后,执行机械臂开始截骨操作。完成截骨操作后,选择 4 号胫骨假体,旋转中心对位于胫骨结节中内 1/3 处,安装假体试件,检查假体力线正确,松紧适度,髌骨轨迹正常。取出试件,冲洗术野,注入抗生素骨水泥,以股骨 3#、胫骨 4# 假体、7 mm 衬垫植入固定。

骨水泥固化后再次检查膝关节稳定性,放置引流管 1 根,缝合关节囊、皮下、皮肤,放止血带,包扎术毕。

四、手术操作编码要点

(一) 全髋关节置换术

编码员应通过阅读手术记录确定关节置换术主要手术步骤来确定 ICD-9-CM-3 编码要点。以上述手术记录为例,编码要点见表 6-1-1。

表 6 - 1 - 1　全髋关节置换术手术操作步骤及 ICD-9-CM-3 编码要点

序号	手术步骤	编码要点
1	取右侧 K-L 切口，长 12 cm，切开皮肤皮下	手术入路，开放性
2	于大转子内打入参考架，根据术前设计操作机械臂进行股骨颈截骨	机器人机械臂截骨，开放性机器人援助操作 17.4100
3	于股骨小转子上方 1 cm 垂直股骨颈电锯截断骨质，取出股骨头	仅此部分，只能确定是 81.52 髋关节部分置换。
4	清理髋臼内软组织，切除髋臼盂唇及骨赘，髋臼依次磨锉至 48 mm	明确术式为髋关节置换术，编码 81.51 全部髋关节置换
5	复位后检查假体稳定，长度适中，右髋关节屈曲 90°，内旋 45°，无脱位	明确髋轴面为陶瓷—聚乙烯，编码 00.77 髋轴面，陶瓷与聚乙烯

根据以上手术操作编码要点，该手术记录病案手术操作编码为：81.5100 全部髋关节置换；00.7700 髋轴面，陶瓷与聚乙烯；17.41 开放性机器人援助操作。

（二）半髋关节置换术

编码员应通过阅读手术记录确定关节置换术主要手术步骤来确定 ICD-9-CM-3 编码要点。以上述手术记录为例，编码要点见表 6 - 1 - 2。

表 6 - 1 - 2　半髋关节置换术手术操作步骤及 ICD-9-CM-3 编码要点

序号	手术步骤	编码要点
1	切开深筋膜及部分臀大肌，切断梨状肌等部分外旋肌，切开关节囊，见股骨颈骨折，呈头下型	暴露骨折端，明确为头下型股骨颈骨折
2	取出股骨头，于股骨小转子上方 1 cm 垂直股骨颈电锯截断骨质。股骨髓腔依次刮髓后安装股骨假体柄，试模测试后安放双极头	术式为半髋关节置换术，置换髋关节股骨端，假体为人工双极头，编码 81.5200x004 人工双动股骨头置换术
3	查阅材料单：髋关节假体—双极头，材料代号中注明：钴铬钼合金/超高分子量聚乙烯	明确髋轴面为金属—聚乙烯，编码 00.74 髋轴面，金属与聚乙烯

根据以上手术操作编码要点，该手术记录病案手术操作编码为：81.5200x004 人工双动股骨头置换术；00.74 髋轴面 金属—聚乙烯。

（三）机器人援助膝关节置换术

编码员应通过阅读手术记录确定关节置换术主要手术步骤来确定 ICD-9-CM-3 编码要点。以上述手术记录为例，编码要点见表 6 - 1 - 3。

表 6 - 1 - 3　机器人援助膝关节置换术手术操作步骤及 ICD-9-CM-3 编码要点

序号	手术步骤	编码要点
1	取左膝前正中切口，切开皮肤皮下，沿髌骨内缘切开关节囊	手术入路，开放性
2	导入机器人计算机，注册完成后清除骨赘	开放性机器人援助操作 17.4100

序号	手术步骤	编码要点
3	确定截骨方案后,执行机械臂开始截骨操作;选择 4 号胫骨假体,旋转中心对位于胫骨结节中内 1/3 处,安装假体试件	机器人机械臂截骨,无需编码
4	注入抗生素骨水泥	注入骨水泥需另编码:84.5601 骨水泥填充术
5	股骨 3#、胫骨 4# 假体、7 mm 衬垫植入固定	安装股骨、胫骨假体,编码:81.5400x007 膝关节双间室置换术

根据以上手术操作编码要点,该手术记录病案手术操作编码为:81.5400x007 膝关节双间室置换术;84.5601 关节腔骨水泥填充术;17.4100 开放性机器人援助操作。

五、手术操作编码总结

在 ICD-9-CM-3 中,关节置换术根据部位(髋关节、膝关节等)和术式(置换术、表面置换术、置换修复术)进行分类,编码要点见表 6-1-4。

表 6-1-4 关节置换术手术操作名称与 ICD-9-CM-3 编码要点一览表

部位	术式	ICD-9-CM-3 编码及名称	备注
髋关节	髋关节置换术	81.51 全部髋关节置换	另编码任何:明确类型轴面 00.74—00.77
		81.52 髋关节部分置换	
	髋关节表面置换术	00.85 髋关节表面置换,全部,髋臼和股骨头	
		00.86 髋关节表面置换,部分的,股骨头	
		00.87 髋关节表面置换,部分的,髋臼	
	髋关节置换修复术	00.70 髋关节置换修复术,双髋臼和股骨成分	另编码任何:填充物(水泥)(关节)去除 84.57;轴面类型 00.74—00.77
		00.71 髋关节置换修复术,髋臼成分	另编码任何:轴面类型 00.74—00.77
		00.72 髋关节置换修复术,股骨成分	
		00.73 髋关节修复术仅髋臼衬垫和(或)股骨头置换	
		81.53 髋关节置换修正术 NOS	另编码任何:去除填充物(水泥)(关节)84.57;任何明确类型轴面 00.74—00.77

续表

部位	术式	ICD-9-CM-3 编码及名称	备注
膝关节	膝关节置换术	81.54 全部膝关节置换	
	膝关节置换修复术	00.80 膝关节置换修复术,全部(所有成分)	另编码:去除任何填充物(水泥)(关节)84.57
		00.81 膝关节置换修复术,胫骨成分	
		00.82 膝关节置换修复术,股骨成分	
		00.83 膝关节置换修复术,髌骨成分	
		00.84 全膝关节置换,胫骨置入(衬垫)	
		81.55 膝关节置换修正术 NOS	另编码:去除任何填充物(水泥)(关节)84.57
踝关节	踝关节置换术	81.56 踝关节全部置换	
足/趾关节	足/趾关节置换术	81.57 足和趾关节置换	
腕关节	腕关节置换术	81.73 腕关节全部置换	
肩关节	肩关节置换术	81.80 肩关节全部置换	
		81.81 肩关节部分置换	
		81.88 反向全肩关节置换术	
肘关节	肘关节置换术	81.84 肘关节全部置换	
其他	机器人辅助手术	17.4100 开放性机器人援助操作	

六、CHS-DRG 2.0 主要分组

表 6-1-5　CHS-DRG 2.0 中关节置换术主要分组

ADRG 代码	DRG 组代码	DRG 组名称
IC1	IC19	髋、肩、膝、肘和踝关节假体翻修/修正手术
IC2	IC29	髋、肩、膝、肘和踝关节置换术

注:机器人援助操作不影响目前 DRG 入组。

七、DIP 2.0 主要核心病种

表 6-1-6　DIP 2.0 中关节置换术主要核心病种

主要诊断代码	主要诊断名称	主要手术操作代码	主要手术操作名称	相关手术操作代码	相关手术操作名称
M16.9	未特指的髋关节病	81.5100	全髋关节置换		
M17.0	原发性双侧膝关节病	81.5400	全部膝关节置换		

续表

主要诊断代码	主要诊断名称	主要手术操作代码	主要手术操作名称	相关手术操作代码	相关手术操作名称
M17.0	原发性双侧膝关节病	81.5400x004	膝关节单髁表面置换术		
M17.0	原发性双侧膝关节病	81.5400x007	膝关节双间室置换术		
M17.0	原发性双侧膝关节病	81.5401	部分膝关节置换术		
M17.9	未特指的膝关节病	81.5400	全部膝关节置换		
M17.9	未特指的膝关节病	81.5401	部分膝关节置换术		
S72.0	股骨颈骨折	81.5100	全髋关节置换	83.1405	髂胫束切断术
S72.0	股骨颈骨折	81.5201	人工股骨头置换术		
T84.8	内部矫形外科假体装置、植入物和移植物的其他并发症	00.8000x001	全膝关节假体翻修术		

（徐庆安　赵　翔　李　飞　严晓波）

第二节　关节置换翻修术

一、概述

人工关节假体出现松动、磨损以及感染，甚至周围出现骨质溶解，导致置换后的关节丧失功能，需要更换新的假体的手术，称为关节置换翻修术。

二、适应证

关节置换翻修术可分为一期置换翻修和二期置换翻修，主要适用于感染、关节不稳定、假体松动、假体断裂、假体周围骨折等。

1. 一期置换翻修

一期置换翻修是指在同一次手术中取出感染的关节假体及所有异物，彻底清创，并再次置入新的假体。一期置换翻修的优点是只需一次手术，住院时间短、治疗费用较低、瘢痕少、术后关节功能恢复较好等优势。但是与二期置换翻修不同，一期置换翻修并不是在感染控制稳定的情况下实施的，有不能彻底清除感染的隐患，其治疗效果存在争议，尤其对患有自身免疫系统疾病或免疫力低下的患者应慎重考虑一期置换翻修。

2. 二期置换翻修

二期置换翻修是指首次手术取出所有异物，彻底清创，并置入间隔物，经过一定间隔时间后,第二次手术植入新的假体,是目前推崇和应用最广泛的方法,被认为是治疗晚期慢性关节术后感染的金标准。二期置换翻修治愈率较高,文献随访报道可达到90%。缺点是需取出关节假体并做关节成形,手术难度加大,治疗时间长,费用增加,若间隔时间较长还会造成软组织痉挛、骨量丢失,术后功能恢复欠佳。标准的二期置换翻修手术包括以下步骤:①取出假体、骨水泥,彻底清创;②使用含抗生素骨水泥间隔垫(spacer);③静脉使用敏感抗生素4~6周;④置入新的人工关节假体。

三、手术记录概要

手术名称:左侧全髋关节置换翻修术

手术经过:患者麻醉实施成功后取右侧卧位,两边沙袋固定,常规消毒铺巾。取左臀部原 Moore 切口,在髋关节后方以大粗隆为中心做一弧形切口长约 15 cm,逐层切开皮肤、皮下组织、电刀皮下止血,切开筋膜,沿肌纤维方向钝性分开臀大肌的全层,直至髂胫束的后部,将臀大肌在阔筋膜的附着处顺切口的垂直部分切开 5 cm,上下牵开,使髋关节内旋,让外旋短肌处于紧张状态,同时在坐骨神经也远离其止点,在梨状肌、闭孔内肌接近大粗隆的止点处将其切断,清除髋关节周围滑膜。同时切开股方肌,充分显露髋关节囊的后部,沿髋臼边缘行纵行切口切开关节囊,见原全髋置换假体。屈曲、内旋髋关节,依次取出假体、内衬、臼杯,清理骨水泥。以数枚 2.5 mm 克氏针阻挡周围肌层充分暴露髋臼,磨臼器磨平髋臼内软骨面,用 58 mm 生物型假体臼杯外展 45°并前倾 15°植入髋臼内,打入 30 mm、40 mm 螺钉各一枚固定臼杯,置入(陶瓷)内衬固定。去除所有克氏针,修整股骨颈残端,用髓腔挫扩髓,插入 9 号生物型假体并前倾 15°,安放 36 mm XL 聚乙烯股骨头于假体柄上,牵引下肢将髋关节复位,检查假体关节活动灵活不受限,稳定,无脱位。

反复冲洗严密止血后,清点器械、纱布,在关节腔中置入负压引流管,缝合关节囊及梨状肌、闭孔内肌以及股方肌,逐层缝合。

术程顺利,术中患者无特殊不适,生命体征平稳,出血约 500 ml,未输血。C 型臂 X 线透视见新置换关节位置满意。术毕患者安返病房。

四、手术操作编码要点

通过阅读手术记录确定髋关节置换翻修术主要手术步骤来确定 ICD-9-CM-3 编码要点。以上述手术记录为例,编码要点见表 6-2-1。

表 6-2-1 髋关节置换翻修术手术操作步骤及 ICD-9-CM-3 编码要点

序号	手术步骤	编码要点
1	原 Moore 切口,在髋关节后方以大粗隆为中心做一弧形切口长约 15 cm	明确手术切口为原切口
2	依次取出假体、内衬、臼杯,清理骨水泥	去除假体、内衬、臼杯,清理骨水泥为手术必行步骤,但去除骨水泥需要另编码

续表

序号	手术步骤	编码要点
3	打入 30 mm、40 mm 螺钉各一枚固定臼杯,置入(陶瓷)内衬固定	明确置入的轴面类型为陶瓷和聚乙烯
4	安放 36 mm XL 聚乙烯股骨头于假体柄上	

根据以上手术操作编码要点,该手术记录病案手术操作编码为:00.8000x001 全膝关节假体翻修术;84.5700x001 水泥间隔物取出术;00.7700 髋轴面,陶瓷与聚乙烯。

五、手术操作编码总结

在 ICD-9-CM-3 中,关节置换翻修术按手术部位进行分类,常见的关节置换翻修术类型有髋关节置换翻修和膝关节置换翻修,编码要点见表 6 - 2 - 2。

表 6 - 2 - 2 髋、膝关节置换翻修手术操作名称与 ICD-9-CM-3 编码要点一览表

类型	部位	ICD-9-CM-3 编码及名称	备注
髋关节置换翻修	双髋臼和股骨	00.70 髋关节置换修复术,双髋臼和股骨成分	
	髋臼	00.71 髋关节置换修复术,髋臼成分	同时伴:髋杯和衬垫调换 股骨头调换
	股骨	00.72 髋关节置换修复术,股骨成分	同时伴:髋臼衬垫调换 股骨干和股骨头更换
	髋臼衬垫	00.73 髋关节置换修复术仅髋臼衬垫和(或)股骨头置换	—
膝关节置换翻修	股骨、胫骨、髌骨(全部成分)	00.80 膝关节置换修复术,全部(所有成分)	
	胫骨	00.81 膝关节置换修复术,胫骨成分	包括:胫骨基座和胫骨植入(衬垫)置换
	股骨	00.82 膝关节置换修复术,股骨成分	同时伴有胫骨植入(衬垫)
	髌骨	00.83 膝关节置换修复术,髌骨成分	

需要另编码的几种情况说明:①髋关节置换翻修术与置换术一样,应另编码任何轴面类型 00.74—00.78。膝关节置换翻修术有两个成分者,使用 00.81—00.83 编码。如有三个成分置换翻修,使用 00.80 编码。②全髋关节置换翻修术和全膝关节置换翻修术如果之前使用的假体为骨水泥型,首先需要去除骨水泥,然后才能去除原有的假体,再进行修复。所以需要另编码:84.57 去除任何填充物(水泥)(关节),需注意,84.57 只用于骨水泥型的,其他类型的不需要编码。

六、CHS-DRG 2.0 主要分组

表 6-2-3　CHS-DRG 2.0 中髋、膝关节翻修手术主要分组

ADRG 代码	DRG 组代码	DRG 组名称
IC1	IC19	髋、肩、膝、肘和踝关节假体翻修/修正手术

七、DIP 2.0 主要核心病种

表 6-2-4　DIP 2.0 中髋、膝关节翻修手术主要核心病种

主要诊断代码	主要诊断名称	主要手术操作代码	主要手术操作名称	相关手术操作代码	相关手术操作名称
T84.0	内部关节假体的机械性并发症	00.7000x001	全髋关节假体翻修术		
T84.0	内部关节假体的机械性并发症	00.8000x001	全膝关节假体翻修术		
T84.0	内部关节假体的机械性并发症	00.7100x001	髋关节髋臼假体翻修术		
T84.5	内部关节假体引起的感染和炎症性反应	00.8000x001	全膝关节假体翻修术		
T84.8	内部矫形外科假体装置、植入物和移植物的其他并发症	00.8000x001	全膝关节假体翻修术		

（林佳骆　吴浩波　李　飞　严晓波）

第三节　关节囊或韧带缝合术

一、概述

对破裂的关节囊或断裂的韧带直接进行缝合修复的外科手术方式。

二、适应证

主要用于治疗关节囊破裂或韧带断裂。

三、手术记录概要

手术名称：左手外伤清创术＋关节囊修复术＋肌腱缝合术＋血管结扎术

手术经过：麻醉成功后,患者取仰卧位,患肢外展于手外科清创车上,过氧化氢溶液、生理盐水反复冲洗伤口。

术中见左手第一掌指关节背侧可见一长约 2.5 cm 的斜行皮肤软组织挫裂伤,深达筋膜,可见腱性组织断裂外露,创缘不规则,创面轻度污染。修剪创缘失活坏死污染的皮肤软组织,清除异物。沿原创口做延长切口,锐性分离伤口组织,以双极电凝止血,探查发现左手第一掌指关节囊破裂,拇长伸肌腱断裂,掌背静脉断裂。术中分离出左手第一掌指关节囊破裂部分,以 3/0 号可吸收线修复。分离出拇长伸肌腱断裂两端,对合整齐,以 3/0 号滑线缝合,检查缝合牢固,张力适中。

分离出掌背静脉断裂两端结扎止血,最后以 4/0 号可吸收线全层缝合伤口皮肤软组织,无菌敷料包扎,患肢石膏托外固定。

四、手术操作编码要点

通过阅读手术记录确定关节囊缝合术主要手术步骤来把握 ICD-9-CM-3 编码要点。以上述手术记录为例,编码要点见表 6 - 3 - 1。

表 6 - 3 - 1　关节囊手术操作步骤及 ICD-9-CM-3 编码要点

序号	手术步骤	编码要点
1	见左手第一掌指关节背侧可见一长约 2.5 cm 的斜行皮肤软组织挫裂伤,深达筋膜	明确手术治疗的损伤部位为手部
2	修剪创缘失活坏死污染的皮肤软组织,清除异物	明确为切除性清创,编码 86.2200x011 皮肤和皮下坏死组织切除清创术。注意:86.22 伤口、感染或烧伤的切除性清创术虽然列出不包括手(82.36),但 82.36 是手的其他肌肉切除术,不同于皮肤和皮下坏死组织的切除性清创
3	分离出左手第一掌指关节囊破裂部分,以 3/0 号可吸收线修复	对破裂关节囊缝合修复,明确部位为掌指关节,编码 81.9300x007 指关节囊缝合术
4	分离出拇长伸肌腱断裂两端,对合整齐,以 3/0 号滑线缝合,检查缝合牢固	对断裂的拇长伸肌腱进行缝合,编码 82.4500x001 拇长伸肌腱缝合
5	分离出掌背静脉断裂两端结扎止血	对断裂静脉进行缝合,查主导词"血管缝合术"编码至 39.3200

根据以上手术操作编码要点,该手术记录病案手术操作编码为:81.9300x007 指关节囊缝合术;82.4500x001 拇长伸肌腱缝合;86.2200x011 皮肤和皮下坏死组织切除清创术;39.3200 静脉缝合术。

五、手术操作编码总结

在 ICD-9-CM-3 中,关节囊或韧带缝合术按解剖部位进行分类,见表 6 - 3 - 2。

表 6－3－2　关节囊或韧带缝合术手术操作名称与 ICD-9-CM-3 编码要点一览表

术式	部位	ICD-9-CM-3 编码及名称
关节囊缝合术	踝	81.94 踝关节和足关节囊或韧带缝合术
	上肢	81.93 上肢关节囊或韧带缝合术
	下肢 NEC	81.95 其他下肢关节囊或韧带缝合术
	足	81.94 踝关节和足关节囊或韧带缝合术
	其他部位	81.96 关节其他修补术
韧带缝合术	踝	81.94 踝关节和足关节囊或韧带缝合术
	上肢	81.93 上肢关节囊或韧带缝合术
	膝	81.95 其他下肢关节囊或韧带缝合术
	下肢 NEC	81.95 其他下肢关节囊或韧带缝合术
	足和趾	81.94 踝关节和足关节囊或韧带缝合术
	其他部位	81.96 关节其他修补术

在 ICD-9-CM-3 中,关节囊或韧带缝合术分类于 81.93—81.96。需要说明的是,81.93 上肢关节囊或韧带缝合术、81.94 踝关节和足关节囊或韧带缝合术、81.95 其他下肢关节囊或韧带缝合术均不包括:同时伴关节成形术。编码时应注意:关节囊或韧带缝合术同时进行关节成形术时,按照关节成形术进行分类。

六、CHS-DRG 2.0 主要分组

表 6－3－3　CHS-DRG 2.0 中关节囊或韧带缝合术分组

ADRG 组代码	DRG 组代码	DRG 组名称
IE6	IE69	手外科手术
IH1	IH13	肌肉、肌腱手术,伴合并症或并发症
	IH15	肌肉、肌腱手术,不伴合并症或并发症

七、DIP 2.0 主要核心病种

表 6－3－4　关节囊或韧带缝合术 DIP 2.0 主要核心病种

主要诊断编码	主要诊断名称	主要手术操作编码	主要手术操作名称	相关手术操作编码	相关手术操作名称
S43.1	肩锁关节脱位	79.8100x003	肩关节脱位切开复位内固定术		
S76.1	四头肌和肌腱损伤	81.9500x001	髌韧带缝合术		

主要诊断编码	主要诊断名称	主要手术操作编码	主要手术操作名称	相关手术操作编码	相关手术操作名称
S93.2	在踝和足水平的韧带破裂	81.9400x006	踝关节镜下韧带修补术		
S93.4	踝扭伤和劳损	81.9400x006	踝关节镜下韧带修补术		

（程义玲 赵 翔 李 飞 严晓波）

第四节 关节切开术

一、概述

关节切开术是对关节的手术探查,术中应检查软骨、关节内结构、关节囊和韧带等等。包括关节切开内固定术、关节切开术用于去除假体、关节切开脓肿引流术等。

二、适应证

关节切开术适用于关节脱位、关节疼痛、去除关节假体、关节脓肿、关节内有异物、关节血肿、关节积液、关节内有游离软骨片等情况的诊断和治疗。

三、手术记录概要

手术名称：右膝关节镜下游离体取出术

手术经过：麻醉满意后,患者取平卧位,患肢常规消毒、铺无菌巾单,下肢驱血、止血带加压 450 mmHg。取患肢膝关节髌下内侧入路,髌骨内上方穿刺关节,置进水管,进水充胀关节。取前外侧入路,髌腱外侧 1 cm、外侧半月板前角上方穿刺,置关节镜,依次探查髌上囊、髌股关节及髁间窝内侧、外侧间隙。

证实诊断后,取前内侧入路,髌腱内缘内侧穿刺膝关节,置入镜下器械,清理增生的滑膜,取出 3 块游离体,关节活动正常,大量生理盐水冲洗关节腔,缝合穿刺口。无菌敷料包扎,术毕。

四、手术操作编码要点

编码员应通过阅读手术记录,确定关节镜膝关节游离体取出术主要手术步骤来把握 ICD-9-CM-3 编码要点。以上述手术记录为例,编码要点见表 6-4-1。

表 6-4-1　关节镜膝关节游离体取出术手术操作步骤及 ICD-9-CM-3 编码要点

序号	手术步骤	编码要点
1	取患肢膝关节髌下内侧入路,髌骨内上方穿刺关节	明确手术部位为膝关节
2	取前外侧入路,髌腱外侧 1 cm、外侧半月板前角上方穿刺,置关节镜,依次探查髌上囊、髌股关节、髁间窝、内、外侧间隙	明确手术入路为关节镜下的手术
3	清理增生的滑膜,取出三块游离体	明确手术目的:游离体取出

根据以上手术操作要点,在 ICD-9-CM-3 中查找膝关节镜下游离体取出术编码过程如下:

查主导词:

去除—骨软骨游离体,关节结构—另见关节切开术 80.10

关节切开术 80.10—伴——关节内镜检查——见关节内镜检查

关节内镜检查 80.20—膝 80.26

核对类目表:80.2 关节镜检查[0—9]

于是得到膝关节游离体关节镜下取出分类于"80.2 关节镜检查",但医保 2.0 版编码库中"关节镜膝关节游离体取出术"是 80.1604。那么,何为正确的编码?

回到类目表可获得两个已知条件:①亚目 80.1 其他关节切开术和亚目 80.2 关节镜检查,均在类目 80 关节结构的切开术和切除术里,说明它们都有关节切开的内涵;②通过膝关节游离体取出术的编码查找得编码为 80.10,下面注释中有关节镜检查(80.20—80.29)。

按此逻辑我们可以获得三个信息:①当膝关节切开时编码于 80.16;②当关节镜下膝关节切开时编码于 80.26;③膝关节切开是包括骨软骨游离体取出的。

可见 80.2 关节镜检查不是字面意义上的单纯关节镜检查,它涵盖了"类目 80"下不同部位的关节结构切开术和切除术。而 80.1 与 80.2 的区别是在同样治疗方式与目的下,手术入路一个是开放性的,一个是关节镜下的。

而医保 2.0 版编码库里的 80.1604 关节镜膝关节游离体取出术编码扩展到 80.16 显然与 80.1 下的注释不包括关节镜检查冲突,笔者认为这是个错误的扩展编码。

综上所述,关节镜膝关节游离体取出术编码应为 80.26。

五、手术操作编码总结

在 ICD-9-CM-3 中,关节切开术按手术部位(关节解剖位置)、术式(关节脱位开放性复位术、关节切开术用于去除假体不伴置换与关节切开术)进行分类,编码要点见表 6-4-2。

表 6－4－2　关节切开术手术操作名称与 ICD-9-CM-3 编码要点一览表

术　式	解剖部位	ICD-9-CM-3 编码及名称
关节脱位开放性复位术	肩	79.81 肩脱位开放性复位术
	肘	79.82 肘脱位开放性复位术
	腕	79.83 腕脱位开放性复位术
	手和指	79.84 手和指脱位开放性复位术
	髋	79.85 髋脱位开放性复位术
	膝	79.86 膝脱位开放性复位术
	踝	79.87 踝脱位开放性复位术
	足和趾	79.88 足和趾脱位开放性复位术
	未特指的部位	79.80 未特指的部位脱位的开放性复位术
	其他特指部位	79.89 其他特指部位脱位的开放性复位术
关节切开术用于去除假体不伴置换	肩	80.01 肩关节切开术用于去除假体不伴置换
	肘	80.02 肘关节切开术用于去除假体不伴置换
	腕	80.03 腕关节切开术用于去除假体不伴置换
	手和指	80.04 手和指关节切开术用于去除假体不伴置换
	髋	80.05 髋关节切开术用于去除假体不伴置换
	膝	80.06 膝关节切开术用于去除假体不伴置换
	踝	80.07 踝关节切开术用于去除假体不伴置换
	足和趾	80.08 足和趾关节切开术用于去除假体不伴置换
	未特指的部位	80.00 未特指的部位关节切开术用于去除假体不伴置换
	其他特指部位	80.09 其他特指部位关节切开术用于去除假体不伴置换
关节切开术	肩	80.11 肩关节切开术
	肘	80.12 肘关节切开术
	腕	80.13 腕关节切开术
	手和指	80.14 手和指关节切开术
	髋	80.15 髋关节切开术
	膝	80.16 膝关节切开术
	踝	80.17 踝关节切开术
	足和趾	80.18 足和趾关节切开术
	未特指的部位	80.10 未特指的部位关节切开术
	其他特指部位	80.19 其他特指部位关节切开术

编码说明与注意事项归纳如下：

1. 80.0 关节切开术：80.0 用于去除假体不伴置换包括去除后路脊柱运动保护(动力稳定,椎骨关节面置换,棘突)装置,存在另编码:84.56 置入填充物(水泥)(关节)(多甲基甲基丙烯酸酯);84.57 去除填充物(水泥)(关节)(多甲基甲基丙烯酸酯)。

2. 80.1 其他关节切开术：当关节切开术作为手术入路时为省略编码。80.1 其他关节切开术亚目下不包括如下编码:用于:88.32 关节造影术;80.20—80.29 关节镜检查;81.92 注射药物。

3. 关节切开术不建议的编码：在病案编码实际工作中,建议一般不用 79.80 未特指的部位脱位的开放性复位术、80.00 未特指的部位关节切开术用于去除假体不伴置换、80.10 未特指的部位关节切开术、80.19 其他特指部位关节切开术,因为手术医师会明确记录是哪个关节做的什么手术。

六、CHS-DRG 2.0 主要分组

表 6-4-3 CHS-DRG 2.0 中关节切开术主要分组

ADRG 代码	DRG 组代码	DRG 组名称
IC4	IC49	除置换/翻修外的髋、肩、膝、肘、踝和足部关节其他手术
IE4	IE43	小关节手术,伴合并症或并发症
	IE45	小关节手术,不伴合并症或并发症
IE6	IE69	手外科手术

七、DIP 2.0 主要核心病种

表 6-4-4 DIP 2.0 中关节切开术主要核心病种

主要诊断编码	主要诊断名称	主要手术操作编码	主要手术操作名称	相关手术操作编码	相关手术操作名称
S43.1	肩锁关节脱位	79.8100x003	肩关节脱位切开复位内固定术		
M17.9	未特指的膝关节病	80.1604	关节镜膝关节游离体取出术	80.2600	关节镜膝关节检查
M23.4	膝关节游离体	80.1604	关节镜膝关节游离体取出术		
M23.4	膝关节游离体	80.1601	膝关节游离体取出术		

注:本表关节镜膝关节游离体取出术选自国家医保 DIP 2.0 库,该手术编码解析参见本节前述相关内容。

(廖友鑫 吴浩波 李 飞 严晓波)

第五节　关节松解术

一、概述

关节松解术是指由于关节周围的软组织粘连所致的关节功能受限而进行的软组织松解术,以恢复关节功能的手术方法。

关节松解术主要是解除关节周围软组织的粘连、瘢痕化以及挛缩对关节活动造成的限制,恢复关节的正常功能,包括肌腱、肌肉组织的松解,皮肤挛缩瘢痕组织的切除和各类成型延长术。以股骨远端骨折易发生膝关节屈曲畸形为例,当进行功能康复训练后,仍无法达到膝关节正常伸膝功能,就要通过松解术,通过对股四头肌的松解改善屈曲畸形,从而使膝关节恢复正常的屈伸功能。

二、适应证

当关节出现感染、炎症、肿瘤、先天的发育畸形等情况时,可以导致关节虽然骨质没有异常,但其周围的韧带、关节囊以及肌腱、软组织出现粘连、瘢痕化、挛缩,从而导致关节的功能运动障碍。关节松解术主要用于治疗此类关节功能障碍。

关节松解术有开放手术和关节镜下手术,两种术式主要根据关节松解的部位而定,比如髋关节、膝关节关节腔比较大,以及踝关节,可以通过关节镜手术来处理粘连,达到局部松解的目的。肘关节、腕关节,关节腔比较小,要达到松解目的只能用开放手术来解除粘连。

三、手术记录概要

(一) 右侧肘关节松解术

手术名称: 右侧肘关节松解术

手术经过: 右侧臂丛麻醉成功后,患者平卧位,右上臂绑空气止血带,右上肢常规消毒铺无菌巾,上驱血止血带。右肘关节活动旋前旋后功能正常,屈伸功能受限,活动度 $0°—40°—90°$。取右肘关节外侧切口,切开皮肤、皮下,分离筋膜,于右侧外侧副韧带处分开,沿肱骨向后方分离,显露出尺骨鹰嘴、髁间窝,见有较多的骨赘,用髓核钳慢慢咬除所有骨赘,直至显露出正常的关节间隙。活动右肘关节,关节稳定性好,旋前旋后功能正常,肘关节活动度 $0°—0°—110°$。

冲洗手术切口,留置负压引流管 1 根,缝合切口,包扎。术毕,安返病房。

(二) 左侧肩关节镜肩关节松解术

手术名称: 左侧肩关节镜肩关节松解术

手术经过: 患者麻醉成功后取患者仰卧位,固定左锁骨及肩胛骨行肩关节前屈、后伸、外展、内收、内旋、外旋手法松解,松解过程中可触及粘连带松解声音。患者取侧卧位,左上肢外展50°、前伸30°斜向上牵引,在肩峰前后缘、肩胛冈外嵴、锁骨外端、喙突及肱骨头划出骨性标志。手术区域消毒、铺巾。以肩峰后外角向下2 cm、再向内2 cm即肩关节后方"软点"为穿刺点,穿刺成功后置入关节镜进入盂肱关节腔,检查见盂肱关节腔内滑膜稍增生,盂肱中韧带较紧,肱二头肌长头腱完整,SLAP区完整,肩袖关节囊层未见明显损伤。关节镜引导下建立前入路,从前入路置入刨刀及等离子刀清理滑膜,切断松解旋转间隙,松解盂肱中韧带。

退出关节镜,调整方向进入左肩峰下间隙,见肩峰下间隙滑膜增生,未见明显肩峰撞击情况,遂清理肩峰下滑膜组织。肩袖滑囊面毛躁欠平整,用等离子修复平整,肩袖未见明显断裂。

冲洗肩峰下间隙,止血,缝合切口。术毕,安返病房。

四、手术操作编码要点

(一)肘关节松解术

编码员应通过阅读手术记录,确定肘关节松解术主要手术步骤来把握 ICD-9-CM-3 编码要点。以上述手术记录为例,编码要点见表6-5-1。

表6-5-1　肘关节松解术手术操作步骤及 ICD-9-CM-3 编码要点

序号	手术步骤	编码要点
1	取右肘关节外侧切口,切开皮肤、皮下,分离筋膜,于右侧外侧副韧带处分开,沿肱骨向后方分离,显露出尺骨鹰嘴、髁间窝	明确手术入路为开放性手术
2	有较多骨赘,用髓核钳慢慢咬除所有骨赘,直至显露出正常关节间隙	关节松解术分类于80.4切断关节囊、韧带或软骨,其共用细目2代表肘,故肘关节松解术编码于80.42

根据以上手术操作编码要点,该手术记录病案手术操作编码为:80.4201 肘关节松解术。

(二)肩关节镜肩关节松解术

编码员要通过阅读手术记录,确定肩关节镜肩关节松解术主要手术步骤来把握 ICD-9-CM-3 编码要点。以上述手术记录为例,编码要点见表6-5-2。

表6-5-2　肩关节镜肩关节松解术手术操作步骤及 ICD-9-CM-3 编码要点

序号	手术步骤	编码要点
1	肩峰后外角向下2 cm再向内2 cm即肩关节后方"软点"为穿刺点,穿刺成功后置入关节镜进入盂肱关节腔	明确手术入路为关节镜下手术
2	检查盂肱关节腔,见盂肱关节腔内滑膜稍增生,盂肱中韧带较紧,肱二头肌长头腱完整,SLAP区完整,肩袖关节囊层未见明显损伤。关节镜引导下建立前入路,从前入路置入刨刀及等离子刀清理滑膜,切断松解旋转间隙,松解盂肱中韧带	关节松解术分类于80.4切断关节囊、韧带或软骨,其共用细目1代表肩,故肩关节松解术编码于80.41

根据以上手术操作编码要点,该手术记录病案手术操作编码为:80.4102 关节镜肩关节松解术。

五、手术操作编码总结

在 ICD-9-CM-3 中,关节松解术按手术部位进行分类,编码要点见表 6-5-3。

表 6-5-3 关节松解术手术操作名称与 ICD-9-CM-3 编码要点一览表

术式	解剖部位	ICD-9-CM-3 编码及名称
关节松解术	未区分	80.40 未特指部位关节切断关节囊、韧带或软骨
	肩	80.41 肩关节切断关节囊、韧带或软骨
	肘	80.42 肘关节切断关节囊、韧带或软骨
	腕	80.43 腕关节切断关节囊、韧带或软骨
	手和指	80.44 手和指关节切断关节囊、韧带或软骨
	髋	80.45 髋关节切断关节囊、韧带或软骨
	膝	80.46 膝关节切断关节囊、韧带或软骨
	踝	80.47 踝关节切断关节囊、韧带或软骨
	足和趾	80.48 足和趾关节切断关节囊、韧带或软骨
	其他特指部位(脊柱)	80.49 其他特指部位关节切断关节囊、韧带或软骨

在 ICD-9-CM-3 中,80 关节结构的切开术和切除术包括:手术:关节囊、软骨、髁、韧带、半月板、滑膜;不包括:软骨:耳(18.01—18.9)、鼻(21.00—21.99)、颞下颌关节(76.01—76.99)。共用第 4 位数细目用于第 80 节中适当亚目以标明部位[0—9]。

需要说明的是,80.4 不包括:耻骨联合切开助产(73.94);用于腕管综合征(04.43)、跗管综合征(04.44)。

六、CHS-DRG 2.0 主要分组

表 6-5-4 CHS-DRG 2.0 中关节松解术主要分组

ADRG 代码	DRG 组代码	DRG 组名称
IC4	IC49	除置换/翻修外的髋、肩、膝、肘、踝和足部关节其他手术
IE6	IE69	手外科手术
VJ1	VJ11	其他损伤的手术,伴严重合并症或并发症
	VJ13	其他损伤的手术,伴一般合并症或并发症
	VJ15	其他损伤的手术,不伴合并症或并发症
IE4	IE43	小关节手术,伴合并症或并发症
	IE45	小关节手术,不伴合并症或并发症

续表

ADRG 代码	DRG 组代码	DRG 组名称
IB3	IB31	与脊柱有关的其他手术,伴严重合并症或并发症
	IB35	与脊柱有关的其他手术,不伴合并症或并发症

七、DIP 2.0 主要核心病种

表 6 - 5 - 5　DIP 2.0 中关节松解术主要核心病种

主要诊断编码	主要诊断名称	主要手术操作编码	主要手术操作名称	相关手术操作编码	相关手术操作名称
M87.8	其他的骨坏死	81.5100			
M24.8	其他特指的关节紊乱,不可归类在他处者	80.4101	肩关节松解术		
M25.5	关节痛	80.4601	膝关节松解术		
M17.9	未特指的膝关节病	80.4601	膝关节松解术		
M17.9	未特指的膝关节病	80.4603	关节镜膝关节松解术		

（赵正慧　赵　翔　李　飞　严晓波）

第六节　膝关节手术

一、概述

传统的手术是指在手术室进行的、采用麻醉方式和利用手术刀所施行的外科手术。随着医疗技术的创新和进步,手术的概念也被逐步扩展,现代手术通常是指 operation,包含手术操作的概念。膝关节手术也包括了膝关节手术和膝关节操作两部分,根据手术入路可分为开放性膝关节手术和关节镜下膝关节手术,关节镜手术由于切口小、创伤少、术后反应小,感染机会小,术后可早期功能锻炼,关节功能恢复好,已成为当下的主流手术方式。

二、适应证

膝关节手术主要用于治疗膝关节紊乱、膝关节急性创伤、关节病变等影响膝关节活动的疾病,内科保守治疗无法改善膝关节疼痛或恢复膝关节功能的情况下,适合手术治疗的膝关节疾病包括:膝关节游离体或异物、膝关节半月板损伤、盘状半月板、膝关节骨关节炎、滑膜炎、滑膜皱襞综合征、滑膜或脂肪垫卡压综合征、髌骨脱位、韧带或关节囊松弛、韧带断裂等等。

三、手术记录概要

手术名称：关节镜下右膝关节前交叉韧带重建术

手术经过：①关节镜探查：取关节间隙开小切口，插入关节镜头及器械，依次探查关节腔内各结构，见右膝关节前交叉韧带自股骨附着处断裂；后交叉韧带正常。②关节腔清理：清理刨削除关节内的纤维束带、增生滑膜组织、软骨表面，等离子刀电凝创面止血。③自体肌腱移植物的制备：取胫骨结节内侧小切口，切开皮肤和筋膜，找到半腱肌、股薄肌。沿两条肌腱向近端钝性及锐性分离，套入取腱器，取下两条肌腱。将取下的肌腱进行清理编织缝合成为肌腱束，湿纱布包裹备用。④准备前交叉韧带股骨隧道：屈膝120°，放入股骨端隧道导向器。定位股骨隧道中点位于股骨髁顶壁约10点半，使用克氏针及空芯钻钻取股骨近端隧道深度为 30 mm。⑤准备前交叉韧带胫骨隧道：屈膝90°，放入胫骨端隧道定位器。定位胫骨隧道中心点位于原前叉韧带胫骨端附着点偏后偏内 2 mm 处。使用克氏针及空芯钻钻取胫骨隧道。⑥肌腱束移植重建前交叉韧带：将肌腱束套入 Endobutton 纽扣钢板的袢内，通过牵引绳牵引，先将肌腱束植入股骨隧道。保持肌腱束的张力，从胫骨隧道外口插入导针，在导针指引下向隧道内拧入 1 枚界面挤压螺钉，胫骨结节下钻孔穿线打结，完成前交叉韧带的重建。⑦冲洗与缝合冲洗关节腔，检查韧带位置、张力良好，逐层缝合各切口。术肢用敷料、绷带加压包扎，术毕，安返病房。

四、手术操作编码要点

膝关节前交叉韧带重建术的基本原理是先清理关节，找到韧带在股骨侧和颈骨侧的止点，然后在导向器引导下，通过体外向止点处进入导针，沿导针用不同直径的空心钻，扩大骨隧道，空心钻的直径根据需要引入的替代肌腱的直径选择。韧带肌腱引入骨隧道后，分别在股骨端和胫骨端进行各种方式的固定，如带袢钢板固定、挤压螺钉固定等。编码员应通过阅读手术记录的关键手术步骤来把握 ICD-9-CM-3 编码要点。以上述手术记录为例，编码要点见表 6-6-1。

表 6-6-1　膝关节前交叉韧带重建术手术操作步骤及 ICD-9-CM-3 编码要点

序号	手术步骤	编码要点
1	关节镜探查	明确手术入路为关节镜下的重建术，关节手术的分类轴心包括术式和部位，不包括手术入路，手术入路仅在扩展码中体现
2	关节腔清理	此为手术前驱步骤，省略编码
3	自体肌腱移植物的获取和制备	移植物的制备包括移植物的切取和编织，手术记录中描述移植物来源于半腱肌和股薄肌肌腱。在 ICD-9-CM-3 中，肌腱切除术按目的分为治疗性切除术和用于移植的切除术，按部位分为手的肌腱切除和其他部位的肌腱切除。本例移植物来源于大腿，因此分类于 83.41 肌腱切除术用作移植物
4	前交叉韧带股骨隧道、胫骨隧道的准备	此步骤是肌腱附着部位的修整术，省略编码

序号	手术步骤	编码要点
5	移植肌腱束重建前交叉韧带	在 ICD-9-CM-3 中,膝关节交叉韧带重建术按交叉韧带修补分类于 81.45 交叉韧带的其他修补术

上述手术记录系陈旧性膝关节前交叉韧带断裂行前交叉韧带重建术,无其他并发症及合并症。根据以上手术操作编码要点,结合患者实际情况,关节腔清理和关节滑膜切除术并无手术适应证,可视为术区清理修整必行的前驱步骤,可省略编码。按照手术记录,本例病案记录中手术操作编码为:81.4504 关节镜膝关节前交叉韧带重建术;83.4100x001 肌腱切取术(注意区分 83.4201 肌腱切除术)。

五、手术操作编码总结

在 ICD-9-CM-3 中,根据术式,膝关节手术可分为关节的切开术、内镜检查、活组织检查、附属结构切断术、软骨切除术、固定术、修补术、置换术、缝合术、穿刺术等,手术入路需要在扩展码中体现,编码要点见表 6-6-2。

表 6-6-2　膝关节手术操作名称与 ICD-9-CM-3 编码要点一览表

术　式	ICD-9-CM-3 编码及名称	备　注
切开术	80.06 膝关节切开术用于去除假体不伴置换	根据切开目的区分编码
	80.16 膝关节切开术	
内镜检查	80.26 关节镜膝关节检查	
活组织检查	80.36 膝关节结构的活组织检查	
切断术	80.46 膝关节切断关节囊、韧带或软骨	
切除术	80.6 膝半月软骨切除术	根据切除组织区分编码
	80.76 膝关节滑膜切除术	
	80.86 膝关节病损的其他局部切除术或破坏术	
	80.96 膝关节的其他切除术	
固定术	81.22 膝关节固定术	
修补术	81.42 膝五合一修补术	①膝五合一修补术包括:内侧半月板切除术、内侧副韧带修补术、股内侧肌徙前术、半腱肌徙前术、鹅足转移。②膝关节三联修补包括:内侧半月板切除术、前交叉韧带修补术、内侧副韧带修补术。现此手术应用很少
	81.43 膝关节三联修补术	
	81.44 髌骨稳定术	
	81.45 交叉韧带的其他修补术	
	81.46 副韧带的其他修补术	
	81.47 膝关节的其他修补术	
	81.96 关节其他修补术	

术　式	ICD-9-CM-3 编码及名称	备　注
置换术	81.54 全部膝关节置换	
翻修术	81.55 膝关节置换修正术 NOS	根据翻修成分区分编码
	00.80 膝关节置换修复术,全部(所有成分)	
	00.81 膝关节置换修复术,胫骨成分	
	00.82 膝关节置换修复术,股骨成分	
	00.83 膝关节置换修复术,髌骨成分	
	00.84 全膝关节置换修复术,胫骨置入(衬垫)	
穿刺术	81.91 关节穿刺术	根据穿刺目的区分编码
	81.92 关节或韧带治疗性药物注射	
缝合术	81.95 其他下肢关节囊或韧带缝合术	

注:灰色区域具体手术分类规则见本书其他章节相关内容。

六、CHS-DRG 2.0 主要分组

表 6 - 6 - 3　CHS-DRG 2.0 中膝关节手术主要分组

ADRG 代码	DRG 组代码	DRG 组名称
IC3	IC39	除置换/翻修外的髋、肩、膝、肘、踝和足部关节的修复、重建手术
VJ1	VJ11	其他损伤的手术,伴严重合并症或并发症
	VJ13	其他损伤的手术,伴一般合并症或并发症
	VJ15	其他损伤的手术,不伴合并症或并发症
ZJ1	ZJ11	与多发伤有关的其他手术操作,伴严重合并症或并发症
	ZJ15	与多发伤有关的其他手术操作,不伴严重合并症或并发症

七、DIP 2.0 主要核心病种

表 6 - 6 - 4　DIP 2.0 中膝关节手术主要核心病种

主要诊断代码	主要诊断名称	主要手术操作编码	主要手术操作名称	相关手术操作编码	相关手术操作名称
M17.0	原发性双侧膝关节病	81.5400x007	膝关节双间室置换术		
M23.2	陈旧性撕裂或损伤引起的半月板紊乱	81.4700x013	膝关节镜下半月板缝合术	80.7601	关节镜膝关节滑膜切除术

续表

主要诊断代码	主要诊断名称	主要手术操作编码	主要手术操作名称	相关手术操作编码	相关手术操作名称
M23.3	其他的半月板紊乱	81.4700x005	膝关节镜下半月板成形术	78.4600x003	膝关节镜下髌骨成形术
S83.2	半月板撕裂,近期的	80.6x07	关节镜膝内侧半月板部分切除术		
S83.5	累及膝关节(前)(后)十字韧带的扭伤和劳损	81.4504	关节镜膝关节前交叉韧带重建术	80.2600＋80.7601＋81.4700x013	关节镜膝关节检查＋关节镜膝关节滑膜切除术＋膝关节镜下半月板缝合术

（滕燕飞 吴浩波 李 飞 严晓波）

第七节 除脊柱以外的关节融合术

一、概述

除脊柱以外的关节融合术是使关节达到骨性融合的手术,将原来能够进行活动的关节通过手术使其丧失关节活动功能;多见于手部、足部小关节,主要包括病灶清除、畸形矫正。

二、适应证

除脊柱以外的关节融合术主要适用于治疗关节炎、骨坏死、骨折、关节感染、关节痛风石、肢体畸形等疾病。

三、手术记录概要

手术名称: 左侧中指远节指间关节融合术＋左侧中指远节指骨开放性骨折清创术

手术经过: 患者平卧手术台上,常规消毒手术野,铺无菌巾、大覆被,伤口周围予以局部麻醉。

术野可见左手中指远节指间关节处一长约 3 cm 的斜形伤口,局部渗血,创面污染重,远节指骨骨折外露部分骨缺损,远节关节面损毁严重。清创开放性伤口,咬除左手中指指间关节面并清除细小骨折块,行克氏针交叉内固定,C 型臂 X 线透视提示位置满意。

清点器械用品无误,反复冲洗伤口,逐层缝合切口,包扎敷料,术毕。

四、手术操作编码要点

编码员应通过阅读手术记录,确定除脊柱以外的关节融合术主要手术步骤来把握 ICD-9-CM-3 编码要点。以上述手术记录为例,编码要点见表 6-7-1。

表 6-7-1　除脊柱以外的关节融合术手术操作步骤及 ICD-9-CM-3 编码要点

序号	手术步骤	编码要点
1	可见左手中指远节指间关节处一处长约 3 cm 的斜形伤口	明确手术部位为左手中指远节指间关节
2	清创开放性伤口	此步骤是在进行开放性骨折的清创手术,分类于 79.64 手指开放性骨折部位的清创术
3	咬除左手中指指间关节面并清除细小骨折块,行钢针交叉内固定	①需注意克氏针交叉固定并非固定骨折块,而是在清除关节面的软骨和细小骨折块后,让中节指骨与远节指骨骨性融合,而克氏针固定是为融合提供稳定的固定,编码于 81.28 指间融合术。②咬除左手中指指间关节面是指间关节融合术的手术步骤,结合 81.2 其他关节的关节固定术的注释"包括骨端切除和加压",此步骤无需编码

根据以上手术操作编码要点,该手术记录病案手术操作编码:81.2800 指间融合术; 79.6400 手指开放性骨折部位的清创术。

五、手术操作编码总结

在 ICD-9-CM-3 中,除脊柱以外的关节融合术按部位进行分类,编码要点见表 6-7-2。

表 6-7-2　除脊柱以外的关节融合术 ICD-9-CM-3 编码要点一览表

部　位		ICD-9-CM-3 编码及名称	备　注
上肢	肩	81.23 肩关节固定术	
	肘	81.24 肘关节固定术	
	腕	81.25 腕桡融合术	腕桡关节
		81.26 掌腕融合术	掌腕关节
	手	81.27 掌指融合术	掌指关节
		81.28 指间融合术	指间关节
下肢	髋	81.21 髋关节固定术	
	膝	81.22 膝关节固定术	
	踝	81.11 踝融合术	
	足	81.12 三关节固定术	跟距、跟骰、距舟 3 个关节
		81.13 距骨下融合术	也称四关节融合术,跟距、跟骰、距舟联合踝关节(即胫距关节)融合

续表

部　位		ICD-9-CM-3 编码及名称	备　注
下肢	足	81.14 跗骨间融合术	跗骨间关节
		81.15 跗跖融合术	跗跖关节
		81.16 跖趾融合术	跖趾关节
		81.17 足的其他融合术	除 81.12 三关节固定术—81.16 跖趾融合术以外的足关节融合术,如:趾关节
其他关节		81.29 其他特指关节的关节固定术	如:骶髂关节、胸锁关节
未指明具体关节		81.20 未特指关节的关节固定术	在任何情况下,均不使用该编码。即使在病历中无法获取具体部位时,也应向临床医师求证明确

进行除脊柱以外的关节融合术时,一般为融合创造条件的局部骨切除无需编码;当遇到较大范围的骨切除时,该手术操作需要编码(如:距骨恶性肿瘤行距骨切除术)。

六、CHS-DRG 2.0 主要分组

CHS-DRG 2.0 中除脊柱以外的关节融合术主要 ADRG 分组为 IC3,DRG 组为 IC39 除置换/翻修外的髋、肩、膝、肘、踝和足部关节的修复、重建手术。

七、DIP 2.0 主要核心病种

DIP 2.0 中无除脊柱以外的关节融合术核心病种,纳入综合病组管理。

(郑　彬　赵　翔　李　飞　严晓波)

第八节　脱位复位术

一、概述

脱位复位分闭合性复位和开放性复位。闭合性脱位是在不损伤脱位区域软组织的情况下通过拔、牵、拉等复位方法,将脱位给予手法复位,完成复位之后还需要使用石膏夹板或者其他方法进行固定。切开复位指通过手术方法对脱位部位进行复位,需要手术切开脱位部位,通过钢钉、螺钉、钢板等材料对脱位关节进行固定。

临床上多根据脱位病因类型进行相应手术操作治疗。早期以手法复位为主,同时辅以外固定装置。若经手法难以复位、陈旧性脱位手法复位失败或脱位后关节囊及韧带损伤等情况,可行手术切开复位或关节成形术。

二、适应证

闭合性复位主要适合于没有血管神经损伤、牵引复位较为容易、复位后较为稳定的脱位类型;开放性复位主要适合伴有血管神经损伤或者脱位部位较为重要且对复位要求较高的情况,以及闭合脱位治疗无效者。

三、手术记录概要

(一) 闭合性复位

手术名称:肩关节脱位闭合性复位术

手术经过:患者仰卧局部浸润麻醉后,术者站在患侧床边,患者患肢腋下处垫棉垫,以同侧足跟置于患者腋下靠胸壁处,术者双手握住患者患肢于外展位作徒手牵引,以足跟顶住腋部作为反牵引力(左肩脱位时术者用左足,右肩脱位时则用右足)。需持续牵引,用力需均匀,牵引一段时间后肩部肌逐渐松弛,此时内收、内旋上肢,关节便会经前方关节囊破口滑入肩胛盂内,闻及弹跳及听到响声,进而行 Dugas 征检查阴性,提示复位成功。术毕,三角巾悬吊上肢固定,肘关节屈曲90°,腋下垫棉垫固定3周。

(二) 开放性复位

手术名称:肩锁关节全脱位切开复位内固定术

手术经过:沿肩峰和锁骨外端的前上缘行锁骨上弧形切口,其内侧端可于三角肌与胸大肌之间向下弯曲延伸。切开皮肤、皮下组织后,保护头静脉。自锁骨及肩峰的前缘切开骨膜并于骨膜下剥离三角肌,牵开软组织,显露脱位的肩锁关节、破裂的关节囊和肩锁韧带。检查肩锁关节损伤情况后,用手向下按压试行复位。

经检查不能顺利复位,切开关节囊,清除关节内移位的软骨盘,关节软骨碎片及凝血块。然后在肩峰外侧缘对准肩锁关节钻入两枚细克氏钢针,两针相距 2 cm,在肩锁关节解剖复位情况下,使克氏针在关节处交叉固定,剪短针尾,埋入软组织内。肩锁关节交叉钢针固定后,将破裂的喙锁韧带和肩锁关节囊均分别缝合修复。向下按压锁骨外端,使肩锁关节复位。用手摇钻通过锁骨及缘突钻孔,拧入一长度合适的螺丝钉固定锁骨与缘突。再用 2 枚克氏针交叉固定肩锁关节。

冲洗创口,彻底止血,缝合肩锁关节囊、三角肌及锁骨外骨膜,缝合切口。术毕,用 Velpeau 绷带固定患肩,安返病房。

四、手术操作编码要点

编码员应通过阅读手术记录确定脱位复位术主要手术步骤来把握 ICD-9-CM-3 编码要点。以上述手术记录为例,编码要点见表 6-8-1。

表 6 - 8 - 1 脱位复位术手术操作步骤 ICD-9-CM-3 编码要点

治疗方式	手术步骤	编码要点
手法整复	徒手将脱位关节复位	17.97 脱位手法复位专用于中医治疗
闭合性复位	先顺畸形方向牵拉,再运用旋转、屈伸、端提挤按等手法将脱位的骨端轻巧地送回原位,为保障复位稳定性,多同时辅以外固定装置	79.7 闭合性脱位复位术细目[0—9]包括:闭合性复位术(伴外牵引装置);不包括:颞下颌关节脱位的闭合性复位术(76.93)。②另编码任何:使用外固定器装置(78.10—78.19);固定装置的类型(84.71—84.73)。③下列 4 位数细目用于第 79 节中适当亚目以标明部位。在第一个编码下的括号中列出有效的 4 位数细目:0 未特指的部位;1 肱骨;2 桡骨和尺骨 臂 NOS;3 腕骨和掌骨手 NOS;4 手指;5 股骨;6 胫骨和腓骨 NOS;7 跗骨和跖骨足 NOS;8 趾;9 其他特指骨
切开复位	伴有关节切开的复位,同时多辅以钢板/钢针/螺钉内固定或外固定装置,以达到脱位关节的解剖学复位	79.8 脱位的开放性复位术包括:开放性复位术(伴内固定装置和外固定装置)。②另编码任何:使用外固定器装置(78.10—78.19);固定装置的类型(84.71—84.73);部位随细目数字增加由上至下顺序排列
关节成形术	习惯性髌骨脱位:外侧髌骨支持带松解,缝合髌骨内侧支持韧带	81.44 髌骨习惯性脱位韧带成形术包括:下肢关节成形术用:外牵引或固定/骨(瓣)或软骨移植物/内固定装置
	复发性肩关节前脱位:冈上肌腱不完全破裂的修补,冈下肌腱完全破裂的修补,肩峰复位,肩袖断裂修补	81.82 复发性肩脱位的修补术包括:上肢关节成形术 NEC 用:外牵引或固定/骨(瓣)或软骨移植物/内固定装置或假体
外固定	外固定支架是一种固定骨骼的器具,在骨骼上打入数枚钢针,再安装特制的支架予以固定	78.1 使用外固定器装置,固定支架伴骨内轴钉、钢丝和螺丝的置入。另编码:任何类型的固定装置(84.71、84.73);不包括:其他对伤口的固定,加压和照料(93.51—93.59)
	外固定装置的类型,包括单平面外固定架、环形外固定架系统、混合型外固定架系统	84.7 外部固定装置的附加编码。另编码:其他主要执行的操作,外部固定装置应用(78.10,78.12,78.13,78.15,78.17—78.19);骨折和脱位的复位(79.00—79.89)。注意:只能做附加编码
	常见的石膏、夹板、绷带固定	93.5 其他制动术,压迫和伤口维护。不包括:外固定装置(84.71—84.73);伤口清洗(96.58—96.59)

五、手术操作编码总结

在 ICD-9-CM-3 中,脱位复位术按复位方式进行分类,编码要点见表 6 - 8 - 2。

表 6-8-2　脱位复位术 ICD-9-CM-3 编码要点一览表

复位方式	ICD-9-CM-3 编码及名称
手法整复	17.97 脱位手法整复术（专用于中医治疗）
闭合性复位	76.93 颞下颌脱位闭合性复位术
	79.7 闭合性脱位复位术
开放性复位	76.94 颞下颌脱位开放性复位术
	79.8 脱位开放性复位术
关节成形术	81.44 髌骨稳定术 鲁-戈德思伟特手术用于髌骨复发性脱位
	81.82 复发性肩脱位的修补术
外固定	78.1 使用外固定器装置 84.7 外部固定装置的附加编码
	93.5 其他制动术,压迫和伤口维护

六、CHS-DRG 2.0 主要分组

表 6-8-3　CHS-DRG 2.0 中脱位复位术主要分组

ADRG 代码	DRG 组代码	DRG 组名称
IB1	IB19	复杂脊柱疾病或 3 节段及以上脊柱融合手术或翻修手术
IB2	IB29	脊柱 2 节段及以下脊柱融合术
IC3	IC39	除置换/翻修外的髋、肩、膝、肘、踝和足部关节的修复、重建手术
IE4	IE43	小关节手术,伴合并症或并发症
	IE45	小关节手术,不伴合并症或并发症
IE3	IE39	除股骨以外的下肢骨手术
IJ1	IJ13	骨科肌肉系统的其他手术,伴合并症或并发症
	IJ15	骨骼肌肉系统的其他手术,不伴合并症或并发症
ZC1	ZC11	多发性严重创伤的脊柱、髋、股或肢体手术,伴严重合并症或并发症
	ZCI5	与多发伤有关的其他手术操作,不伴严重合并症或并发症

七、DIP 2.0主要核心病种

表 6-8-4   DIP 2.0中脱位复位术主要核心病种

主要诊断编码	主要诊断名称	主要手术操作编码	手术操作名称	相关手术操作编码	相关手术操作名称
S43.1	肩锁关节脱位	79.8100x003	肩关节脱位切开复位内固定术		
S92.3	跖骨骨折	79.8803	跖跗关节脱位切开复位术		
S43.0	肩关节脱位	79.7100	肩脱位闭合性复位术		

（郑慧玲　吴浩波　李　飞　严晓波）

第七章　骨折手术

第一节　骨折复位固定术

一、概述

骨折的治疗有三大原则，即复位、固定和康复治疗。

1. 复位：复位是将移位的骨折段恢复正常或近乎正常的解剖关系，重建骨的支架作用。骨折复位方法有两类：①手法复位：又称闭合复位，应用手法使骨折或脱位复位。②切开复位：手术切开骨折部位的软组织，暴露骨折端，在直视下将骨折复位。

2. 固定：固定即将骨折维持在复位后的位置，使其在良好对位情况下达到牢固愈合，是骨折愈合的关键。骨折的固定方法有两类：①外固定：用于身体外部的固定，固定器材位于体外。常用的外固定器材有小夹板、支具、石膏绷带、持续牵引和骨外固定器等。②内固定：用于身体内部的固定，固定器材位于体内。内固定主要用于闭合或切开复位后，采用金属内固定物，如接骨板、螺丝钉、加压钢板或带锁髓内钉等，将已复位的骨折予以固定。

3. 康复治疗：功能锻炼及康复是在不影响固定的情况下，尽快地恢复患肢肌肉、肌腱、韧带、关节囊等软组织的舒缩活动。早期合理的功能锻炼和康复治疗，可促进患肢血液循环，消除肿胀；减少肌萎缩、保持肌肉力量；防止骨质疏松、关节僵硬和促进骨折愈合，是恢复患肢功能的重要保证。

二、适应证

骨折复位固定术主要适用锁骨、肩胛骨、肱骨、桡骨和尺骨、腕骨和掌骨、手指、股骨、胫骨和腓骨、跗骨和跖骨、足、趾等各身体部位骨折。

三、手术记录概要

手术名称：左侧股骨粗隆间骨折闭合复位髓内钉内固定术

手术经过：患者麻醉，取平卧位于牵引床，左下肢内收、内旋位牵引下透视见骨折对位可。术区常规消毒，铺无菌巾单、贴膜。皮外触及大转子顶点，由股骨大转子顶点近端斜向后侧髂棘行皮肤切口长约 3 cm,依次切开皮肤、皮下组织、阔筋膜,钝性分开外展肌,显露大转子顶点,进针点选为大转子顶点稍内侧。

C 型臂 X 线透视下见尖锥开髓入点合适,将球形导针穿过尖锥,插入髓腔。再次 C 型臂 X 线透视见导针在股骨髓腔位置合适,用扩髓钻对股骨近端扩髓。扩髓完成后,将连接在导向器上的股骨近端髓内钉 PFNA(10 mm×200 mm)用手推入髓腔,在 C 型臂 X 线透视下直至螺旋刀片孔的轴线位于股骨颈中下部。

装好软组织保护器及螺旋刀片的套管,穿过定位器到皮肤表面,在皮肤上做一长约 1 cm 切口,弯钳钝性分离肌肉组织,将软组织保护器经过切口固定至股骨外侧皮质,安放导向套管,沿此打入导针,透视确认导针位置合适后,于监视下继续置入导针至导针尖端到达股骨头软骨面下 5 mm,测量导针打入股骨头长度,7 mm 空心钻沿导针钻开皮质直至导针尖端,将螺旋刀片安装在手柄上,沿导针轻轻锤击打入,在 C 型臂 X 线透视下刀片达到满意位置后,顺时针旋转插入手柄,将螺旋刀片锁定,拔除手柄。安装远端锁定钉瞄准导向器,弯钳钝性分离肌肉组织,将软组织保护器经过切口固定至股骨外侧皮质,安放导向套管,沿此钻孔,拧入远端锁定钉,C 型臂 X 线透视下见远端锁定钉位于主钉钉空内,呈静态交锁,位置合适;保持改锥和主钉轴线一致,旋入尾钉。C 型臂 X 线透视确认骨折复位及内固定螺钉位置、长度满意。

碘伏、生理盐水及防粘连冲洗液冲洗伤口,清点器械敷料无误逐层关闭伤口,无菌敷料包扎。手术进行顺利,麻醉效果满意,术毕,安返病房。

四、手术操作编码要点

编码员应通过阅读手术记录确定骨折复位固定术主要手术步骤,从而确定 ICD-9-CM-3 编码要点。以上述手术为例,编码要点见表 7 - 1 - 1。

表 7 - 1 - 1　骨折复位固定术手术步骤及 ICD-9-CM-3 编码要点

序号	手术步骤	编码要点
1	患者麻醉,取平卧位,左下肢内收、内旋位牵引下透视见骨折对位可。 皮外触及大转子顶点,由股骨大转子顶点近端斜向后侧髂棘行皮肤切口长约 3 cm,依次切开皮肤、皮下组织、阔筋膜,钝性分开外展肌,显露大转子顶点,进针点选为大转子顶点稍内侧	通过牵引复位。该手术有切口,显露股骨大转子,但是未显露骨折断端,判断复位方式为闭合性,编码 79.1500x006 股骨骨折闭合复位髓内针内固定术
2	扩髓完成后,将连接在导向器上的股骨近端髓内钉 PFNA(10 mm×200 mm)用手推入髓腔	明确手术使用材料为髓内钉
3	通过导针于骨折断端植入人工骨材料促进愈合	人工骨材料: 查阅手术材料,产品名称为生物陶瓷人工骨,编码 84.55 骨空隙填补物置入 注意:78.0 骨移植术不包括人工骨

根据以上手术操作编码要点,该手术记录病案手术操作编码为:79.1500x006 股骨骨折闭合复位髓内针内固定术;84.5500x005 聚甲基丙烯酸甲酯骨空隙填充。

五、手术操作编码总结

在 ICD-9-CM-3 中,骨折复位固定术按照解剖部位、复位方式、是否使用内固定等进行分类。编码要点见表 7-1-2。

表 7-1-2　常见骨折复位固定术手术操作名称与 ICD-9-CM-3 编码要点一览表

部位	复位方式	ICD-9-CM-3 编码及名称
肱骨	闭合性	79.01 肱骨骨折闭合性复位术不伴内固定
		79.11 肱骨骨折闭合性复位术伴内固定
	开放性	79.21 肱骨骨折开放性复位术不伴内固定
		79.31 肱骨骨折开放性复位术伴内固定
桡骨和尺骨、臂	闭合性	79.02 桡骨和尺骨骨折闭合性复位术不伴内固定
		79.12 桡骨和尺骨骨折闭合性复位术伴内固定
	开放性	79.22 桡骨和尺骨骨折开放性复位术不伴内固定
		79.32 桡骨和尺骨骨折开放性复位术伴内固定
腕骨和掌骨、手	闭合性	79.03 腕骨和掌骨、手骨折闭合性复位术不伴内固定
		79.13 腕骨和掌骨、手骨折闭合性复位术伴内固定
	开放性	79.23 腕骨和掌骨、手骨折开放性复位术不伴内固定
		79.33 腕骨和掌骨、手骨折开放性复位术伴内固定
手指	闭合性	79.04 手指骨折闭合性复位术不伴内固定
		79.14 手指骨折闭合性复位术伴内固定
	开放性	79.24 手指骨折开放性复位术不伴内固定
		79.34 手指骨折开放性复位术伴内固定
股骨	闭合性	79.05 股骨骨折闭合性复位术不伴内固定
		79.15 股骨骨折闭合性复位术伴内固定
	开放性	79.25 股骨骨折开放性复位术不伴内固定
		79.35 股骨骨折开放性复位术伴内固定
胫骨和腓骨、腿	闭合性	79.06 胫骨和腓骨、腿骨折闭合性复位术不伴内固定
		79.16 胫骨和腓骨、腿骨折闭合性复位术伴内固定
	开放性	79.26 胫骨和腓骨、腿骨折开放性复位术不伴内固定
		79.36 胫骨和腓骨、腿骨折开放性复位术伴内固定

部位	复位方式	ICD-9-CM-3 编码及名称
跗骨和跖骨、足	闭合性	79.07 跗骨和跖骨、足骨折闭合性复位术不伴内固定
		79.17 跗骨和跖骨、足骨折闭合性复位术伴内固定
	开放性	79.27 跗骨和跖骨、足骨折开放性复位术不伴内固定
		79.37 跗骨和跖骨、足骨折开放性复位术伴内固定
趾	闭合性	79.08 趾骨折闭合性复位术不伴内固定
		79.18 趾骨折闭合性复位术伴内固定
	开放性	79.28 趾骨折开放性复位术不伴内固定
		79.38 趾骨折开放性复位术伴内固定
其他	闭合性	79.09 其他特指骨骨折闭合性复位术不伴内固定
		79.19 其他特指骨骨折闭合性复位术伴内固定
	开放性	79.29 其他特指骨骨折开放性复位术不伴内固定
		79.39 其他特指骨骨折开放性复位术伴内固定

在 ICD-9-CM-3 中,骨折复位固定术主要分类于 79.0—79.6,并以共用细目区分解剖部位。编码说明与注意事项归纳如下:

1. 类目 79.0—79.3 的具体应用:首先,必须知道骨折复位肯定是需要固定的。需要注意的是,无论是闭合性复位还是开放性复位,都可以使用髓内钉或螺钉,不能以使用的固定材料来判断术式。

(1) 79.0 骨折闭合性复位术不伴内固定系手法复位后进行外固定,比如石膏、夹板等(省略编码),多为门诊处理不需要入院手术治疗的患者。

(2) 79.1 骨折闭合性复位术伴内固定是指手法复位后,暴露骨折端不佳或困难,在非直视下,通过 X 线片、C 型臂 X 线透视等观察下进行复位,通常以髓内钉、螺钉等进行内固定。

(3) 79.2 骨折开放性复位术不伴内固定:即切开后暴露骨折端,直视下进行的骨折复位。此编码的情况一定是开放性骨折,感染性伤口严重,不宜做内固定,此时可能会存在外固定编码(78.1、84.71—84.73)。

(4) 79.3 骨折开放性复位术伴内固定:此类情况最常见,比如切开复位后钢板内固定。

2. 79 骨折和脱位复位术的具体应用:79 骨折和脱位复位术包括使用石膏管型、夹板复位术伴牵引装置的置入。当使用外固定装置时,需要另编码使用外固定器装置(78.10—78.19)、固定装置的类型(84.71—84.73)。

另需注意,79 骨折和脱位复位术不包括:单纯外固定用于骨折固定(93.51—93.56,93.59);骨内固定不伴骨折复位术(78.50—78.59);面骨复位(76.70—76.79);鼻骨复位(21.71—21.72);眼眶复位(76.78—76.79);颅骨复位(02.02);椎骨复位(03.53)。

3. 79.0—79.6 编码的具体应用：79.0 骨折闭合性复位术不伴内固定不包括用于骨骺分离(79.40—79.49)；79.1 骨折闭合性复位术伴内固定不包括用于骨骺分离(79.40—79.49)；79.2 骨折开放性复位术不伴内固定不包括用于骨骺分离(79.50—79.59)；79.3 骨折开放性复位术伴内固定不包括用于骨骺分离(79.50—79.59)。另需注意，79.6 开放性骨折部位的清创术，因开放性骨折一般也会伴随做清创术，这时需编码 79.6。

4. 骨移植：包容性骨缺损、局部稳定及血运良好者，可选择同种异体骨或磷酸钙类骨替代材料，局部骨形成不良或血运欠佳者则考虑选择应用自体骨或各种复合人工骨材料，如脱矿物骨基质和自体骨髓的复合移植，大段骨缺损或肿瘤切除后的节段性缺损，为恢复骨骼的支架作用及需要支撑植骨时，选择自体皮质骨或同种异体骨移植。编码要点见表 7 - 1 - 3。

表 7 - 1 - 3　骨移植材料编码一览表

植骨类型	材料来源		手术名称	手术操作编码
天然骨	自体取骨	术中截取患者骨	骨移植术	78.0＋77.70—77.79
	同种异体骨(骨库)	死亡或被截肢的人体骨、手术废弃骨收集入骨库，制作成骨条、骨块、骨钉、骨粉等(脱矿、脱脂)	骨移植术	78.0＋84.55
	异种骨(异体)	取自牛、猪等动物		
	脱钙骨基质	主要取自同种异体骨，由胶原蛋白、非胶原蛋白、生长因子、少量磷酸钙及细胞碎片组成。		
人工骨	无机非金属材料	生物陶瓷，主要成分包括羟基磷灰石、碳酸钙陶瓷等	骨空隙填补物置入	84.55
		硫酸钙骨水泥、磷酸钙骨水泥、生物玻璃	填充物(水泥)置入或置换	85.55
	有机高分子材料	胶原蛋白、透明质酸、壳聚糖等天然高分子材料和聚甲基丙烯酸甲酯、聚氨酯等合成高分子材料	骨空隙填补物置入	84.55
	天然生物	载体：珊瑚、胶原蛋白海绵、陶瓷及其他复合材料(天然生物：珊瑚、胶原、弹性纤维、甲壳素等，常与其他材料复合)	骨空隙填补物置入	84.55
	组织工程材料	α聚酯及骨生长因子，其中 BMP(骨形成蛋白)通过基因技术获得的重组骨形成蛋白质-2(rhBMP-2)	重组骨形态形成蛋白的置入	84.52

注：同种异体骨因来源于骨库，不需要另编码取骨术(77.70—77.79)；人工骨作为骨替代材料，属于植入物，因此不需要另编码骨移植术 78.0，其具体编码参考表 7 - 1 - 3。

六、CHS-DRG 2.0 主要分组

表 7-1-4 CHS-DRG 2.0 中骨折复位固定术主要分组

ADRG 代码	DRG 组代码	DRG 组名称
IE1	IE13	骨盆髋臼手术,伴合并症或并发症
	IE15	骨盆髋臼手术,不伴合并症或并发症
IE2	IE21	股骨手术,伴严重合并症或并发症
	IE25	股骨手术,不伴严重合并症或并发症
IE3	IE39	除股骨以外的下肢骨手术
IE4	IE43	小关节手术,伴合并症或并发症
	IE45	小关节手术,不伴合并症或并发症
IE5	IE59	上肢骨手术

七、DIP 2.0 主要核心病种

表 7-1-5 DIP 2.0 中骨折复位固定术主要核心病种

主要诊断编码	主要诊断名称	主要手术操作编码	主要手术操作名称	相关手术操作编码	相关手术操作名称
S42.2	肱骨上端骨折	79.0100x001	肱骨骨折闭合复位术		
S42.4	肱骨下端骨折	79.0100x001	肱骨骨折闭合复位术		
S52.5	桡骨下端骨折	79.3200x011	桡骨骨折切开复位钢板内固定术	78.0300x005	桡骨人工骨植骨术
S72.0	股骨颈骨折	79.1500x006	股骨骨折闭合复位髓内针内固定术		
S72.1	经大转子骨折	79.3500x016	股骨骨折切开复位钢板内固定术		
S72.3	股骨干骨折	79.3500x018	股骨骨折切开复位髓内针内固定术		
S72.4	股骨下端骨折	79.3500x016	股骨骨折切开复位钢板内固定术		
S82.1	胫骨上端骨折	79.3600x013	胫骨骨折切开复位钢板内固定术		
S82.2	胫骨骨干骨折	79.3600x013	胫骨骨折切开复位钢板内固定术		
S92.0	跟骨骨折	79.3700x018	跟骨骨折切开复位钢针内固定术		

续表

主要诊断编码	主要诊断名称	主要手术操作编码	主要手术操作名称	相关手术操作编码	相关手术操作名称
S92.3	跖骨骨折	79.3800x004	趾骨骨折切开复位钢针内固定术		

（王卫卫　王　琼　李　飞　严晓波）

第二节　内固定取出术

一、概述

骨折患者行手术内固定后，等骨折愈合、骨强度恢复，把固定用的钢板或螺钉等内固定材料取出的手术，即为内固定取出术，是骨折治疗过程的重要组成部分。

二、适应证

内固定取出术适应证包括：①骨折愈合，但有不适症状出现，如疼痛、感染、功能受限等；②固定下胫腓关节的钢板螺钉；③内固定周围发生腐蚀性骨吸收或有松动、断裂迹象，比如髌骨钢丝断裂；④运动员、杂技舞蹈演员等特定职业，有应力骨折的风险，应考虑取出内固定物；⑤患者不愿面对内固定长期滞留体内的不确定性，主动要求取出内固定物者。

三、手术记录概要

手术名称根据内固定植入的不同部位而定，如肩胛骨内固定装置去除术、锁骨内固定装置去除术、肱骨内固定装置去除术、桡骨内固定装置去除术、尺骨内固定装置去除术、股骨内固定装置去除术、髌骨内固定装置去除术等。以髌骨内固定装置去除术手术记录为例。

手术名称：右侧髌骨内固定装置去除术

手术经过：麻醉成功后，患者取仰卧位，患侧垫高，术野常规消毒铺巾。沿右髌骨原切口进入，完全暴露右侧髌骨内固定钢丝及髌骨针，依次取出钢丝及髌骨针。检查内固定完整取出，骨折愈合良好，遂冲洗缝合切口，消毒包扎，术毕，安返病房。

四、手术操作编码要点

编码员应通过阅读手术记录确定髌骨内固定装置去除术主要手术步骤来把握 ICD-9-CM-3 编码要点。以上述手术记录为例，编码要点见表 7-2-1。

表7-2-1　髌骨内固定装置去除术手术操作步骤及ICD-9-CM-3编码要点

序号	手术步骤	编码要点
1	仰卧位,患侧垫高,术野常规消毒铺巾。沿右髌骨原切口进入,完全暴露右髌骨内固定钢丝及髌骨针	明确手术入路为开放性手术
2	依次取出钢丝及髌骨针,检查内固定完整取出	明确内固定装置取出术,分类于78.6骨置入装置去除,细目[0—9]以标明部位,其中细目6代表髌骨,故编码于78.66髌骨置入装置去除

五、手术操作编码总结

在ICD-9-CM-3中,内固定取出术按手术部位进行分类,编码要点见表7-2-2。

表7-2-2　内固定取出术手术操作名称与ICD-9-CM-3编码要点一览表

术　式	解剖部位	ICD-9-CM-3编码及名称
内固定装置去除术	未特指部位	78.60 未特指部位骨置入装置去除
	肩胛骨,锁骨和胸廓[肋骨和胸骨]	78.61 肩胛骨,锁骨和胸廓[肋骨和胸骨]置入装置去除
	肱骨	78.62 肱骨置入装置去除
	桡骨和尺骨	78.63 桡骨和尺骨置入装置去除
	腕骨和掌骨	78.64 腕骨和掌骨置入装置去除
	股骨	78.65 股骨置入装置去除
	髌骨	78.66 髌骨置入装置去除
	胫骨和腓骨	78.67 胫骨和腓骨置入装置去除
	跗骨和跖骨	78.68 跗骨和跖骨置入装置去除
	其他(盆骨、手指骨、足趾骨、椎骨)	78.69 其他骨置入装置去除

编码说明与注意事项归纳如下:

1. 78骨的其他手术:在ICD-9-CM-3中,78骨的其他手术,除外面骨。不包括:

手术:副鼻窦(22.00—22.9)、面骨(76.01—76.99)、关节结构(80.00—81.99)、鼻骨(21.00—21.99)、颅骨(01.01—02.99)。

共用第4位数细目用于第78节中适当亚目以标明部位[0—9]。

2. 78.6骨置入装置去除包括:外固定器装置(侵入性);内固定装置;去除骨生长刺激器(侵入性);去除肢体内部延长装置;去除脊柱融合术中使用的椎弓根螺钉。

3. 78.6骨置入装置去除不包括:

去除石膏管型、夹板和牵引装置(基尔希讷钢丝)(斯坦曼导钉)(97.88);

去除后路脊柱运动保护(椎骨关节面置换,椎弓根动力稳定、棘突)装置(80.09);

去除颅钳或环状钳牵引装置(02.95)。

六、CHS-DRG 2.0 主要分组

CHS-DRG 2.0 中内固定取出术主要 ADRG 分组为 IF1，DRG 组为 IF19 骨科固定装置去除/修正术。

七、DIP 2.0 主要核心病种

表 7-2-3　DIP 2.0 中内固定取出术主要核心病种

主要诊断编码	主要诊断名称	主要手术操作编码	主要手术操作名称	相关手术操作编码	相关手术操作名称
T84.2	其他骨内部固定装置的机械性并发症	78.6907	脊柱内固定装置去除术		
Z47.0	涉及骨折板和其他内固定装置的随诊医疗	78.6100x004	肩锁关节内固定物取出术		
Z47.0	涉及骨折板和其他内固定装置的随诊医疗	78.6201	肱骨内固定装置去除术		
Z47.0	涉及骨折板和其他内固定装置的随诊医疗	78.6201	肱骨内固定装置去除术	78.6303	尺骨内固定装置去除术
Z47.0	涉及骨折板和其他内固定装置的随诊医疗	78.6701	胫骨内固定装置去除术	80.2600	关节镜膝关节检查

（赵正慧　李　飞　严晓波）

第八章　骨与软组织重建术

第一节　骨移植术

一、概述

骨移植术是指将健康的骨组织移植到患者骨质缺损、病变的部位以填充缺损、加强固定和促进愈合的一种手术。

骨移植术中，由于所用移植骨的种类不同，对应的手术操作编码也有所不同，故了解和认识不同种类的移植骨是骨移植术能够正确编码的重要前提。移植骨主要有以下几类：①自体骨：取患者身体其他部位大小合适的骨移植到自体另一部位。自体骨一般取自髂骨、胫骨、腓骨、肋骨等。自体骨移植没有排斥反应，诱导作用最强，术后效果良好，但由于自体骨是从患者自身切取，容易造成并发症。②同种异体骨：同种异体骨移植指的是同一种属类两个体之间的骨组织移植。一般有商品化的同种异体骨产品，经过灭活、杀菌、成型等步骤，有多种不同的形态可供选择。③异种骨：异种骨移植指不同种属个体之间骨组织移植，主要来源于处理过的牛骨。异种骨具有来源广、容易获取等优点，但容易产生排斥反应。④人工植骨材料：随着现代生物工程技术的发展，人工骨已广泛应用于临床，通常采用羟基磷灰石、磷酸钙、硫酸钙、生物陶瓷等材料制成，其组织相容性良好，但不具有诱导成活性。

二、适应证

骨移植术的主要适应证为：①骨折：不愈合或愈合迟缓；②骨缺损：粉碎骨折、骨肿瘤切除术后修复；③骨阻挡：髋关节脱位髋臼加盖；④关节融合：四肢关节或脊椎融合等；⑤成形：隆鼻移植等。

三、手术记录概要

手术名称：左胫骨平台骨折切开复位＋取髂骨植骨＋内固定术

手术经过：患者取仰卧位，全麻醉满意后，常规消毒、铺巾，上充气止血带计时。于左股骨内髁、左胫骨平台内侧作一长约 15 cm 纵行切口，逐层切开皮肤、皮下、深筋膜，至骨膜,骨膜下剥离,显露左胫骨平台内后侧骨折断端。

清理骨折断端,直视下将后内侧平台下骨折撬拨复位,用 1 枚 5 孔钛合金胫骨近端"T"型接骨板、2 枚松质骨螺钉及 3 枚皮质骨螺钉作支撑接骨板固定。

于左胫骨平台面下约 1.5 cm 处由前向后横行截骨,屈膝 90°并由前向上撬起平台恢复平台后倾角;沿左侧髂嵴作一长约 6 cm 切口,逐层切开皮肤、皮下、深筋膜,髂嵴出予骨膜下剥离,并剥离髂骨相应部分内、外板骨膜,取髂骨予胫骨平台下骨结构性植骨。

松止血带止血,然后外侧用 1 枚 4 孔钛合金胫骨近端外侧Ⅱ型锁定接骨板、5 枚锁定螺钉固定,前内侧用 1 枚 5 孔钛合金胫骨近端内侧"T"型锁定接骨板、5 枚锁定螺钉固定,确定固定可靠。

检查各切口内无活动性出血,冲洗各切口,胫骨内、外侧及左髂区分别留置一引流管。清点器械纱布无误,各切口分别予逐层缝合,加压包扎。术毕,术中出血 200 ml,术后安返病房。

四、手术操作编码要点

编码员应通过阅读手术记录确定骨移植术主要手术步骤来把握 ICD-9-CM-3 编码要点。以上述手术记录为例,编码要点见表 8-1-1。

表 8-1-1　骨移植术手术操作步骤及 ICD-9-CM-3 编码要点

序号	手术步骤	编码要点
1	逐层切开皮肤、皮下、深筋膜,至骨膜,骨膜下剥离,显露左胫骨平台内后侧骨折断端	明确手术部位为左胫骨平台内后侧骨折断端
2	清理骨折断端	此步骤是在进行开放性骨折的清创手术,本应分类于 79.66 胫骨开放性骨折清创术,但由于清创是内固定和植骨的必要步骤,且 78.0 骨移植术的注释中:"骨移植术伴骨移植术部位清创术(去除硬结的,纤维化的或坏死的骨或组织)",故可省略清创编码
3	剥离髂骨相应部分内、外板骨膜,取患者自体髂骨进行移植。	此处需注意:本例移植骨种类属于自体骨。78.0 骨移植术注释中:"另编码:任何为了移植术的骨切除(77.70—77.79)",故应编码 77.7901 髂骨切除术用作移植物
4	取髂骨予胫骨平台下骨折结构性植骨	明确对胫骨骨折处进行植骨,分类于 78.0 骨移植术,应编码 78.0701 胫骨植骨术
5	外侧用一 4 孔钛合金胫骨近端外侧Ⅱ型锁定接骨板固定,前内侧用一枚 5 孔钛合金胫骨近端内侧"T"型锁定接骨板固定	手术采用切开的方式对胫骨使用接骨板进行内固定,分类于 79.3 骨折开放性复位术伴内固定,应编码 79.3100x005 胫骨骨折切开复位钢板内固定术

根据以上手术操作编码要点,该手术记录病案手术操作编码为:79.3100x005 肱骨骨折切开复位钢板内固定术;78.0701 胫骨植骨术;77.7901 髂骨切除术用作移植物。

五、手术操作编码总结

在 ICD-9-CM-3 中,骨移植术按部位进行分类,编码要点见表 8-1-2。

表 8-1-2　骨移植术 ICD-9-CM-3 编码要点一览表

术　式	部　位	ICD-9-CM-3 编码及名称
骨移植术	颅骨	02.04 颅骨骨移植
	鼻	21.85 增补性鼻成形术
	面骨	78.08 跗骨和跖骨移植术
		76.92 合成物面骨植入
	肩胛骨、锁骨和胸廓	78.01 肩胛骨,锁骨和胸廓[肋骨和胸骨]移植术
	肱骨	78.02 肱骨移植术
	桡骨和尺骨	78.03 桡骨和尺骨移植术
	腕骨和掌骨	78.04 腕骨和掌骨移植术
	股骨	78.05 股骨移植术
	髌骨	78.06 髌骨移植术
	胫骨和腓骨	78.07 胫骨和腓骨移植术
	跗骨和跖骨	78.08 跗骨和跖骨移植术
	其他骨	78.09 其他骨移植术
	下肢关节	81.4 下肢关节的其他修补术

归纳编码说明与注意事项如下:

1. 78.0 骨移植术包括骨移植术伴骨移植术部位清创术(去除硬结的,纤维化的或坏死的骨或组织),不包括用于骨延伸术(78.30—78.39)。

需要注意:临床人工骨作为理想的骨替代材料,常出现在骨折手术中,目前工具书中关于人工骨植入材料没有特定的编码。

78.0 的类目轴心是骨移植术,亚目轴心是解剖部位,而骨的移植材料没有参与分类。上述案例的骨移植材料是羟基磷灰石(HA)应编码于 84.5 其他肌肉骨骼装置和物质的置入。

注意:84.52 重组骨形态形成蛋白置入,需核对病历里的材料,比如骨优导(BMP)、羟基磷灰石(HA)、天然生物材料(珊瑚)等。羟基磷灰石一般仅用于修复需较小负荷的骨缺损,如胫骨平台骨折手术预防关节面塌陷的支撑植骨,或肿瘤切除后空腔的填充;结合医学资料及临床运用,除外 84.52 其他类型的人工骨置入是骨空隙填补物的一种,起填补骨缺损作用。比如:具有一定生物相容性的合成高聚物材料,临床常用的聚四氟乙烯、聚乳酸、聚乙醇酸、聚甲基丙烯酸甲酯等。编码于 84.55 骨空隙填补物置入。

六、CHS-DRG 2.0 主要分组

表 8-1-3　CHS-DRG 2.0 中骨移植术主要分组

ADRG 代码	DRG 组代码	DRG 组名称
IJ1	IJ13	骨骼肌肉系统的其他手术，伴合并症或并发症
	IJ15	骨骼肌肉系统的其他手术，不伴合并症或并发症
IE5	IE59	上肢骨手术
IE6	IE69	手外科手术
IE2	IE21	股骨手术，伴严重合并症或并发症
	IE25	股骨手术，不伴严重合并症或并发症
IC3	IC39	除置换/翻修外的髋、肩、膝、肘、踝和足部关节的修复、重建手术
IE3	IE39	除股骨以外的下肢骨手术
IB3	IB31	与脊柱有关的其他手术，伴严重合并症或并发症
	IB35	与脊柱有关的其他手术，不伴严重合并症或并发症
IE1	IE13	骨盆髋臼手术，伴合并症或并发症
	IE15	骨盆髋臼手术，不伴合并症或并发症

七、DIP 2.0 主要核心病种

表 8-1-4　DIP 2.0 中骨移植术主要核心病种

主要诊断编码	主要诊断名称	主要手术操作编码	主要手术与操作名称	相关手术操作编码	相关手术操作名称
D16.2	下肢长骨良性肿瘤	77.6501	股骨病损切除术		
S32.0	腰椎骨折	03.5305	腰椎骨折切开复位内固定术	78.0900x010	腰椎植骨术
S42.0	锁骨骨折	79.3900x041	锁骨骨折切开复位髓内针内固定术		
S42.2	肱骨上端骨折	79.3100x005	肱骨骨折切开复位钢板内固定术	78.0200x001	肱骨植骨术
S72.1	经大转子骨折	79.3500x018	股骨骨折切开复位髓内针内固定	78.0500x001	股骨植骨术

（黄艳红　李　飞　严晓波）

第二节　骨搬移术

一、概述

骨搬移术又叫骨搬运术,是由苏联骨科医师 Ilizarov 于 20 世纪 50 年代提出,主要应用了拉伸牵张成骨原理,通过外固定牵引将截骨段向缺损区域搬移,直至截骨段与搬移方向远端的骨质接合,截骨段迁移遗留的缝隙则被牵张应力刺激形成的新骨组织所填充,新生的骨组织逐步矿化,并通过重塑、改建获得骨的完全再生。其最终目的是促使骨的延长来补足病灶骨组织的缺失,以恢复肢体原有的功能状态。骨搬移术有纵向和横向两种方式。

二、适应证

目前骨搬移术已被国际上公认为治疗骨髓炎、骨缺损的首选方法,在国内逐步推广。主要用于治疗骨不连、感染、肿瘤等导致的骨缺损,以及马蹄足、肢体短缩等肢体畸形。

三、手术记录概要

手术名称: 右侧胫骨骨搬移术

手术经过: 患者取仰卧位,腰硬联合麻醉,患肢常规消毒,铺无菌巾,治疗巾包裹患足。于胫骨中下段前侧做一长约 14 cm 弧形切口,暴露胫骨内侧面后,使用钻头钻取大小约 2 cm×10 cm 骨块。游离骨块,于骨块上方、下方各安装 2 枚外固定针。随后安装骨搬运环形固定架。缝合骨膜及皮肤,碘伏纱布包裹钉道,无菌治疗巾保护骨搬运架。

手术顺利,出血约 20 ml,敷料包扎,安返病房。术后第 3 天开始,每天骨搬运架向外搬移 1 mm,分 4 次完成。

四、手术操作编码要点

编码员应通过阅读手术记录确定骨搬移术主要手术步骤,从而确定 ICD-9-CM-3 编码要点。以上述手术记录为例,编码要点见表 8-2-1。

表 8-2-1　骨搬移术手术操作步骤及 ICD-9-CM-3 编码要点

序号	手术步骤	编码要点
1	于胫骨中下段前侧做切口,暴露胫骨内侧面后,游离骨块,安装骨搬运固定架。术后第 3～5 天开始,每天向外搬移 1 mm,分 4 次完成	明确行胫骨搬移术,应编码 78.3701 胫骨延长术

序号	手术步骤	编码要点
2	安装骨搬运环形固定架	明确使用环形外固定架,编码 78.1701 胫骨外固定术,同时需另编码:84.7200x001 应用环形外固定架系统

根据以上手术操作编码要点,该手术记录病案手术操作编码为:78.3701 胫骨延长术;78.1701 胫骨外固定术;84.7200x001 应用环形外固定架系统。

五、手术操作编码总结

在 ICD-9-CM-3 中,没有对骨搬移术直接给出一个对应的编码。通过骨搬移术的手术过程,分析其主要目的是延长骨以修补缺损部位。根据手术编码原则,判断其主要手术编码分类于 78.3 肢体延伸术。编码要点见表 8-2-2。

表 8-2-2 常见骨搬移术手术操作名称与 ICD-9-CM-3 编码要点一览表

术 式	部 位	ICD-9-CM-3 编码及名称
骨搬移术	肱骨	78.32 肱骨延伸术
	桡骨和尺骨	78.33 桡骨和尺骨延伸术
	腕骨和掌骨	78.34 腕骨和掌骨延伸术
	股骨	78.35 股骨延伸术
	胫骨和腓骨	78.37 胫骨和腓骨延伸术
	跗骨和跖骨	78.38 跗骨和跖骨延伸术
	其他骨	78.39 其他骨的延伸术

编码说明与注意事项归纳如下:

1. 根据骨搬移术的手术过程和手术目的,考虑其主要手术编码分类于 78.3 肢体延伸术。以共用细目区分解剖部位。

2. 78 骨的其他手术,除外面骨不包括:

手术:副鼻窦(22.00—22.9);

面骨(76.01—76.99);

关节结构(80.00—81.99);

颅骨(01.01—02.99)。

3. 78.3 肢体延伸术包括:骨移植术伴或不伴内固定装置或骨切开术、骨分开术伴或不伴皮质骨切开术,即同时进行的骨移植术、截骨术无需编码。

4. 另编码说明:78.3 肢体延伸术存在另编码:任何使用外固定装置(78.10—78.19)。78.1 使用外固定装置也存在另编码:任何类型的固定装置(84.71—84.73)。即骨搬移术至少包括三个编码:78.3 肢体延伸术;任何使用外固定装置(78.10—78.19);任何类型的固定装置(84.71—84.73)。

如同时进行死骨切除,则分类于 77.0 死骨切除术,并根据解剖部位进一步区分细目。

六、CHS-DRG 2.0 主要分组

表 8-2-3　CHS-DRG 2.0 中骨搬移术主要分组

ADRG 代码	DRG 组代码	DRG 组名称
IE5	IE59	上肢骨手术
IE6	IE69	手外科手术
IE2	IE21	股骨手术,伴严重合并症或并发症
	IE25	股骨手术,不伴严重合并症或并发症
IE3	IE39	除股骨以外的下肢骨手术

七、DIP 2.0 主要核心病种

DIP 2.0 中无 78.3 肢体延伸术核心病种,纳入综合病组管理。

(王晶晶　李　飞　严晓波)

第三节　截骨术

一、概述

截骨术是指应用骨锯或骨凿去除部分或全部骨质以达到矫正畸形等目的。截骨术一般是从病变关节处截断骨骼,人为造成骨折,然后将截骨面紧密对齐,用石膏或外固定架进行固定,达到骨愈合。

二、适应证

截骨术的目的是改变关节负重面,使重量从病变区域转移到健康软骨区域。截骨手术主要适用于治疗:骨折畸形愈合;骨关节炎所导致的关节畸形,如膝内翻或膝外翻;先天性或后天性骨骼疾病所导致的畸形疾病的治疗,可以通过截骨手术,恢复人体骨骼的正常解剖结构以及下肢力线,从而达到缓解疼痛、纠正畸形以及治愈疾病的目的。

三、手术记录概要

手术名称:左膝胫骨髁外翻截骨术

手术经过:患者取平卧位,全麻后常规消毒左下肢皮肤,铺巾,驱血后上止血带。取

左侧胫骨内侧中心点经自关节远端 1 cm 处向胫骨结节下缘方向做长 5～7 cm 切口,依次切开皮肤、皮下组织、深筋膜,钝性分离,暴露胫骨近端前内侧,松解部分鹅足肌腱,适当剥离内侧副韧带远侧止点,利用电刀在骨面作"L"型截骨线标记,横向截骨线为自平台下 4 cm 斜向腓骨头方向,纵向截骨线自胫骨外侧髁间隆起尖端向远处延伸(一般位于髌韧带内缘),两线交点为"L"型截骨线顶点。透视下插入 2.0 mm 克氏针,横向克氏针方向与 OWHTO 技术相同(自内侧截骨线向上胫腓联合方向平行插入两枚),纵向克氏针自截骨线垂直向后插入,注意纵向克氏针无需穿透后侧皮质骨。

用带有刻度的薄骨刀沿克氏针方向敲入截骨,截骨时维持屈膝位,以避免神经血管损伤。纵向截骨保留胫骨近端 0.5 cm 的距离,作为截骨铰链。截骨完成后进行撑开,内侧的撑开器放置应偏后,避免平台后倾情况发生。撑开角度根据术前的设计或术中力线杆透视,以及内外侧平台面线夹角决定。透视确认截骨角度至目标角度,于胫骨前内侧插入 T 型钢板,置入螺钉,于截骨处填塞羟基磷灰石人工骨。

C 型臂 X 线透视再次确认胫骨内侧平台高度恢复良好及内固定装置位置良好。冲洗术口,逐层缝合切口并包扎。术毕,安返病房。

四、手术操作编码要点

编码员应通过阅读手术记录确定主要手术步骤来把握 ICD-9-CM-3 编码要点。以左膝胫骨髁外翻截骨术为例,编码要点见表 8-3-1。

表 8-3-1 左膝胫骨外翻截骨术手术操作步骤及 ICD-9-CM-3 编码要点

序号	手术步骤	编码要点
1	取左侧胫骨内侧中心点经自关节远端 1 cm 处向胫骨结节下缘方向做长约 5～7 cm 切口	明确部位为左侧胫骨
2	暴露胫骨近端前内侧,利用电刀在骨面作"L"型截骨线标记,用带有刻度的薄骨刀沿克氏针方向敲入截骨	胫骨截骨术,应编码至 77.27 胫骨和腓骨楔形骨切开术
3	于胫骨前内侧插入"T"型钢板,置入螺钉	截骨后胫骨固定术,应编码至 78.57 胫骨和腓骨内固定不伴骨折复位术
6	于截骨处填塞羟基磷灰石人工骨	胫骨植入人工骨,应编码至 78.07 胫骨和腓骨移植术,84.5200 重组骨形态形成蛋白的置入

根据以上手术操作编码要点,该手术记录病案手术操作编码为:77.2700x003 胫骨截骨术、78.5700x005 胫骨钢板内固定术、78.0700x004 胫骨人工骨植骨术、84.5200 重组骨形态形成蛋白的置入。

注意:类目 78.5 骨内固定不伴骨折复位术,此编码适用骨内预防性固定、内固定装置再置入、固定装置移位或折断的修复术。骨折损伤的内固定复位是不能用的,也就是说,骨折手术内固定,不可能不复位,这是互斥的。

五、手术操作编码总结

在 ICD-9-CM-3 中,截骨术按手术入路、部位(脊柱解剖位置)、术式(脊柱融合与再融合)进行分类,编码要点见表 8－3－2。

表 8－3－2　截骨术手术操作名称与 ICD-9-CM-3 编码要点一览表

部　位	ICD-9-CM-3 编码及名称
未说明手术部位	77.20 未特指部位的楔形骨截骨
肩胛骨、锁骨、肋骨、胸骨	77.21 肩胛骨,锁骨和胸廓[肋骨和胸骨]楔形骨切开术
肱骨	77.22 肱骨楔形骨切开术
桡骨、尺骨	77.23 桡骨和尺骨楔形骨切开术
腕骨、掌骨	77.24 腕骨和掌骨楔形骨切开术
股骨	77.25 股骨楔形骨切开
髌骨	77.26 髌骨楔形骨切开术
胫骨和腓骨	77.27 胫骨和腓骨楔形骨切开术
跗骨和跖骨	77.28 跗骨和跖骨楔形骨切开术
除以上部位以外的骨	77.29 其他骨楔形骨切开术

需要注意的是:不能使用 77.20 未特指部位的楔形骨截骨编码,若临床未指明具体截骨术的部位,可查看手术记录、术后医技检查确认手术部位,并与临床医师交流后确认。

六、CHS-DRG 2.0 主要分组

表 8－3－3　CHS-DRG 2.0 中截骨术主要分组

ADRG 代码	DRG 组代码	DRG 组名称
ID2	ID23	除脊柱、骨盆以外的骨与软组织肿瘤手术,伴合并症或并发症
	ID25	除脊柱、骨盆以外的骨与软组织肿瘤手术,不伴合并症或并发症
IE3	IE39	除股骨以外的下肢骨手术

七、DIP 2.0 主要核心病种

表 8－3－4　DIP 2.0 中截骨术主要核心病种

主要诊断编码	主要诊断名称	主要手术操作编码	主要手术操作名称	相关手术操作编码	相关手术操作名称
M17.0	原发性双侧膝关节病	77.2700x003	胫骨截骨术		
M17.0	原发性双侧膝关节病	77.2702	胫骨上端高位截骨术		

续表

主要诊断编码	主要诊断名称	主要手术操作编码	主要手术操作名称	相关手术操作编码	相关手术操作名称
M17.1	其他的原发性膝关节病	77.2700x003	胫骨截骨术		
M20.1	拇外翻（后天性）	77.2800x002	跖骨截骨术		

（张思源　李　飞　严晓波）

第四节　肌和肌腱重建术

一、概述

肌和肌腱重建术是指通过肌肉和/或肌腱移植的方式填补深层组织缺损，桥接重建断裂肌肉和（或）肌腱，替代功能丧失的肌肉和肌腱，以恢复恢复肌肉和肌腱连续性及原有功能的手术。

根据移植物来源，肌和肌腱重建术分为自体移植、异体移植和人工肌肉或肌腱移植，根据移植类型分为转位术、移位术和移植术。

二、适应证

肌和肌腱重建术适用于治疗任何原因导致的深部软组织缺损、肌肉和（或）肌腱功能丧失、关节畸形等。

三、手术记录概要

手术名称：右中指指浅屈肌腱止点重建术；取同侧掌长肌延长术；右环指指伸肌腱中央腱止点重建术；背侧关节囊收紧术；末节指伸肌腱紧缩缝合术

手术经过：麻醉满意后，患者取平卧位，右上肢置于侧台上，常规消毒、铺巾。右上肢充气止血带。依次行如下手术步骤：①切开探查：分别沿右手中指、环指做 S 型切口，切开皮肤、皮下，向两侧牵起皮瓣探查见中指双侧指浅屈肌腱从原止点断裂，回缩，周围关节瘢痕增生明显。环指伸肌腱中央腱断裂回缩，与周围组织关节囊形成瘢痕，背侧关节囊松弛。②中指功能重建：松解神经周围嵌压瘢痕组织，取适合长度的同侧掌长肌腱与回缩指浅屈肌进行缝合延长，再与原止点附近残端瘢痕组织进行缝合重建止点，术中检查中指屈伸被动活动及关节面良好。再行中指末节垂指探查，见末节指伸肌腱松弛，由远端置入克氏针 1 枚伸直固定远指节关节，并予指伸肌腱紧缩缝合。③环指功能重建：松解神经周围嵌压瘢痕组织，予 1 枚克氏针固定近节指骨关节，分离修整损伤的中央腱，收紧缝合背侧关节囊，调整肌腱张力，中央腱远端与原止点及关节囊进行缝合重建指伸肌腱中央腱止点。再行环指末节垂指探查,见末节指伸肌腱松弛,由远端置入克氏针1枚伸直固定远指节关节,予指伸肌腱紧缩缝合。④术后冲洗、止血,清点器械、纱巾无误,按设计皮瓣缝合切口,加压包敷,术毕,安返病房。

四、手术操作编码要点

编码员应通过阅读手术记录确定肌和肌腱重建术主要手术步骤,来把握 ICD-9-CM-3 编码要点。以右侧中指指浅屈肌腱止点重建术、右侧环指指伸肌腱中央腱止点重建术为例,编码要点见表 8-4-1。

表 8-4-1　肌和肌腱重建术手术操作步骤及 ICD-9-CM-3 编码要点

序号	手术步骤		编码要点
1	切开探查术		手术前驱步骤,为暴露术区,了解病变情况,确定手术实施方案,省略编码
2	右手中指探查及功能重建	取适合长度的同侧掌长肌腱与回缩指浅屈肌进行缝合延长,再与原止点附近残端瘢痕组织进行缝合重建止点	本例是中指浅屈肌断裂、肌腱缩短,为此取一段掌长肌与之桥接,编码于 82.79 手的其他移植物或植入物的整形术肌腱移植至手;同时交代了移植物的来源是掌长肌腱,需要附加编码于 82.32 手肌腱切除术用做移植物
3	右手环指探查及功能重建	探查见环指存在指伸肌腱松弛,行伸肌腱缩短缝合。收紧缝合背侧关节囊,调整肌腱张力,中央腱远端与原止点及关节囊进行缝合重建指伸肌腱中央腱止点。因存在环指伸肌腱松弛,行伸肌腱缩短缝合	此步骤中的中央腱止点重建、断端肌腱止点及关节囊重建、伸肌腱缩短缝合等即为手肌腱的成形术,编码于 82.86。注意:类目 82.5 为手肌肉和肌腱移植术,而该手术仅为肌腱的修补、固定、缝合达到成形的目的,并未涉及肌腱移植

根据以上手术操作编码要点,该手术记录病案手术操作编码为:82.7900x001 手肌腱移植的整形术;82.3200x001 手肌腱切取术;82.8600x006 手指肌腱成形术。本术式编码思路与鉴别要点归纳如下:

1.82.79 与 82.56 的鉴别:步骤 2 中使用的手的其他移植物或置入物的整形术 82.79 需注意与其他手肌腱转移或移植术 82.56 相鉴别。编码思路如下:

查:修补术

— 腱 83.88

——手 82.86

———经

————缝合(直接)(立即)(初期)—另见缝合,腱,手 82.45

———— 移植或植入(腱) 82.56

———— 移植或植入(腱) 82.79

此处与手肌腱修补术相关的有 3 个编码。手的其他肌腱其他缝合术 82.45 表示手部肌腱损伤当即进行原位缝合,较易区别。难以区分的是 82.56 与 82.79,从中文翻译的检索路径里完全看不出二者有何差异,均是通过肌腱移植的方法对手指肌腱进行修补。

核对 ICD-9-CM-3 类目表"其他手肌腱转移或移植术 82.56",此处英文注释"transplantation"含义是"替代、转位"失去功能的、损坏的肌腱,从而达到恢复肌腱功能的作用,目的是治疗疾病,恢复器官功能。而"手的其他移植物或置入物的整形术 82.79"英文注释"plastic operation"塑形手术是通过肌腱移植的方法对功能未损坏的肌腱进行"嫁接、桥接",目的是改善外观或修复身体缺陷。

2. 82.86 与 82.5 的鉴别:步骤 3 同样要注意鉴别手其他肌腱成形术 82.86 与手肌肉和肌腱移植术 82.5。82.86 是手部肌腱的整形、塑形术(不伴移植),82.5 是手部损伤肌腱移植的修复术。

五、手术操作编码总结

在 ICD-9-CM-3 中,肌和肌腱重建术的分类需要区分部位、组织类型和术式。根据部位分为手部和其他部位;根据组织类型,分为肌肉重建术和肌腱重建术;根据术式分为前徙术、后徙术、再附着、延长术、缩短术、转移术、移位术、移植术等。其中自体移植术需要附加编码移植物切取术,根据移植物来源分为肌肉切取术、筋膜切取术和肌腱切取术。编码要点见表 8-4-2。

表 8-4-2　肌和肌腱重建术手术操作名称与 ICD-9-CM-3 编码一览表

部位	组织类型	术 式		ICD-9-CM-3 细目及名称
手部	肌肉	切除用于移植(制备)		82.34 手肌或筋膜切除术用做移植物
		移植术	再附着	82.54 手肌肉再附着
			延长或缩短术	82.55 手肌或腱长度的其他改变
			转移或移植术	82.58 其他手肌转移或移植术
			其他移位术	82.59 其他手肌移位术
		整形术	移植术	82.72 手肌肉或筋膜移植的整形术
	肌腱	切除用于移植(制备)		82.32 手肌腱切除术用做移植物
		移植术	前徙术	82.51 手肌腱前徙术
			后徙术	82.52 手肌腱后徙术
			再附着	82.53 手肌腱再附着
			延长或缩短术	82.55 手肌或腱长度的其他改变
			转移或移植术	82.56 其他手肌腱转移或移植术
			其他移位术	82.57 其他手肌腱移位术
		整形术	重建术	82.71 肌腱滑车重建术
			移植术	82.79 手的其他移植物或置入物的整形术 肌腱移植至手

部位	组织类型	术 式		ICD-9-CM-3 细目及名称
手以外的部位	肌肉	切除用于移植（制备）		83.43 肌或筋膜切除术用做移植物
		重建术	再附着	83.74 肌再附着
			转移或移植术	83.77 肌转移或移植术
			其他移位术	83.79 其他肌移位术
		整形术	移植术	83.82 肌或筋膜移植
			延伸、缩短、折叠	83.85 其他肌或腱长度的改变
	肌腱	切除用于移植（制备）		83.41 肌腱切除术用做移植物
		重建术	前徙术	83.71 腱前徙术
			后徙术	83.72 腱后徙术
			再附着	83.73 腱再附着
			转移或移植术	83.75 腱转移或移植术
			其他移位术	83.76 其他肌腱移位术
		整形术	肌腱移植术	83.81 肌腱移植
			重建术	83.83 肌腱滑轮重建
			延伸、缩短、折叠术	83.85 其他肌或腱长度的改变

随着医疗技术的发展，肌和肌腱重建术被广泛用于身体各个部位软组织缺损修复和功能重建术，某些特定部位的肌和肌腱重建术有特定的分类，这些特定分类在表 8-4-2 范围之外，如肌腱移植用于膝关节修补分类 81.47 膝关节的其他修补术，股薄肌移植用于肛门修补分类于 49.74 股薄肌移植用于肛门失禁等。

六、CHS-DRG 2.0 主要分组

表 8-4-3 CHS-DRG 2.0 中肌和肌腱重建术主要分组

ADRG 代码	DRG 组代码	DRG 组名称
IH1	IH13	肌肉、肌腱手术，伴合并症或并发症
	IH15	肌肉、肌腱手术，不伴合并症或并发症
IE6	IE69	手外科手术
VJ1	VJ11	其他损伤的手术，伴严重合并症或并发症
	VJ13	其他损伤的手术，伴一般合并症或并发症
	VJ15	其他损伤的手术，不伴合并症或并发症
ZC1	ZC11	多发性严重创伤的脊柱、髋、股或肢体手术，伴严重合并症或并发症
	ZC15	多发性严重创伤的脊柱、髋、股或肢体手术，不伴严重合并症或并发症

ADRG 代码	DRG 组代码	DRG 组名称
ZJ1	ZJ11	与多发伤有关的其他手术操作,伴严重合并症或并发症
	ZJ15	与多发伤有关的其他手术操作,不伴严重合并症或并发症

七、DIP 2.0 主要核心病种

表 8-4-4　DIP 2.0 中肌和肌腱重建术主要核心病种

主要诊断编码	主要诊断名称	主要手术操作编码	主要手术操作名称	相关手术操作编码	相关手术操作名称
S61.9	腕和手部位未特指的开放性伤口	82.4500x013	伸指肌腱缝合术		
S66.3	在腕和手水平的其他手指伸肌和肌腱损伤	82.5301	手部肌腱止点重建术		
S66.3	在腕和手水平的其他手指伸肌和肌腱损伤	83.8803	肌腱修补术		
S86.0	跟腱损伤	83.8800x001	跟腱修补术		

(滕燕飞　李　飞　王　琼　严晓波)

第五节　皮肤移植术

一、概述

皮肤被覆人体表面,是人体最大的器官,在解剖学上由三个不同的层次构成,分为表皮、真皮、皮下组织。皮肤移植术是取皮肤的部分厚度或全层厚度皮片,完全与身体(供皮区)分离,移植到另一处(受皮区),重新建立血液循环并继续保持活力以达到整形修复的目的。皮肤移植术主要包括皮片移植术和皮瓣移植术。

皮片移植术依厚度不同分为薄(表层或刃厚皮层)、中(断层或中厚皮层)、厚(全层或全厚皮层)及带真皮下血管网皮片四类,其中以断层皮片较常采用。

皮瓣移植术是具有血液供应的皮肤及其皮下组织的移植,按移植方法可分为两种:①游离皮瓣移植:是将自体轴型皮瓣完全游离,通过精密的显微外科手术,将皮瓣的静脉、动脉与缺损区的静脉、动脉吻合,以保证改皮瓣的血液供应与回流。游离皮瓣移植一般用于比较严重的毁损性的损伤,在无法使用局部的带蒂例皮瓣时使用。②带蒂皮瓣移植:在转移过程中需有一个或两个蒂部相连接,也可暂不连接,移植后再进行血管吻合,皮瓣的血液运输和营养在早期完全依靠蒂部供应,当皮瓣在移出处愈合后 3 周左右,又逐渐建立起新的血液循环系统,这时就可以切断蒂部,皮瓣移植过程也就结束了,该过程

主要分为准备、转移、修复。

二、适应证

皮肤移植是治疗创伤、烧伤及其他因素所致皮肤缺损的常用方法。

三、手术记录概要

手术名称：带蒂皮瓣移植术＋左下肢植皮术＋创面封闭式负压引流术(VSD)

手术经过：麻醉成功后取平卧位，左下肢缚止血带，压力 40 kPa，用过氧化氢溶液、稀释活力碘及生理盐水反复冲洗创面后，常规消毒铺巾。术中见左小腿胫骨面可及 5 cm×15 cm 皮肤缺损，远端骨外露，无肉芽生长，创面彻底扩创，去除污染、失活组织，反复加压冲洗创面。

以外踝上为点，腓浅神经走行为线，自前缘切开深筋膜下切取皮瓣，在外踝上约 5 cm 处寻找腓动脉穿支血管，见有两支穿动脉进入皮肤，设计的皮瓣切取使腓浅神经包含在皮瓣内，切取完成后旋转 90°与创面缝合覆盖骨外露，松开止血带观察皮瓣血供良好。

取腹部全厚皮打薄并打孔制备成网状皮，腹部取皮区直接拉拢缝合，植入取皮瓣区及胫前肉芽创面，检查皮瓣血供良好，毛细血管反应正常。

把 VSD 修整成植皮创面形状，贴膜后接通负压术毕，术后患者安返病房。

四、手术操作编码要点

编码员应通过阅读手术记录，确定皮肤移植术主要手术步骤来把握 ICD-9-CM-3 编码要点。以带蒂皮瓣移植术、左下肢植皮术为例，编码要点见表 8－5－1。

表 8－5－1　皮肤移植术手术操作步骤及 ICD-9-CM-3 编码要点

序号	手术步骤	编码要点
1	创面彻底扩创，去除污染失活组织	明确进行切除性情况，编码 86.22 伤口、感染或烧伤的切除性清创术
2	左下肢外侧局部旋转皮瓣修复创面	转移邻近皮瓣覆盖创面，手术供区（取皮瓣区）是缺损部位邻近部位的皮瓣，受区（受损区，接受皮瓣区）是左下肢创面，需要分别编码：带蒂皮瓣的制备编码至 86.71 带蒂皮瓣或皮瓣移植物的切割术和修补术；受区皮瓣的附着编码至 86.74 其他部位的带蒂皮瓣或皮瓣移植物附着术
3	取腹部全厚皮打薄并打孔制备成网状皮，腹部取皮区直接拉拢缝合，植入取皮瓣区及胫前肉芽创面	取腹部全厚皮片植皮，应归类于腹部全厚皮片移植术，编码至 86.63 其他部位全层皮肤移植术

根据以上手术操作编码要点，该手术记录病案手术操作编码为：86.7404 旋转皮瓣移植术；86.2200 伤口、感染或烧伤的切除性清创术；86.7100 带蒂皮瓣或皮瓣移植物的切割术和修补术；86.6300x001 腹部全厚皮片移植术。

五、手术操作编码要点

在 ICD-9-CM-3 中,皮肤移植术涉及 86.6 游离皮肤移植和 86.7 皮瓣移植两个手术编码。86.6 有两个分类轴心,一为部位轴心,另一为类型轴心;86.7 皮瓣移植过程主要分为准备、附着、修复。编码要点见表 8-5-2—表 8-5-4。

表 8-5-2　游离皮肤移植手术操作名称与 ICD-9-CM-3 编码部位轴心一览表

部位	皮片厚度	ICD-9-CM-3 编码及名称
手	全厚	86.61 手的全层皮肤移植
	其他	86.62 手的其他皮肤移植
其他	全厚	86.63 其他部位全层皮肤移植
	其他	86.69 其他皮肤移植
毛发	—	86.64 毛发移植

表 8-5-3　游离皮肤移植手术操作名称与 ICD-9-CM-3 编码类型轴心一览表

移植皮肤类型	ICD-9-CM-3 编码及名称
异种	86.65 异种移植物至皮肤
同种	86.66 同种移植物至皮肤
人造皮肤	86.67 人工皮肤移植

表 8-5-4　皮瓣移植手术操作名称与 ICD-9-CM-3 编码要点一览表

手术过程	手术方式	部位	ICD-9-CM-3 编码及名称
制备	切割、修补	—	86.71 带蒂皮瓣制备术
	前徙	—	86.72 带蒂皮瓣移植物前徙术
附着	—	手	86.73 手的移植物附着术
	—	其他部位	86.74 其他部位移植物附着术
修复			86.75 皮瓣修复术

编码说明与注意事项归纳如下:

1. 86 皮肤和皮下组织手术:该编码不包括下列部位皮肤:肛门(49.01—49.99)、乳房(乳房切除术部位)(85.0—85.99)、耳(18.01—18.99)、眉(08.01—18.9)、眼睑(08.01—08.99)、女性会阴(71.01—71.9)、唇(27.0—27.99)、阴茎(64.0—64.99)、阴囊(61.0—61.99)、外阴(71.01—71.9)。

2. 86.6 游离皮肤移植:86.6 游离皮肤移植包括皮肤切除术用于自体移植,但不包括建造术或重建术,如阴茎(64.43—64.44)、气管(31.75)、阴道(70.61—70.64)。86.64 毛发移植不包括毛囊移植至眉或睫(08.63)。

86.6 游离皮肤移植是一个双轴心分类的亚目,编码时要区分部位(手、其他部位、毛发)和皮片来源(异种、同种、人造皮肤)。一般要将较小的编码作为主要编码。根据皮片厚度,全厚皮片及真皮下血管网皮片应该按全层皮肤进行分类,刃厚皮片和中厚皮片分类至其他皮肤移植。编码时需要注意,切除患者自身的皮片进行自体游离皮肤移植,仅给予移植部位编码即可,无需编码 86.91 皮肤切除用作移植物及 86.66 同种移植物至皮肤。

3. 86.7 带蒂皮瓣或皮瓣移植:86.7 带蒂皮瓣或皮瓣移植不包括建造术或重建术,如阴茎(64.43—64.44)、气管(31.75)、阴道(70.61—70.64)。带蒂皮瓣移植一般包括 2 个编码,供区(86.71—86.72)和受区(86.73—86.74)。

六、CHS-DRG 2.0 主要分组

表 8－5－5　CHS-DRG 2.0 中皮肤移植术主要分组

ADRG 代码	DRG 组代码	DRG 组名称
JD1	JD13	皮肤移植手术,伴合并症或并发症
	JD15	皮肤移植手术,不伴合并症或并发症

七、DIP 2.0 主要核心病种

表 8－5－6　DIP 2.0 中皮肤移植术主要核心病种

主要诊断编码	主要诊断名称	主要手术操作编码	主要手术操作名称	相关手术操作编码	相关手术操作名称
L08.9	皮肤和皮下组织未特指的局部感染	86.6906	下肢植皮术		
L97.x	下肢溃疡,不可归类在他处者	86.6906	下肢植皮术	86.2200x011	皮肤和皮下坏死组织切除清创术
S61.1	手指开放性伤口伴有指甲损害	86.6101	手全厚皮片游离移植术		
S67.0	拇指和其他手指挤压伤	86.6200	手的其他皮肤移植		
S61.1	手指开放性伤口伴有指甲损害	86.7101	带蒂皮瓣断蒂术		
S61.1	手指开放性伤口伴有指甲损害	86.7300x003	手带蒂皮瓣移植术		
S61.1	手指开放性伤口伴有指甲损害	86.7300x004	手游离皮瓣移植术	86.8600x001	甲成形术

（陈　曦　李　飞　严晓波）

第九章　骨与软组织病损切除手术

第一节　骨局部切除术（部分骨切除术）

一、概述

骨局部切除术（部分骨切除术）是指骨组织病变较为局限时，进行的病灶切除或骨节段切除手术。属于骨恶性肿瘤保肢手术范畴。保肢手术包括两项关键技术，即肿瘤的根治性切除和骨缺损的有效重建。目前骨肿瘤切除术后修复重建方法有自体灭活骨再植入、自体骨移植、异体骨移植、Masquelet 技术、骨搬移延长术、人工假体置换、新型生物材料重建技术，以及 3D 打印内植入物等。

二、适应证

骨局部切除术（部分骨切除术）主要适用骨样骨瘤、骨软骨瘤、软骨瘤等良性肿瘤；骨巨细胞瘤等交界性肿瘤；骨肉瘤、软骨肉瘤、骨纤维肉瘤等恶性肿瘤；以及骨囊肿、骨嗜酸性肉芽肿、骨纤维发育不良、股骨头坏死等非肿瘤性疾病。

三、手术记录概要

手术名称：左股骨远端占位性病变穿刺活检；右侧髂骨取骨术；左侧股骨远端病变刮除；植骨术

手术经过：患者仰卧位，常规消毒铺单，取距髌骨内上极 1 cm 为进针点，用 1‰ 利多卡因行局部浸润麻醉，穿刺取出病变组织，送病理组织学检查。术中冷冻病理检查示：（左大腿肿物组织）少量骨组织内散在及小片状增生密集的细胞片块，不除外肿瘤性病变（必要时再送检）。决定于全麻下行右侧髂骨取骨术，左侧股骨远端病变刮除、植骨术。

患者取平卧位，麻醉生效后，常规碘伏消毒铺无菌巾，首先予左大腿远端外侧，切口自以股骨髁前后连线中点起，向近端延伸，长约 5 cm，依次切开皮肤、皮下组织、阔筋膜、分离显露股骨远端，然后用摆锯打开一 1.0 cm×2.5 cm 长方形骨质窗口。开窗后有褐色液体溢出，用刮匙刮除髓腔内病变组织，内容物呈灰白色的滑膜样软组织，质软，无死骨,无异味,彻底清除病变,取下的病变组织送病理检查。生理盐水反复冲洗术野。

予右髂部取长约 3.5 cm 切口,切开皮肤皮下,分离显露髂前上棘,避开棘突处于其上方取部分松质骨;然后将自体骨植入股骨远端髓腔内,开窗处原骨块覆盖,外用明胶海绵加止血微球进行覆盖,预防创面内出血。

清点器械纱布无误后,分别逐层缝合伤口,髂部伤口放置一引流条,术毕,伤口无菌敷料包扎。手术顺利,麻醉满意,术中出血约 50 ml,术后患者安返病房。

四、手术操作编码要点

编码员应通过阅读手术记录确定骨局部切除术(部分骨切除术)主要手术步骤,从而确定 ICD-9-CM-3 编码要点。以右侧髂骨取骨术、左侧股骨远端病变刮除、植骨术为例,编码要点见表 9-1-1。

表 9-1-1　骨局部切除术(部分骨切除术)手术操作步骤及 ICD-9-CM-3 编码要点

序号	手术步骤	编码要点
1	取距髌骨内上极 1 cm 为进针点,穿刺取出病变组织,送病理组织学检查	先于股骨远端穿刺活检明确病变性质,以制定随后手术方案,应编码至 77.4500 股骨活组织检查
2	分离显露股骨远端,然后用摆锯打开一 1.0 cm×2.5 cm 长方形骨质窗口,开窗后,有褐色液体溢出,然后用刮匙刮除髓腔内病变组织,彻底清除病变	明确手术切除范围为股骨局部切除术,应编码至 77.6501 股骨病损切除术
3	取下的病变组织送病理检查	切除组织送病理检查是手术切除病变组织后的常规步骤,故省略编码
4	予右髂部取长约 3.5 cm 切口,分离显露髂前上棘,避开棘突处于其上方取部分松质骨	取右侧髂骨用于自体骨移植,应编码至 77.7901 髂骨切除术用作移植物
5	将自体骨植入股骨远端髓腔内,开窗处原骨块覆盖	进行自体骨移植术,应编码至 78.0500x001 股骨植骨术

根据以上手术操作编码要点,该手术记录病案手术操作编码为:77.6501 股骨病损切除术;77.4500 股骨活组织检查;77.7901 髂骨切除术用作移植物;78.0500x001 股骨植骨术。

五、手术操作编码总结

在 ICD-9-CM-3 中,骨局部切除术(部分骨切除术)按手术切除的部位及范围进行分类。编码要点见表 9-1-2。

表 9-1-2 常见骨局部切除术(部分骨切除术)手术操作名称与 ICD-9-CM-3 编码要点一览表

术　式	部　位	切除范围	ICD-9-CM-3 编码及名称
骨局部切除术 (部分骨切除术)	肩胛骨, 锁骨和胸廓 [肋骨和胸骨]	局部切除	77.61 肩胛骨,锁骨和胸廓[肋骨和胸骨]骨病损或骨组织的局部切除术
		部分切除	77.81 肩胛骨,锁骨和胸廓[肋骨和胸骨]其他部分骨切除术
	肱骨	局部切除	77.62 肱骨骨病损或骨组织的局部切除术
		部分切除	77.82 肱骨其他部分骨切除术
	桡骨和尺骨	局部切除	77.63 桡骨和尺骨骨病损或骨组织的局部切除术
		部分切除	77.83 桡骨和尺骨其他部分骨切除术
	腕骨和掌骨	局部切除	77.64 腕骨和掌骨骨病损或骨组织的局部切除术
		部分切除	77.84 腕骨和掌骨其他部分骨切除术
	股骨	局部切除	77.65 股骨骨病损或骨组织的局部切除术
		部分切除	77.85 股骨其他部分骨切除术
	髌骨	局部切除	77.66 髌骨骨病损或骨组织的局部切除术
		部分切除	77.86 髌骨其他部分骨切除术
	胫骨和腓骨	局部切除	77.67 胫骨和腓骨骨病损或骨组织的局部切除术
		部分切除	77.87 胫骨和腓骨其他部分骨切除术
	跗骨和跖骨	局部切除	77.68 跗骨和跖骨骨病损或骨组织的局部切除术
		部分切除	77.88 跗骨和跖骨其他部分骨切除术
	其他骨	局部切除	77.69 其他骨的骨病损或骨组织的局部切除术
		部分切除	77.89 其他骨的其他部分骨切除术

在 ICD-9-CM-3 中,骨局部切除术(部分骨切除术)主要分类于 77.6 骨病损或骨组织的局部切除术和 77.8 其他部分骨切除术,并以共用细目区分解剖部位。实际工作中,77.9 骨全部切除术非常罕见,此编码需慎用,例如:椎间盘切除伴椎板切除归属关节的其他切除术 80.99,不能想当然编码至 77.9。编码说明与注意事项归纳如下:

1. 77 其他骨的切开术、切除术、切断术不包括:椎板切除术用于减压术(03.09),手术:副鼻窦(22.00—22.9)、听小骨(19.0—19.55)、面骨(76.01—76.99)、关节结构(80.00—81.99)、乳突(19.9—20.99)、鼻骨(21.00—21.99)、颅骨(01.01—02.99)。

2. 77.6 骨病损或骨组织的局部切除术不包括:骨活组织检查(77.40—77.49)、开放性骨折清创术(79.60—79.69)。

3. 77.8 其他部分骨切除术包括:踝切除术。不包括:

截断术(84.00—84.19,84.91);

关节切除术(80.90—80.99);

骨端切除术同时伴:关节固定术(81.00—81.39,81.62—81.66);

关节成形术(81.40—81.59,81.71—81.85);

软骨切除术(80.5—80.6,80.80—80.99);

股骨头切除术同时伴置换(00.70—00.73,81.51—81.53);

半椎板切除术(03.01—03.09);椎板切除术(03.01—03.09);

骨切除术用于拇外翻(77.51—77.59),部分截断术:指(84.01)、拇指(84.02)、趾(84.11)。

4. 胸部手术的附带肋骨切除术—省略编码,其他手术附带的部分骨切除术—省略编码。

5. 如为切除死骨,则分类于77.0 死骨切除术,并根据解剖部位进一步区分细目。如为自体骨移植而进行骨切除手术,则分类于77.7 骨切除术用作移植物,并根据解剖部位进一步区分细目。

六、CHS-DRG 2.0 主要分组

表 9-1-3　CHS-DRG 2.0 中骨局部切除术(部分骨切除术)分组

ADRG 代码	DRG 组代码	DRG 组名称
IB1	IB19	复杂脊柱疾病或 3 节段及以上脊柱融合手术或翻修手术
IB3	IB31	与脊柱有关的其他手术,伴严重合并症或并发症
	IB35	与脊柱有关的其他手术,不伴严重合并症或并发症
IC4	IC49	除置换/翻修外的髋、肩、膝、肘、踝和足部关节其他手术
ID1	ID19	脊柱、骨盆的骨与软组织肿瘤手术
ID2	ID23	除脊柱、骨盆以外的骨与软组织肿瘤手术,伴合并症或并发症
	ID25	除脊柱、骨盆以外的骨与软组织肿瘤手术,不伴合并症或并发症
IE2	IE21	股骨手术,伴严重合并症或并发症
	IE25	股骨手术,不伴严重合并症或并发症
IE3	IE39	除股骨以外的下肢骨手术

七、DIP 2.0 主要核心病种

表 9-1-4　DIP 2.0 中骨局部切除术(部分骨切除术)主要核心病种

主要诊断编码	主要诊断名称	主要手术操作编码	主要手术与操作名称	相关手术操作编码	相关手术操作名称
D16.2	下肢长骨良性肿瘤	77.6701	胫骨病损切除术		
D16.1	上肢短骨良性中路	77.6902	指骨病损切除术		
M77.3	跟骨骨刺	77.6900x007	跟骨病损切除术		

主要诊断编码	主要诊断名称	主要手术操作编码	主要手术与操作名称	相关手术操作编码	相关手术操作名称
M85.6	其他的骨囊肿	77.6900x058	坐骨病损切除术		

（王晶晶　李　飞　严晓波）

第二节　肢体离断术

一、概述

截肢是指将坏死的、毁损的、患有严重病变、疼痛并有害于生命的肢体，或完全废用而有碍功能的肢体截除的治疗措施，在关节部位的切除称为离断。对于无法修复的患肢或伤肢，截肢唯一的绝对指征是血运丧失。

二、适应证

肢体离断术的主要适应证：①肢体的原发恶性肿瘤，应早期高位截肢。病程早期，病变限于骨内，无远距离转移者可考虑肿瘤段切除，远段肢体再植。②肢体严重感染（例如不能控制的气性坏疽），或药物和一般手术无法控制的化脓性感染并发严重败血症，威胁患者生命，不截肢不足以挽救生命者，应及时截肢。③肢体严重而广泛的损伤，无法修复或再植者，须当机立断施行截肢术。④由于动脉血栓形成、血栓闭塞性脉管炎、动脉硬化、糖尿病等原因所引起的肢体供血不足，已有明显坏死者应截肢。⑤先天性多指（趾）可以截除。⑥肢体严重畸形影响功能，而矫形手术无法改进功能，在截肢后穿戴假肢反能改进功能者，可考虑截肢。

三、手术记录概要

手术名称：左膝关节离断术

手术经过：患者麻醉效果满意后取仰卧位，左大腿根部安装气囊加压止血带，在膝关节远端 10 cm 处设计前侧长、后侧短的两个皮瓣，前后皮瓣长度比例为 2∶1，前侧皮瓣稍宽，使前侧皮瓣包容股骨髁部。沿皮瓣切口线切开皮肤及深筋膜，在深筋膜的深面向近端分离。前侧筋膜瓣应包括髌韧带及两侧的肌腱膜。

将前后侧筋膜瓣向近端分离至膝关节水平后，逐渐屈曲膝关节，先切断髂胫束，然后切开关节囊和切断前、后交叉韧带及两侧副韧带。在腓骨小头处切断股二头肌腱。

在屈髋屈膝的位置上，切断膝关节后侧关节囊和腘肌，显露腘动、静脉和神经。采取钳夹、切断和结扎与缝扎的方法处理腘动、静脉。然后将神经向远端轻轻牵拉，用锐利刀片将其切断,任其回缩至股骨髁平面。在胫骨近端平面的后侧,逐一切断腓肠肌、半膜肌、半腱肌、股薄肌和缝匠肌,使小腿脱离股骨髁。牵开软组织,显露股骨髁,切除滑膜组织和髌骨。

将髌韧带牵拉到股骨髁间凹与交叉韧带残端和腓肠肌断端缝合。然后,松开止血带,彻底止血,生理盐水冲洗伤口,分层缝合深筋膜和皮肤。在切口的两侧后方各放置1根橡皮引流条。术毕,安返病房。

四、手术操作编码要点

编码员应通过阅读手术记录确定肢体离断术主要手术步骤,从而确定 ICD-9-CM-3 编码要点。以左膝关节离断术为例,编码要点见表 9-2-1。

表 9-2-1　肢体离断术手术操作步骤及 ICD-9-CM-3 编码要点

序号	手术步骤	编码要点
1	设计前侧长、后侧短的两个皮瓣,切口	明确肢体离断平面,设计皮瓣,省略编码
2	切断关节囊及韧带	离断膝关节,应编码至 84.16 膝关节离断术。需注意:84.1 下肢截断术不包括截断残端的修复术(84.3)。84.0、84.1 编码包含近期创伤性截断和修复术,后期(或二期)残端的修复为 84.3
3	处理血管和神经	
4	离断关节	
5	闭合切口,术后处理	

根据以上手术操作编码要点,该手术记录病案手术操作编码为:84.1600 膝关节离断术。

五、手术操作编码总结

在 ICD-9-CM-3 中,肢体离断术按手术切除的部位及范围进行分类。编码要点见表 9-2-2。

表 9-2-2　常见肢体离断术手术操作名称与 ICD-9-CM-3 编码要点一览表

术　式	肢体	具体解剖部位	ICD-9-CM-3 编码及名称
肢体离断术	上肢	手指和手指关节	84.01 手指截断术和手指关节离断术
		拇指和拇指关节	84.02 拇指截断术和拇指关节离断术
		经手	84.03 经手截断术
		腕关节	84.04 腕关节离断术
		经前臂	84.05 经前臂截断术
		肘关节	84.06 肘关节离断术
		经肱骨	84.07 经肱骨截断术

术　式	肢体	具体解剖部位	ICD-9-CM-3 编码及名称
肢体离断术	上肢	肩关节	84.08 肩关节离断术
		胸肩胛骨	84.09 胸肩胛骨截断术
		上肢不区分部位	84.00 上肢截断术 NOS
	下肢	趾	84.11 趾截断术
		经足	84.12 经足截断术
		踝关节	84.13 踝关节离断术
		经胫骨和腓骨踝部的踝	84.14 经胫骨和腓骨踝部的踝截断术
肢体离断术	下肢	膝关节下的其他	84.15 膝关节下的其他截断术
		膝关节	84.16 膝关节离断术
		膝上	84.17 膝上截断术
		髋关节	84.18 髋关节离断术
		腹骨盆	84.19 腹骨盆截断术
		下肢不区分部位	84.10 下肢截断术 NOS

在 ICD-9-CM-3 中,肢体离断术主要分类于 84.0 上肢离断术和 84.1 下肢离断术。编码说明与注意事项归纳如下:

1. 84.0 上肢截断术不包括:截断残端的修复术(84.3)。其中 84.01 手指截断术和手指关节离断术不包括:多余指结扎术(86.26)。

2. 84.1 下肢截断术不包括:截断残端的修复术(84.3)。其中 84.11 趾截断术不包括:多余趾结扎术(86.2602);84.12 经足截断术不包括:趾截断术(84.11)。

六、CHS-DRG 2.0 主要分组

表 9-2-3　CHS-DRG 2.0 中肢体离断术主要分组

ADRG 代码	DRG 组代码	DRG 组名称
IC4	IC49	除置换/ IC4 翻修外的髋、肩、膝、肘、踝和足部关节其他手术
ID2	ID23	除脊柱、骨盆以外的骨与软组织肿瘤手术,伴合并症或并发症
	ID25	除脊柱、骨盆以外的骨与软组织肿瘤手术,不伴合并症或并发症
IE6	IE69	手外科手术

七、DIP 2.0 主要核心病种

表 9 - 2 - 4 DIP 2.0 中肢体离断术主要核心病种

主要诊断编码	主要诊断名称	主要手术操作编码	主要手术与操作名称	相关手术操作编码	相关手术操作名称
I70.2	四肢动脉的动脉粥样硬化	84.1701	大腿截断术		
E11.5	2 型糖尿病伴有周围循环并发症	84.1501	小腿截断术		
E11.5	2 型糖尿病伴有周围循环并发症	84.1701	大腿截断术		
Q69.1	副拇指	84.0100x001	多指截指术		

（张红敏　李　飞　严晓波）

第三节　肌、肌腱、筋膜和黏液囊病损切除术

一、概述

肌、肌腱、筋膜和黏液囊病损切除术是指对肌肉、肌腱、腱鞘、滑囊等部位的病变行外科切除的一种手术方式,但不包括切除后用于移植物以及活检手术。

二、适应证

肌肉、肌腱、筋膜、滑囊等部位的肿物、包块及囊肿。

三、手术记录概要

手术名称: 左腘窝囊肿切除术

手术经过: 患者取俯卧位,常规消毒铺巾,止血带充气加压至 55 kPa(412.5 mmHg)。沿膝关节包块纵行切口,使用微型钨针消融电极切开皮肤、皮下筋膜,显露并提起包块,钝锐性完整分离包块,包块完整,大小约为 5 cm×3 cm×0.8 cm,切除包块送病理检查。手术野彻底止血后,逐层缝合切口,术毕。

四、手术操作编码要点

编码员应通过阅读手术记录确定主要手术步骤来把握 ICD-9-CM-3 编码要点。以腘窝囊肿切除术为例,编码要点见表 9 - 3 - 1。

表 9-3-1 腘窝囊肿切除术手术操作步骤及 ICD-9-CM-3 编码要点

序号	手术步骤	编码要点
1	沿膝关节包块纵行切口,使用微型钨针消融电极切开皮肤、皮下筋膜	明确手术部位为膝关节,手术深度至皮下组织,故省略编码
2	显露并提起包块,钝锐性完整分离包块,包块完整,切除包块	明确手术切除范围为病损切除,编码至 83.3902 腘窝囊肿切除术
3	切除包块送病检	切除肿物后送病理检查,是手术切除病变组织后的常规步骤,故省略编码

根据以上手术操作编码要点,查阅术后病理报告与出院诊断"左侧腘窝囊肿",该手术记录病案手术操作编码为 83.3902 腘窝囊肿切除术。

五、手术操作编码总结

在 ICD-9-CM-3 中,肌、腱、筋膜和黏液囊病损切除术按组织类型、解剖部位进行分类,编码要点见表 9-3-2。

表 9-3-2 肌、腱、筋膜和黏液囊病损切除术手术操作名称与 ICD-9-CM-3 编码要点一览表

组织类型	解剖部位	ICD-9-CM-3 编码及名称
肌肉	手	82.22 手肌肉病损切除术
	其他部位	83.32 肌肉病损切除术
腱	手	82.29 手软组织的其他病损切除术
	其他部位	83.39 其他软组织病损的切除术
腱鞘	手	82.21 手腱鞘病损切除术
	其他部位	83.31 腱鞘病损切除术
筋膜	手	82.29 手软组织的其他病损切除术
	其他部位	83.39 其他软组织病损的切除术
黏液囊	手	82.29 手软组织的其他病损切除术
	其他部位	83.39 其他软组织病损的切除术

在 ICD-9-CM-3 中,83 肌、腱、筋膜和黏液囊手术,除外手,不包括:手(82.01—82.99)。其中 83.39 其他软组织病损的切除术,包括:贝克囊肿切除术。贝克囊肿(Baker 囊肿)即腘窝囊肿。

六、CHS-DRG 2.0 主要分组

表 9 - 3 - 3　CHS-DRG 2.0 中肌、腱、筋膜和黏液囊病损切除术主要分组

ADRG 代码	DRG 组代码	DRG 组名称
IH1	IH13	肌肉、肌腱手术,伴合并症或并发症
	IH15	肌肉、肌腱手术,不伴合并症或并发症
IJ1	IJ13	骨骼肌肉系统的其他手术,伴合并症或并发症
	IJ15	骨骼肌肉系统的其他手术,不伴合并症或并发症

七、DIP 2.0 主要核心病种

表 9 - 3 - 4　DIP 2.0 中肌、腱、筋膜和黏液囊病损切除术主要核心病种

主要诊断编码	主要诊断名称	主要手术操作编码	主要手术操作名称	相关手术操作编码	相关手术操作名称
M67.4	腱鞘囊肿	83.3101	腱鞘囊肿切除术		
M71.2	腘间隙滑膜囊肿〔贝克〕	83.3902	腘窝囊肿切除术		
M71.3	其他的黏液囊囊肿	83.3900x017	软组织病损切除术		
M65.0	腱鞘脓肿	83.3101	腱鞘囊肿切除术		
M71.9	未特指的黏液囊病	83.3900x016	滑囊病损切除术		
R22.3	上肢的局部肿胀、肿物和肿块	82.2101	手部腱鞘囊肿切除术		

（程义玲　李　飞　严晓波）

第四节　皮肤/皮下组织切除术

一、概述

皮肤/皮下组织切除术是指皮肤、皮下组织存在病变时,需要行外科手术切除。由于需要区分皮肤切除术与皮下组织切除术,需要熟悉皮肤的解剖结构:皮肤由表皮、真皮和皮下组织构成,皮肤还包括毛发、毛囊、汗腺、皮脂腺、指(趾)甲等许多附属物。

二、适应证

主要适用于皮肤、皮肤附件、皮下组织的病变,例如:乳头状瘤、黑色素瘤、脂肪瘤、纤维瘤、神经纤维瘤、血管瘤等良性肿瘤;基底细胞癌、鳞状细胞癌等恶性肿瘤;以及表皮样囊肿、皮脂腺囊肿、腱鞘囊肿等非肿瘤性疾病。

三、手术记录概要

手术名称：左小腿皮肤肿物切取活检术；左小腿皮肤肿物切除游离植皮术

手术经过：

1. 左小腿皮肤肿物切取活检术：患者取仰卧位，利多卡因凝胶膏局部涂抹左小腿，麻醉起效后，常规消毒皮肤，铺无菌单，切取部分左小腿皮肤肿物及肿物周围病变组织 5 块送病理检查。术中冷冻病理结果回报：（左小腿肿物组织）结合免疫组织化学染色，考虑基底细胞癌可能性大。

2. 左小腿皮肤肿物切除游离植皮术：根据术中冷冻病理结果，决定手术切除边界按边缘切除，但患者肿物位于胫骨前方，切除后皮损较大，无法直接缝合皮肤，视术中肿物切除情况决定皮损修复方式，如肿物未侵及骨膜，切除后行局部植皮；如骨膜被侵及，考虑行皮瓣转移术。

麻醉生效后取仰卧位，骨突处保护，大腿根部绑扎气囊止血带，术区常规碘伏消毒，铺无菌巾，在止血带控制下施术，压力 300 mmHg，时间 90 min。

以肿物为中心，包括其周围皮色异常皮肤，做环形切口，逐层切开，术中见病变仅局限于皮肤，未侵及皮下组织，于皮下锐性分离，将肿物及其周围异常皮肤全部切除。

检查肿物切除彻底，创面骨质无外露，放松止血带，见创面渗血，故决定行游离植皮修复创面。根据创面大小，用取皮刀于同侧大腿前内侧取中厚皮片，修剪后覆盖创面，核对无误后缝合，伤口及大腿供皮区凡士林纱布及无菌敷料加压包扎。

手术顺利，术中出血 10 ml，术毕，患者清醒后安返病房。切除的肿物送病理检查。

四、手术操作编码要点

编码员应通过阅读手术记录确定皮肤/皮下组织切除主要手术步骤，从而确定 ICD-9-CM-3 编码要点。以左小腿皮肤肿物切取活检术、左小腿皮肤肿物切除游离植皮术为例，编码要点见表 9-4-1。

表 9-4-1　皮肤/皮下组织切除术手术操作步骤及 ICD-9-CM-3 编码要点

序号	手术步骤	编码要点
1	切取部分左小腿皮肤肿物及肿物周围病变组织 5 块送病理检查	先行左小腿皮肤切取活检明确病变性质，以制定随后手术方案，应编码至 86.1100 皮肤和皮下组织的活组织检查
2	术中见病变仅局限于皮肤，未侵及皮下组织，于皮下锐性分离，将肿物及其周围异常皮肤全部切除	明确肿物的解剖部位为皮肤，未切除其他邻近结构，手术切除范围为皮肤病损切除术，应编码至 86.3x02 皮肤病损切除术
3	因病损切除后创面过大，做侧大腿前内侧取中厚皮片，修剪后覆盖创面，行游离植皮术	因病损切除后创面过大，行游离植皮术，应编码至 86.6906 下肢植皮术。因 86.6 游离皮肤移植包括皮肤切除术用于自体移植，故无需编码 86.9100x002 皮片取皮术
4	切除的肿物送病理检查	切除肿物后送病理检查，是手术切除病变组织后的常规步骤，故省略编码

根据以上手术操作编码要点,该手术记录病案手术操作编码为:86.3x02 皮肤病损切除术;86.1100 皮肤和皮下组织的活组织检查;86.6906 下肢植皮术。

五、手术操作编码总结

在 ICD-9-CM-3 中,皮肤、皮下组织手术按手术切除的深度及范围进行分类,分类于 86,肌、腱、筋膜和黏液囊手术;根据是否发生于手部分别分类于 82—83。不同的手术切除的深度及范围,ICD-9-CM-3 编码不尽相同;而疾病性质、疾病部位、手术入路、手术目的等也会影响 ICD-9-CM-3 编码。编码要点见表 9－4－2。

表 9－4－2　常见皮肤/皮下组织切除术手术操作名称与 ICD-9-CM-3 编码要点一览表

术　式	切除深度	切除范围	ICD-9-CM-3 编码及名称	备　注
皮肤/皮下组织切除术	皮肤	病损	86.3x02 皮肤病损切除术	
			86.3x15 皮肤及皮下血管瘤切除术	注意区分疾病性质
			86.3x14 皮肤色素痣切除术	
			86.21 藏毛囊肿或窦的切除术	
			86.23 指(趾)甲、甲床或甲褶去除	注意区分疾病部位
			86.3x04 男性会阴病损切除术	
			86.3x01 皮肤瘢痕切除术	注意区分手术目的
			86.22 伤口、感染或烧伤的切除性清创术	
		根治性切除	86.4 皮肤病损根治性切除术	
	皮下组织	切除病损	86.3x03 皮下组织病损切除术	
			86.3x10x067 腔镜下皮下组织病损切除术	注意区分手术入路
			86.3x13 颈部皮下组织病损切除术	注意区分疾病部位
			86.3x04 男性会阴病损切除术	
			86.3x15 皮肤及皮下血管瘤切除术	注意区分疾病性质

编码说明与注意事项归纳如下:

1. 86 皮肤和皮下组织手术包括:毛囊、男性会阴、指(趾)甲、皮脂腺、皮下脂肪垫、汗腺、表浅凹窝部位的皮肤和皮下组织手术。

不包括下列部位的皮肤和皮下组织手术:肛门(49.01—49.99)、乳房(乳房切除术部位)(85.0—85.99)、耳(18.01—18.9)、眉(08.01—08.99)、眼睑(08.01—08.99)、女性会阴(71.01—71.9)、唇(27.0—27.99)、鼻(21.00—21.99)、阴茎(64.0—64.99)、阴囊(61.0—61.99)、外阴(71.01—71.9)。

2. 86.4 皮肤病损根治性切除术:86.4 皮肤病损根治性切除术为皮肤病损广泛切除术,包括皮下或邻近结构。其存在另编码:任何淋巴结清扫术(40.3—40.5)。

3. 86.22 伤口、感染或烧伤的切除性清创术:包括切除性去除坏死组织、坏死物、腐肉。不包括如下部位清创术:腹壁(伤口)(54.3)、骨(77.60—77.69)、肌(83.45)、手(82.36)、指(趾)甲(床)(褶)(86.27)。如果使用刷洗、冲洗术(高压下)、擦洗、洗涤、水刀(喷射)方法去除坏死组织、坏死组织、坏死物和腐肉,则分类于 86.28 伤口、感染或烧伤的非切除性清创术。

六、CHS-DRG 2.0 主要分组

表 9-4-3　皮肤/皮下组织切除术 CHS-DRG 2.0 分组

ADRG 代码	DRG 组代码	DRG 组名称
DJ1	DJ19	头、颈、耳、鼻、咽、口其他手术
JJ1	JJ19	皮肤、皮下组织的其他手术
JD2	JD21	皮肤清创手术,伴严重合并症或并发症
	JD23	皮肤清创手术,伴一般合并症或并发症
	JD25	皮肤清创手术,不伴合并症或并发症
DC3	DC39	口腔颌面头颈恶性肿瘤根治术
DC4	DC43	口腔颌面头颈肿瘤切除术,伴合并症或并发症
	DC45	口腔颌面头颈肿瘤切除术,不伴合并症或并发症

七、DIP 2.0 主要核心病种

表 9-4-4　皮肤/皮下组织切除术 DIP 2.0 主要核心病种

主要诊断编码	主要诊断名称	主要手术操作编码	主要手术操作名称	相关手术操作编码	相关手术操作名称
D17.0	头、面和颈部皮肤和皮下组织良性脂肪瘤样肿瘤	86.4x01	头、面、颈皮肤病损根治切除术		
C44.3	面部其他和未特指部位的皮肤恶性肿瘤	86.4x01	头、面、颈皮肤病损根治切除术		
L72.0	表皮囊肿	86.3x03	皮下组织病损切除术		

(王晶晶　李　飞　严晓波)

第五节　骨/关节、软组织活组织检查

一、概述

活组织检查是指在机体的病变部位或可疑病变部位采取少量组织进行冷冻或常规病理检查,简称为活检。包括穿刺活检、钳取活检、经手术切除活检。

二、适应证

活组织检查骨、关节、软组织的活组织检查主要适用于：①鉴别病灶性质：良性、恶性或炎性疾病，如骨肿瘤、骨组织坏死等。②恶性肿瘤基因分型：明确是否存在基因突变，如腺癌用 TKI 药物后出现耐药，可进行基因检测，明确是否有 T790M 突变，是否改用二代 TKI 药物。③明确良性病变致病因素：指导临床治疗：如疑似真菌感染，无诊断依据，无法应用抗真菌药物，可进行活检明确致病菌。

三、手术记录概要

手术名称：某骨/关节穿刺活检术，某骨活组织检查

手术经过：①体位：根据病变部位选择仰卧位或侧卧位或俯卧位等。②穿刺点定位：结合 X 线摄片、CT、MRI 等影像学资料和临床检查，选择安全、表浅、可以取得典型组织的部位，而且必须考虑到以后手术能够将穿刺通路切除。选择恰当的体表标志，用标记笔标记，并根据影像学资料估测穿刺深度。③麻醉：常规消毒铺巾，1％利多卡因局部麻醉，达到骨膜后在穿刺点周围广泛浸润麻醉。④钻取活检：用 15 号刀片挑开局部皮肤，连针芯一起进针，估计方向和深度，或在 B 超、X 线透视、CT 引导下逐步深入，尽量远离大血管和神经。到达肿瘤表面后，拔出针芯，旋转套管，边转边深入。针进 2 cm 后，摇动并拔出套管，用针芯将组织推出，肉眼观察标本是否肿瘤组织，如不可靠，可调整方向和深度再次穿刺取组织。⑤固定送检：将穿刺组织用 10％甲醛固定，及时送病理检查。穿刺物涂片，90％乙醇固定送细胞学检查。

四、手术操作编码要点

根据手术目的确定活检方式，通常采用穿刺针抽吸或外科切开取骨组织检查进行骨疾病的诊断，若为达到治疗目的行骨病损切除术，术后活检，则不需要另编码骨活组织检查。以股骨软骨瘤切除活检术为例，编码员应通过阅读手术记录确定活组织检查主要手术步骤来把握 ICD-9-CM-3 编码要点，编码要点见表 9－5－1。

表 9－5－1　骨(关节)活组织检查手术操作步骤及 ICD-9-CM-3 编码要点

活检方式	手术步骤	编码要点
骨穿刺活检	连针芯一起进针，到达目标表面后，拔出针芯，旋转套管，边转边深入。针进 2 cm 后，摇动并拔出套管，用针芯将组织推出。将穿刺组织用 10％甲醛固定，及时送病理检查	明确为骨穿刺活检，分类于 78.8 骨诊断性操作。编码过程：①首次确定主导词"活组织检查"—骨 77.4；核对类目表：77.4 骨活组织检查，没有不包括；查类目 77：其他骨的切开术、切除术、切断术，而手术步骤中未切开骨。②转换主导词"操作"—诊断性—骨 78.8。③核对类目表：78.8 骨诊断性操作 NEC

活检方式	手术步骤	编码要点
骨切开活检	切开皮肤及皮下组织,牵开肌肉组织,暴露股骨病灶处,取部分骨膜组织及周围肌肉组织分开送检;切口周纱布隔开周围组织后用环钻于股骨上方开口约 1.5 cm 大小,见腔内鱼肉状组织,予以取出送病理检查后骨水泥封堵股骨缺口	术中为开放性切口,且切取部分骨和软组织送检,明确有骨活组织检查,分类至 77.4 骨活组织检查。下列 4 位数细目用于 77 节中的适当亚目以标明部位,有效的 4 位数细目在每个编码的括号中列出:0 未特指的部位;1 肩胛骨,锁骨和胸廓[肋骨和胸骨];2 肱骨;3 桡骨和尺骨;4 腕骨和掌骨;5 股骨;6 髌骨;7 胫骨和腓骨;8 跗骨和跖骨;9 其他:盆骨、手指骨、足趾骨、椎骨
关节切开活检	肘部行纵形长约 3.0 cm 手术切口,逐层切开皮肤、皮下组织、深筋膜,暴露肘关节占位部位,夹取占位组织以送病理学检查	分类于 80.3 关节结构的活组织检查。下列 4 位数细目用于第 80 节中适当亚目以标明部位:0 未特指的部位;1 肩;2 肘;3 腕;4 手和指;5 髋;6 膝;7 踝;8 足和趾;9 其他特指部位:脊柱

五、手术操作编码总结

在 ICD-9-CM-3 中,骨科涉及的活组织检查部位有骨、关节、软组织和皮肤及皮下组织等。编码一览见表 9-5-2。

表 9-5-2 骨科活组织检查手术操作名称与 ICD-9-CM-3 编码要点一览表

部　位	ICD-9-CM-3 编码及名称
骨	76.11 面骨活组织检查
	77.4 骨活组织检查
	78.8 骨诊断性操作
关节	80.3 关节结构的活组织检查
软组织(包括肌、腱、筋膜和黏液囊)	83.21 软组织活组织检查
皮肤及皮下组织	86.11 皮肤和皮下组织的活组织检查

六、CHS-DRG 2.0 主要分组

表 9-5-3　CHS-DRG 2.0 中骨/关节活组织检查主要分组

ADRG 代码	DRG 组代码	DRG 组名称
BD1	BD19	脊柱脊髓手术
IB1	IB19	复杂脊柱疾病或 3 节段及以上脊柱融合手术或翻修手术
IB2	IB29	脊柱 2 节段及以下脊柱融合术
IC1	IC19	髋、肩、膝、肘和踝关节假体翻修/修正手术
IC2	IC29	髋、肩、膝、肘和踝关节置换术

ADRG 代码	DRG 组代码	DRG 组名称
IC3	IC39	除置换/翻修外的髋、肩、膝、肘、踝和足部关节的修复、重建手术
IE5	IE59	上肢骨手术
IE3	IE39	除股骨以外的下肢骨手术
IJ1	IJ13	骨骼肌肉系统的其他手术,伴合并症或并发症
	IJ15	骨骼肌肉系统的其他手术,不伴合并症或并发症
RA4	RA49	骨髓增生性疾病或恶性增生性疾病伴其他手术
ZC1	ZC11	多发性严重创伤的脊柱、髋、股或肢体手术,伴严重合并症或并发症
	ZC15	多发性严重创伤的脊柱、髋、股或肢体手术,不伴严重合并症或并发症

注:78.8骨诊断性操作不影响DRG分组。

表 9-5-4　CHS-DRG 2.0 中软组织/皮肤及皮下组织活组织检查分组

ADRG 代码	DRG 组代码	DRG 组名称	参考权重
JJ1	JJ19	皮肤、皮下组织的其他手术	
SB1	SB11	全身性感染疾病的手术,伴严重合并症或并发症	
	SB13	全身性感染疾病的手术,伴一般合并症或并发症	
	SB15	全身性感染疾病的手术,不伴合并症或并发症	

七、DIP 2.0 主要核心病种

表 9-5-5　DIP 2.0 中活组织检查主要核心病种

主要诊断编码	主要诊断名称	主要手术操作编码	主要手术与操作名称	相关手术操作编码	相关手术操作名称
M80.8	其他的骨质疏松伴有病理性骨折	81.6500	经皮椎骨成形术	77.4904	椎骨活组织检查
M60.8	其他的肌炎	83.2100	软组织活组织检查		
L52.x	结节性红斑	86.1100	皮肤和皮下组织的活组织检查		

（郑慧玲　李　飞　严晓波）

第十章　手足外科手术

第一节　拇指重建术

一、概述

拇指重建术是恢复拇指功能的手术。一般来说,拇指缺少在近指关节水平对功能影响较少,无需重建拇指;若在近指节水平者,可行指延长术;若在掌指关节水平及其近侧水平断离,可行拇指再造术。

二、适应证

游离足趾移植手指再造术适用于:①第一至五指全部缺损。②第二至五指近节中段以近全部缺损,或其他残存指尚有长度而不能与拇指完成对捏者。③第二至四指近节中段以近缺损,小指虽完好而不能与拇指完成对捏者。④残存于手掌部的单指或无对指功能的双指伴有其他手指缺损者。⑤符合以上的先天手指缺如。⑥为了照顾特殊职业、交际、美容及工作需要,对1~2个手指缺失或部分手指缺损要求再造者,也可予以再造。⑦年龄3~50岁之间,全身情况良好,第一至三趾外形正常。

三、手术记录概要

手术名称:足拇皮瓣游离第二足趾联合移植术,左拇指再造术

手术经过:全麻满意后,患者取仰卧位,术区常规碘伏消毒,铺无菌巾。在左拇指残端大鱼际切开皮肤和皮下组织,切开瘢痕松解,修复掌骨残端,去除部分掌骨。另取手背切口,显露拇长伸肌腱、头臂静脉、桡动脉、桡神经浅支,于皮下将上述两切口剥通。

在左足设计皮瓣,沿设计线切开皮肤找到足背动脉、静脉及足背静脉网中一根静脉及神经,并沿设计线切取皮瓣。切取第二足趾趾骨,并同时将趾浅屈肌腱切断,将趾屈深肌腱向近端游离。

将足拇皮瓣与第二趾骨复合做成手指状,将再植指放于手部,用克氏针将再植指固定在第一掌骨上,缝合肌腱,在手术显微镜下将皮瓣内动脉、静脉及神经分别与受区桡动脉、头臂静脉及桡神经浅支吻合。大量庆大霉素冲洗创口,观察再植指血运好。手部及

足部创口缝合,放置引流,无菌纱布包扎,术毕,安返病房。

四、手术操作编码要点

编码员应通过阅读手术记录确定手指重建术主要手术步骤来把握 ICD-9-CM-3 编码要点。以游离足趾移植手指再造术为例,编码要点见表 10-1-1。

表 10-1-1　游离足趾移植手指再造术手术操作步骤及 ICD-9-CM-3 编码要点

序号	手术步骤	编码要点
1	手部手术,修整掌骨,显露拇长伸肌腱、神经、血管	此步骤是拇指重建术的必要手术步骤,故省略编码
2	取足拇皮瓣,显露神经、血管	游离足趾移植用于拇指重建,应编码至 82.69 拇指的其他重建术。82.6 编码已包含骨和皮肤 (皮瓣)移植,无需另编码 78.00 骨移植术或 86.73 手的带蒂皮瓣或皮瓣移植物附着术,但需另编码 84.11 趾截断术表达移植物来源
3	取第二足趾,肌腱缝合	
4	足拇皮瓣与第二足趾复合成手指,移植到手部,吻合神经、血管,观察血运	

根据以上手术操作编码要点,该手术记录病案手术操作编码为:82.6900x002 拇指重建术;84.1101 趾关节离断术。

五、手术操作编码总结

82.6 拇指重建术包括 82.61 保留神经和血供应的整复术和 82.69 拇指的其他重建术。82.61 保留神经和血供应的整复术指将与缺失的拇指相邻的手指(示指、中指、环指均可)或手指残端、连同其肌腱、神经和血管等组织,一起移位至拇指缺损的位置上,以代替拇指的功能,也称为手指或手指残端拇化术。

82.69 拇指的其他重建术包含的手术方式更多,常见的术式是上述手术记录里的将第二足趾游离至手进行移植再造拇指。除此外还有拇甲皮瓣游离移植再造拇指术、拇指残端提升术、掌骨延长术、皮管植骨再造拇指术。

82.6 编码已包含骨和皮肤(皮瓣)移植,无需另编码 78.04 手指骨移植术或 86.73 手的带蒂皮瓣或皮瓣移植物附着术。

当存在截断术用于指(趾)移植时,应另编码 84.01,84.11 用来表达移植物的来源。

医保版 2.0 手术编码库里有"82.6101 足趾转位代拇指术"是错误的扩展编码,编码员应谨慎使用。

六、CHS-DRG 2.0 主要分组

目前的 CHS-DRG 2.0 分组方案,手术编码 82.6100、82.6900 不在任何手术组内,实际工作中要使用条目进行编码。

表 10‐1‐3　CHS-DRG 2.0 中拇指重建术主要分组

ADRG 代码	DRG 组代码	DRG 组名称
IE6	IE69	手外科手术
VJ1	VJ11	其他损伤的手术,伴严重合并症或并发症
	VJ13	其他损伤的手术,伴一般合并症或并发症
	VJ15	其他损伤的手术,不伴合并症或并发症
ZJ1	ZJ11	与多发伤有关的其他手术操作,伴严重合并症或并发症
	ZJ15	与多发伤有关的其他手术操作,不伴严重合并症或并发症

七、DIP 2.0 主要核心病种

由于拇指重建术手术病例数量较少,目前大多数地方 DIP 核心目录库中暂未涉及的有关 DIP 核心病种。

(祝　豫　李　飞　严晓波)

第二节　趾畸形的切除术和修补术

一、概述

趾畸形的切除术和修补术是指针对趾畸形进行的局部切除术与修补整形手术。手术治疗的目标是解除疼痛、矫正畸形、改善功能。

二、适应证

趾畸形的切除术和修补术主要治疗的疾病为:趾外翻及第一跖趾关节半脱位或完全性脱位,第一跖骨内收、第一跖骨头骨软骨损伤、第一跖趾关节炎、籽骨脱位、跖籽关节炎、第一跖骨旋转、跖骨头倾斜以及交叉趾、锤状趾、爪形趾、翘趾、叠交趾和跖痛症等,临床表现为前足疼痛、畸形,影响穿鞋以及功能障碍。

三、手术记录概要

手术名称: 双足外翻矫形术

手术经过: 患者麻醉成功后取平卧位,常规双下肢消毒铺巾,先左下肢驱血上止血带。

于左足拇趾跖间关节内侧切口长约 5 cm,逐层切开皮肤及皮下组织,舌形切开关节囊,可见跖趾关节处骨赘增生,关节软骨剥脱,清除增生骨赘。于左侧足背第一、第二趾蹼间隙上方切口长约 4 cm,逐层切开皮肤及皮下组织,切断左侧足拇收肌,并缝合骨间肌及外侧关节囊,然后将内侧关节囊紧缩缝合,可见左侧足拇趾外翻畸形得到矫正,缝合各

创口,用压舌板及棉垫略加压包扎。左足术毕,行右足手术。

右侧下肢驱血上止血带,于右侧足拇趾跖趾关节内侧切口长约 5 cm,逐层切开皮肤及皮下组织,舌形切开关节囊,可见跖趾关节处骨赘增生,关节软骨剥脱,清除增生骨赘。于右侧足背第一、二趾蹼间隙上方切口长约 4 cm,逐层切开皮肤及皮下组织,切断右侧足拇收肌,并缝合骨间肌及外侧关节囊,然后将内侧关节囊紧缩缝合,可见右侧足拇趾外翻畸形得到矫正,缝合各创口,用压舌板及棉垫略加压包扎。右足术毕。患者安返病房。

四、手术操作编码要点

编码员应通过阅读手术记录确定趾畸形的切除术和修补术主要手术步骤来确定 ICD-9-CM-3 编码要点。以左足趾畸形外翻畸形切除和修补术为例,编码要点见表 10 - 2 - 1。

表 10 - 2 - 1　趾畸形的切除术和修补术手术操作步骤及 ICD-9-CM-3 编码要点

序号	手术步骤	编码要点
1	于左侧足拇趾环别关节内侧切口,舌形切开关节囊,关节软骨剥脱,清除增生骨赘	去除骨赘,足背第一、第二趾蹼间隙上方切口,切断足拇收肌,并缝合骨间肌及外侧关节囊,然后将内侧关节囊紧缩缝合,是手术关键内容,应编码。 根据主导词:囊肿切除术(根治)77.59 —伴 —第一跖骨切开术 77.51 —关节固定术 77.52 —关节切除术伴假体植入 77.59 —软组织矫正 NEC 77.53 核对 77.5 明确编码为:77.51 拇囊肿切除术伴软组织矫正术和第一跖骨切开术
2	于左足背第一、二趾蹼间隙上方切口,切断左侧足拇收肌,并缝合骨间肌及外侧关节囊,然后将内侧关节囊紧缩缝合,可见左侧足拇趾外翻畸形得到矫正	

根据以上手术操作编码要点,该手术记录病案手术操作编码为:77.5100 拇囊肿切除术伴软组织矫正术和关节固定术。

五、手术操作编码总结

在 ICD-9-CM-3 中,趾畸形的切除术和修补术按畸形类型、手术方式进行分类,编码要点见表 10 - 2 - 2。

表 10 - 2 - 2　趾畸形的切除术和修补术手术操作名称与 ICD-9-CM-3 编码要点一览表

细　目	手术操作分类要点	ICD-9-CM-3 编码及名称
77.51 拇囊肿切除术伴软组织矫正术和第一跖骨切开术	拇囊肿切除伴第一跖骨的切开分类于 77.51,伴有关节内固定术分类于 77.52	77.5100 拇囊肿切除术伴软组织矫正术和第一跖骨切开术
77.52 拇囊肿切除术伴软组织矫正术和关节固定术		77.5200 拇囊肿切除术伴软组织矫正术和关节固定术

细　目	手术操作分类要点	ICD-9-CM-3 编码及名称
77.53 其他拇囊肿切除术伴软组织矫正术	其他拇囊肿的切除，或 McBride 手术	77.5300 其他拇囊肿切除术伴软组织矫正术 77.5301 McBride 手术
77.54 小趾囊肿切除术或矫正术伴骨切开术	小趾囊肿切除术、矫正术伴骨切开术	77.5400 小趾囊肿切除术或矫正术 77.5400x001 小趾囊肿切除矫正术
77.56 锤状趾修补术	锤状趾修补、融合、趾切开术（部分）、锤状趾嵌缝法分类于 77.56	77.5600 锤状趾修补术 77.5600x002 锤状趾矫正术
77.57 爪形趾修补术	爪形趾修补、融合、趾切开术（部分）、爪形趾囊切开术、爪形趾肌腱延伸术分类于 77.57	77.5700 爪形趾修补术 77.5700x001 爪形趾矫正术
77.58 趾的其他切除术、融合和修补术	巨趾、裂趾、翘趾、叠交趾修补术（伴使用假体）等分类于 77.58	77.5800 趾的其他切除术、融合和修补术 77.5800x007 巨趾矫正术 77.5800x008 裂趾成形术 77.5801 翘趾修补术 77.5802 叠交趾修补术
77.59 其他拇囊肿切除术	外翻关节部分切除术伴假体置入	77.5900 其他拇囊肿切除术 77.5900x00 拇囊切除术 77.5900x002 凯勒手术（Keller 术）

六、CHS-DRG 2.0 主要分组

按照 CHS-DRG 2.0 分组方案，手术编码 77.5300、77.5400、77.5600、77.5700、77.5800、77.5900 是灰码不在任何手术组内，工作中要使用条目进行编码。

表 10 - 2 - 3　CHS-DRG 2.0 中囊肿切除术伴软组织矫正术和第一跖骨切开术主要分组

ADRG 代码	DRG 组代码	DRG 组名称
IE4	IE43	小关节手术，伴合并症或并发症
	IE45	小关节手术，不伴合并症或并发症
IE3	IE39	除股骨以外的下肢骨手术
VJ1	VJ11	其他损伤的手术，伴严重合并症或并发症
	VJ13	其他损伤的手术，伴一般合并症或并发症
	VJ15	其他损伤的手术，不伴合并症或并发症
ZJ1	ZJ11	与多发伤有关的其他手术操作，伴严重合并症或并发症
	ZJ15	与多发伤有关的其他手术操作，不伴严重合并症或并发症

其他手术入组概况：①囊肿切除术伴软组织矫正术和关节固定术、囊切除术入组 ID1

小关节手术。②锤状趾矫正术入组 IF4 除股骨以外的下肢骨手术或 VJ1 其他损伤的手术。③McBride 手术、小趾囊肿切除矫正术、爪形趾矫正术、巨趾矫正术、裂趾成形术、翘趾修补术、叠交趾修补术、凯勒手术(Keller 术)在 CHS-DRG 2.0 中入组 IF4 除股骨以外的下肢骨手术。

七、DIP 2.0 主要核心病种

表 10 - 2 - 4　DIP 2.0 中趾畸形的切除术和修补术主要核心病种

主要诊断编码	主要诊断名称	主要手术操作编码	主要手术操作名称	相关手术操作编码	相关手术操作名称
M20.1	拇外翻(后天性)	77.5100	拇囊肿切除术伴软组织矫正和第一跖骨切开术		
M85.6	其他的骨囊肿	77.5900x001	拇囊切除术		

（祝　豫　李　飞　严晓波）

第三节　断肢/指/趾再植术

一、概述

断肢/指/趾再植术是指将完全或不完全离断的肢(指/趾)体按照原来的解剖位置通过显微外科技术进行回植的手术。需要将断裂的骨骼、肌肉、肌腱以及血管、神经等组织进行缝合,恢复解剖连续性,以期恢复一定的外形及功能。

二、适应证

断肢/指/趾再植术主要适用于患者存在肢端完全性或不完全性离断。由于损伤的原因不同,断肢的损伤情况也有所不同,常见断肢的类型有:切割性断离、碾轧性断离、挤压性断离、撕裂性断离等。

三、手术记录概要

手术名称：左手中指断指再植术

手术经过：患者麻醉效果满意后取仰卧位,患肢置于手术侧台,抬高患肢 5 分钟后上肢根部扎充气止血带止血,充气压力 30 kPa(225 mmHg)。无菌肥皂乳刷手,过氧化氢溶液及碘伏和生理盐水反复冲洗患手,无菌纱布蘸干患肢皮肤。碘伏消毒后铺巾。

手指断面污染重,指骨外露,断指凹瘪。修剪手指及手掌伤口,清除明显坏死及污染组织,用稀碘伏及生理盐水反复清洗创面,检查见上述。

去除左中指关节滑膜及关节软骨,复位骨折并克氏针固定融合关节。3/0 肌腱线采

用改良 Kessler 吻合法吻合左手中指屈伸肌腱,并用 3/0 可吸收缝线加强缝合。显微镜下松解挫伤的中指动脉及指神经,探查中指断裂的主要动脉及神经,适当游离血管神经断端。修剪挫伤血管外膜,肝素盐水冲洗管腔。松止血带,见桡侧动脉喷射性出血,无血管痉挛,尺侧动脉大段挫伤并缺损,血管夹阻断血运,切取尺侧部分动脉游离移植后吻合断裂的桡侧动脉,用 11/0 无损丝线间断吻合。松开止血带见手指远端血循环恢复。修整神经后显微线间断吻合断裂的神经,对合整齐。未找到合适口径的静脉,予以小切口放血治疗。

清点器械,纱布无误。彻底止血,行轴型组织瓣修整成形后,全层缝合左中指创口。无菌敷料包扎。保存指端外露观察血运,术毕。整个手术麻醉满意,过程顺利,安返病房。

四、手术操作编码要点

编码员应通过阅读手术记录确定断肢/指/趾再植术主要手术步骤,从而确定 ICD-9-CM-3 编码要点。左手中指断指再植术为例,编码要点见表 10-3-1。

表 10-3-1　断肢/指/趾再植术手术操作步骤及 ICD-9-CM-3 编码要点

序号	手术步骤	编码要点
1	麻醉后,清创坏死和污染组织	根据手术经过,患者行左中指清创、骨折切开复位克氏针内固定、神经血管肌腱吻合、血管移植筋膜组织瓣成形术,常规分解步骤省略编码,应单独编码为 84.2201 手指断指再植术
2	用克氏针进行指骨固定	
3	肌腱缝合	
4	依次吻合指动脉、指静脉、指神经	
5	彻底止血,行轴型组织瓣修整成形后,全层缝合左中指创口	

根据以上手术操作编码要点,该手术记录病案手术操作编码为:84.2201 手指断指再植术。

五、手术操作编码总结

在 ICD-9-CM-3 中,断肢/指/趾再植术按手术切除的部位及范围进行分类,主要分类于 84.2 肢体再附着(复置术),编码要点见表 10-3-2。

表 10-3-2　常见断肢/指/趾再植术手术操作名称与 ICD-9-CM-3 编码要点一览表

术 式	肢体	具体解剖部位	ICD-9-CM-3 编码及名称
肢体再附着（复置术）	上肢	拇指	84.21 拇指再附着
		手指	84.22 手指再附着
		前臂、腕或手	84.23 前臂、腕或手的再附着
		上臂	84.24 上臂再附着

术　式	肢体	具体解剖部位	ICD-9-CM-3 编码及名称
肢体再附着（复置术）	下肢	趾	84.25 趾再附着
		足	84.26 足再附着
		小腿或踝	84.27 小腿或踝的再附着
		大腿	84.28 大腿再附着
	其他	其他	84.29 其他再附着

六、CHS-DRG 2.0 主要分组

CHS-DRG 2.0 中断肢/指/趾再植术入组 IE69 手外科手术。

七、DIP 2.0 主要核心病种

表 10-3-4　DIP 2.0 中肢体离断术主要核心病种

主要诊断编码	主要诊断名称	主要手术操作编码	主要手术操作名称	相关手术操作编码	相关手术操作名称
S68.1	其他单个手指创伤性切断（完全）（部分）	84.2201	手指断指再植术		

（张红敏　李　飞　严晓波）

参考文献

［1］陈孝平,汪建平,赵继宗.外科学[M].9版.北京:人民卫生出版社,2018.

［2］裴福兴,陈安民.骨科学[M].北京:人民卫生出版社,2016.

［3］胥少汀,葛宝丰,徐印.实用骨科学[M].3版.北京:人民军医出版社,2005.

［4］Canale S T,Beaty J H.坎贝尔骨科手术学[M].11版.王岩,译.北京:人民军医出版社,2009.

［5］吴孟超.现代手术并发症学[M].西安:世界图书出版公司,2003.

［6］王强,沈影超.骨伤科简明技术与手术教程[M].北京:中国中医药出版社,2018.

［7］陈坚.膝关节镜手术学[M].北京:人民卫生出版社,2014.

［8］蒋智铭.骨关节肿瘤及瘤样病变的病理诊断[M].上海:上海科技教育出版社,2008.

［9］朱家恺,黄洁夫,陈积圣.外科学辞典[M].科学技术出版社,2003.

［10］张铁良,党耕町.实用骨科手术技巧[M].天津科学技术出版社,1999.

［11］疾病和有关健康问题的国际统计分类(第十次修订本)第一卷[M].2版.董景武,主译.北京:人民卫生出版社,2015.

［12］董景武,主译.疾病和有关健康问题的国际统计分类(第十次修订本)第三卷[M].2版.北京:人民卫生出版社,2015.

［13］刘爱民.病案信息学[M].2版.北京:人民卫生出版社,2015.

［14］刘爱民.国际疾病分类第九版临床修订本手术与操作 ICD-9-CM-3:2011 版[M].北京:人民军医出版社,2013.

［15］王伟林.国际疾病分类编码指南:编码技巧与典型案例[M].杭州:浙江大学出版社,2021.

［16］陆琴,蒋丽芳,刘春香,等.腕管综合征疾病和手术编码探讨[J].中国病案,2022,23(6):47-49.

［17］冯清波,邱洁,顾加祥,等.双侧腕管综合征 152 例病因分析及治疗体会[J].中华手外科杂志,2019,35(6):465-467.

［18］杨娟,杨绍田,聂计钰,等.妊娠合并重度腕管综合征 2 例[J].广东医学,2013,34(2):172.

［19］李建峰,肖焕波,李海雷,等.腕管综合征易患因素的流行病学调查[J].中华手外科杂志,2016(1):8-11.

［20］董建华,黄力,涂远茂,等.透析相关性淀粉样变[J].肾脏病与透析肾移植杂志,2020,29(5):494-498.

［21］赵多伟,刘永涛,陈丽燕等,彩超在腕管综合征诊断及治疗效果评价中的应用[J],实用手外科杂志,2022,36(1):59-61.

［22］杨波.膝关节滑膜炎的病因学诊断及其意义[J].中华骨与关节外科杂志,2021,14(5):360-364.

［23］魏清柱,赵彤.解读第 5 版 WHO 骨肿瘤分类[J].诊断病理学杂志,2022,29(5):473-480.

［24］方三高,陈真伟,魏建国.WHO(2020)骨肿瘤分类[J].临床与实验病理学杂志,2020,36(10):1259-1260.

[25] 倪明. 2021版美国国家综合癌症网络(NCCN)《骨肿瘤临床实践指南》更新与解读[J]. 中国修复重建外科杂志,2021,35(9):1186 - 1191.

[26] 张永帅,商冠宁. 下肢长骨转移癌病理性骨折的外科治疗进展[J]. 中国肿瘤外科杂志,2018,10(2):77 - 80.

[27] 钱翊. 骨恶性肿瘤 ICD-10 编码相关问题的探讨[J]. 中国病案,2021,22(6):37 - 38.

[28] 杜剑亮,刘骏峰,陈倩. 骨肿瘤 ICD-10 编码相关问题[J]. 中国病案,2014,15(6):43 - 44.

[29] 卢鹏,田文,田光磊等. Ollier 病手部肿瘤的 X 线分类及治疗策略[J]. 中国骨与关节杂志,2019,8(10):775 - 782.

[30] 张笑瑄,郭梓恒,赵文川等. 多发内生软骨瘤病 1 例[J]. 中国骨伤,2016,29(06):573 - 575.

[31] 翁俊,蒋南,谷玉婷. 内生软骨瘤编码探讨[J]. 现代医院,2022,22(11):1710 - 1712.

[32] 徐静芳,杨溢,俞凯,等. 髋关节脱位患儿闭合复位后再脱位危险因素分析[J]. 浙江大学学报(医学版),2022,51(4):454 - 461.

[33] 戴建东,张志余,李洁,等. 婴儿发育性髋关节脱位的早期筛查与治疗效果观察[J]. 实用医院临床杂志,2022,19(06):21 - 23.

[34] 刘世平,袁方,许学军,等. 椎管内占位性病变 ICD-10 编码案例分析[J]. 中国病案,2020,21(7):35 - 37.

[35] 陆琴,蒋丽芳,刘春香,等. 腕管综合征疾病和手术编码探讨[J]. 中国病案,2022,23(6):47 - 49.

[36] 岳月英. 骨固定术的 ICD-9-CM-3 分类辨析[J]. 中国病案,2010,11(10):26 - 27.

[37] 徐昕,张卫国,徐华. B 超定位下骨内固定去除术[J]. 中国骨与关节损伤杂志,2007,22(12):130 - 135.

[38] 潘邦盛,汪满仙. 骨搬运技术治疗骨髓炎的手术编码探讨[J]. 中国病案,2020,21(9):32 - 34.

[39] 肖婷. 胫骨骨缺损纵向搬移术的手术编码分析[J]. 中国病案,2022,23(4):34 - 36.

[40] 高伟,王秋根. 血管闭塞所致下肢坏疽截肢术[J]. 国际骨科学杂志,2007,28(3):194 - 196.

[41] 中华医学会骨科学分会创伤骨科学组,中华医学会骨科学分会外固定与肢体重建学组,中国医师协会创伤外科医师分会创伤感染专家委员会,等. 中国骨折内固定术后感染诊断与治疗专家共识(2018版)[J]. 中华创伤骨科杂志,2018,20(11):1671 - 7600.

[42] 朱昕嫣,沈黎悦,奚旭东,等. 关于半月板损伤的疾病和手术编码探讨[J]. 中国病案,2022,23(2):52 - 54.

[43] 蒋智铭. 骨关节肿瘤及瘤样病变的病理诊断[M]. 上海:上海科技教育出版社,2008.

[44] 岳寿伟. 肌肉骨骼康复学[M]. 北京:人民卫生出版社,2018.

[45] 梁克玉. 脊柱及脊髓损伤[M]. 武汉:湖北科学技术出版社,2011.

[46] 周云,荆珏华,吴建贤. 脊髓损伤的分类及分级[J]. 中国伤残医学,2013,(8):469 - 470.

[47] 侯丽. 康复医学科瘫痪易错编码分析[J]. 中国病案,2021,22(1):51 - 54.

[48] 齐羽,李丽华,李德福. 常见脊柱骨折手术的编码探讨[J]. 中国病案,2021,22(11):41 - 43.

[49] 中华医学会骨科学分会骨质疏松学组. 骨质疏松性骨折诊疗指南[J]. 中华骨科杂志,2017,37(1):1 - 10.

[50] 颜磊,林立,叶润棠. 断指再植治疗手指末节完全离断伤临床分析[J]. 华夏医学,2020,33(3):11 - 14.

[51] 康颂科,倪庆国,高博. 断指再植治疗手指末节完全离断伤效果及再植成活率观察[J]. 中国社区医

师,2022,38(12):23－25.

[52] 熊莺,梁伟.关于周围神经损伤修复手术的 ICD-9-CM-3 编码[J].现代医院,2011,11(1):147－148.

[53] 曹东明.各种原因所致肌肉和肌腱损伤的超声诊断临床研究进展[J].中国全科医学,2020,23(33):4274－4278.

[54] 赵岳,赵吉生,孙大军.血管损伤的外科治疗[J].中国中西医结合外科杂志,2010,16(1):74－76.

[55] 潘乐门,倪海真,黄景勇.急性四肢血管损伤诊治体会[J].温州医学院学报,2013,43(3):195－196.

[56] 王俊伟.手足外科血管损伤修复手术案例编码讨论[J].中国病案,2022,23(10):37－39.

[57] 张阳,张晓雷.87 例上肢神经损伤法医学鉴定分析[J].中国法医学杂志,2013,28:s116.

[58] 谢进,管东辉,于波.骨科软组织损伤诊疗[M].济南:山东科学技术出版社,2008.

[59] 彭深山,刘尚友,车文恕.临床软组织损伤学[M].北京:中国医药科技出版社,2008.

[60] 朱大伟,苏佳灿.软组织损伤的评分进展[J].创伤外科杂志,2010,12(5):465－466.

[61] 常青,胡雪峰,孙金磊.常用骨科封闭疗法技巧[J].包头医学院学报,2020,36(5):113－116.

[62] 汤华丰.实用骨科封闭疗法[M].上海:上海科学普及出版社,1993.

[63] 庄永青,熊洪涛,付强,等.胸小肌移植重建拇对掌功能的解剖与临床研究[J].中华显微外科杂志,2007,30(5):205－207.

[64] 贾英伟,梁炳生.中重度前臂缺血性肌肉挛缩晚期功能重建的手术治疗[J].中华手外科杂志,2007,23(4):323－327.

[65] 梁虹宇,李养群.股薄肌移植肛门括约肌功能重建的临床进展[J].中国美容整形外科杂志,2019,30(9):566－568.

[66] 陈宏,王扬剑.肩外展功能重建研究进展[J].现代实用医学,2010,22(2):235－237.

[67] 廖辉文,刘鸣江.拇指缺损治疗方案探析[J].当代医药论丛,2015,13(2):154－155.

[68] 张晓彤,杨君博,姚阳.拇指的显微外科修复与重建[J].实用手外科杂志,2019,12(33):460－463.

[69] 杨杰,梁家宝,梁晓军.拇外翻畸形的评估与手术治疗进展[J].中国骨伤,2022,35(12):1109－1115.